编委会名单

主　编：王厚照（厦门大学附属成功医院）

　　　　张　玲（厦门大学附属成功医院）

　　　　许树根（厦门大学附属成功医院）

副主编：梁　伟（厦门大学附属第一医院）

　　　　夏继斌（厦门大学附属成功医院）

　　　　李志勇（厦门大学附属第一医院）

　　　　邱玥莹（厦门大学附属成功医院）

　　　　高　鹏（厦门大学附属成功医院）

　　　　王志斌（厦门大学附属成功医院）

编　委：梅　俊（厦门大学附属成功医院）

　　　　王玮玮（厦门大学附属成功医院）

　　　　杨　艳（厦门大学附属成功医院）

　　　　骆园园（厦门大学附属成功医院）

　　　　程　玲（厦门大学附属成功医院）

　　　　蓝惠华（厦门大学附属成功医院）

　　　　陈涌泉（厦门大学附属成功医院）

　　　　金丹丹（厦门大学附属成功医院）

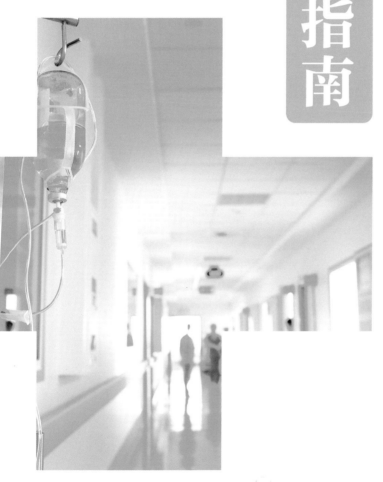

医院中心实验室

建设指南

王厚照　张　玲　许树根 ◎ 主编

厦门大学出版社

国家一级出版社

图书在版编目(CIP)数据

医院中心实验室建设指南/王厚照,张玲,许树根主编.—厦门:厦门大学出版社,2016.10
ISBN 978-7-5615-6275-8

Ⅰ.①医… Ⅱ.①王…②张…③许… Ⅲ.①医学检验-实验室管理-指南 Ⅳ.①R446-62

中国版本图书馆 CIP 数据核字(2016)第 256983 号

出 版 人	蒋东明
责任编辑	陈进才
封面设计	蒋卓群
责任印制	许克华

出版发行 厦门大学出版社

社　　址	厦门市软件园二期望海路 39 路
邮政编码	361008
总 编 办	0592-2182177　0592-2181406(传真)
营销中心	0592-2184458　0592-2181365
网　　址	http://www.xmupress.com
邮　　箱	xmupress@126.com
印　　刷	厦门集大印刷厂

开本	787mm×1092mm　1/16
印张	24
插页	2
字数	588 千字
印数	1~3 500 册
版次	2016 年 10 月第 1 版
印次	2016 年 10 月第 1 次印刷
定价	78.00 元

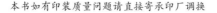

本书如有印装质量问题请直接寄承印厂调换

厦门大学出版社
微信二维码

厦门大学出版社
微博二维码

前　言

　　大型医院一般都会设置中心实验室服务科研,医院的性质决定了医院中心实验室在服务科研的同时最好能利用先进的设备与技术同时为临床诊治服务,实现效益的最大化,达到科研与临床的双赢。鉴于此,实际工作中我们按照临床与科研双赢的目标对中心实验室进行了建设,并把具体做法汇集成册,以便同行实际工作需要时查阅。这是我们编写这本手册的初衷。

　　本手册内容包括医院中心实验室管理制度制定、体系文件编写、质量控制、生物安全、仪器配备使用、基本实验技术方法、常用试剂配制、信息系统、相关法律法规等,比较全面地涵盖了医院中心实验室建设的各个方面。书中所列仪器及技术方法大多在为科研服务的同时均能开展临床检测,能实现社会效益与经济效益的双丰收,对同行比较有借鉴意义。

　　由于编者水平有限,加之时间仓促,编写中难免有错漏和不当之处,敬请赐教谅解。

厦门大学附属成功医院　王厚照

2016 年 8 月 28 日

目　录

第一章

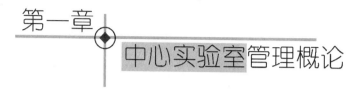

中心实验室管理概论

中心实验室是科研人员从事科学研究的重要场所,是科学研究的重要支撑,也是开展科技攻关、学术交流和人才培养的重要基地。合理的组织机构、完善的管理体系和充足的人才队伍是保证实验室质量的前提。明确实验室相关人员的职、责、权,健全实验室的组织和管理,是推进实验室检测科学、准确、有序、高效和公正的根本保证。

第一节 组织机构和管理制度

中心实验室系科研工作的公共平台,负责部分临床检验及所有的科研、教学工作,是一个多科室多功能的机构,其人员配备、平台建设、设备配置应具有一定的合理性。根据实际工作需要,实验室应配备不同职称级别的实验室技术人员若干名,负责实验室试剂配制、仪器设备的使用及新进实验室人员的技术培训等工作。

实验室应建立并完善各项管理制度,以保证实验室正常顺利运行,如实验人员岗位责任制、仪器设备管理制度、仪器设备操作规程、实验室低值耐用品管理制度、仪器设备修理报废赔偿制度、设备审核者培训制度等。同时,审核者应及时填写仪器设备使用登记表、实验记录等。另外,对实验室的化学物品,应特别注意储存保管,进行分类存放,使用时登记备案。

完善的组织机构和管理制度是中心实验室顺利开展科研项目的保障,各级人员应职责明确、协调一致、紧密配合、履职尽责;每个工作人员必须有强烈的学科意识、创新意识和服务意识,努力完成各项工作任务。

第二节 中心实验室规章制度

一、中心实验室人员道德行为守则

(1)发扬科技工作者脚踏实地、认真务实、敢于创新、勇攀高峰的精神,尊重伦理道德规范,以科研工作为中心,最大限度地满足各科研课题组的需要。

(2)带头遵守国家法律法规,服从组织安排,关心集体,互助友爱,尊重同行,团结协作,严于律己,宽以待人,努力构建和谐稳定的实验室环境。

(3)按规定着装,保持仪容整洁,做到举止端庄、言行文明、谦虚有礼、作风正派。

(4)自觉遵守劳动纪律,不迟到,不早退,不擅离工作岗位,不在实验室抽烟和饮食,不在上班时间大声喧哗、聚众聊天、干私活等。

（5）自觉遵守实验室工作规章制度和实验操作规程，严防事故、差错，保证实验安全，注意实验室生物安全，防止交叉感染，注意对实验人员的保护。

（6）热爱本职、爱岗敬业、乐于奉献，树立优良的职业道德意识，实事求是，不弄虚作假，不任意编造实验数据与结果。

（7）刻苦钻研业务，对技术精益求精，不断提高诊疗技术水平，不断开拓创新，积极开展并主动学习新技术、新业务，努力开展科学研究工作。

（8）遵守职业道德规范，文明廉洁行医，遵守保护医疗原则，不泄漏实验信息；不损人利己、损公肥私；不敷衍塞责、玩忽职守。

（9）未经本单位同意，不得私自开展业余和兼职服务，从中谋取私利，损害单位和患者的利益。

（10）注意维护知识产权，未经上级同意，不得向外泄露保密范围内的技术与资料。

二、中心实验室工作制度

（1）中心实验室实行主任负责制，遂行科研和日常检测任务。

（2）负责全院科研工作，向各课题组提供充分的实验项目和仪器设备，把实验数据变为高效的科研成果。

（3）加强医德医风教育，严格遵守医院的各项规章制度，服务于临床与课题工作的开展，为医院科研工作的顺利开展提供技术平台。

（4）积极组织开展方法学研究和技术革新，不断引进新技术、先进的仪器设备，开展新的实验项目，最大限度地满足临床和科研需要，促进医院科研水平的整体提高。

（5）加强人才培养，构建合理的人才结构和梯次，实现可持续性发展。积极引进优秀实验人才；选拔德才兼备的中青年骨干考研、进修和深造；积极开展实验室技术的继续教育，提高全员业务素质。

（6）引进先进仪器设备，优选实验方法，制定操作手册，并由实验室主任批准执行，定期修订操作规程，以推动实验室技术的标准化和规范化。

（7）保持实验室整洁、安静，物品放置有序，每天工作前后都要进行卫生打扫和物品整理。上班时必须穿戴工作服、工作帽，做到衣帽整洁。

（8）加强质量管理，全面做好质量保证，并制定质量工作手册。健全室内质量控制制度，积极参加室间质量评价活动，以保证检测质量。

（9）定期检查各种试剂的质量和所用仪器的灵敏度、精密度，定期对测试系统进行校准。中心实验室的容器、器材、设备必须保持整洁，试剂符合标准，保证性能良好。所有仪器设备，不得擅自拆卸。

（10）实验人员要严格按照《仪器操作说明书》进行实验操作，贵重仪器设备必须指定专人使用和保管，做到使用前检查，使用中严密观察运行变化，使用后做好有关记录。

（11）健全各种登记、统计制度，对各项工作的数量进行登记和统计，填写要完整、准确，并妥善保管，严防各种差错事故的发生。

（12）对实验室开展的日常检测工作建立标本接收、退还登记制度。接收标本时严格执行查对制度。对不能立即检验的标本要妥善保管，对不合格的标本应及时通知病房重新留取,并做好记录。

(13)对实验室的日常检测工作建立检验报告管理制度,结果报告应准确、及时。因检验报告丢失而需要补发时,应由经治医生提出口头申请,并说明有关情况,相关人员核实后,报请主任同意后补发。补发检验报告必须打印原始报告单,并在补发的报告单上标明"补发"。

(14)实验室日常检测工作中检测结果与临床诊断不符或可疑时应立即复查,必要时重新抽血检查,确认无误后再与临床医生联系,确定是否需要发出报告,发现检验目的以外的阳性结果应主动报告。

(15)对实验室日常检测工作建立报告审核批准制度,检测人员要认真核对检验结果,填写检验报告单,做好登记和归档。检验报告单须由检验者、审核者或批准者至少 2 人署名签发。

(16)实验室日常检测工作发出报告后,应视该检测标本的类型保留 1 至 7 天备查,被污染的器皿应高压灭菌后方可洗涤,对存在可疑病原微生物的标本应于指定地点焚烧,防止交叉感染。医用垃圾的处理按《医用垃圾的处理规定》进行。

(17)剧毒试剂,易燃、易爆物品,强酸、强碱及贵重仪器,应放置在指定的安全位置,指定专人严加保管,定期检查。

(18)按档案管理规定,做好实验室档案管理,定期进行归档工作,建立监督检查制度,重视信息反馈,切实抓好各种制度的执行和完善。

(19)由于不遵守上述规定而造成差错、事故或医疗纠纷者,按医院和实验室有关规定处理。

三、实习进修生培训制度

(1)实习生、进修生进入实验室学习前须进行岗前教育。培养实习生、进修生树立正确的医德医风和高尚的职业道德观,做到一切为病人服务,一切为临床服务,对工作要有高度责任感。

(2)根据实习生、进修生的学习计划,实验室指定人员负责带教,实习生要求能掌握基本的专业技能、基本操作和工作流程;进修生根据原单位实际情况,熟练掌握该专业的基本理论、基本技能、基本操作及工作流程,要使进修生结业时达到回原单位后能顺利开展工作,解决工作中的实际问题的水平。根据个人要求和需要,可适当安排全自动仪器操作过程的学习,要使进修生既能适应基层单位工作环境,又能使用高档仪器,了解高、精、尖技术。

(3)实习期间必须参加由科室或医务部门组织的业务课学习。

(4)实习生、进修生在专业组实习结束,实验室负责人在实习进修鉴定表上填写专业鉴定;实习进修期满后由教学负责人填写实习期鉴定或进修结业鉴定,交实验室主任签名。

四、继续教育制度

(1)凡本实验室工作人员都必须按国家规定接受继续教育。

(2)实验室成立继续教育领导小组,由继续教育领导小组制定年度教育计划,经实验主任批准执行。

(3)根据学科建设需要,按医院外出学习培训规定,有目的地派遣工作人员外出参加相应的短期培训和参观学习。

(4)实验室根据人才培养计划,选拔优秀人才到军地重点实验科(室)进修深造,以更新、拓展和积累新知识、新技能,不断提高业务水平、专业技术能力和医疗服务质量。

(5)通过上本科、读研、读博,提高学历。工作人员若有上专升本、考研、考博的意向,应由本人提出申请,支部研究讨论上报,医院相关部门研究通过,院领导批准,方可报名考试。

(6)聘用人员必须参加并通过地方专业技术考试,鼓励其利用业余时间参加各类成人教育或学历考试。

(7)按医院继续教育培训计划要求,实验室人员应积极参加医院组织的本院专家或外请专家的学术讲座。每年由本院实验室检测领域专家或外请专家授课,进行业务学习。

(8)利用业余时间加强"三基"培训,加强业务技能,参加医院组织进行的医疗规章、常规规范、"三基"考核或专业技能考核。

(9)积极组织实验室工作人员参加检验学会和院内与本专业有关的学术报告。

(10)鼓励工作人员撰写学术论文和进行科研活动,提高学术水平。个人发表论文数参照《科研工作制度》执行。

五、业务学习制度

(1)业务学习是实验室工作人员继续教育的重要内容之一,实验室全体人员必须按规定参加业务学习。

(2)实验室人员必须参加医务部门通知要求必须参加的院级专业技术讲座,鼓励参加未要求必须参加的业务授课。医务部门点名未到的,按综合目标管理规定进行处理。

(3)除值班人员外,业务学习不得无故缺席,不得迟到和早退,因故不能参加的必须事先请假。参加学习的人员按规定实行签到制,参加业务学习的次数作为进修实习人员结业鉴定和本科工作人员个人年度考核的重要依据。

(4)实验室科研教学秘书负责上课时间、地点、授课人员的安排,并提前公布和通知。

(5)授课人员应认真备课,讲授内容应结合本专业实际。每次业务学习结束,实验室主任要对授课的质量、效果进行讲评。科研教学秘书对参加人员、纪律、授课内容及效果做详细记录。

(6)每年由实验室主任安排不定期专业知识考试,考试内容主要为平时的授课内容及有关专业理论知识,考试成绩记入个人技术档案,并作为继续教育和工作人员能力考核的重要内容之一。

六、奖惩制度

(1)实验室工作人员不服从主任安排者,工作人员在上班时间发生争执、吵骂,造成不良影响者,按照情节轻重程度给予相应的处罚。

(2)对发生医疗纠纷、严重医疗差错、医疗事故,造成临床误诊(除临床原因外)或给医院造成严重不良影响者,医院按综合目标管理规定做出处理。一般性医疗差错并及时发现纠正的,未造成严重后果者,实验室按照相应规定给予处罚。

(3)发生差错或事故时,必须责任到人,若不能责任到人或不易区分责任时,由实验室领导和所有人员共担。

（4）鼓励实验室同志积极开展科研工作和撰写论文。课题获奖、论文超数量和论文未完成者,按照相关规定进行奖惩。

七、计量管理制度

（1）实验室负责人要严格要求工作人员执行、落实计量法,并经常认真检查相关情况,做到及时发现问题,及时汇报,及时纠正。

（2）严格执行国家计量法,一律采用国家规定的计量单位,做到检验单书写正规,文字清晰,计量单位填写准确无误。

（3）计量器具应按规定时间进行鉴定,每台计量器具要具备在有效期内的计量检定合格证书。

（4）维修人员对不符合计量要求的器具要及时发现,及时更换。

（5）质控小组人员要经常检查本室计量器具及执行计量法情况,有权对使用的检测仪器、计量设备进行使用情况、精确度的检查,并监督使用情况,发现违规操作有权制止。

（6）检测仪器、计量设备统一由实验室分类,对全厂的检测仪器、计量设备建立档案,统一编号。对检测仪器、计量设备的选购应在中标产品范围内选取,由医院、器材科、实验室相关人员组织招标验收,培训人员,建立仪器档案,登记入账。

（7）实验室使用的计量设备应当每年至少进行1次检定或校准。

（8）实验室按照计划收集需要检定的计量设备（如分析天平、酶标仪、温度计、加样器、移液器等）,分类整理,报实验室主任（自校的计量设备也要报实验室主任）审核。

（9）对小型计量设备如温、湿度计,可以送1件到计量所检定;实验室用计量所检定合格的计量设备,来检定其他未送出的温、湿度计,不合格的予以淘汰。

（10）酶标仪和离心机由厂家工程师来实验室检验,分析天平由器材科进行检定。

（11）加样枪、移液器可以委托具有检测能力的服务商进行检验或实验室用合格的分析天平自行校验。用来校准其他计量设备的设备其精确度不能低于被校准的计量设备。校准结果应记录并归档保存。

（12）检测仪器设备的实验室,应尽量做到防震、防火、防尘、光线充足。

（13）仪器、计量器具的安装使用要专人负责,固定位置后不得随意搬动,实验人员按操作规定进行操作,无关人员不得随意拨动仪器。

八、技术档案管理制度

（1）技术档案管理由实验室主任指定文档管理员管理,文档管理员负责收集职工的档案资料,建立工作人员的技术档案。

（2）实验室人员技术档案每年更新1次,必要时随时更新。原则上技术档案保存期为3年,超过3年的旧资料,根据其内容,在请示科主任后可以销毁或退还给本人。

（3）档案内容必须实事求是,档案任何内容的更新须经实验室主任批示。

九、图书期刊管理制度

（1）实验室主任制订每年的图书、期刊购置计划并向医院图书室订购。如个别实验室或个人因业务需要购置图书,需报请实验室主任批准,由实验室负责人或申请人自行选购。

(2)实验室图书、期刊统一存放于实验室资料室书柜中,由文档管理员统一保管。书柜中图书、期刊应分类存放,做到有序、整洁,新图书或专业期刊由文档管理员负责向医院图书馆请领、登记。

(3)工作人员需借阅图书时,应先向文档管理员请示,并在借阅登记本上登记签字。个人借阅的图书、期刊应在约定期限内归还,归还时由文档管理员负责检查图书、期刊的完好情况,并在登记本上签字。

(4)借阅者应爱护图书、期刊,保持其整洁、完整,不得损坏、丢失,如有损坏或丢失,由借阅者赔偿。

(5)每年年初对上一年的专业期刊进行装订,合订成册。

第三节　中心实验室工作职责

一、主任职责

(1)在院党委、院长和机关的领导下,负责院中心实验室业务、教学、科研及行政管理工作。

(2)负责组织本实验室的业务技术建设规划、年度工作计划和质量监测控制方案的制订、实施、检查和总结。

(3)负责解决实验室复杂、疑难的检测、诊断及仪器设备的使用等技术问题。审签重要的检测报告。

(4)建立质量控制体系,开展质量控制工作。制定科室质量方针、质量目标和承诺,批准质量手册。负责对中心实验室质量管理体系实施监督、核查和评审,使之有效运行。

(5)负责中心实验室的业务训练、人才培养和技术考核工作。安排进修、实习人员的培训,并担任临床教学工作。

(6)结合临床医疗,制订科研规划,组织开展新业务、新技术和科研工作。总结经验,撰写学术论文。

(7)负责质量管理体系有效运行的资源支持,包括:人员的岗位分工,设备的论证、招标和引进,试剂和低耗材的购买等。

(8)督促检查实验室人员履行各自的职责,认真执行规章制度及技术操作常规;经常进行安全教育,考查实验室的检测质量,严防事故、差错的发生。

(9)掌握所属人员的思想、业务能力和工作表现,负责专业人员的分工,外出学术交流或进修等任务,督促检查全员考勤考核;对实验室人员的晋升、奖惩提出具体意见。

(10)负责对实验室质量管理体系进行监督、核查和评审。定期检查人员的检测质量,开展质量控制工作。实施质量方针、质量目标和承诺,确保质量工作所需的资源。负责组织实验室的员工能力考核。负责制定实验室的公正性和保密性措施。

(11)督促实验室人员正确使用与保管剧毒药品和器材,审签药品器材的购置、请领与报销。经常检查安全措施,发现问题及时解决,严防差错、事故的发生。

(12)经常深入到各临床科室,征询对中心实验室的意见和要求,处理工作人员自身工作问题或客户的反映和投诉,督促实验室内工作人员做出改进措施,满足临床及科研的需求。

二、技术人员岗位职责

1. 主任(副主任)技师职责

(1)在主任领导下,负责本专业的业务、教学、科研和仪器设备的管理工作。

(2)定期检查和指导仪器设备的使用和维修保养。解决本实验室复杂、疑难技术问题,并参加相应的诊查工作。

(3)负责业务技术训练和考核,承担教学任务,培养主管技师解决复杂技术问题的能力。

(4)掌握本专业国内外前沿动态,指导下级技术人员开展科研和研发新技术、拓展新业务,总结经验,撰写学术论文。

(5)参加临床疑难病例会诊和讨论,负责疑难项目的检查及室内、室间质控。副主任技师在主任技师指导下工作。

2. 主管技师职责

(1)在实验室主任领导和正(副)主任技师指导下进行工作。

(2)熟悉各种仪器的原理、性能和使用方法,协同实验室主任制定技术操作规程和质量控制措施,负责仪器的调试、鉴定、操作和维护保养,解决复杂、疑难技术问题,参加相应的诊查工作。

(3)承担教学、指导和培养技师等工作,具备解决较疑难技术问题的能力,担任进修、实习人员的培训,并负责其技术考核。

(4)及时了解和掌握国内外本专业信息,应用先进技术,开展科研,拓展新业务和研发新技术,并总结经验,撰写论文。

(5)负责复杂项目的检测及报告审签,参加临床病例讨论。

3. 技师职责

(1)在实验室主任领导和上级技师指导下进行工作。

(2)参加本专业仪器设备的调试、鉴定、操作、维修、保养,负责仪器零配件或器材的请领、保管、建档,并做好各专业资料的积累、保管以及登记和统计工作。

(3)根据实验室情况,参加相应的诊查工作,指导和培养技士及进修人员,并负责技术考核。

(4)学习、应用国内外先进技术,参加科研和开展新业务、研发新技术,总结经验,撰写学术论文。

(5)实验室技师负责医疗用毒性药品、检验器材的管理,担任各种检测项目的技术操作和特殊试剂的配制与鉴定。

4. 技士职责

(1)在实验室主任领导和上级技师的指导下进行工作。

(2)协同技师做好仪器设备的安装、调试、操作、维修、保养、建档、建账和使用登记。

(3)协同技师做好物品、药品、器材的请领和保管,以及各种登记、统计工作;钻研业务技术,开展新业务、研发新技术,指导实习人员工作。

(4)实验室技士负责收集、采集检测标本和进行一般检验工作,必要时洗刷检验器材,做好消毒、灭菌工作。

5. 主任(副主任)医师职责

(1)在实验室主任领导下,负责指导并参与本科室主要的诊疗、教学和科研工作。

(2)掌握先进精密仪器的使用,参加伤病员会诊、疑难病例和重大手术术前讨论,与临床科室共同制定诊疗计划,解决本科复杂、疑难技术问题,负责疑难诊断报告的审签。

(3)组织并担任教学,帮助下级医师提高专业理论和专业技术水平,培养主治医师解决复杂、疑难技术问题的能力。

(4)掌握国内外本专业进展情况,开展并指导下级医师开展新业务、新技术和科研工作,总结经验,撰写学术论文。

(5)实验室主任医师负责疑难实验诊断、重要实验课题设计和研究。

(6)副主任医师在实验室主任领导和主任医师指导下,履行主任医师职责的相应部分。

6. 主治医师职责

(1)在主任领导和正(副)主任医师的指导下,分担本专业的诊疗、教学和科研工作。

(2)参加伤病员的检诊、治疗、会诊和临床病例讨论,解决较复杂、疑难技术问题,审签下级医师的诊断报告和治疗计划。

(3)担任教学,培养医师解决较复杂、疑难技术问题的能力,指导进修、实习医师的培训,并负责其技术考核。

(4)应用国内外先进技术,开展科研和新业务、新技术,总结经验,撰写学术论文。

(5)负责制定实验课题方案,参加并指导实验,分析处理实验结果,书写实验报告。

7. 医师职责

(1)在实验室主任领导和上级医师指导下,按照分工,参加本专业的诊疗、教学和科研工作。

(2)负责常见病、多发病诊断、治疗,正确书写各种检查、诊断报告,制定专科治疗计划,做好病例讨论记录和登记、统计工作,以及资料的整理、保管工作。

(3)参加教学,担任进修、实习医师的培训,并负责其技术考核。

(4)学习、应用国内外先进技术,参加科研,开展新业务、新技术,总结经验,撰写学术论文。

(5)参加科研课题研究和实验诊断,分析处理实验结果,书写实验报告。

8. 清洁人员职责

(1)负责实验室实验器材的清洁、消毒。

(2)负责实验室环境的清洁、消毒。

(3)负责实验室全科人员工作服、值班被服的换洗登记与收回确认工作。

(4)负责样本采集容器的发放工作。

三、试剂和低耗品管理员职责

(1)中心实验室所有试剂和低耗品实行计算机管理。

(2)核实各组的试剂存余量,对照计划建议订购数额。

(3)负责试剂和低耗品的领取、核对、入库、保存以及签写领购单。

(4)负责试剂的验收,负责种类试剂消耗品的统计工作。

(5)及时向实验室主任汇报试剂、低耗品的请领情况,并上交供货清单、账单。视全成本核算情况,按中心主任要求,协助采供科做好入账工作。

(6)负责已请领试剂、低耗品的保管和发放工作,并登记记录表。

(7)每个月月底将试剂和低耗品的消耗清单上报中心主任。

(8)在中心主任的批准下,协同做好过期、失效试剂的报废工作。

四、质量监督员职责

(1)监督实验室的检测工作是否按操作指导书的规定进行。

(2)监督仪器是否正确使用,环境是否符合工作要求,有关记录是否按规定进行。

(3)监督实验室检测报告、质控结果及原始记录的真实性、有效性。

(4)当发现有不符合检测要求的工作存在时,或发现检测结果的正确性或有效性可疑时,应立即指出,并当场要求采取纠正措施,必要时报告中心主任解决。

(5)监督实验室人员的培训和考核是否按计划进行。

第四节 中心实验室仪器设备与试剂管理

一、中心实验室仪器设备管理制度

依据国家重点实验室管理标准,结合本医院实际临床科研教学情况,针对进入实验室使用仪器设备的人员,为仪器设备营造良好的工作环境,制定了相应的规章管理制度,仪器设备使用者需严格遵守实验室的规章制度,保证实验者人身安全及医院的财产安全。

(一)仪器设备的质量管理

1.仪器申请、采购、验证和管理程序

(1)目的:保证仪器正常的购买、安装、使用,确保实验室仪器设备得到妥善的管理。

(2)申请、采购及验证程序:

1)仪器申请购买需根据实验室需要由实验室工作人员提出并向实验室负责人进行书面汇报。

2)由实验室负责人填写仪器设备申购表,通过实验室领导小组会议批准后,上报医院设备科统一进行购买。

3)仪器采购到货后,在医院设备科人员和实验室人员共同陪同下由厂家到实验室进行安装。

4)仪器安装后由厂家工程师进行培训并通过设备科人员确认,填报仪器安装表后,设备科和实验室各备份一份仪器维护使用档案并由实验室负责人签字后方可使用。

(3)管理程序:

1)中心实验室的主要仪器设备均需建立档案。

2)设备的档案包括:设备名称、制造商名称、型号、序号、接收日期和启用日期、目前放置地点、接收时的状态、校准与鉴定的日期和结果以及下次校准的日期、进行的维护和维护计划、故障记录等,并应有仪器使用说明书或其他技术资料复印件。

3)仪器出现故障应作记录和处理意见,如不能正常使用,应填写维修申请单,交医院设备维修人员或相关专门维修单位进行处理。

4)仪器应有工作状态标识,正常使用的贴绿色标签。有故障待修暂停使用的用黄色标签,不能使用的应贴红色标签。需定期作校准或检定的仪器应有校准或检定日期及下次校准或检定日期的记录。

5)仪器设备的报废经提出申请后,由器材科有关人员统一处理。

6)中心实验室仪器设备实行分区使用,不得混用。

7)中心实验室所有仪器、设备均为专用,不外借。

2.仪器设备采购控制程序

(1)目的:为保证检测结果的准确、可靠,节约科室固定支出及满足新开项目检测的需要,强化仪器设备购置的公开化、透明化,特制定本程序。

(2)适用范围:实验室开展校准或检测工作所用仪器设备的购置和验收过程。

(3)职责:

1)各业务组组长负责向实验室提出仪器设备的购置申请。

2)实验室质量控制小组负责组织对拟购仪器设备的论证和监督管理。

3)实验室主任负责将拟购置的仪器向医院分管院长汇报。

(4)程序:

1)仪器设备的购置。

①申请人按要求填写名称、型号、不确定度及购置理由,经实验室主任同意后提交给实验室质量管理小组。

②实验室质量管理小组负责对拟购仪器设备的技术指标、性能、市场应用情况进行论证,提出具体参考意见,讨论决定后,将书面购置意见交实验室主任审核,报分管院长批准,设备科负责购进。

③实验室与供货商联系,确定技术指标。

2)仪器设备验收。

①仪器设备到货后,实验室主任、技术组长、仪器代理商、设备科人员及保管人一起开箱,按使用说明书或装箱单检查有无缺件或损坏。

②检查合格后,组织供货商工程师进行安装、调试、校准,确认符合所规定的技术条件后,填写验收报告单,实验室主任签名后交设备科备案。

(二)通用仪器的维护和管理

中心实验室仪器设备的特点:结构复杂,小型化、自动化、功能多;涉及技术领域广,是多学科技术相互渗透和结合的产物;技术先进,体现新技术的发展、新材料的应用;精度高;对环境要求高。

实验室仪器管理的基本要点:实验室的设备性能是实验室良性运行的重要因素,但仪器设备是否正常运行和发挥作用,与实验室能否正确使用仪器设备,是否及时保养和维护密切相关。因此,实验室仪器管理最重要的一点就是专人负责,责任到人,既可以定期对仪器设备进行维护、保养、校正,又能及时解决疑难问题,减少操作失误和仪器操作故障发生。

1.基本要求

(1)在实验室质量体系文件中明确规定仪器设备管理的要求,明确岗位责任,规范仪器设备维护、保养、校正等相关工作责任的归属。

(2)仪器、设备的配置应能满足日常检测业务工作的需求。满足两个规范对实验室的基本仪器、设备配备的要求。

(3)使用的仪器、设备应符合国家相关标准。在质量体系文件中应明确规定对仪器、设备的生产商和供应商的基本要求,同时要求供应商能供应充足的耗材。

(4)必须建立和实施仪器、设备的评估、确认、维护、校准和持续监控等管理制度,以保证仪器、设备符合预期使用要求。计量器具应符合检定要求,有明显的定期检定合格标识。

(5)大型和关键仪器、设备均应以唯一性标签标记,明确维护和校准周期,档案应有专人管理,有使用、维护和校准记录。发生故障或者停用的仪器、设备应有明显的标识,以防止误用。

(6)日常检测过程中的关键仪器、设备应设置不间断电力供应(UPS),并制定发生故障时的应急预案,应急措施应不影响日常检测质量。

(7)大型和关键仪器、设备经修理或大型维护后,在重新使用前,应进行检查确认,保证其性能已恢复预期要求。计量仪器经修理或维护后,需要对仪器进行校准方可使用。

2.明确仪器设备的管理责任

实验室负责人为仪器检测质量的具体责任人,对仪器检测全过程负责,并具体负责实验室质量体系的建立、实施、监控和持续改进。这其中就包括对实验室仪器设备的管理。

实验室负责人必须依照质量管理体系的要求建立和实施仪器、设备的评估、确认、维护、校准和持续监控等管理制度。实验室负责人应当在实验室内明确每一台仪器设备的具体管理人,把具体的管理工作分配到每一位员工,确定每个人的职责,在仪器状态标识牌上加上具体管理人员,便于分清责任、落实管理。

仪器的管理责任包括仪器使用、保养、维护、报障、校验、使用记录等方面。尤为重要的一点:仪器设备必须按照标准操作规程操作并且必须有完整的记录,在使用过程中发现仪器出现问题时要记录,保养、维修及维修后校验也应有记录。仪器设备在采购之前需要对预期的性能提出要求,对列入采购范围的仪器设备的大体性能进行评估,选择符合预期使用要求的目标设备;在正式使用前必须进行确认,确定仪器设备是否符合预期的要求,记录最初的运行参数,评价仪器设备的可靠性,并为以后的保养、维修提供参照。

一般情况下,实验室根据仪器制造商说明或权威机构的推荐认真做好所用检测系统的校准和(或)校准验证工作。实验室应使用制造商指定的校准品并按照其规定的校准方法进行校准,实验室也可使用由权威机构提供的、具有可以溯源至 SI 单位的参考方法的校准品。在实验室体系文件中,应包括仪器设备校验的方式、方法,明确实施校验的期限及实施的要求。自行校验必须建立标准操作规程及提供标准物质量值的溯源;由制造商或检定机构进行校验,要求对方必须提供能进行相关校验服务的资质证明并能提供标准物质的溯源。

3.仪器设备符合相关国家标准的要求

在质量体系文件中建立仪器、设备的生产商和供应商资质认可的控制程序。购置设备必须是国家认可的合格产品,有产地、厂名、联系方式、售后服务、保修年限等;购置贵重、精密设备,必须购置三证产品(医疗器械生产企业许可证、医疗器械产品生产制造认可证、中华人民共和国医疗器械注册证);国外产品必须是中国市场允许销售的产品,有良好的售后服务和一定的保修年限。在采购仪器设备前应要求对方提供必需的证件,如生产许可证、市场准入证或国家法定计量机构对计量仪器的计量认可,仪器设备的计量单位必须符合我国法定计量单位的要求;对经销商还必须提供医用仪器设备的经营许可证;准备采购的仪器设备应能够在市场上购买到充足的耗材或能使用开放的耗材。对建立长期供应关系的经销商需要定期进行评估,确定供应商的供货能力是否符合控制程序的要求,避免隐患的出现。

4.使用标识及档案管理

大型和关键仪器、设备均应以唯一性标签标识,确定仪器设备的使用状态——在用、故障、维修、限制用途,责任人,存放场所,设备的校验同期等。设备档案应包括申请表、论证报告、制造商(供货商)资料、采购(招标)合同、确认(验收)记录,使用和维修手册、线路图及其他有关资料,操作规程,维护保养制度,维修、更换关键部件,降级使用及报废记录等相关内容。设备档案应集中由专人管理。

(三)精密仪器的维护和管理

1.大型精密仪器设备管理制度

(1)设备要逐台建立技术档案,要有使用、维修等记录。定期对仪器设备的性能、指标进行校检和标定,对精度和性能降低的设备要及时进行修复。

(2)设备要实行专管共用,资源共享。在完成本院教学、科研任务的同时,要开展院内、院际和跨部门的咨询、培训、分析测试等协作服务工作,努力提高仪器设备的使用率。

(3)实验室大型及精密仪器的使用原则:在不降低教学、科研实验要求和精度的情况下,可用一般仪器设备解决的,不得使用大型精密仪器设备;操作人员有权拒绝不合理的使用要求。

(4)仪器设备一般不准拆改和分解使用,因功能开发、改造升级或研制新产品必须拆改和分解时,应经主管领导、主管设备部门同意,报主管院长批准。

(5)对仪器设备的使用、维修,相关管理人员必须经过培训和考核,并建立相应的岗位责任制和管理办法。

(6)使用部门应根据各项任务的不同要求正确地选用仪器设备,不允许超负荷、带故障工作。

(7)健全责任制:每台仪器设备要明确指定保管维护人员,大型精密仪器设备使用后应作好交接班记录,使用、维修等记录。

(8)仪器设备不论使用与否均要做到定期检查保养,做到"五防"(防潮、防震、防尘、防锈、防腐)。

(9)仪器设备损坏时,一般仪器设备原则上由各使用部门自行检修,确实有维修困难的,使用部门应填写《申请修理单》,送设备管理部门。贵重仪器设备损坏,原则上由专业人员与修理部门协作修理,修理有困难的,则由设备管理部门联系仪器设备维修中心,采取送外修理或请人来院修理的办法,其修理费用一律须经设备管理部门签字后再向财务部门报销。

2.维护仪器制度

处于良好的工作状态的仪器是确保检验结果的关键,所以,必须强化仪器的维护。维护检验仪器即要按规定做好日保养、周保养、月保养以及季保养,使仪器始终处于良好的工作状态。检验仪器在更换部件时一定要做好书面保养记录,从而方便仪器发生故障时进行查询。

3.准备试剂

检测项目的试剂一定要按流程来操作,要按试剂说明书来配制。暂时不用的试剂必须迅速放回冰箱中,以防止试剂挥发;对平时不经常使用的试剂,要观察其稳定性;对不符合检验要求的试剂,要及时更换。

二、中心实验室试剂管理制度

（一）试剂的采购

1.试剂采购的流程

目的:规范试剂的购买、保存、使用、标识及安全,保证实验试剂的质量。

范围:实验室所有试剂。

内容:

（1）实验室负责人要根据实际需要,从节约原则出发,有计划地申购试剂。请购所需试剂应经实验室主任统一申请和有关部门审批。中心实验室所有试剂和低耗品实行计算机管理。每月1日和15日共两次将本月库存试剂和低耗品情况向实验室主任报告,并由主任统计填表签字后将本月试剂和低耗品计划交给医院采供中心统一采购。核实各组的试剂存余量,对照计划建议订购数额。

（2）确定专人负责试剂管理,协助实验室主任做好试剂的请购、登记入库、领发、保管、清点盘存、报废等工作,做到账册、实物相符。即将用完的试剂要有记录,及时申请补购。

（3）试剂进货应做到来源渠道正规,货物优质、有效,有批准文号、生产日期及供货单位的营业执照复印件。试剂进货时有验收人签字。

（4）实验室负责人要做好试剂的请购、使用、保存、检查工作,防止变质、过期和浪费,如有发现,应及时处理。

（5）所有试剂要有瓶签,按不同要求分类保管;需要冷冻、冷藏保管的试剂应保存在低温冰箱或普通冰箱内,并每天检查冰箱温度;剧毒药品由两人负责保存于保险箱内,并有使用记录及双签名;易燃、易爆品要远离水源、火源,存放于安全的地方;强酸、强碱试剂要单独妥善保存。

（6）确需自配的试剂要经校正,记录校正结果、时间、配制量及配制人。

（7）每个月月底将试剂和低耗品的消耗清单上报实验室主任,在主任的批准下,协同做好过期、失效试剂的报废工作。

2.化学试剂等级

（1）一级品:即优级纯,又称保证试剂(符号 G. R.),我国产品用绿色标签作为标志,这种试剂纯度很高,适用于精密分析,亦可作基准物质用。

（2）二级品:即分析纯,又称分析试剂(符号 A. R.),我国产品用红色标签作为标志,纯度较一级品略差,适用于多数分析,如配制滴定液,用于鉴别及杂质检查等。

（3）三级品:即化学纯,(符号 C. P.),我国产品用蓝色标签作为标志,纯度较二级品相差较多,适用于日常工作生产分析。

(4)四级品:即实验试剂(符号 L.R.),杂质含量较高,纯度较低,在分析工作中常用作辅助试剂(如发生或吸收气体,配制洗液等)。

(5)基准试剂:它的纯度相当于或高于保证试剂,通常专用作容量分析的基准物质。称取一定量基准试剂稀释至一定体积,一般可直接得到滴定液,不需标定,基准品如标有实际含量,计算时应加以校正。

(6)光谱纯试剂(符号 S.P.):杂质用光谱分析法测不出或杂质含量低于某一限度,这种试剂主要用于光谱分析中。

(7)色谱纯试剂:用于色谱分析。

(8)生物试剂:用于某些生物实验中。

(9)超纯试剂:又称高纯试剂。

(二)化学试剂和生物试剂的管理

1.试剂管理制度

(1)中心实验室所用试剂均执行投标采购的原则。要求试剂质量要合格,有三证;购买试剂时要注意生产日期和失效日期;为了保证试剂的质量,要有计划地进购,不得使用过期试剂。

(2)试剂的存放要严格按照要求,以免储存不当造成试剂失效。

(3)如发现试剂变质和有质量问题,迅速查找原因。为了保证检验结果的准确性,不得使用变质和失效的试剂。

(4)如果更改试剂厂家,应对试剂质量、价格反复论证,写出书面报告后,请示分管院长,才能更换。

(5)对日常所用的抗凝剂和自配的试剂,必须按作业指导书或操作规程严格操作,保证质量。

(6)实验室的试剂要合理使用,妥善保管,每周都要检查所用的每种试剂的库存量,以便报告主任,及时采购。

2.试剂的存放

如果化学试剂保管不当,就会失效变质,影响实验效果,并造成物质的浪费,甚至还会发生事故。因此,科学地保管好试剂对于保证实验顺利进行,获得可靠的实验数据具有非常重要的意义。化学试剂的变质,大多数情况是因为受外界条件的影响,如空气中的氧气、二氧化碳、水蒸气、酸碱性物质以及环境温度、光照等,都可使化学试剂发生氧化、还原、潮解、风化、析晶、稀释、锈蚀、分解、挥发、升华、聚合、发霉、变色以及燃爆等变化。

(1)经常检查储存中化学试剂的存放状况,发现试剂超过储存期或变质应及时报告,并按规定妥善处理(降级使用或报废)和销账。在正常储存条件下,一般化学试剂贮存期不宜超过 2 年,基准试剂不超 1 年。

(2)为了避免环境和其他因素的干扰,所有化学试剂一经取出不得放回贮有容器;属于必须回收的试剂或指定退库的试剂,必须另设专用容器回收或贮存;具有吸潮性或易氧化、易变质的化学试剂必须密封保存,避免吸湿潮解,氧化或变质。定期盘点、核对,出现差错应及时检查原因,并报主管领导或部门处理。

（3）实验室化学试剂的存放：化学试剂都应存放在试剂瓶里，塞紧瓶盖，放置在牢固橱柜架上以保安全，且应排列整齐有序以方便取用。所有化学试剂均应粘贴标签，标明试剂溶液的名称、浓度和配制时间。标签大小应与试剂瓶大小相适应，字迹应清晰，字体书写端正，并粘于瓶子中间部位略偏上的位置，使其整齐美观，标签上可以涂以熔融石蜡保护。保存化学试剂要特别注意安全，放置试剂的地方应阴凉，干燥，通风良好。因试剂的种类多种多样，一般试剂按无机物和有机物两大类进行分类存放，特殊试剂及危险试剂另存。

（4）无机物化学试剂的存放：按盐类、单质、氧化物、碱类、酸类等类别分别存放。盐类一般按金属离子所在周期表中的位置，从左向右、先碱式盐后酸式盐的方法分类存放：如钠盐、硫化钠、碳酸钠、硅酸钠、亚硝酸钠、硫酸钠、硫代硫酸钠、钙盐等。单质再分成金属和非金属类或以单质元素在元素周期表中的族分类存放。氧化物也按元素周期表的族的顺序分类存放。酸类中的不含氧酸可按酸根元素在周期表中的族次由左向右、从上到下来分类存放：如氢卤酸、氢氟酸、盐酸、氢溴酸、氢碘酸等。含氧酸可按成酸元素的族次分类存放：硼酸、硝酸、硫酸、磷酸等。碱类主要按碱中金属元素在周期表中的族次分类存放：如氢氧化钠、氢氧化钾、氢氧化镁、氢氧化钙等。

（5）有机物化学试剂的存放：按官能团分类，如烃类（饱和烃、不饱和烃），烃的衍生物（醇、醛、酮、酸、醚、酯），碳水化合物，含氮化合物，有机离子化合物等。每种试剂应按纯度级别依次排列，配制的溶液应与固体试剂分开存放。

（6）化学试剂中遇水易燃试剂一定要存放在干燥、严防漏水及暴雨或潮汛期间保证不进水的仓位。不得与含有盐酸、硝酸等散发酸雾的物品存放在一起，亦不得与其他危险品混存混放。

（7）化学试剂安全使用的注意事项：取出的药剂不能倒回原试剂瓶中，取完药剂应随即盖好瓶盖，不要乱放，以免张冠李戴；为安全起见，在使用化学试剂之前，首先对其安全性能——是否易燃易爆，是否有腐蚀性，是否有毒，是否有强氧化性等，要有一个全面的了解，在使用时才能有针对性地采取一些安全防范措施，以免使用不当造成对实验人员及实验设备的危害。

（8）中心实验室化学试剂应单独贮于专用的贮存柜内。贮存柜应阴凉避光，防止由于光照及室温偏高造成试剂变质、失效。化学试剂贮存柜应设在安全位置，室内严禁明火，消防设施器材完备，一旦事故发生可以防止造成伤害和损失。

（9）盛放化学试剂的贮存柜应用防尘、耐腐蚀、避光的材料制成，取用方便。化学性质与防护、灭火方法相互抵触的化学危险物品，不得在同一柜或同一储存室内存放。危险品应贮存于专柜中。

（10）化学试剂贮存由专人负责。保管员应由具有一定的专业知识、具有高度责任心的专业技术人员担任，保证按规定要求贮存化学试剂。质量检验室操作区橱柜及操作台上，只允许放规定数量的化学试剂，不许超量存放。多余的试剂须在规定的贮存柜中贮存。

（11）检验中使用的化学试剂种类繁多，须严格按其性质（如剧毒、麻醉、易燃、易爆、易挥发、腐蚀品、贵重品等）和贮存要求存放。

1）分类：一般液体、固体分类。每一类又按有机、无机、危险品、低温贮存品等再次归类，按序排列，分别码放整齐，造册登记。

2）贮存：易潮解吸湿、易失水风化、易挥发、易吸收二氧化碳，易氧化、易吸水变质的试剂,需密塞或蜡封保存。

①见光易变色、分解、氧化的试剂应避光保存。

②爆炸品、剧毒品、易燃品、腐蚀品等应单独存放。

③高活性试剂应低温干燥保存。

(12)试剂应包装完好,封口严密,标签完整,内容清晰,贮存条件明确。试剂发生颜色变化、浑浊等现象时,须立即停止使用。

(13)保持室内清洁、通风、温湿度正常,保证贮存条件符合要求。每月检查一次消防灭火设施及器材,保证可随时开启使用。

3.试剂的配制

配制试剂一般在实验操作区内保存,保存条件略差于化学试剂贮存室,因而其管理尤为重要。除执行化学试剂贮存要求外,应特别注意外观的变化。由使用人员负责保管。如发现异常不得使用,须重新配制。注意室内通风和避免阳光直射。试剂应密闭保存,瓶口或盖毁坏应及时更换。

4.试剂使用规定

(1)不了解试剂性质者不得使用。

(2)使用前应辨明试剂名称、浓度、纯度级别、生产厂家、牌号、批号,是否超过使用期限。无瓶签或瓶签字迹不清、过期试剂不得使用。

(3)使用前应观察试剂形状、颜色、透明度,有无沉淀等异常情况。变质试剂不得使用。按使用量取用,用剩余的试剂不得倒回原试剂瓶。注意保护瓶签,避免试剂污染瓶签。

(4)瓶口勿敞开太久,以免灰尘及脏物落入。需冷冻贮存的试剂使用时勿反复冻融,避免加速试剂变质。应按日用量分装冷冻,按量取用。

(5)低沸点试剂用毕立即放回,防止温度升高试剂变质。贮存于冰箱中的试剂应码放整齐,用毕归还原处。

(6)取用试剂时应注意防止试剂污染,取用液体试剂时应倒入小烧杯中再用吸管吸取。吸管不要插错,勿接触其他试剂。瓶塞的塞心勿与其他物质接触,勿盖错瓶塞。

5.实验试剂领用制度

(1)凡实验用试剂,实验技术人员须填写领料单一式两份,注明品名、规格、数量、价格、用途、用量等信息。实验技术人员签字后报实验室主任批准方可到仓库领用。

(2)凡属学生损坏的自用仪器配备,学生需填写"仪器损坏赔偿单",到实验技术人员处登记领用。实验技术人员每周上报一次学生损坏仪器情况及赔偿金额,学生须按损坏仪器价值的30%赔偿。

(3)实验人员及学生要爱护实验用品,合理使用试剂。耐用试剂不能重复领用,未用完试剂可用于后续实验。领用的实验试剂要和使用情况、损坏情况相符。

6.实验室安全事故应急处理预案

为了积极预防、妥善处理好实验人员在实验过程中可能发生的安全事故,及时组织和调动各方面力量,全力以赴做好事故现场抢救工作,最大限度减少人员伤害和财产损失,维护正常的工作秩序,根据生物安全相关法律法规制定本预案。本预案适用于实验室工作人员在实验过程中可能发生的安全事故的应急处理。

(1)实验室安全事故应急领导小组,由实验室主任担任组长,实验室副主任担任副组长,实验技术人员和有关实验室工作人员担任应急小组成员。

（2）安全事故应急领导小组的职责是：负责实验室安全事故应急处理预案的制订，并督促各实验室认真实施；负责指导各实验室建立健全事故应急救援队伍，并督促演练；发生安全事故时，负责指挥、协调事故应急救援和妥善处理工作，并及时向主管部门报告情况；根据安全事故的具体情况和救援工作的实际需要，决定和协调有关人员参与事故的抢救工作。

（3）安全事故应急处理工作必须遵守以下原则：

1）及时报告。在实验室范围内一旦发生安全事故，事故单位应以最快的方式，立即向上级部门或领导报告。

2）紧急救援。确认实验室范围内发生安全事故的消息后，实验室领导小组要立即进入应急处理工作状态，小组成员应以最快的速度赶赴事故现场，开展救援行动。

3）依序替补。应急领导小组组长因有事缺位时，按序替补到位，防止出现指挥中断、秩序混乱的现象。

4）保护现场。安全事故发生后，从事故单位到参与救援的有关部门及现场的人员都负有严格保护事故现场的责任和义务。因抢救受伤人员、防止扩大事态等必须移动现场有关物品时，应妥善做好取证、记录、标志等工作。

（4）除实验室安全事故应急领导小组成员外，任何其他人员也有参加安全事故救援的义务。

（5）各实验室应根据本安全事故应急处理工作原则的要求，结合各自实际情况，制订本单位的安全事故应急预案，报上级部门备案。

（三）危险试剂的管理

临床化学实验室存有许多腐蚀性、毒性、易燃和不稳定试剂，属化学危险物品。实验室工作使用化学危险物品，应向有关机构备案，并遵守相应管理规定。所有化学危险物品的容器都应有清晰标记。目前，广泛应用配制好的试剂和统一的试剂盒，致使有些化学危险物品不易被识别，对这些试剂和试剂盒的成分应予复审并给予适当标记。实验室管理人员有责任向工作人员介绍化学危险物品。每一种化学危险物品应有材料安全数据表显示它的特性。实验室技术人员有责任熟悉并向同事介绍化学危险物品并遵照安全守则操作。

1. 化学危险物品分类

（1）腐蚀品：腐蚀品是指接触人体后会给人造成可见损伤或不可逆改变的物质。腐蚀性化学废弃物是指 pH 小于 2.1 或 pH 大于 12.5 或对钢（SAE1020）的腐蚀力超过 0.635 厘米/年（55 ℃）的物质，如盐酸。

（2）毒害品：毒害品是指吸入、食入或少量接触即可引起严重生物效应的物质。

（3）致癌物：由于检测化学物品能否诱发恶性肿瘤的测试系统很不相同，定义致癌物比较困难，如苯。

（4）可燃烧物：可燃烧物指任何可燃烧的化学物品，包括可燃物和易燃物。

（5）易燃液体（燃点低于 38 ℃）可分为以下几个级别：

1）1A 级。燃点低于 22 ℃；沸点低于 38 ℃。

2）1B 级。燃点低于 22 ℃；沸点高于 38 ℃。

3）1C 级。燃点高于 22 ℃；沸点低于 38 ℃。

(6)可燃液体(燃点高于 38 ℃)可分为以下几个级别:

1)ⅢA 级。燃点高于 60 ℃,低于 94 ℃。

2)ⅢB 级。燃点高于 94 ℃。

(7)易爆化学物品:易爆化学物品是指能迅速发生剧烈化学变化的不稳定物质,其爆炸性分解可在正常温度和压力下发生,如肼。

2.材料安全数据表及标签

购进可能有危害的化学物品都必须附有《材料安全数据表》。所有危险化学品都必须以易于识别的形式进行标识,使专业和非专业人员很容易警觉其潜在的危险性。标记可以是文字、图标、标准化代码或多种形式并存。

3.危险试剂的储存

(1)储存:腐蚀品应在近地面处储存以减小掉落的危险。

(2)酸性试剂的搬运:搬运体积超过 500 mL 的浓酸试剂时,必须用运载拖车。

(3)不能共存的化学物品:注意不要在同一区域内存放不能共存的化学物品。例如,乙酸或乙酸酐等有机酸应与硫酸、硝酸或高氯酸等强氧化剂分开储存。

(4)个人防护装备:在使用腐蚀性物品场所内的工作人员,应该穿戴工作衣、手套和其他个人防护装备。

(5)溅溢:使用任何化学物品之前,应安排好用于处理易破碎或易溢出物品的容器。

(6)易燃物的储存:易燃易爆液体应在合格的容器里储存。分装时应有明确的易燃和可燃性标记,工作储备量控制在最低限度。

(7)易燃、可燃性液体储藏室:易燃或可燃性液体的储量若超过 10 L,至少应有 1 间专用储藏室。

(8)仓库:储存可燃性液体的仓库应远离明火和其他热源。

(9)冰箱:可燃性液体如需要在冰箱内存放,该冰箱的设计必须符合避免产生蒸汽燃烧的要求。实验室所有的冰箱门都应标明可否用于存放易燃、可燃性液体。

(10)紧急处理:实验室必须重视发生化学危险品溅溢的可能性。有关工作人员都应接受培训,以掌握处理突发事故的应急处理方法。

4.危险试剂管理制度

(1)建立健全的试剂、专职人员、入库、出库、使用管理制度。

(2)入库前的验收、数量、质量、包装、危险标志等检查须做好记录。严格遵守安全操作规定。

(3)试剂仓库保证双人双锁,并且有出入库记录,包括纸质版和电子版。

(4)在辨认化学品时,不能用鼻子闻,也不能用手摸,而是看化学品的标签,弄明白该物质的化学成分,充分做好防护措施,戴好必要的防护用品。严格按照规定操作使用。

(5)实验室化学危险品的安全管理工作由实验室主任统一领导。配备一名以上做具体工作的安全员。建立健全化学危险品的安全管理制度和安全操作规程,并对执行情况定期检查。经常对实验室工作人员进行安全教育,工作中提高安全意识,经常有计划、有步骤地采取防范措施,迅速消除隐患,防止事故发生。

(6)制订实验室所用化学危险品购置计划时,实验室主任应根据实验项目所需危险品种类、数量,科学严格把关,禁止超品种、超数量。化学危险品的购置要根据国务院批准的《化学危险品凭证采购暂行办法》向专业经营化学危险品的商店购买。

（7）实验室所需危险品必须统一购置、严格控制，为减少实验室存量，应少量多批次购买。

（8）实验室领取化学危险品必须指定专人负责，统一填写"危险品领用单"，由实验室主任签名后方可办理领用手续并严格登记领取人员、品种、数量，不准疏忽大意。实验室必须设危险品专柜，并指定专人负责保管，做到需要多少领用多少，不准过多储存。

（9）实验室领用危险品时，必须由实验室专职人员（其中一人是负责人或责任人）两人以上在场，并办理领用登记手续，领出后放在实验室内的专用保险柜中。保险柜钥匙及密码由两个人分别保管，必须两个人均在场方可开启。试剂入柜和配发时，这两个人须在场监督使用，使用全过程做好记录。剧毒药品专柜内要有专用量器及分装器材。使用后包装内的残留物和包装统一集中处理。

（10）不同性质的危险品要分类存放，经常检查，防止因变质、分解造成自燃和爆炸事故。遇水易发生爆炸、燃烧的化学危险品不准放在潮湿或易积水、漏水的地点。受阳光照射容易引起爆炸的危险品要存放阴凉地点。在危险品移交时，凡不是原包装或已启封的都必须称量实重，不得估量。加强危险品保管，一旦发现缺损或丢失时，要立刻向主管领导报告。

三、中心实验室外部服务和供应管理制度

临床实验室工作中使用的材料和消耗品可能对检验结果的准确性产生重要影响，为长期获得符合要求的采购服务和供给，实验室对所有影响检验工作质量的服务及材料的采购进行控制，并建立、实施《仪器设备采购控制程序》和《检验试剂耗材控制程序》，保证采购的服务、供应品（包括仪器设备、化学试剂、标准物质、玻璃仪器、零配件、易耗品、材料等）及其他与检验有关的服务和供给等方面均能满足检验要求。

（一）制定服务标准和程序

制订政策、程序和标准是保证所使用的外部服务和供应的质量是最优的，所购买的各种材料应符合实验室对质量的要求。对采用外部服务和供应的全过程所采取的措施，包括选择、评价、验证、监控、再评价等进行记录并保存。对于一般消耗品，临床实验室要制订检查、接收、拒收和存放的程序，同时也要制订出相应的评价标准。

1.合格供应商的选择

（1）选用合格的试剂是保证检验结果质量的重要环节。因此，实验室必须对试剂选购中的关键环节实施控制。选择的试剂必须与所用的仪器设备的试剂配套，尽量与试剂选择同一品牌的标准品、质控品，或者选用具有良好的国际溯源性的标准品、质控品。

（2）实验室试剂管理员提出采购申请，实验室主任负责请购单的审批，采购中心负责统一采购，实验室试剂管理员负责收集试剂供应商的质量认证复印件、产品批准文号、合格证等，并统一存档保存。

（3）经实验室主任审核、填好"试剂请购单"并签字后，上报统购中心统一采购。请购底单由实验室试剂和低耗品管理员负责保存。属特殊情况由实验室主任电话急购，后向采购中心说明情况。

2.选择供应商的标准

（1）经营管理水平：经营管理水平高的供应商才有能力提供优质的商品。

（2）市场地位：市场地位通常指那些名牌的大型生产供应商，特别是这些生产供应商在不同地区的市场地位差异，对试剂进货的选择更有意义。

（3）低价格产品开发能力：低价格产品开发能力关系到未来发展过程中生产、加工问题，也是需要考虑的一个因素。虽然，对供应商选择的标准可以因产业的不同，企业规模和经营模式的不同而不同，但这10项标准和5项特性具有一定的普遍意义，采购人员在选择供应商时必须予以关注，同时要根据自己企业和行业的特点设计出符合需求的优质供应商选择标准。

（二）验证与验收

试剂到货后，技术负责人负责组织实验室人员根据其性质和试验类型对试剂的标签、证书或其他证明文件的信息进行检查，对可用性进行评估，审查试剂是否符合相应标准、规范的要求，是否能满足检测工作的需要。具体验收方法按照各个实验室自己制定的《试剂验收方法》，填写验收记录。

（1）送达采购中心的标准品、质控品、试剂，由实验室试剂管理员和器材科采购负责人同时根据试剂请购单、发票清单，对所到试剂的包装规格、单价、数量等进行核查，准确无误后在发票背面签字，并在试剂验收登记本登记、签字。验收合格后，由实验室试剂管理员将发票、清单，交实验室主任过目并决定是否需要采购中心在当月做账，再上交采购中心。库管员要在当日进行试剂入库，包括纸质版登记入库和电脑登记入库。

（2）试剂一旦发现过期、溶血、失效时应立即拒收，同时填写"试剂退回申请单"，经实验室主任批准后做处理，"试剂退回申请单"由文档管理员存档。新购进试剂经试验质量不合格时，由实验室试剂管理员在发现当日填写"退货报告单"，并注明批号、到货日期、数量、退货理由，一式两份，经科主任审批后，一份由采购中心退给厂家，一份存档。

（三）建立供货清单控制系统

建立供货清单控制系统是对外部服务和供应的质量记录，该记录应在一定的时间内保存。记录的内容至少应包括全部相关试剂、质控材料以及校准品的批号、实验室接收日期以及这些材料投入使用的日期。实验室管理评审人员要对这些质量记录进行评审。

（1）供货清单的内容包括单位名称、联系人名字与号码、货物名称、单价、数量、单位、合计总数、合计总价格、供货日期、所属部门等，并绘制成表格，并且电子版和纸质版都必须保存。

（2）建立供货清单控制系统的必要性。随着信息化时代的到来，为了更好地合理订购试剂，并与供货商的货物供应部准确沟通，默契配合，建立供货清单控制系统是势在必行的，可以解决试剂订购中出现的很多错误，更好的配合实验室的试剂使用进行供应。

第五节　中心实验室科研管理

一、中心实验室科研管理制度

在管理活动中，最重要的是做到管理制度化。建立与健全必要的科研管理制度是保证医院中心实验室科研工作规范化、科学化管理的重要前提。只有通过管理目标、管理程序、管理内容和管理办法的制度化，才能使各项科研工作有条不紊地按章执行，保证总目标的顺利实现，使管理行为产生最大的社会效益和经济效益。中心实验室科研管理制度主要有以下几个方面。

（一）科技开发管理制度

1.提高认识，加强领导

（1）实验室要坚持一把手亲自抓第一生产力的原则，实验室领导和工作人员要进一步强化科技成果的推广、应用和转化意识，摒弃发展科技是软任务的观念，有效地组织科技成果的转化和推广应用工作。

（2）在科研管理中首先要从整体上更新观念，不仅要重视科技成果的获奖率，而且要努力提高科技成果的转化率及收效率。

（3）要以超前的管理方法，根据医疗市场的需求，引导科技人员从科技立项开始就考虑到成果的转化问题，选择那些防病、治病急需，与医疗卫生战略目标及市场需求相适应的课题进行研究。

2.培养科技开发专业人才

实验室要重视对科技开发人员的业务培训，建立一支懂法律、懂经营、懂科技的科技开发专业队伍，使其熟练掌握医学专业知识、商品经济知识和商品交换知识，按照市场经济发展规律和科学研究的客观规律，缩短成果转化周期，畅通成果转化渠道，使临床科技成果发挥良好的社会效益和经济效益。

3.制定优惠的奖励政策

（1）要制定和完善科技成果推广奖励政策和激励措施，对在科技成果转化过程中做出成绩的项目和个人，视贡献大小给予不同等级的荣誉和物质奖励。

（2）对开发创收效益显著，做出突出贡献的科技人员和管理人员要给予重奖，调动一切积极因素，激励科技开发人员热爱和安心于科技开发工作。

（二）科研计划与成果管理制度

1.申报课题的立项论证制度

实验室应建立规范化的课题申报管理制度，所报课题均须事先经过充分的情报调研，并由院学术委员会（或邀请同行专家）进行立项论证。立项论证可采用会议或书面评议的形式，评议的主要内容包括课题的立论依据、学术水平、可行性分析、试验方法、技术路线、人员梯队和实验条件等。对科研合同则要求论证签订合同的目的，各方的权利、义务和承担的责任等。由于学术委员会的专家分别来自各专业学科，他们往往是学科带头人，有很高的学术造诣，请他们论证不仅信息量大，而且可在知识上互相补充和启迪，从而进一步完善科研设计思想，增强申请课题的竞争力。

2.课题执行情况定期检查制度

加强对课题执行情况的检查督促，不仅仅是检查科研项目能否按计划完成，更重要的是通过检查，及时从科研项目中发现真正具有国际、国内竞争力的新内容，以便进一步给予支持和扶持。应建立实验室及课题组的二级执行情况定期检查制度，可先布置课题组自查，自查内容包括：计划进度、考核指标、完成情况、存在问题及今后打算等。在自查的基础上，由科研负责人带领有关人员进行每年不少于两次的现场检查考核。对有明显进展或已取得阶段成果者给予奖励,并进行重点跟踪扶持,或着手进行成果鉴定的准备工作。对部分存在困难的课题,要尽量通过各种途径给予协调解决,促进科研课题沿既定目标按期保质顺利完成。

3.科技成果管理制度

科技成果是指在实验或理论上有创造性,有一定科学水平和实用价值的新技术、新方法、新器材、新药物、新理论、新认识,等等。科技成果管理制度的制定,其内容应包括科技成果鉴定需具备的条件、鉴定程序、鉴定形式、鉴定方法以及科技成果的申报、登记、推广应用等多方面要注意的事项和要求。对科技成果的奖励,应按国家《发明奖励条例》《科学技术进步奖励条例》及《自然科学奖励条例》等规定执行。

(三)科研支撑条例管理制度

1.科研仪器的使用、维修和保管制度

大型精密仪器的使用,应视情况采取专管共用或专管专用的方式,加强维护保养,保证最佳运行,提高使用效率。要建立健全、相应的管理制度和规定,包括仪器设备共用制度、安全操作规定、维护检修制度、损坏赔偿制度、四防(防尘、防震、防潮、防磁)安全制度、对外服务收益分配规定等。万元以上的贵重仪器,每台均应建立技术档案。仪器使用者必须先经培训学习,掌握仪器技术性能、操作使用和维修技术,经考核合格后方可使用。

2.实验室工作制度

进入实验室时要穿工作衣,传染性的实验要穿隔离服,戴口罩、帽子,室内要保持清洁、整齐和安静。工作时要精力集中,技术操作必须按规定方法进行,并做好实验记录。对于科研药品、试剂等实验用品,在管理上应把常用和专用的分开,逐项贮备,定期核对。对易燃、易爆、剧毒药品试剂,以及放射性物质等危险物品,必须严格按有关规定管理和使用。并制定防水、防火、防盗的安全管理制度和建立卫生值日制度。

(四)学术交流及表彰奖励制度

1.表彰奖励制度

科研管理的基本要求中,人是最富主观能动性的要素。实验室科研管理的重要任务之一就是设法激发科技人员的科研积极性和创造性,以便最大限度地提高科研工作绩效,在实验室内形成一个争优创新的良好氛围。原则上要求把科技人员的科研劳动和绩效与他们的切身利益紧密结合起来,对做出突出成绩的集体和个人给予奖励或晋升调资是调动科研积极性的有效措施,也是促进科技发展的需要和尊重知识、尊重价值规律的体现。在科研管理制度中应明文规定对科研工作的先进集体和个人进行表彰和奖励。实验室可根据自己的财力,设立诸如科研先进集体或个人奖、重大课题立项奖、科研经费和科研成果配套奖、创造发明奖、论文发表奖等奖励措施,以起到激励作用。

2.学术交流制度

学术交流是推动科学发展,造就科学人才的重要条件。为了营造浓厚的学术氛围,及时掌握国内外的学术动态,积极开展新技术、新业务的学习,医院应建立健全学术交流制度,定期开展学术交流。学术交流的形式可多种多样,包括学术讨论会、学术座谈会、学术报告会,以及学术性互访、讲学、参观、考察等。有条件的还可开展国际性学术交流,以更好地开阔视野,启发思路,增加新的科学技术知识,促进医学科学的进一步发展。

（五）科研经费使用原则

1.政策性原则

（1）科研经费在使用过程中必须严格遵守国家的法令，维护财经纪律，无论科管和科技人员都必须认真学习，切实掌握国家财会工作的方针、政策和各项具体规定。

（2）在经费管理中做到单独建账、单独核算、专款专用，加强对经费使用情况的检查和监督，对不符合财务政策规定的行为和做法，都应坚决地予以制止和批评，以保证科学研究中一切财务活动的正常进行。

2.计划性原则

（1）科研工作中的任何资金活动，都必须先计划后开支。

（2）在确定科研计划时，应坚持量入为出，根据经费的支付能力确定研究课题。

（3）经费的分配和使用要和科研计划、设备购置计划相协调，科研管理部门、财务部门、物资供应部门也要加强联系和协调，保证科研经费按计划使用。

2.节约性原则

（1）在科研活动中要坚持勤俭办事原则，最大限度地节省人力、物力、财力。

（2）科研经费的使用要精打细算、严格审核，杜绝仪器设备重复购置、利用率不高和保养不善现象。

（3）对库存物资要及时清点、充分利用、修旧利废，减少自然消耗和防止损坏丢失，要尽可能以最小的投入获得最大的效益。

（六）科研经费管理与监督制度

1.单独建账，专款专用

（1）各类科研经费应集中于财务部门进行统一管理、统一核算。

（2）科研经费拨入实验室后，实验室应严格做到专款专用，课题负责人有权全面掌握经费使用情况。

（3）经费使用可采取内部票据结算的管理方法，采用一式三联的订本式票据，随业务的发生将票据第一联留在业务发生部门，以便内部汇总转账，第二联返回财务部门，第三联存根。

（4）科研管理要严格执行财务制度和各类科研经费专项管理的规定，承担科研经费的核算、检查工作，并监督科研经费使用情况。

2.建立课题核算制度

课题组经济核算有利于明确经济责任制，促使科研经费合理节约地开支，其内容为经费预算、核算和决算三个部分。

（1）预算：预算包括整个课题所需投资的总预算和分年度预算，编制课题经费预算必须根据拟选方案的技术内容，认真搞好技术经济论证，应在有关职能科室的协助下，尽可能掌握课题所需设备、器材及其性能、规格型号、价格等技术经济方面的第一手资料，使预算建立在切实可靠的基础上。

（2）核算：核算必须定期进行，通过核算可使课题组人员随时掌握经费使用情况，以便更加精打细算地合理使用经费。

（3）决算：决算主要是检查科研计划在执行过程中，科研经费的使用是否按批准的预算开支，有无违反财务规定的支出，并分析总结经费使用的情况。

①为了使决算能正确进行,决算前必须全面核实全年收入和支出项目及金额。

②决算分年度经费决算和课题结束后总决算两种,均应由实验室科研管理部门、财务部门审核后,上报资助单位验收审批。

3.财务监督范围和内容

(1)财务制度和财经纪律的执行情况,如各项支出是否按预算的范围、内容和计划办理,有开发价值的医学科研成果的推广、转让或生产经营是否按国家规定的范围和标准合理地组织收入,有无滥用或擅自挪用科研经费情况;

(2)收支账务和会计制度执行情况,如对与科研和开发有关的凭证、账簿、报表进行审查;

(3)货币资金和财产物资的安全程度检查。

在检查中如发现有滥用经费、挪用经费等不符合财务规定的情况,应采取必要的行政和经济制裁措施,包括对主要责任者进行批评警告、行政处分。其中情节恶劣、后果严重的要追究法律责任,追回所拨经费,甚至罚款。

二、科技成果鉴定与评审程序

(一)提出申请

1.凡符合申请条件的科技成果,由该实验室科技成果当事人填写"科学技术成果鉴定申请表",同时递交申请鉴定的科技资料。

2.科研主管部门应对申请表的填写内容及申请鉴定的科技资料进行全面审查,对审查通过的研究项目的科学性、创新性、科学水平和实用价值做出客观评价,签署意见后,在建议的鉴定或评审日期前两个月,根据科研任务来源或隶属关系,向有权组织鉴定的单位申请鉴定。

3.隶属关系不明确的,可向所在省、自治区、直辖市科委申请鉴定或评审。

(二)审查批准

1.组织鉴定或评审单位接到科技成果鉴定或评审申请后,首先要在形式上对该成果完成单位提交的申请鉴定或评审项目的内容进行审查,审查其是否属于鉴定或评审范畴,提交的文件技术资料是否齐全、完整并符合要求,成果完成单位及主要完成人员排序是否正确,有无成果权属争议等。

2.着重对研究的内容进行技术性审查,审查是否完成合同或计划任务书规定的任务,报送的文件和技术资料内容是否正确、翔实,并初步判别成果的创新性、科学性、先进性与实用性,推广应用的条件和前景以及存在的问题等。

3.组织鉴定或评审单位一般在30天内完成审查,并对是否同意组织鉴定或评审以及鉴定或评审形式做出批复。

(三)科技成果的鉴定或评审

(1)基础研究成果的鉴定或评审内容

研究的目的是否明确,成果的论点与论据是否严谨,有关数据是否准确,结论是否可靠,成果的学术价值与国内外相同学科领域比较,有何创新点、学术意义及其在国内外处于何种实际水平,并对其应用前景与应用范围及产生的社会效益和经济效益进行分析评价,对其存在的缺点有何改进的建议等。

1)应用研究成果的鉴定内容:

①研究成果的设计思想、技术指标或结构造型、生产工艺等是否具有科学性、合理性。

②是否达到计划任务书规定的技术指标。

③有关数据、图表是否准确、完整。

④与国内外同类技术相比其特点、创造性、先进性和成熟度如何。

⑤应用价值及推广方案的可能性如何。

⑥社会效益和经济效益预算、分析的可靠性如何。

⑦存在的问题及改进意见等。

2)软科学成果的评审内容:

①所需的技术资料、文件是否齐全并符合要求。

②是否达到课题要求的标准和目的。

③成果的科学价值和意义。

④提出的观点、方法和理论对决策科学化和管理现代化的作用和影响。

⑤社会效益和经济效益的分析。

⑥研究难度和复杂程度以及科研规模和效率的评价。

⑦存在的问题及改进意见。

(2)应聘参加鉴定或评审的专家,应针对上述主要内容对科技成果作出客观公正的评价并形成鉴定或评审意见书,专家在相应的鉴定或评审证书中签字以示负责。

(3)接受组织鉴定单位委托,承担检测工作的检测机构出具的检测报告和评价意见即为鉴定意见,与会议和通信鉴定或评审具有同等效力。

(4)鉴定或评审工作结束后,由组织鉴定单位颁发的《鉴定证书》或《评审证书》,是申报科学技术奖励的技术评价证明。

三、临床科研项目中使用医疗技术的审批程序

(1)对于从事以人为对象的医学研究必须是为了促进疾病的诊断、治疗、预防,了解疾病的病因学及发病机理。

(2)实验室鼓励研究、开发和应用医疗新技术,引进国内外先进医疗技术,并鼓励开展针对与保障公民健康相关的新诊疗技术的安全性、技术性及有效性的科研项目。

(3)开展医疗技术科研项目的申请者,试验前应先向中心实验室和医院提出申请,经医院学术委员会审查批准后,方可进行试验。申请进行试验需提交以下材料:

1)科研项目负责人资质证明材料;

2)科研项目组人员资质证明材料;

3)科研项目的类别以及国内外开展情况的相关资料;

4)科研项目开展的必要性和可行性;

5)科研项目开展的实施方案和风险预案;

6)需要提供的其他相关资料。

(4)受试者在参加任何临床试验之前,必须对要参加的试验知情同意,受试者在充分了解临床试验的内容后,获得经医院医学伦理委员会批准的"知情同意书"。"知情同意书"应

说明以下几个内容：

1）受试者参加临床试验是自愿的，而且在临床试验的任何阶段有权随时退出，必须给受试者充分的时间考虑是否参加临床试验；

2）受试者的个人资料均属保密。伦理委员会、药品监督管理部门或申请者在工作需要时，可以查阅受试者的资料，但不能泄漏；

3）说明试验的目的、过程和期限，预期受试者可能的受益和可能产生的风险和不便；

4）说明试验持续的时间；

5）描述任何支付受试者的方式。

（5）受试者、科研试验人员须在"知情同意书"上签字并注明日期，如受试者和其合法代表无识字能力，知情同意的过程应有见证人参加，由受试者或其合法代表口头同意后，见证人阅读的"知情同意书"与口头知情过程一致，在"知情同意书"上签字，见证人的签字应与受试者的签名在同一天。

（6）在科研试验期间，发生下列情形之一的，应当立即暂停试验，由科教科组织专家进行调查，并把调查情况报批准部门讨论，以决定是否继续进行试验：发生重大医疗意外事件的；可能引起严重不良后果的；技术支撑条件发生变化或者消失的。

（7）开展医疗技术科研项目的实验室和人员不得将获准的科研成果的新技术在其他医疗机构应用，经过相关部门批准或者用于紧急救援、急诊抢救的除外。

四、申报课题质量控制规定

（一）管理部门把好形式审查关

（1）实验室管理部门应承担对申请课题的形式审查。

（2）审查课题是否符合资助范围，申报书填写是否规范，有否错填漏填的栏目，申请资格是否符合，申报手续是否齐全，表达是否清楚，前后是否一致，并力求申请者做到标题醒目、摘要精练、目标明确、内容切题、经费预算合理、考核指标可测等。

（3）对不符合要求的应及时反馈给申请者，命其重新修改后提高竞争力。

（二）学术委员会把好学术水平质量关

（1）凡重要的新开课题，在完成课题设计后均应接受院学术委员会或同行专家的审核和评议。

（2）可采用书面审查评议和开题报告的形式进行。

（3）开题报告时，由申请者报告设计的全部内容及预先试验的结果，并对研究工作所需的人力、财力、物力等基本情况做简要说明。

（4）院学术委员会或同行专家负责对申报课题的设计进行全面审核和评议，内容包括学术思想是否新颖、立论根据是否充分，研究目标与研究内容是否明确、具体，研究方法和技术路线是否先进、合理，申请者与课题组成员是否具备实施该课题的研究能力和工作基础，时间、信息、实验动物、实验设备等条件有否保证等。

（三）综合平衡、上报审批

（1）综合平衡的原则是积极挖掘科技潜力、努力创造科研条件,使人力、财力、物力都发挥最大的作用,取得最佳的效益。

（2）为避免不必要的低水平重复,医院应通过权衡利弊,择优遴选出有重要科学意义、有明显优势特色、有望取得重大科技成果的课题,并在技术、人力、物质等方面给予较多的支持和扶助。

（3）对符合申报条件者,院学术委员会应在申请书中对研究课题的科学意义、学术水平、研究特色和创新点、研究方法和技术路线的可行性等签署具体意见。

（4）科研管理领导应对支持该项研究及监督其计划的执行等方面做出具体保证。完善一切申请手续后逐级上报主管单位。

五、科研项目的申报

（一）科研项目申报流程

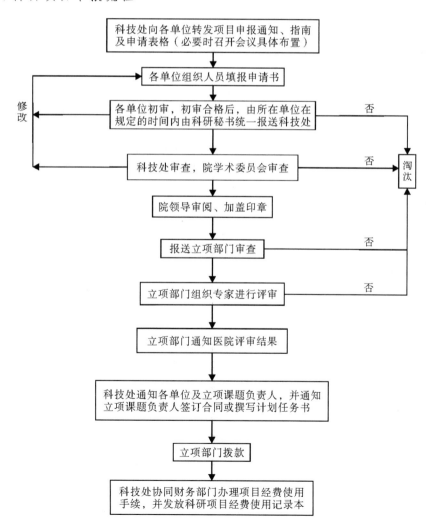

（二）医学科研选题确定原则

1.要有明确的目的性

（1）必须以危害人民健康的常见病、多发病和疑难病为重点，以提高医疗质量和发展医学科学为目的。

（2）一旦课题确定，就要集中目标，以实事求是、孜孜不倦的精神去追求医学科学的真理。

2.要重视创新性

创新应是前人没有研究过的或是已有研究工作上的再创造，研究结果应该是前人所不曾获得的成就。它可以是结合临床实践提出的新发现、新设想、新见解，也可以是通过研究建立的新理论、新技术、新方法或开拓的新领域。

3.要有科学性

要符合客观规律、要有一定的理论根据和实践依据。

4.要有先进性和可行性

选择的课题从研究内容到方法都应具有先进性。同时，要考虑到完成该课题所具备的各项条件和因素，要根据实际情况选择切实可行的课题。

5.要有竞争性

要注重对跨学科、跨系统联合攻关的管理研究，注意形成医院的特色并有利于新兴学科的发展。

6.做好选题调研

选题前必须做好充分的调研工作，准确的情报信息是选好课题和避免低水平重复的依据。

（1）要密切与科技主管部门的联系，对国家和地方的资助形势要及时了解，要组织科技人员认真学习国家的科技方针、政策，明确当年资助形势和科研服务方向。

（2）必须加强申报前的文献资料查阅和调研工作，对国内外该研究领域的技术现状、动态趋势及存在问题要及时了解并认真加以分析，真正做到心中有数，从而知己知彼并审时度势地找到适合自己的突破口，根据自己的优势确定主攻方向和目标。

（3）要让科技人员了解各种科技计划渠道的性质特点、资助方式、资助强度及资助对象，使科技人员能选择合适对口的课题进行申报。

（三）申报课题立项程序

（1）认真阅读《××研究课题指南》。

（2）根据实际情况选定研究题目。

（3）制订课题研究计划（或研究方案的设计）。

包括：①研究题目；②目的和意义；③研究的基本内容；④研究方法、进度；⑤研究课题已具备的工作基础和条件，主要包括课题组成员水平、研究工作资料准备情况和研究手段；⑥预期研究成果及使用范围；⑦经费概算。

（4）填写课题申报书，一式三份。

（5）主要材料：申报书并附研究计划，要求县（市）教研室、设区市课题办（教研室）写上推荐意见，负责人签名、加盖公章。

（6）按县（市）教研室、设区市教委课题办（教研室）、省教育厅课题基地办的程序申报。

(7)在申报立项时,应同时将评审费交区市(县)课题办。

(8)上半年省课题基地办申报截止时间为 3 月 15 日,下半年省课题基地办申报截止时间为 10 月 15 日。

(9)组织专家评审。

(10)课题研究与实验基地领导小组审批。

(11)发立项文件,予以通报,并将立项课题的基本情况公告上网。

(12)向课题组颁发课题立项证书。

(四)申报课题结项程序

(1)被立项的课题,要求课题负责人在实施中每半年写出阶段小结,寄省课题基地办一份(打印稿),作为结项评审的依据之一。

(2)课题研究到期,负责人写出申请结项报告,填写课题结项申报书,一式三份;对需延期结项的课题,负责人必须提前半年向省课题办写出申请报告。

(3)课题负责人将本课题的申报书、阶段小结、终期成果等材料按时间先后顺序编上目录,装订成册,连同课题评审费,先交给设区市课题办。

(4)设区市课题办应将课题负责人的结项申请报告、结题申报书、材料册、课题相关成果材料(音像、软件等)统一送或寄省课题基地办。上半年截止时间为 3 月 15 日,下半年截止时间为 10 月 15 日。

(5)组织专家根据具体情况采取通讯评审或现场评审方式对课题进行结项验收。

(6)发结项文件,予以通报,同时将结项课题情况公告上网。

(7)通过结项的课题由省课题基地办委托设区市课题办颁发结项证书。

(8)对暂未通过结项的课题,按专家提出的意见予以改进,争取下一批继续申请结项。

第二章

中心实验室质量管理体系

现代实验室质量管理体系的内涵极为丰富,建立完善的质量管理体系是实验室高效运作和可靠质量检测的有力保障,不同临床实验室可依据相应标准,建立适合本实验室现状的质量管理体系。临床实验室质量管理体系是指挥和控制实验室建立质量方针和质量目标并实现质量目标的一组相互关联或相互作用的要素。不同标准对质量管理体系的表述有所差异,但其内涵基本一致,通过制定质量方针、确立质量目标、编制程序等步骤,使涉及质量的过程标准化,最终目的是为实验室的用户提供满意服务。

第一节　建立实验室质量管理体系

一、质量管理体系的建立

实验室为实施质量管理必须建立质量管理体系,该体系应具备适合实验室开展检测工作类型、范围和工作量的特点。因此首先依据《实验室资质认定评审准则》和《检测与校准实验室能力认可准则》(CNAS/CL01:2006),结合国家疾病预防控制体系建设的有关要求,确定质量管理方针和目标。编写《质量手册》《程序文件》《作业指导书》《质量记录》等质量管理体系文件,相关文件应能涵盖中心实验室的所有业务科室和行政科室的业务职能,并确定中心技术负责人、质量负责人、质量监督员、内审员、授权签字人、文档管理员、仪器设备管理员、样品管理员等重点岗位人员的职责。技术负责人由中心主任担任,主要是批准质量管理体系的实施,签发质量手册、程序文件等一、二层文件,定期组织全中心的管理评审。质量负责人由主任指定专门人员担任,主要组织实施内部审核,签发作业指导书、质量记录等三、四层文件。

二、质量管理体系的运行

实验室各项质量活动贯穿于"检测报告"的形成全过程,包括从样品接收、流转到检测,原始记录到结果评价,形成"检测报告",最终发给客户和归档。质量管理体系要对这些影响报告质量的活动进行全过程的识别、控制和管理。

(一)文件的管理

文件的管理是为了保证使用文件的最新有效版本。中心实验室使用的受控文件包括内部和外部文件两种。内部文件是指实验室内部制定的质量手册、程序文件、作业指导书、质量记录等。外部文件是指来自于实验室之外的法律法规、标准、规范等。实验室要保证使用最新的有效的文件,必须跟踪相应文件的更新。为此要任命中心文档管理员和科室文档管理员负责管理、更新各类受控文件。

（二）人员的管理

对从事检测检验的人员(包括采/抽样人员)进行业务知识和操作技能培训,并对培训结果进行评价,合格后,方可发给上岗证。每年初应制定人员培训计划,明确培训的目标。建立人员业绩档案,内容包括:工作简历、学历证明、职称证明、培训证明、相应的资格证明等。

（三）仪器设备和标准物质的管理

(1)对影响检测质量的设备均建立仪器设备档案,进行唯一性标识。档案内容包括仪器设备的名称、唯一性编号、仪器制造单位、型号、接收验证报告、仪器说明书、仪器操作规程、使用记录、维护和维修记录、检定/校准证书。为了保证仪器设备的量值溯源性,每年初应制定年度检定/校准计划,定期将国家强制检定的仪器设备进行检定,对国家未强制检定的而影响检测结果的设备送到有资质的单位进行校准。对检定/校准的仪器设备实行运行标识,标识为红、黄、绿三种,分别表示为停用、限制使用、正常运行。设立仪器管理员,负责制定科室仪器检定/校准计划,收集仪器设备档案内的相关材料,负责管理仪器档案。

(2)标准物质的管理:尽量购买有证的标准物质,标准物质的领取要登记,并进行验证。必要时对标准物质进行期间核查。

（四）样品的管理

质量控制科负责样品的接收、管理,设立样品管理员,负责委托样品的受理,以及采集送检的样品的流转,填写样品交接单,负责样品的留存保管和处理。

（五）记录检测报告的管理

(1)记录包括质量记录、技术记录,实验室人员在各个环节的质量活动都需要进行记录。记录的信息要完整,不可追记,书写和修改要规范,并可溯源,能够再现当时的质量活动。

(2)检测报告:实验室出具的检测报告信息要完整,报告的编制、修改、审核、签发、发放等要进行控制,每个环节的人员要承担相应的责任,把好每个关口就能够防止错误的报告发出。

三、质量管理体系文件的编写

质量管理体系文件一般分为三个层次(即质量手册、程序性文件、作业性文件)或四个层次(质量手册、程序性文件、作业指导书、质量记录),此外还有《标本采集手册》和《实验室安全手册》。

文件编写遵循的准则:①文件应具有系统性;②文件应具有法规性;③文件应具有增值效用;④文件应具有见证性;⑤文件应具有适应性。

值得指出的是质量体系文件的编写必须是:说我所做、做我所写、说到做到、做到有效。如果把文件编写得华而不实,实验人员在运行中只能流于形式,或为应付检查而弄虚作假,最终不仅令实验室浪费了宝贵的资源,更重要的是直接影响到实验室的诚信且打击了实验人员按程序执行的信心和自觉性。

第二节 中心实验室的标准操作规程

实验平台的运作除硬件建设、人员配置、规范完善的人员管理制度外，医院还须依据国家重点实验室管理标准，结合医院实际临床科研教学情况，制定统一、切实、有效的标准操作规程，即规定实验室某项工作具体操作程序的文件，也就是临床实验室常用的"操作手册"。

一、中心实验室操作规程的意义与分类

（一）操作规程

操作规程也称操作程序，其定义为进行某项活动所规定的途径，是保证质量过程的基础文件，为开展纯技术性的质量活动提供指导，也是体系程序文件的支持文件。在实验室内部，用文件的形式对质量活动用规定的方法进行联系而恰当的控制，这个文件即是标准操作规程（standard operating procedure，SOP），通常称为 SOP 文件。不同实验室所处的环境和条件存在差异，并且各个实验室在开展质量活动时影响质量的因素也不同。因此实验室根据实际情况制定适合本实验室的 SOP 文件，并且只在本实验室内有效，其他实验室只能借鉴参考而不能原样照搬。

操作规程是检测系统的组成部分，是临床检验的技术档案。中心实验室的标准操作规程一旦形成，就成为这个实验室内所有工作人员都必须遵守的准则。中心实验室人员一切质量活动的操作必须以 SOP 文件所描述的过程为依据，以确保质量活动的正确实施，从而保证检验质量。因此，SOP 文件是保证检验结果准确可靠的必须内容。不仅如此，SOP 文件还可反映一个实验室开展技术的水平。但应指出，操作规程并不能用来弥补检验方法设计上的缺陷。

（二）操作规程的分类

目前我国临床实验室普遍认同，依据 ISO15189 标准编写的操作规程，其类型可分为管理类操作规程和技术类操作规程两类，这两类操作规程基本涵盖了分析前、分析中和分析后的所有质量活动。本节重点讨论技术性规程的编写。

（1）分析前的标准操作规程如样本采集、处理和保存的标准操作过程。

（2）分析中的标准操作规程主要是分析仪器的标准操作规程和分析项目标准操作规程。这是本节将介绍的主要内容。

（3）分析后的标准操作规程一般可与分析项目的标准操作规程合写于同一文件中。

二、中心实验室操作规程编写的具体内容及要求

卫生部《医疗机构临床实验室管理办法》和 ISO15189 文件都明确提出要制定和实施检验项目标准操作规程，旨在规范操作程序，提高检验质量。怎样编写检验项目标准操作程序以及程序中应包含哪些主要内容是编写时首先应该解决的问题。按照 ISO15189 文件要

求,操作规程应主要基于制造商提供的说明书或公认的或权威的教科书全部或部分内容,结合本实验室的具体情况(如实验条件、仪器设备等)进行编写。实验室开展的每一检测项目都应编写相应的标准操作规程。

（一）操作规程的内容

(1)实验目的。

(2)实验原理。

(3)检验样本的种类和采集方法,患者准备,样本容器,样本拒收标准,样本处理、储存和外送的规定等。

(4)试剂、参考物、质控物以及其他用品。所有用品都必须写明厂商名、产品批号、包装规格、配送要求、使用和储存方法等。

(5)适用的仪器及其厂商名、型号(仪器可单独另编"分析仪器标准操作程序")。

(6)样品检测步骤。

(7)结果计算。

(8)操作性能。

(9)室内质控规则与失控限。

(10)对超出可报告范围的结果的处理。

(11)参考区间。

(12)对检验结果为危急值的处理。

(13)临床意义。

(14)方法的局限性。

(15)其他必需的内容。

（二）操作规程编写的基本要求

在编写检验项目标准操作规程时,可根据各实验项目的不同特点,在以上要求的基础上适当地增删其内容,但应保证其性能参数与预期用途有关。编写检验项目标准操作规程应写所做的,做所写的,记录所做的,不是编辑百科全书,更不必花大量的精力去做空洞的文字堆砌,而应该注重文件的实用性及可操作性。编写检验项目标准操作规程是提高实验室检测结果准确性的可靠手段,而不是目的。所以更重要的是保证检验项目标准操作规程的贯彻和实施,落实检验项目标准操作规程的监督方案和评价细则,从而真正达到提高检测质量的目的。

三、操作规程编写的一般格式及示例文件

（一）操作规程的一般格式

中心实验室内,每台仪器和每个分析项目的操作规程,都应确定统一的格式。以下为中华人民共和国卫生部行业标准确立的格式,实验室可做参考。

（1）每个项目、每个方法的操作规程的第 1 页页首格式编写内容包括"操作规程项目名称""操作规程的单位及部门""文件编号""版本""页序和总页数""批准实施日期""规程有效期""复审计划""规程编写者""审批者""保管者""规程分发部门和（或）个人""规程修订记录"等内容。

（2）在以后各页的页眉均有"×××操作规程"字样以及文件编号，并印有横线。页序可标在每页的右下角。

（3）在定期复审或发现问题时，需做部分修改或更新的，应注明新版的年、月及版本，并由主任或主管签名认可。

（二）操作规程编写的示例文件

根据上述标准化操作程序的编写内容及要求，以下编写示例文本可供中心实验室参考。

1. 分析项目标准化操作规程示例文本

以人类 CYP2C19 基因检测（荧光 PCR 法）标准化操作程序为例（参考卫生部行业标准 WS/T227-2002）。

（1）封面包括某医院中心实验室项目 SOP 文件、人类 CYP2C19 基因检测标准化操作程序（荧光 PCR 法）、文件编号、总页数、部门（中心实验室）等。

（2）首页包括所属专业"中心实验室"、项目名称"人类 CYP2C19 基因检测标准化操作程序（荧光 PCR 法）"、文件编号"××××-××"、版本"第×版"、总页数、批准实施日期"××××年××月××日"、有效期文件"××××年××月××日"、复审期限"本规程每×年复审一次"、复审人（签名）、文件编写者（签名）、文件审核者（签名）、文件批准者（签名）、批准日期"××××年××月××日"、文件发放部门、医院档案室（保管者签名）、中心实验室（保管者签名）等。

（3）正文见附录"人类 CYP2C19 基因检测标准化操作程序（荧光 PCR 法）"。

2. 分析仪器标准化操作规程示例文本

分析仪器标准操作规程必须具有明确而完整的操作规程资料以及精确的叙述。

（1）封面包括某医院中心实验室实时荧光定量 PCR 仪 SOP 文件、某型号 PCR 仪标准化操作程序、文件编号、总页数、部门（中心实验室）等。

（2）首页包括：

1）仪器档案有"仪器名称""仪器型号""编号""购机价格""生产厂商""联系人""联系电话""销售商""地址""联系人""购机时间""安装位置""安装日期""安装人""启用时间""培训人""受培训人员"（签字）、"培训时间""仪器负责人"（签字）、"维修负责人"（签字）、"仪器使用说明书存放位置""仪器标准操作规程（作业指导书）存放位置"等。

2）仪器手册有仪器名称、手册名称、手册提供者、手册存放地点、手册保管人等。

（3）正文包括：每日工作流程、仪器开/关机程序、分析参数设置程序、仪器校准程序、试剂装载程序、样本检测程序、结果查询程序、分析仪器系统设置程序、仪器保养程序、附录等。

注：根据仪器实际情况，上述内容可做适当调整。

附录:人类 CYP2C19 基因检测标准化操作程序

人类 CYP2C19 基因检测(PCR-荧光探针法)标准化操作规程(SOP 文件)

文件编号：

总页数:共 7 页

×××医院中心实验室

×××医院	人类 CYP2C19 基因检测 （PCR-荧光探针法）	文件编号：
		版本：
中心实验室		生效日期：
		页码：1 of 7

人类 CYP2C19 基因检测（PCR-荧光探针法）

编写者	
审核者	
批准者	

×××医院	人类 CYP2C19 基因检测 (PCR-荧光探针法)	文件编号:
		版本:
中心实验室		生效日期:
		页码:2 of 7

1.目的

明确核酸扩增荧光检测的操作规程,指导检验人员正确进行对人类 CYP2C19 基因的检测实验。

2.适用范围

(1)适用于中心实验室的检验人员。

(2)适合仪器:Stratagene MX3000P、AB 7500、LightCycler 480 或 Cobas z 480 实时荧光定量 PCR 仪;要求仪器使用 FAM、VIC 通道采集不同多态性的 CYP2C1 基因以扩增荧光信号,使用 ROX 通道采集内标基因以扩增荧光信号。

3.方法原理

针对人类 CYP2C19 基因三个位点的不同多态性,设计 3 套特异性引物和探针组合,一个反应体系中通过两种不同通道检测一个位点的基因多态性。在反应体系中含有不同基因型模板的情况下,PCR 反应得以进行并释放不同的荧光信号。利用仪器对 PCR 过程中相应通道的信号强度进行实时监测和输出,实现检测结果的定性分析。

表 2-2-1 本试剂盒检测 CYP2C19 基因多态性类型

基因	基因多态性	碱基	检测通道
CYP2C19	CYP2C19*2G	CCG	FAM
	CYP2C19*2A	CCA	VIC
	CYP2C19*3G	TGG	FAM
	CYP2C19*3A	TGA	VIC
	CYP2C19*17C	C	FAM
	CYP2C19*17T	T	VIC

4.样品要求

(1)使用 EDTA 抗凝新鲜全血 2 mL。

(2)样本低温运输、避免晃动(碎冰即可)。

(3)血液样本在 4 ℃可保存 24 h。

5.职责

实验操作人员应严格按操作规程进行实验。

6.试剂来源

所有试剂来源于××公司经过质检之后的试剂盒(公司试剂盒批号 P/N××)。

7.质控物

阴性、阳性对照均来源于试剂盒。

×××医院	人类 CYP2C19 基因检测	文件编号：
	（PCR-荧光探针法）	版本：
中心实验室		生效日期：
		页码：3 of 7

8.标准操作(实验操作流程)

(1)实验前准备:根据所做实验样品数量进行实验排版记录。

(2)试剂准备区:

1)从冰箱中取出试剂盒,成分见表 2-2-2。平衡至室温,各组分充分融解,快速离心 10 s。

表 2-2-2　试剂盒组成

管号	标签名称	主要组成成分	装量规格 (20人份/盒)
1	CYP2C19*2 反应液	PCR 缓冲液、dNTPs、特异性引物和探针、内标引物、探针、Taq 酶、UNG 酶	1管(480 μL)
2	CYP2C19*3 反应液	PCR 缓冲液、dNTPs、特异性引物和探针、内标引物、探针、Taq 酶、UNG 酶	1管(480 μL)
3	CYP2C19*17 反应液	PCR 缓冲液、dNTPs、特异性引物和探针、内标引物、探针、Taq 酶、UNG 酶	1管(480 μL)
4	弱阳性对照	CYP2C19*2G 和 CYP2C19*2A、CYP2C19*3G 和 CYP2C19*3A、CYP2C19*17C 和 CYP2C19*17A 的质粒混合液	1管(200 μL)
5	空白对照	Tris-HCl 缓冲液(10 mmol/L)	1管(200 μL)

2)核算当次实验所需要的反应数(n),按照 23 μL/孔分装量将每种反应液分别分装到 n 个反应管内。PCR 反应管转移至样本准备区,剩余试剂放回(－20±5)℃冰箱冷冻避光保存。

$$n＝样本数＋空白对照(1T)＋弱阳性对照(1T)$$

(3)样本制备、加样区。

1)样本 DNA 提取:参考所购买的商用基因组 DNA 提取试剂盒说明书进行操作。使用××公司血液基因组提取试剂盒用于血液基因组 DNA 的提取。

2)加样:

①将待测样本的基因组 DNA、弱阳性对照、空白对照,分别加入已装有 3 种 PCR 反应液的反应管中,即每个待测样本分别用此 3 种 PCR 反应液进行检测,加入量为 2 μL/孔。待测样本的基因组 DNA 推荐浓度为 5～15 μg/μL。

②盖好 PCR 反应管盖,记录样本加样情况。将 PCR 反应管转移到核酸扩增区进行上机检测。若 PCR 反应管内加入模板后遇临时情况不能立即上机,建议将加好模板的 PCR 反应管放于 2～8 ℃条件暂时保存,并在 24 h 内尽快上机检测。

(4) PCR 扩增区:

1)开机,并进行仪器性能自检。

×××医院	人类CYP2C19基因检测 （PCR-荧光探针法）	文件编号：
		版本：
中心实验室		生效日期：
		页码:4 of 7

2)取样本准备区准备好的PCR反应管,放置在仪器样品槽相应位置并记录放置顺序。

3)按表2-2-3设置仪器扩增相关参数,并开始进行PCR扩增。反应结束后,根据扩增曲线,划定合适基线(一般起始设定为3,终止设定为15)和荧光阈值(一般将阈值划定在扩增曲线对数形式下指数增长期的中间),得到不同通道Ct值并按照表2-2-4进行结果判定,样本检测结果如图2-2-1所示。

表2-2-3 仪器扩增相关参数

体系		总体积为25 μL	
信号采集	CYP2C19*2反应液	CYP2C19*2G-FAM通道采集荧光信号	
		CYP2C19*2A-VIC通道采集荧光信号	
	CYP2C19*3反应液	CYP2C19*3G-FAM通道采集荧光信号	
		CYP2C19*3A-VIC通道采集荧光信号	
	CYP2C19*17反应液	CYP2C19*17C-FAM通道采集荧光信号	
		CYP2C19*17T-VIC通道采集荧光信号	
	内标系统	内标基因-ROX通道采集荧光信号	
PCR反应条件	阶段	条件	循环数
	UNG处理	37 ℃,10 min	1
	预变性	95 ℃,5 min	1
	PCR	95 ℃,15 s	40
		62 ℃,60 s	
		(设置在此阶段结束时采集荧光信号)	

表2-2-4 结果判定

反应液	基因型	FAM通道	VIC通道
CYP2C19*2反应液	CYP2C19*2位点G/G纯合野生	Ct值≤36	Ct值>36或无Ct值
	CYP2C19*2位点G/A杂合突变	Ct值≤36	Ct值≤36
	CYP2C19*2位点A/A纯合突变	Ct值>36或无Ct值	Ct值≤36
CYP2C19*3反应液	CYP2C19*3位点G/G纯合野生	Ct值≤36	Ct值>36或无Ct值
	CYP2C19*3位点G/A杂合突变	Ct值≤36	Ct值≤36
	CYP2C19*3位点A/A纯合突变	Ct值>36或无Ct值	Ct值≤36
CYP2C19*17反应液	CYP2C19*17位点C/C纯合野生	Ct值≤36	Ct值>36或无Ct值
	CYP2C19*17位点C/T杂合突变	Ct值≤36	Ct值≤36
	CYP2C19*17位点T/T纯合突变	Ct值>36或无Ct值	Ct值≤36

×××医院	人类CYP2C19基因检测 （PCR-荧光探针法）	文件编号：
		版本：
中心实验室		生效日期：
		页码：5 of 7

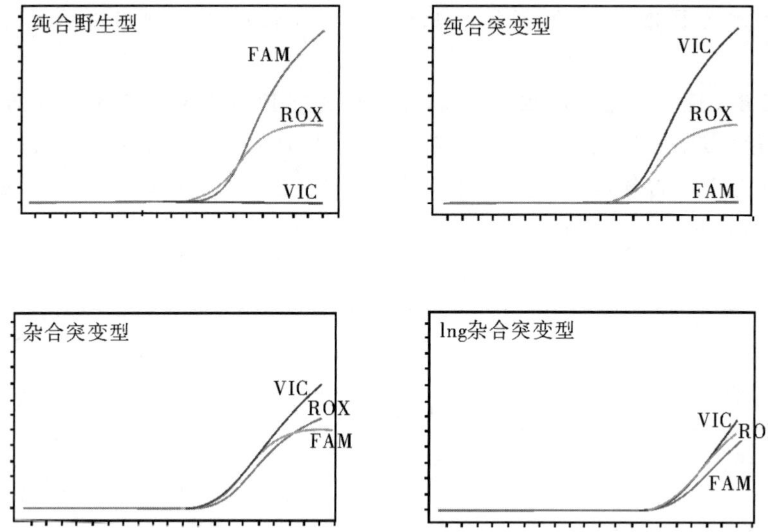

图2-2-1　4种基因型扩增曲线

9.实验结果分析及报告

(1)试剂盒有效性判定。

1)弱阳性对照：FAM、VIC通道Ct值≤32，扩增曲线有明显指数增长期。

2)空白对照：FAM、VIC、ROX通道无扩增曲线，或者扩增曲线为直线或轻微斜线，无明显指数增长期，无Ct值或Ct值≥38。

(2)样本有效性的判定。

内标基因：所有样本检测中ROX通道Ct值＜38，扩增曲线有明显指数增长期。

(3)检测结果的判定。

按照表2-2-4对样本检测结果进行判定，确定样本基因多态性。

(4)检验结果的解释。

氯吡格雷是临床应用最广的抗血小板药物，其疗效存在明显的个体差异，约4%～30%的患者服用常规剂量的氯吡格雷不能有效抑制血小板聚集反应，称之为氯吡格雷抵抗。CYP2C19是氯吡格雷的主要代谢酶，将氯吡格雷转化为活性代谢产物而发挥效应。CYP2C19的变异是氯吡格雷疗效个体差异的重要原因之一。临床试验表明，CYP2C19*2和CYP2C19*3突变导致酶活性丧失，降低代谢速度，造成活性代谢产物不能生成，与氯吡格雷抵抗密切相关；CYP2C19*17突变可引起酶活性增强，加快代谢速度，提高氯吡格雷血药浓度。CYP2C19基因检测指导氯吡格雷用药可以参照下表，但基因检测结果只是临床医生用药的参考依据之一，具体用药由临床医生综合决定。

×××医院	人类 CYP2C19 基因检测	文件编号：
	（PCR-荧光探针法）	版本：
中心实验室		生效日期：
		页码：6 of 7

10. CYP2C19 基因检测临床意义

CYP2C19 是 P450 家族的重要一员,参与数十种药物的代谢,包括抗血小板药物、质子泵抑制剂、抗抑郁药、抗癫痫药、抗真菌药等不同类别药物。其中包括氯吡格雷、奥美拉唑、氟西汀、丙咪嗪、丙戊酸、苯妥英、伏立康唑等。CYP2C19 的基因突变会影响该酶的活力和代谢速度,从而影响上述药物血药浓度,进而影响药物的治疗效果和副作用。在中国人群中,CYP2C19 常见的基因多态性发生在" * 2"、" * 3"和 * 17 三个位点,形成 * 1/ * 1、* 1/ * 2、* 1/ * 3、* 1/ * 17、* 2/ * 2、* 3/ * 3、* 17/ * 7 等基因型,不同基因型对应不同的用药方式。以氯吡格雷为例, * 1/ * 1 为快代谢型,建议常规剂量; * 1/ * 2、* 1/ * 3 为中间代谢型,建议适当加大剂量; * 2/ * 2、* 3/ * 3 为慢代谢型,建议加大剂量或换药; * 1/ * 17、* 17/ * 7 为超快代谢型,建议适当降低剂量(见表 2-2-5)。

表 2-2-5 CYP2C19 基因检测临床意义及用药建议

基因	基因多态性	代谢速度	临床意义和用药建议
CYP2C19	* 1/ * 1	快	快速代谢型,常规剂量
	* 2/ * 2	慢	慢代谢型,增加剂量或换药
	* 1/ * 2	中	中间代谢型,增加剂量
	* 1/ * 1	快	快速代谢型,常规剂量
	* 3/ * 3	慢	慢代谢型,增加剂量或换药
	* 1/ * 3	中	中间代谢型,增加剂量
	* 1/ * 1	快	快速代谢型,常规剂量
	* 17/ * 17	超快	超快代谢型,降低剂量
	* 1/ * 17	超快	超快代谢型,常规或降低剂量

11. 血液基因组 DNA 提取操作步骤(以 TIANGEN 全血提取试剂盒为例)

(1)取 200 μL 外周全血样本加入 1.5 mL 无菌离心管中。

(2)加入 20 μL Proteninase K 溶液,混匀。

(3)加 200 μL 缓冲液 GL,充分颠倒混匀,置于 56 ℃ 水浴锅中 10 min,其间颠倒混匀数次。

(4)加 200 μL 无水乙醇,充分混匀。

(5)将上一步所得溶液加入一个吸附柱 CB3 中(吸附柱 CB3 放入收集管中),12 000 rpm 离心 1 min,倒掉收集管中的废液,将吸附柱放回收集管中。

×××医院	人类 CYP2C19 基因检测 (PCR-荧光探针法)	文件编号：
		版本：
中心实验室		生效日期：

（6）向吸附柱 CB3 中加入 500 μL 缓冲液 GD（使用前检查是否已加入无水乙醇），12 000 rpm 离心 1 min，倒掉收集管中的废液，将吸附柱 CB3 放回收集管中。

（7）向吸附柱 CB3 中加入 600 μL 缓冲液 PW（使用前检查是否已加入无水乙醇），12 000 rpm 离心 1 min，倒掉收集管中的废液，将吸附柱放回收集管中。

（8）重复 9.7 操作步骤。

（9）12 000 rpm 离心 2 min，倒掉废液，将吸附柱 CB3 放入新的 1.5 mL 离心管中，室温开盖晾干 10～15 min。

（10）吸附膜中间位置悬空滴加 50～200 μL 洗脱液 TB，室温放置 2～5 min，12 000 rpm 离心 2 min，将溶液收集到离心管中。

12. 参考文献

［1］Mega J L，Close SL，Wiviott S D，et al. Cytochrome p450 polymorphisms and response to clopidogrel. *New England Journal of Medicine*. 2009，360(21)：354～62.

［2］Wiviott S D，Braunwald E，McCabe C H，et al. Prasugrel versus clopidogrel in patients with acute coronary syndromes. *New England Journal of Medicine*. 2007，357(20)：1～15.

［3］Lee S J. Clinical Application of CYP2C19 Pharmacogenetics Toward More Personalized Medicine. *Frontiers in Genetics*. 2012，3：318.

第三节 中心实验室表格和记录

制定和保存表格是为了记录有关的数据,其对质量活动的记录是证实体系有效运行和满足相关要求最有力的见证性文件。表格的内容包括标题、标识号、修订状态和日期等。表格应被引用或附在质量手册、程序文件和(或)作业指导书中。利用表格记录可使质量活动更加简洁明了,提高工作效率。其形式可以是填空、选择、画钩或文字记录等。

记录可以是实验室开展质量活动的过程,或为完成质量活动取得的结果提供证据。因此,记录是管理体系最基础的工作和关键要素。中心实验室要建立足够和符合要求的记录,如有必要还要建立记录目录或索引并规定记录查询的方式和权限等,从而对记录进行严格管理,还要防止记录的丢失和盗用等情况的发生。

表 2-3-1 至表 2-3-15 为中心实验室常用的部分表格。

表 2-3-1 中心实验室温度、湿度记录表

日期	时间	室内温度(℃)	相对湿度(%)	记录者	备注

表 2-3-2 中心实验室消毒液配制记录表

日期	容器	消毒片(液)量(mL)	溶剂量(mL)	总量(mL)	有效氯浓度(mg/L)	配制人

表 2-3-3 中心实验室医疗废物交接登记表

日期	医疗废物(袋/桶)			移交时间	总数量(袋)	移交人	接收人
	感染性废物	利器盒	其他废物				

表 2-3-4 中心实验室冲眼器及紧急冲淋装置维护记录表

日期	出水情况记录		检验者	备注
	冲淋装置	冲眼器		

注:冲眼器和冲淋喷头须观察出水情况。若速度很慢或几乎滴出时,必须维修,做好记录。

表 2-3-5 中心实验室净化工作台日常使用记录表

日期	开机时间	运行状态	关机时间	紫外消毒时间	记录者	备注

注:1. 每个工作日照射半小时的灯管须每半年更换一次。
2. 每月设固定日为监测日。
3. 每月用酒精棉球或纱布擦拭灯管除尘一次。

表 2-3-6　中心实验室可移动紫外灯使用记录表

日期	消毒起止时间	记录者	备注

表 2-3-7　中心实验室冰箱温度记录表

日期	时间	温度(℃)	记录者	备注

表 2-3-8　中心实验室仪器设备使用记录表

仪器名称：　　　　　　　　仪器型号：　　　　　　　　表格编号：

日期	水电条件		开机		仪器运行状态	关机		使用人	检查人	备注
年/月/日	水机	USB 电源	时间	状态		时间	状态			

表 2-3-9　中心实验室仪器设备维护保养记录表

仪器名称：　　　　　　　　仪器型号：　　　　　　　　表格编号：

日期	维护保养内容	效果	保养人

表 2-3-10　中心实验室仪器设备维修记录表

设备名称		设备编号	
故障	设备使用人：　　　　　　　　　　　　设备管理员： 　　　　　　年　　月　　日　　　　　　　　　　　年　　月　　日		
维修内容	设备维修人：　　　　　　　　　　　　　　　　　　　年　　月　　日		
维修后运转及检定情况	设备管理员：　　　　　　　　　　　　　　　　　　　年　　月　　日		

表 2-3-11　中心实验室仪器设备校准记录表

仪器名称	仪器编号	本次校准时间	校准结果	下次校准时间	记录者

表 2-3-12　中心实验室试剂验收登记表

试剂名称	生产厂家	规格	数量	储存条件	批号	有效期	验收日期	外包装完整否（完整打√）	内包装完整否（完整打√）	验收者

表 2-3-13　中心实验室外来人员进入实验室登记表

日期	姓名	单位	时间	理由	离开时间	核对人	备注

表 2-3-14　中心实验室培训记录表

日期	培训内容	主讲人/培训人	参加人员	考核方式	签名

注:本记录表适用于质量保证/质量管理、客户服务、安全等培训。考核方式包括笔试、口试、操作等。

表 2-3-15　中心实验室 PCR 实验流程记录表

实验日期:		实验项目:		扩增仪中保存文件名:	

实验前准备

□试剂在有效期内　　　　　　　　　　□扩增仪、加样器和温度计在校准的有效期内

□生物安全柜的滤膜在使用有效期内　　□消毒溶液在有效期内

□冲眼器内无菌生理盐水在有效期内　　□离心管、带滤芯吸头已经过质检合格

　　　　　　　　　　　　　　　　　　　　　　　　　操作者:＿＿＿＿＿＿＿

试剂准备区(1 区)

实验前:

□打开通风设备　　　　　　　　　　　□实验台面清洁(水或 70%酒精擦拭)

□冰箱温度:冷冻室(−30 ℃±2 ℃)＿＿＿＿＿＿℃　　□实验室温度:＿＿＿＿＿＿℃(允许范围:10～30 ℃)

□相对湿度:＿＿＿＿＿＿＿＿(允许范围:30%～70%)

PCR 试剂来源:＿＿＿＿＿＿＿＿＿＿＿＿批号:＿＿＿＿＿＿＿

检验项目:＿＿＿＿＿＿本次实验用量:＿＿＿＿＿＿人份,剩余量:＿＿＿＿＿＿人份;

检验项目:＿＿＿＿＿＿本次实验用量:＿＿＿＿＿＿人份,剩余量:＿＿＿＿＿＿人份。

其他有关试剂配制:

□按(PTJY-SOP-PC-043)SOP 配制 1%含氯消毒液＿＿＿＿＿＿＿毫升;

□按(PTJY-SOP-PC-042)SOP 配制 4%NaOH 溶液＿＿＿＿＿＿＿毫升;

□其他:

仪器设备使用:

离心机:□正常　　　□不正常　　　　　振荡器:□正常　　　□不正常

续表

实验日期：		实验项目：		扩增仪中保存文件名：	

试剂准备区(1区)

实验后：

□按(PTJY-SOP-PC-005)SOP 清洁实验室台面、地面、加样器和离心机，并进行紫外线照射 30 min 以上。

□按(PTJY-SOP-PC-009)SOP 处理实验废弃物。

操作者：_____

标本制备区(2区)

实验前：

□打开通风设备　　　　　　　　　□实验台面清洁(水或 70%酒精擦拭)

□冰箱(柜)温度：冷藏室(2~8 ℃)_____℃　　冷冻室(−18 ℃±2 ℃)_____℃

□实验室温度：_____℃(允许范围：10~30 ℃)；

□相对湿度：_____(允许范围：30%~70%)。

阳性室内质控物来源：_____浓度及批号：_____扩增位置：_____

阴性室内质控物来源：_____批号：_____扩增位置：_____

核酸提取及加样过程：按 PTJY-SOP-PC-044~048、050~055 进行。

仪器设备使用：

生物安全柜：□正常　　　□不正常　　恒温仪温度校准：_____℃

离心机：□正常　　　□不正常　　　振荡器：□正常　　　□不正常

实验后：

□按(PTJY-SOP-PC-005)SOP 清洁实验室台面、地面及仪器设备。

□按(PTJY-SOP-PC-009)SOP 处理实验废弃物。

操作者：_____

扩增区(3区)

实验前：

□打开通风设备　　　　　　　　　□实验台面清洁(水或 70%酒精擦拭)

□实验室温度：_____℃(允许范围：10~30 ℃)；

□相对湿度：_____%(允许范围：30%~70%)

扩增仪操作：

□开机自检及运行正常

□按 PTJY-SOP-PC-010 进行编程、参数设定

标准曲线计算值：

Slope 值：_____　Intercept 值：_____　r 值：_____

室内质控结果：_____

□填写室内质控记录、描质控图

□是否失控：□否　　　□是

失控原因及分析：(失控判断标准及原因分析按 PTJY-SOP-PC-060 进行)

实验结果：见所附扩增仪打印结果

实验后：

□按(PTJY-SOP-PC-005)SOP 清洁实验室台面、地面及仪器设备。

□按(PTJY-SOP-PC-009)SOP 处理实验废弃物。

操作者：_____

续表

实验日期：		实验项目：		扩增仪中保存文件名：	

扩增产物分析区（4 区）

实验前：

□打开通风设备

□实验台面清洁（水或 70％酒精擦拭）

□实验室温度：＿＿＿＿＿＿℃（允许范围：10～30 ℃）；

□相对湿度：＿＿＿＿＿＿％（允许范围：30％～70％）

冰箱（柜）温度：冷冻室（－80 ℃±2 ℃）＿＿＿＿＿＿℃

导流杂交仪操作：□开机自检及运行正常

□按 PTJY-SOP-PC-018 进行编程、参数设定

实验结果：见所附反应膜结果。

实验后：

□按（PTJY-SOP-PC-005）SOP 清洁实验室台面、地面及仪器设备。

□按（PTJY-SOP-PC-009）SOP 处理实验废弃物。

操作者：＿＿＿＿＿＿

使用说明：①本记录表须严格遵循试剂准备区→标本制备区→扩增区→扩增产物分析区单一流向移动，严禁逆向移动；

②各项工作执行后，在相应叙述前的"□"内打"√"；

③本记录表最后与相应的标本接收记录等归档保存于扩增区的专用文件柜内，以备查找。

第三章
中心实验室质量控制与评价

建立完善的质量控制体系,是保证临床实验结果准确可靠的重要前提和必备条件。质量控制包括实验室设施与环境、实验方法、仪器、外部供应品、操作手册、检测方法的性能、规格的建立和确认、仪器和检测系统的维护和功能检查、校准和校准验证、室内质量控制和室间质量评价等诸多要素。实践证明,为保证临床实验质量,必须做到全过程质量控制,即对实验室检查的全过程进行全面的质量控制和质量管理。这里包括:实验前(分析前)、实验中(分析中)和实验后(分析后)三个阶段的质量控制,其中实验前质量控制是全面质量控制的前提。

第一节 分析前的质量控制

分析前质量控制(preanalytical quality control)是保证实验结果准确可靠的先决条件,是临床实验质量控制的薄弱环节,对实验结果的准确性产生重要影响。国内外均有报道,实验结果误差中的 $60\%\sim70\%$ 左右来自实验前(分析前),而且实验前(分析前)误差是仪器、试剂、质控品和标准品等再好也无法解决的。因此,必须注意做好实验前质量管理。

一、患者的准备

根据所采标本的类型和所分析的实验结果而定。标本采集前患者的状态对检测结果有一定的影响,不同检测项目对标本采集前患者的状态有不同的要求。许多非疾病因素,如是否空腹、精神状况、体力活动、使用药物等都可能影响实验结果。因此,在标本采集前,要根据需要对患者做好相应的准备。一般要求患者处于安静状态;晨起时的精神、体力、情绪等因素的影响较小,是大部分标本采集的最佳时间;如可能,患者最好停服干扰检测的药物;根据项目和标本类别选择相应的容器。

二、标本的采集、储存、运送、签收及处理

(一)标本的采集

正确的采集标本是保证实验质量的基础。注意事项、采集时间和特殊情况都要引起重视。

1.需注意的问题

(1)避免干扰物污染,特别是定量分析标本。

(2)标本采集部位和方法要正确。

(3)标本标识一定要清晰无误。

(4)无人为的溶血和混浊因素,如收集标本用力震荡或用玻璃棒及木棍搅拌会导致溶血。

(5)餐后采血会出现脂血而致血清、血浆混浊。

(6)合理使用抗凝剂及防腐剂。

(7)收集区温度最好不超过 20 ℃。

(8)微生物实验标本采集时严格遵守无菌观念。

(9)标本采集后要尽快送至实验室。

2.标本采集时间

(1)空腹标本:一般指空腹 8h 后采集的标本。

(2)随时或急诊标本:指无时间限制或无法规定时间而必须采集的标本,被检者一般无法进行准备。随时或急诊标本主要用于体内代谢比较稳定以及受体内因素干扰少的物质的检查,或者急诊、抢救病人必须做的检查。

(3)指定时间标本:即指定采集时间的标本,根据不同的检测要求有不同的指定时间,如24 h 尿蛋白定量、葡萄糖耐量试验、内分泌腺的兴奋或抑制试验、肾脏清除率试验等。

(4)严禁在输液同侧采集标本送检。如果抢救病人需做检查时请在输液臂的另一侧采集,并注明。

(5)所有病人的实验标本应按规定采集(见《实验标本采集手册》),由专人收集送检;急诊标本随采随送;严禁由病人或家属自送。

(6)实验申请单应打印清楚,容器上患者信息标注清楚;应根据项目要求采集足够量,过少或过多者中心实验室将不予接收。实行无纸化后标本严格按照医嘱进行布置,住院患者标本信息不全或是信息错误时中心实验室将退回临床科室。

(7)盛标本的容器必须符合项目要求,清洁干燥,否则拒收。

(8)本实验室真空采血管应用:血常规(紫色帽管),血标本采集的容器是一次性含EDTA-K2 抗凝剂的真空采血管,原始标本采集是静脉血,血分析用蓝色帽管,血液流变学用绿色帽管,血沉用黑色帽管,其他管。

(9)精液标本采集前必须禁欲(包括遗精和天,因禁欲时间太长,虽然精液量会有所增加,但精子的活禁欲 7 天。

(10)临床医师用前列腺按摩法采集前列腺现按摩液多少,可直接滴于玻片或置于洁净的试管内备用,立即。

(二)标本的储存

标本采集后应尽快送至实验室,若不能及时送检,已采集的标本要按规定的贮存条件,如室温、冷藏、冰浴、温浴或防腐贮存,将标本直立置于稳定、干燥、避光、密闭的环境中,避免振摇,以免标本渗漏或溶血影响实验结果。血液标本采集后应及时分离血清或血浆,否则可发生红细胞与血清之间成分的相互转移,或红细胞中的某些酶分解待测物等,从而影响实验结果。

(三)标本的运送

必须保证运送后标本所分析的结果与刚采集的标本所分析的结果一致。

(1)标本运送要注意防止标本外溢、蒸发和污染,用有盖容器采集、运送标本。严格控制温度,如遗传系列检测标本需要置于 18～25 ℃环境运输,不可冷藏和冰冻。运输过程中对于所有感染性物质(包括血液)的溢出物,可采用以下清除程序:戴好手套,用布或纸巾覆盖并吸收溢出物,向布或纸巾上倾倒消毒剂,包括其周围区(通常可用含氯消毒剂),使用消毒剂时,从溢出区域的外围开始,朝向中心进行处理,经约 30 min 后,清除这些物质。如果现场有碎玻璃或其他锐器,则用畚箕或硬质纸板收集并将其存放于防刺穿容器内以待处理。对溢出区进行清洁和消毒(如有必要,重复步骤)。

(2)将受污染的材料置于防漏、防刺穿的废弃物处理容器内。经彻底消毒后,向主管机构通报溢出事件,并说明已经完成现场清除污染工作。

(四)标本送出及签收

临床工作人员从病人身上采集标本并将标本从临床运送到实验室及实验室人员接收临床标本,均应按标准化要求进行,并且一定要做到认真核对,包括对姓名、性别、年龄、住院号、病床号、标本类型、标本量、容器、标识、检验目的等的审核,所送标本必须与条形码上标本信息相符,不符合要求的应退回重送。在核对实验标本的同时,应查对临床医生实验申请是否正确、完整、规范,如有不符合要求者,应予退回,要求在纠正以后,再予接收(参照各实验室样本接收、拒收及处理标准操作程序)。标本送出人员和标本接收人员都要做认真的记录并签字存档。

1. 标本拒收制度

为了加强分析前实验质量管理,提高分析前实验质量,提升医院整体医疗水平,特制定不合格标本的拒检制度。

(1)血标本:未正确使用抗凝剂的标本(包括抗凝剂比例不符、血未抽至负压处、抗凝管选择错误、标本凝集等);严重溶血或静脉营养时严重脂血并影响实验结果的血标本;标本量不足于实验需要量的标本;需要空腹抽血而未空腹抽血的标本(如血脂检查);需要在规定时间抽血而未在规定时间抽血的标本;需特殊体位抽血而未做到的标本(一些激素类项目如醛固酮平躺和直立参考范围不同);需要特殊处理而未处理的标本;无条形码或条形码有误。

(2)尿标本:需防腐处理而未加防腐剂的尿标本;24 h 标本未注明尿量;未做到无菌处理的尿液培养标本;无条形码或条形码有误;尿量太少,小于 5 mL;标本放置超过 2 h,有污染,尿液长菌。

2. 标本退回程序

(1)对拒检的不合格标本在 LIS 系统"标本条形码剔回"菜单下填写相关的不合格原因通知并通过网络发回临床科室,并电话告知临床科室,LIS 系统自动完成登记。

(2)护士接到"退回"标本信息时,可以重新打印条形码重新抽血。如果不合格标本无法重新获取,在不影响实验质量的情况下通知临床,协商处理,若临床坚持检测则予以接收,但必须在实验报告中说明问题的性质,如果必要,在解释结果时也应说明。

（3）门诊病人不合格的标本，交由门诊抽血室护士处理，并做相应登记，在病人再次就诊时由门诊医护人员通知病人。

（五）标本的处理

实验室接收标本后应及时正确地予以处理，否则会影响实验结果的准确性。

实验室接收标本后的处理应注意以下事项。

（1）时间：实验室接收标本后应尽快予以分类和离心，促凝标本采血后 5～15 min 尽早处理。

（2）抗凝标本可采血后立即离心。

（3）非抗凝（无促凝）标本采血 30～60 min 后离心。

（4）抗凝全血标本（全血细胞分析、ESR、cTnT 等）不需要离心。

（5）温度：一般标本为室温（最好是 22～25 ℃）放置；冷藏标本（对温度依赖性分析物）应保持 2～8 ℃直到离心。

（6）采血管放置：应管口（盖管塞）向上，保持垂直立位放置。

（7）采血管必须封口：管塞移去后会使血 pH 改变，影响结果，如可使 pH、Ca^{2+} 增高，使 ACP 减低；封口可以减少污染、蒸发、喷溅和溢出等。

三、影响实验结果的生物因素、干扰因素及其他

（一）生物因素

1.性别

许多实验室检测都列出了不同性别的参考值。对一些被测物，性别间的差异可能是由于体重、体表面积和肌肉重量的不同而导致的。下列试验在男性中所测得的结果比在女性中所测得的高：GGT、甘油三酯、尿酸、肌酐、氨、CK、AST、ALP、铁、尿素、胆固醇。

2.种族

就酶的参考值来说，种族不会导致明显的差异。就一些底物如胆固醇、甘油三酯、尿酸来说，不同社会经济阶层的饮食习惯不同所导致的差异要比种族不同所导致的差异大。在血型的频率分布上，种族差异起着很重要的作用，同样，种族差异在一些血浆蛋白表型和它们蛋白质浓度之间的关系中也起一定的作用，如结合珠蛋白和 α1-抗胰蛋白酶。

3.年龄和老化

随着年龄增加，钙、磷酸盐、总蛋白和白蛋白水平下降，而葡萄糖、尿素、胆固醇的浓度和 LD 活性增高。单克隆丙种球蛋白病发病率上升和肌酸清除率的下降都是与年龄相关的改变。与成人相比，儿童期的酶活性较高，而铁、铜和免疫球蛋白的浓度较低。

4.生物节律

个体在病理状态下发生的血液成分在 1 天内的变化必须与人体的生理节律相鉴别。后者是 24 h 内有规律的反复出现的特定现象。时区改变时，常常出现生物节律的改变。如穿越经线，机体需要 6～8 h 去适应新的时区。并不是所有的人都出现昼夜节律和生物节律的改变，这些改变常伴有暂时性的血液成分的改变（如在早晨常有几分钟的皮质醇的改变）或血液成分在较长时间内发生变动。个体间的变化、生理节律和长期的变动只在纵向检测时

有意义。在横向检测中,因为有参考值范围,所以这些改变没什么意义。

5.体重

肥胖男性的尿酸、胆固醇、LD、胰岛素、餐后葡萄糖、AST、肌酐、总蛋白和尿酸浓度较高。磷酸盐在男性和女性肥胖者中较低,而钙离子只在女性肥胖者中较低。

(二)干扰因素

1.酒精

饮酒几分钟后,血液中 AST 会轻度升高,3 h 后达到最大,但仍在不饮酒的参考范围内。一段时间后,GGT 轻度增高,对别的酶的影响很难检测到。饮酒后,甚至是少量的饮酒后,在一些个体中可以检测到甘油三酯持续几个小时或几天的大量增高。慢性饮酒可显示持续性的 GGT 水平升高。

2.紧张

儿茶酚胺和 17-羟皮质类甾醇的产生增加。皮质醇、肾素、醛固酮和生长激素的血浆水平升高。促甲状腺激素和催乳素的血浆水平也可能增高。卧床休息时肾脏排泄钠、钙、氯化物、磷酸盐和氨增加。ALP 的血浆水平升高。

3.外科手术

对血细胞计数、血清中酶活性和底物浓度的影响取决于所患的疾病和手术类型。通常,手术后的第一个 24 h 内会发生下列改变:血红蛋白浓度下降、白细胞增多、红细胞沉降率升高,C 反应蛋白等急性时相蛋白增加、暂时性的中度高胆红素血症和尿素增高。CK 水平明显升高,尤其是在腹部或胸腔手术时,其水平在最高参考限值的 3~10 倍。胆囊切除术后,经常可见到中度转氨酶升高,但在其他外科手术中,很少见到转氨酶的升高。

4.电离辐射

电离辐射治疗,由于肿瘤组织的溶解,常可导致血小板和白细胞水平下降,尿酸升高至 1785 μmoL/L(30 mg/dL)。

5.怀孕

孕妇体内 ALP、胆固醇、甘油三酯、铜、血浆铜蓝蛋白、运铁蛋白、白细胞计数、黄体酮、雌二醇、雌三醇和催乳素升高。随怀孕而上升的还有人绒毛膜促性腺激素(HCG)和甲胎蛋白。铁、镁、钙、总蛋白、白蛋白、胆碱酯酶、血红蛋白、红细胞压积和红细胞计数下降。

6.口服避孕药(OC)

服用避孕药后,血清中的酶在一定时间内升高,然后降低,但任何升高都保持在正常值范围内。甲状腺素结合球蛋白和血浆铜蓝蛋白在女性分别升高 44% 和 70%。

(三)影响实验结果的因素

在临床医疗工作中,临床医生面对尿沉渣报告中极少量的红细胞,会针对导尿或女性患者与男性患者,给予不同的解读。但是对未怀疑的疾病,中心实验室出现阳性报告时,临床医师绝不能掉以轻心,简单认定实验报告有误,应小心求证以得到正确的解释。另外某些饮食、生理现象、标本处置不当或者药物因素,也会造成判读的偏差。本节主要就影响实验结果的疾病外因素予以简单介绍。

1.饮食因素

必须空腹(通常指禁食 8～10 h)的实验项目有葡萄糖(GLU)、脂类(lipid profile)、铁(Fe)、总铁结合力(TIBC)、转肽酶(GTT)、胆汁酸(Bile Acid)、胰岛素(Insulin)等。其他血清学实验如需血清澄清最好空腹,如各种病毒抗体等。空腹超过 48 h 可能会造成胆红素(BIL)两倍以上的增加,而 Glu、白蛋白(ALB)、补体(complement,C3)及转铁蛋白(Tf)下降。餐后立即抽血,造成高钾(K)低磷(P),混浊的血清其 BIL、LDH、TP 增高,有可能造成 UA、BUN 降低。高蛋白饮食者,其 BUN、UA 高,而高嘌呤(purines)食物的影响当然就是 UA 增高。

2.口服避孕药

口服避孕药会使使甲状腺素(T4)、甘油三酯(TG)、ALT、Fe、GGT 升高,ALB 等降低,可影响 100 多项实验报告结果的准确性。

3.酒精

酒精可导致立即上升的实验结果有:UA、乳酸(lactate);嗜酒者血液中 GGT、ALT、TG 较正常人高,成瘾者甚至 BIL、AST、ALP 也升高。

4.剧烈运动

CK、CREA、BUN、UA、WBC、K^+、BIL、LACT、高密度脂蛋白胆固醇(HDL-C)会升高。运动员的 LDH、BUN 较高。长期的运动促使 HDL-C、乳酸等升高。

5.采血部位、姿势和止血带的使用

(1)采血时要避开水肿、破损部位,应"一针见血",防止组织损伤导致外源性凝血因子进入针管;如果采血过慢或不顺利,可能激活凝血系统,使凝血因子活性增高,血小板假性减低。输液病人应在输液装置的对侧胳膊采血,避免血液被稀释。决不能在输液装置的近心端采血。

(2)姿势影响结果。卧姿、坐姿和站姿,由于造成静脉承受压力不同,会影响如 TP、ALB、CA、HCT、ALT、FE、CHOL 及尿中儿茶酚胺(catecholamines)的检测结果。测血中儿茶酚胺时,采血前一周,应避免抽烟和食用如核桃、香蕉及肾上腺素类(epinephrine-like)药物;保持平静勿使其受压力、兴奋等;仰卧 30 min 后抽血。

(3)对于血色素、白细胞计数、红细胞计数、红细胞比积等实验指标来说,卧位采血与坐、立位采血结果有区别。正常人直立位时血浆总量比卧位减少 12% 左右,血液中以上成分不能通过血管壁转移到间质中去,使其血浆含量升高 5%～15%。

(4)止血带压迫时间不能过长,最长不超过 1 min。压迫时间过长,可引起纤溶活性增强,血小板释放及某些凝血因子活性增强,影响实验结果。

(5)肥胖人士除了 GLU、CHOL、UA 普遍偏高外,肥胖男性尚会有 CREA、TP、HGB、AST 偏高及 P 偏低的现象,而肥胖女性则有 CA 偏低的情形。

6.时辰影响因素

(1)皮质醇(cortisol)在睡眠时浓度会增加,因此上、下午所测之值可能有明显差异,最好于上、下午各采血一次,其他如尿钾(可造成 5 倍之差)、黄体生成素(LH)、促卵泡激素(FSH)也呈现节律性变化。

(2)促甲状腺素(TSH)在每日不同时辰,其浓度也会出现变化。

(3) Tf 高值出现于下午 4 点至 8 点。

(4) WBC 及 LYM 早晨较高,嗜酸粒细胞(EOS)下午较低。

(5) TG、P、BUN、HCT 的高值出现于下午,而 BIL 反之。

(6)性别、昼夜节律、季节、海拔高度对试验结果也有影响,如晨 6 点左右皮质醇值达最高峰,随后逐渐降低,午夜最低。

7. 样本处置不当

(1)溶血会造成 LDH、HBDH、BIL、AST、CK、CK-MB、AST、Mg^{2+}、ACP、K^+ 偏高。对其他项目影响较小,如凝血因子、蛋白质、ALP、Fe^{2+}、P 等。在交叉配血试验中血样溶血严重干扰对结果的判断。

(2)红细胞膜完整性被破坏会严重影响的实验结果项目主要有:LDH、K^+、Hb、ACP;值得注意的影响项目主要有:Fe^{2+}、ALT、T4;有轻微影响或不太受影响的项目主要有:TP、ALB、ALP、AST、TBIL、WBC、APTT、TT、Cr、UREA、UA、P、Mg^{2+}、Ca^{2+}。

(3)未分离出血清过久:K^+、LDH、Fe^{2+}、AST(可能)偏高,GLU、ALP(可能)偏低。

(4)日晒:WBC、PLT、ESR 偏高,BIL 偏低。

(5)禁止从静脉注射处、套管处取血,这会严重影响 GLU、电解质及凝血因子报告之准确性。

(6)绑止血带时间及握拳会影响电解质、LAC、PCO_2、pH。

(7)微血管穿刺样本可用于血细胞分析、电解质及一般生化实验,但有可能挤入组织液造成不准确的结果。

8. 药物因素

(1)抗生素药物:青霉素类和磺胺类药物能增高血液中尿酸浓度,常误报作"痛风阳性"。磺胺类抑制肠内细菌繁殖,使尿胆素不能还原为尿胆原,无法得出尿胆原的正确结果。

(2)镇痛消炎药物:阿司匹林、氨基比林等会使尿中胆红素检测值升高;吗啡、哌替啶(杜冷丁)和吲哚美辛(消炎痛)、布洛芬等,可导致实验中淀粉酶和脂肪酶含量明显升高,在用药后 4 h 内影响最大,24 h 后消失。

(3)抗癌药物:绝大多数抗癌药物对人体造血系统有抑制和毒害作用,可导致血液中红细胞、白细胞、血小板和血红蛋白数量的减少(少数药物可使血细胞异常升高),肝功能改变,有的使血脂值升高。其中甲氨蝶啶抑制骨髓,且损害肾功能;硫唑嘌呤损害肝功能,可出现黄疸;阿糖胞苷使 ALT、AST 异常升高。

(4)激素类药物:雌激素类药物能影响人体中血脂的正常含量,使葡萄糖耐量试验结果降低,并可引起血小板和红细胞量的减少。

(5)盐皮质激素:易致水、钠潴留和低钾血症。肾上腺素减少钙、磷的吸收,且排出量增加,故血钙、血磷偏低,另外可明显升高血糖值。

(6)利尿药物:临床上常用的为双氢克尿噻、呋塞米(速尿)、三氯噻嗪和依他尼酸(利尿酸)等。典型的临床反应为:低血钾、低血容量和低血氯,长期应用后可见高氮质血症和高尿酸血症。

(7)抗糖尿病药:胰岛素使用后可出现低血糖症,这已为大家所熟知。其他抗糖尿病药(如 D_{60}、氯磺丙脲等),可损害肝功能,使 ALT、AST 升高,出现黄疸,血细胞减少等。

(8)抗癫痫药:如苯妥英钠因抑制叶酸的吸收,常见巨细胞性贫血。因轻度抑制骨髓,故使血细胞(尤其是白细胞和血小板)减少,偶有再生障碍性贫血的报道。卡马西平可致粒细胞、血小板减少,长期应用损害肝功能。

(9)使实验标本着色的药物:主要为药物使尿液染色,从而干扰比色测定和荧光分析的测定结果。如服利福平后尿呈橙红色;服维生素 B_2、小檗碱(黄连素)等使尿呈黄色;服苯琥珀后尿呈橘红色;服氨苯喋啶后尿呈蓝绿色,并有蓝色荧光。许多药物对大便的色泽也产生影响。

为了最大限度地避免和清除"药物干扰检测"这一现象,临床医师、检验医师和药师必须结合不同给药途径和给药后的药物代谢动力学,判定实验结果时要综合考虑给药途径、药物的血药浓度水平、药物的半衰期、排泄途径和清除率等。许多药物对实验结果的干扰,常与血药浓度呈正相关,故实验取样应尽量避开血药高峰期。当然,疾病条件许可时,应提早几天停药,以完全排除药物对检测影响,但这并不是每个病人都能做到的。

四、标本采集的基本原则

(一)实验医嘱填写要点

每个实验项目或组合实验项目送一份标本。按照实验项目申请医嘱的要求,采集特定的标本,并将标本送到指定的实验室。因此,实验申请医嘱是实验检查的第一步。

(1)病人身份识别信息:申请者必须清楚填写病人的姓名、性别、年龄或其他有效识别身份的编号。

(2)病人的病历信息:申请者必须清楚填写病人所在临床科室名称、病历号、床号、临床诊断、临床样本、样本的采集日期和时间(年、月、日、时、分)、申请者姓名、申请实验日期。

(3)申请的实验项目:申请者必须清楚填写实验项目名称,项目名称应规范、准确,特别是申请组套项目时,一定要与中心实验室实验系统项目内容一致。

(4)追加检测项目时限:在样本有效保存期间和实验结果不受影响的情况下,客户可申请追加实验项目,追加申请须填写实验申请。

备注:有关的临床和治疗信息,特别是用药信息是实验师评价结果的必要条件。药物可能在体外影响分析方法或在体内引起病理变化,因此,要特别注意在申请上提供此类信息。

(二)核对病人信息

采集标本前,首先要核对申请病人基本信息是否属实;然后核对收集标本用容器、标识与申请单上信息是否相符合,查对合格后再采集或收集标本。

(三)收集足够的标本于适当的容器内及时送检

采集静脉血时要正确使用真空采血管取血至刻度,在取下采血管的同时立即将该采血管轻轻颠倒混匀5~8次,使试管内预置的添加剂与血样充分混匀,但不可剧烈摇晃以免造成标本溶血。已采集的标本若不能及时送检,要严格按检验规定的贮存条件暂存。未按要求采集、储存、运送的标本将被视为不合格标本处理。

在标本采集、送检的过程中遇到任何不明或失误之处,请及时与相应实验工作人员联系,以避免或减少差错发生。禁止利用患者申请单送检其他人或动物标本。

（四）关于实验室标本拒收规定

实验室专业负责人同意并由项目实验人员签字，及时与临床沟通，有下列情况时可考虑标本拒收：

（1）标本属性不清、标记错误或无标记、标本标识与申请单标识不符。

（2）抗凝剂比例错误。

（3）标本收集管使用错误：① ESR、血清 D-二聚体应使用枸橼酸钠抗凝管（黑帽）；②血醛固酮应使用肝素抗凝管（绿帽）；③ K^+、Na^+、Ca^{2+} 可用非抗凝血，绝对不能使用草酸钾、草酸钠抗凝管；④血 NH_4^+ 和含氮物质测定用草酸铵抗凝是错误的，应用血清管（红帽）；⑤全血细胞分析、ABO 血型测定必须用抗凝管。

（4）微生物室拒收标本：①储存、运送不当（该冷藏而未冷藏的标本），被污染的微生物标本；②痰、便标本已干；③尿标本未用无菌瓶留取；④厌氧培养标本未按要求取材及送检；⑤其他无菌部位取材及送检时已被污染。

（五）异常情况处理流程

（1）标本量及性状异常时的处理流程：①标本量少，无法按要求完成所有项目的检测，实验操作者将优先检测急诊报告的项目。②重度溶血的标本对 K^+、GLU、TP、CK、CK-MB、LDH、HBDH、AST、r-GT、AFU、微量元素等项目的结果影响较大，中心建议重新送检。

（2）复查的处理流程：若客户对结果有疑问，请在标本的保存期内提出，中心实验室评估后，予以复查。

（3）标本补送的处理流程：①由于标本量少、标本污染、性状不符合等原因造成无法完成检测，中心实验室将通知客户补送标本；②客户补送标本时，接收员提供新的条形码以区别于原标本，并在申请信息上填写"补送"字样；③实验室根据相应信息，安排检测。

（4）项目加做的处理流程：①如果客户要求加做项目，请联系中心实验室，中心实验室根据标本量评估；②评估合格后，中心实验室将进行相应项目的检测；③报告时间以项目册上承诺的时间为准。

（5）如客户来电要求或申请单注明需要当晚立即报告结果的，请务必提供准确的联络方式，中心实验室核对信息后进行口头报告，书面报告单按正常程序发送。

第二节　分析中的质量控制

分析中的质量控制（analytical quality control）是指从接收标本开始，直至实验结果出来，主要包括维护仪器、准备试剂以及分析过程中的质量控制等。分析过程中质量控制：临床检验作为一项以实验为基础的工作，一定要建立和完善客观全面的质量管理体系，从而使实验分析的全过程都处于规范受控的状态，这样才能使实验结果客观、准确、及时。一是要确保仪器处于正常工作状态，做好室内、室间质控，一旦出现失控情况，必须要有失控的调查记录及改正措施。二是规范保存原始记录，要重视原始数据的法律效力，各项实验结果原始记录是实验工作的重要组成部分，不仅是实验结果的记载，也是最直接反映检测过程的数据资料。三是所有实验项目都应具有标准操作程序,此操作程序应该具备可操作性以及规范性、有效性。

一、中心实验室标本管理制度

分析中的第一步就是检测标本,故标本的准确性是最重要的一步。本实验室为了加强实验标本的管理,明确各类标本采集、接收、拒收、保存和处理要求,特规范标本管理工作流程。质量管理小组负责样本采集作业指导书的编制,实验室负责人负责本部门具体措施的落实,实验室主任负责检查和监督标本管理各项工作,督促每个实验工作者严格按照标本管理制度来操作。

(一)实验标本采集

实验标本包括从门急诊、住院患者和体检人员等处采集的标本。实验申请标签包括下列信息:(1)患者姓名、性别、年龄、住院号、病床号;(2)申请医生;(3)标本来源;(4)是否优先处理。

如患者存在下列情况,申请者必须在申请单上注明:(1)正在接受抗凝治疗;(2)确认或怀疑患者有蛋白异常血症;(3)正在做血液透析。

优先处理的实验标本:(1)紧急的,来自急诊室、手术室、ICU 和其他临床患者需要急诊处理的标本,实验室将尽快地为其完成各项实验;(2)急需、特需的 VIP 患者,尽快完成检验;(3)对于须在同一天内复诊的门诊患者;(4)处理时间的长短对标本的结果有影响的项目如血气、血氨、NAP 等。

患者凭发票及条码标签去门急诊实验室采血或留样,工作人员核对发票和条码标签,并与患者本人进行交流以确定患者身份,无误后将标签一联贴于真空管或标本盒上,并根据相应操作程序进行采集。尿液、粪便、痰液等标本在医生、护士或实验人员指导下,病人自行留取;脑脊液、关节液、胸腹水、前列腺液、阴道分泌物等标本由临床医师采集。病区标本由发送人员或事务中心的人员送至中心实验室的标本接收间;门急诊标本由本实验室工作人员直接扫描录入电脑,急诊室采集的标本由急诊室护士送门急诊检测室进行接收。

(二)实验室对不符合要求标本的处理方法

(1)联系相应病房护士。

(2)退回标本,要求更正。

(3)退回标本,要求重新采集后及时送检。

(4)病人禁高脂饮食或停用脂肪乳剂 1 天后再重新抽血送检。

(5)标本容器外的标签只能由标本采集者更正,在错误未被纠正之前不得再次送检。

(6)实验室记录不符合要求的标本,定期对存在的问题进行分析并协商改进。

(三)标本管理要求

(1)全体工作人员要十分重视实验标本,正确采集、验收、保存、检测,避免错采、错收、污染、丢失标本,否则追究当事人责任。

(2)实验标本的采集必须严格按照实验项目的要求(条形码上有注明)进行采集,包括容器、采集时间、标本类型、抗凝剂选择、采集量、送检及保存方式等。

（3）接收外单位送检的标本指定专人负责。

（4）标本接收后应及时处理，防止标本中被测成分降解或破坏。如当天不能检测，则应分离出血清或血浆，按各自要求（冷藏或冷冻）保存。

（5）必须妥善保存检测后的标本。一般标本要求冰箱保存一周，骨髓片、染色体制片则须存档保存 20 年以上。征兵体检标本，分离血清后冰冻保存 3 个月。标本的保存及废弃均须记录。

（6）急诊标本及特殊标本（脑脊液、骨髓、心包穿刺液、胸腹水等）的接收和报告除电子记录外，还要书面逐项登记（如接收和报告时间等），以备查询。

（7）各实验室要做好标本交接班工作，交班人负责将交接标本送到检测实验室。

（8）不同实验室项目开在同一张化验单上或共用一张条形码，或两张条形码共用 1 份标本，采取首接负责制，即先检测的实验室负责将标本转送到其他实验室。

（9）各室废弃标本处理严格按《实验室感染性材料和废弃物管理规定及处置要求》执行。

（10）对不负责任，造成标本遗失者按差错标准处罚（参照《差错事故登记报告制度》）。

二、仪器使用及维护记录

正确操作仪器，严格按照操作 SOP 进行标本的检验，是保证实验结果可靠的关键步骤，并做好原始记录的规范管理，保证结果的溯源性，可以在发现问题之后寻找原因。

（一）仪器操作注意事项

（1）实验设施和环境条件对临床实验标本的检测结果的准确性和有效性产生重要影响，实验室应根据不同的检验要求设置相对应的检验环境，以保证实验结果的准确可靠。根据要求设计实验区域的分区设置和空气流向。实验室在各级卫生行政部门的监督管理下工作，通过省级临床检验中心或省级卫生行政部门指定机构组织的技术审核，严格进行实验室质量管理，有效避免实验室污染、假阳性和假阴性结果的出现，确保实验质量。

（2）具有实际可操作的 SOP 是实验室日常工作的指南，是保证实验结果可重复、准确可靠的重要因素，其内容包括实验室清洁、仪器设备的正确操作、仪器设备的维护和校准、试剂盒和耗材的质量检验、实验记录及其管理、项目实验和结果判读与报告、室内和室间质控、投诉处理等。

（3）正确使用各仪器设备，定期进行功能检查、维护和校准，使仪器处于良好的工作状态，以保证实验结果的准确可靠。仪器在安装时，应按照工程师的指导进行功能检查，投入使用后定期进行功能检查。校准对于实验结果的准确和可靠是必要的。校准是测试和调整仪器、试剂盒或检测系统，以提供实验反应和所测物质之间的已知关系的过程。仪器的校准包括仪器性能校准（产品校准）和检测系统校准（功能校准）两部分。每次校准都要做记录，并由校准者签字。

（二）检测原始记录管理规范

（1）原始记录的内容包括：实验样品的名称，样品的编号，收样日期、实验日期和实验完成日期，实验项目和方法，实验仪器名称、型号，仪器实验条件，必需的检测环境，实验过程中所出现现象的观察记录，实验原始记录的计算及数据处理结果，实验人员和校验人员签名等。

（2）原始记录必须用钢笔或中性笔填写，原始记录中对每次实验中的可变因素，要求手工填写，不允许打印。

（3）中心统一印制检测原始记录表，实验人员在实验过程中必须按上述内容书写，字迹清晰，易于辨认。

（4）实验记录如有错误，应在错误处划两条横线，在其右上方写下正确数据并加盖检测员名章确认，不允许随意涂改和删减原始记录，也不允许在其他纸张上记录后重新抄写。

（5）实验过程中仪器所做样品的图表，仪器实验条件，标准曲线，曲线方程等数据应作为原始数据保存。

（6）原始记录必须经校验人审查无误后，签字确认。

（7）原始记录必须经同室的检测人员、检测室技术负责人校核签字后，送交中心业务办公室，由中心授权签字人签字并由业务办公室存档保存。

（8）原始记录在业务办公室存档保存三年。

第三节　分析后质量控制

分析后质量控制（postanalytical quality control）是指在完成检测后，为使实验数据准确、真实并转化为临床直接采用的诊疗信息而采取的质量控制措施和方法，主要包括实验结果的评价、报告和临床咨询服务。

一、实验结果的报告与评价

实验结果应及时、准确、有效、完整地报告给临床，常以纸质报告单的形式报给临床，随着无纸化的进程，大部分报告通过信息系统以电子报告单的形式报给临床。应建立严格的报告签发、审核制度。临床通过对实验数据的处理与结果评价最终产生检测与评价报告。

（一）实验报告内容

实验报告中除了常规实验报告应提供的基本信息外，还应说明本次实验所采取的技术名称及其局限性等，遇到溶血、脂血、黄疸等特殊情况，应备注，使临床医生和患者全面了解实验结果的临床意义、影响因素、技术限制、实验的局限性以及对于实验结果不可控的影响因素等。

1.认真审核测定结果

目前的医学检验越来越系统，越来越自动化，所以，实验人员之间的配合也越来越多。无论是患者信息的录入、标本编号到分离、审核仪器操作实验结果、发送实验报告单以及实验结果的信息反馈等各个环节都是一环套一环，上述各个环节都有可能出现纰漏或者错误，这就要求实验人员必须要认真分析和核对实验结果，以便第一时间发现问题和错误并及时改正。在此基础上，还要强化实验结果的分析比较，一旦实验结果超出了医学水平，实验人员应当立刻与近期结果进行比较，有效分析各参数之间关系，并与临床资料作分析比较，必要时还要深入临床一线，了解患者病情以及标本采集的具体状况，从而真正保证实验结果的合理、准确和有效。

2.建立报告单签收制度

建立健全严格的报告单签收制度,所有的实验报告单都应该由专人负责统一送达。中心实验室也要根据自身的实际情况,对实验报告单的室内保存时间、保存方法做出明确具体的规定,以便复查和核对。

(二)结果分析和解释

一旦出现实验结果与临床诊断不相符合的情况,实验人员应及时和临床医生进行沟通,找准症结,摸清情况。随着医疗知识的普及,很多患者都希望知道自己病情和病因,所以,会经常让实验人员对自己的实验结果做出有关解释,实验人员应当有针对性地根据实验结果对病情进行客观全面地分析,这就要求实验人员在工作实践中,不断提升业务能力和专业知识。

二、分析后标本的储存

(一)普通血液标本的储存

对于普通的血液标本,应由专门的储血冰箱 2~6 ℃保存 7 天,编号和记录以当天结果记录为依据。要做好登记,标识清楚,操作者要签字。标本的储存是为了当对结果有疑问时进行必要的复查,原始标本保存时要做好标识记录标签,备注实验时间和项目,有规律地存放于相应位置以方便查找。工作人员应根据储存时间定期对标本进行清除,减少不必要的资源消耗。

(二)特殊标本的储存

对于传染病、微生物、分子生物阳性的标本,应按照传染病污染物处理规定,统一由医院专人处理。所用垃圾袋必须是黄色垃圾袋,并且贴上封条,写明日期和操作者。

三、临床沟通与解释

临床咨询的内容包括实验项目的选择、临床标本采集要求与注意事项、标本类型的选择、抗凝剂选择与标本量的选择、特殊情况的说明、检测结果的解释,并将实验结果与临床症状相连,指导临床进一步用药与治疗。咨询对象包括临床医生、患者、健康人群、体检人群。临床实验工作者不仅要为临床医生及时、准确、经济地提供实验信息,还应全方位地向临床医师和患者提供检验医学咨询服务,这对实验者提出了更高的要求。通过实验咨询服务可充分发挥检验医学在疾病诊治中的巨大作用。

(一)咨询的内容和重要性

咨询主要来自患者、患者家属及临床医生、护士,目的在于帮助患者及家属理解实验结果,帮助临床医生更有效地利用实验信息,帮助护士正确采集标本等。咨询服务是为了使实验信息在诊断、治疗中发挥更大的作用。这是患者和医生所期望的,也是临床实验室所期望的,体现了"以患者为中心"的指导思想。通过对采取标本的时间和患者的状态、药物等各方面来综合地分析实验结果,对于乙肝、梅毒、艾滋病这类传染病还要考虑窗口期的问题。

(二)抱怨的处理

大部分抱怨是患者家属对临床实验室的服务不满意时所做的各种形式的表述,包括投诉或质询等,一般是投诉服务态度问题和服务质量问题。我们应该通过对抱怨的正确处理,帮助实验人员查找导致质量问题的原因或影响因素,在整改过程中不断积累经验,从而改进或提高检验质量,同时也就能不断地减少抱怨的发生。

第四节 室内质量控制

室内质量控制(internal quality control,IQC)是指在实验室内部,工作人员对所有影响质量的每一个环节进行系统控制,评价本实验室工作的可靠程度,监测和控制本实验室工作的精密度,提高常规工作中批内、批间检验结果的一致性,以确定实验结果是否可靠、有效,能否发出报告的一项工作。IQC覆盖了分析前过程中实验室部分和分析中过程,其主要内容包括实验室环境、仪器设备管理、人员培训、试剂/耗材质检、SOP文件、分析中质量控制、统计学质量控制和IQC的评价等。

一、质控品的选择和使用

实验室做质控的目的是为了监测实验系统的状态,因此选择质控品最重要的原则就是其能如实地反映实验系统的实际状态。

(一)好的质控品的要求

1. 良好的稳定性

质控品的稳定性分两方面,一是不开瓶的稳定性,二是开瓶的稳定性。不开瓶稳定性决定了质控品每个批次的效期,实验室在绘制质控图的时候需要计算靶值和标准差,而想保证这两个参数准确需要有长期大量的质控数据,要覆盖实验室的各项实际变化,比如试剂的批间差,校准品的批间差等,才能绘制符合检测系统正常状态的质控图,才能及时有效地发现检测系统异常情况。另外各项质控相关的法规均规定了更换质控品批号需要做新旧批号质控品的平行比对,这样使用效期长的质控品可以减少平行比对的频率,从而减少工作量并降低实验室因平行比对产生的成本。开瓶稳定性好可以保证每瓶质控品最大程度被应用,减少浪费,最理想状态是在开瓶后,瓶内质控品完全被使用,因此选择质控品时要注意根据开瓶稳定期和实验室的使用频次和每次检测用量,来选择符合实验室的规格装量。

2. 瓶间差小

实验室做质控的目的是如实反映检测系统的状态。但日常检测的实验室CV则包含了检测系统的CV和质控品瓶间的差异。因此只有让质控品瓶间差异最小,才能真正体现检测系统的真实情况。需要强调的是,各个实验室在使用冷冻干燥的质控品时,操作人员要执行标准的操作流程,并重视复溶前、复溶中和复溶后的每一个环节。这是确保质控品在使用中可靠性的关键,包括复溶前水的选择;移液管的选择和清洁、保存;认真阅读说明书,注意任何会影响质控液质量的环节等。只有认真阅读说明书,才知道哪些分析物可以分装保存,哪些是不可实施的。复溶中要确实完全按照厂商说明书要求,进行质控品的复溶和混匀等。复溶后一定要妥善保存和做好分析前准备,避免可能引入人为导致的瓶间差,影响对实验系统的评价。而使用液体质控品可以减少复溶过程引入的瓶间差,目前已经有越来越多的实验室开始使用液体质控品。

3.质控品的浓度水平

医学决定水平具有相当重要的临床意义,因此实验室的实验系统在医学决定水平值附近能否检测准确至关重要,要对这一点进行有效的监控,就要选择浓度范围在医学决定水平值附近的质控品。日常操作中还要监控实验系统的校准曲线是否发生变化,可报告范围内的结果是否出现了明显偏差,因此还要选择处于可报告范围的上限和下限值处浓度的质控品。有些实验室习惯用一个水平的质控品监控检测系统,但是一个水平的质控品只能代表可报告范围内的一个点,无法反映其他较高或较低浓度水平的分析物的实验结果。常规质量控制如果想要有较好的效果,应该在医学决定水平浓度处选择一个质控品,另外在可报告范围的上下限值浓度处再各选一个质控品,也就是说至少选择3个浓度的质控品。

4.多项目复合质控品

(1)精简实验室质控品种类,并减少质控品的储存成本。

(2)减少工作量,提升工作效率。

(3)减少因质控品失效或死体积导致的浪费。复合程度高,开瓶后质控品使用就快,在开瓶有效期内就可以用完,避免失效扔掉。另外试剂杯是有死体积的,因为加样针跟试剂杯底部要留有一定距离。如果实验室都是单项质控品,则每个质控品都要倒入一个试剂杯,需要分装的试剂杯越多,则死体积的浪费就越多。从以上几点可以看出,质控品的复合程度越高,上述的几种损失就越小。

5.质控品数据比对

实验室做质控不只要考虑实验系统的重复性,还要考虑是否有偏倚的存在。因为实验室的总误差是由随机误差和系统误差共同组成的。可以通过跟其他实验室的质控数据进行比对以确认是否存在问题,理想的比对是找到另外一些使用相同检测系统(包括使用的仪器、试剂及校准品以及相关批号都一致)的实验室,检测相同样本来比较,如果实验值一致,则可认为本实验室系统正常;反之,如果本实验室检测值与其他实验室的检测结果不一致,则认为系统存在问题,需要纠正。对于大多数实验室来说找到一定数量的使用相同检测系统的实验室进行比较相对困难,所以可以参加大型的室内质控室间比对计划,在比对系统中可以较容易地找到与实验室检测系统比较一致的比对组。

(二)可以选用的质量控制方法

(1)使用有证标准物质或次级标准物质开展内部质量控制。

(2)参加实验室间比对实验或能力验证计划。

(3)使用人员比对、方法比对、仪器比对等进行复现性检测。

(4)对存留物品进行再检测。

(5)分析一个物品不同特性结果的相关性。

（6）其他有效的技术核查方法。

质量控制的目的：监控检测、保证校准的有效性，保证检测结果可靠。

（三）实验室质量管理制度大全

（1）本实验室技术负责人负责批准室内质控规则和实验过程的质量控制程序。

（2）各专业组负责人负责制定本组室内质控规则和实验过程的质量控制程序。

（3）实验人员负责执行检验过程的质量控制程序和对本岗位室内质控进行分析和处理。

（4）质量监督员监督本组内是否按照程序文件和作业指导书有关要求进行作业。

（5）实验人员严格按照有关规定对样本进行验收和处理不合格样本；样本接收人员收到样本后，要及时分发样本至相应专业组，相应专业组及时对样本进行处理，并采取合适的方式进行保存；检测人员对所有的样本进行规范化的编号，防止检测过程中或检测后出现错号；在血液样本分离过程中要正确选择离心速度和时间，尽可能避免样本溶血。样本采集后要在规定的时间内完成检测。

（6）对所用检测方法、校准品、试剂、质控品及仪器等进行选择和评价。

（7）实验人员的资格和经历必须能够满足相应岗位的要求。

（8）检测人员根据检验项目及对质控的要求，选用合适的质控物，与常规样本在相同条件下进行测定，分析质控结果。若失控，则不能发出该分析批次的病人结果。应纠正失控状态，重新分析该批次的病人样本。

（9）室内质控结果失控后由具体实验操作人员分析原因，总结经验，编写室内质控小结、质控报告，制定不合格项目处理措施后一并交技术负责人签字确认后交文档管理员存档，并在《归档记录控制清单》上记录。

（10）实验室必须成立质量控制小组并设质量监督员一人，质量监督员必须做好有关质量管理日常工作记录，实验室主任全面负责质量控制管理工作。

（11）质量控制小组由中心实验室主任、质量监督员、质量管理员组成，监督实验室整个质量管理体系的有效进行。

（12）由中心实验室主任或质量监督员组织质控小组每月召开一次"质量控制监督会"，并做好记录。

（13）质量监督员负责执行实验过程的各项指标的质量控制程序和对中心实验室室内质量控制、室间质量评价进行分析和处理。

（14）实验室质量管理员负责本实验室室内质控，按照实验室内部质量控制程序文件和作业指导书有关要求进行工作。

二、失控后处理

（一）失控原因的分析

（1）检查控制图，确定误差的类型。

（2）判断误差类型和失控原因的关系。

（3）检查多项目检测系统上常见的失控因素。

（4）查找与近期变化有关的原因。

（5）确认解决问题，并做好记录。

（二）质控品失控处理与预防措施

（1）立即重新测定同一质控品。此步主要是用以查明人为误差，每一步都认真仔细操作，以查明失控的原因；另外，这一步还可以查出偶然误差，如是偶然误差，则重测的结果应在允许范围内（在控）。如果重测结果仍不在允许范围，则可以进行下一步操作。

（2）新开一瓶质控品，重测失控项目。如果新开的质控血清结果正常，那么原来那瓶质控血清可能过期或在室温放置时间过长而变质，或者被污染。如果结果仍不在允许范围，则进行下一步。

（3）找到失控原因，考虑标本的交叉感染、试剂污染、实验室污染、操作者操作不当、仪器运行失常等，根据对应情况处理，一旦实验室发生污染，必须停止实验，找到并去除污染源。污染源可能发生在检测的各个阶段，应以预防为主。

（三）室内质控失控

室内质控主要用于每天测定情况的监测，用于评价精密度，每天采用高、低两个水平质控品随样品一起测定，理想的情况是每天在控。但实际情况是容易出现失控，当出现失控时，可按下列方法寻找原因并处理。

1. 分析原始数据

分析原始数据及初步估计失控原因。当发生失控时，对该项目同批号的全部原始数据（包括校准品、试剂空白或质控品及患者样本）结合近期室内质控图和平时的经验进行分析，有助于估计失控原因的大体方向，提示误差类型和失控原因，使查找原因的工作更有重点。

2. 回顾分析

对具体的实验过程进行回顾分析。失控后，应对该批实验的全过程进行迅速、仔细地回顾。分析有无特殊情况，如电压波动、仪器不稳定、试剂瓶标签贴错、试剂放置位置不符合要求、试剂污染、质控品与定标物异常、参数设错等原因，并检查使用的校准品或试剂有无变更生产厂家、批号或接近失效期等。

3. 选择性复查

通过选择性复查进一步分析判断失控原因和决定处理方法。为验证上述的初步分析，并进一步查清失控原因，对标本作妥善处理，一般进行选择性复查。复查时，应包括下述样品，以便尽量一次找出原因，及时发出患者标本的实验结果：失控时使用的质控品；重新打开一支相同批号的质控品；失控时使用的校准品；重新打开一支相同批号的校准品；少数几个患者的标本，最好包括已知病情、近期曾做过该项目检测的患者标本。

4. 检查试剂

最常见的原因是试剂变质、污染或配制、校准的错误等。查找原因时，应从当天与前一天有差别的试剂入手。如未发现当天所用的试剂与前一天有差别（没有更换试剂），则应从那些容易发生变质、稳定性较差或接近失效期的试剂开始。

5. 校准仪器

如试剂方面找不到原因，应校准仪器或条件满足时使用另一台同类仪器进行复查，以判断是否由仪器造成失控。另在选择性复查中，各样本结果与失控时的测定结果表现出不同

倾向性的规律变化,一般说明检测的批内精密度有问题:

(1)每月需统计的数据。

(2)当月所有项目的原始质控数据的平均数、标准差和变异系数。

(3)当月所有项目的在控数据的平均数、标准差和变异系数。

(4)当月及前月所有项目的原始数据的累积平均数、标准差和变异系数。

(5)当月及前月所有项目的在控数据的累积平均数、标准差和变异系数。

(四)室内质控数据的周期性评价

室内质控数据的周期性评价是指每个月末,都要对当月室内质控数据的平均值、标准差、变异系数及累积平均数、标准差、变异系数进行评价,对本月质控做出总结,在下一月克服本月存在的问题。

(1)每月底比较当月室内质控数据的均值、标准差和变异系数与设定均值、标准差和变异系数的差异。如果均值发生了变化,说明准确度发生了变化,提示存在系统误差。

(2)查看当月室内质控数据的均值、标准差和变异系数与以往每月同一批号质控品的均值、标准差和变异系数之间是否有明显不同,如果均值逐月上升,提示试剂效价下降或质控品降解。如果均值基本一致而标准差逐月增大,提示精密度下降,应从日常操作和管理上找原因。

(3)如果发现均值和标准差有显著性的变化,就要对质控图的均值和标准差进行修改,并重新设计质控方法。

(4)在数年中,将每个月的变异系数和失控规律列成表,作为检测质量的历史性回顾和趋势分析。

三、室内质量控制的数据管理

(一)室内质量控制管理制度

(1)各实验室必须将室内质控工作贯穿到日常检验中,质控方法可根据具体测定项目不同自行选择,根据国内外质控技术发展趋势逐步完善。

(2)每天室内质控标本需与病人标本同时测定,只有当质控结果达到实验室设定的接受范围,才能签发当天的实验报告。

(3)当室内质控结果出现失控时,需仔细分析、查明原因。若是真失控,应该在重做的质控结果在控后,对相应的所有失控的患者标本进行重新测定,方可发出报告;若是假失控,病人标本可以按原测定结果报告。

(4)质控品的订购由各实验室上报计划,中心实验室统一安排。

(5)质控品的保存由实验室指定专人负责。

(6)质控品检测的全过程需严格按照说明书要求执行,不能任意更改。

(7)更换质控品应在前一批号未使用完之前,以保证新、旧批号同时使用一段时间,不得使用过期的质控品。

(8)实验室每月末要对当月的室内质控结果进行分析评价并与以往各月的结果进行比较,制定下一个月的质控计划。将质控原始数据及质控图汇总整理后存档保存。

（9）实验室工作人员每日须对冰箱、温箱、比色仪等常规设备的工作状况进行检查。

（10）中心实验室所有使用的仪器必须定期按一定的要求进行校准和评估,同类仪器和同类项目的测定每年由实验室组织两次比对试验,以保证实验结果的准确性和一致性。

（11）实验室对实验报告的质量每年进行两次抽查评估。

（12）实验室都应备有室内质控登记本,登记内容包括:质控项目、质控品来源、质控品批号和有效期、测定结果、失控分析及处理措施、阶段小结。

（二）室内质量控制操作规程

（1）各实验室必须将室内质控工作贯穿到日常检验中,质控方法可根据具体测定项目不同自行选择,根据国内外质控技术发展趋势逐步完善。工作人员应按质控品的要求进行质量控制,使用质控品时,应连续测定 20 次以上,计算出均值、标准差和变异系数,以决定每批质控品在本实验室的统计学参数。

（2）定性测定:每次进行患者标本检测时,应设阴、阳性对照各 1 个,以评估抗原抗体测定方法的质量。

（3）定量测定:每天测定前至少进行一次质控检测,尽可能做两个以上不同浓度的质控品。每天室内质控标本需与病人标本同时测定,只有当质控结果达到实验室设定的接受范围,才能签发当天的实验报告。

（4）质控品必须与患者标本在相同条件下进行检测。

（5）检测质控品在控时,可继续做患者标本检测,不在控时,应查找原因,采取纠正措施,直至质控品在控后方能进行检测。当室内质控结果出现失控时,需仔细分析、查明原因,若是真失控,应该在重做的质控结果在控后,对相应的所有失控的患者标本进行重新测定,方可发出报告;若是假失控,病人标本可以按原测定结果报告。

（6）质控品的订购由实验室各专业组负责人上报计划,中心实验室主任统一安排。每天质控结果应存入计算机或记入室内质控图,并保存好原始记录。

（7）质控品的保存由实验室指定专人负责。质控品检测的全过程需严格按照说明书要求执行,不能任意更改。更换质控品应在前一批号未使用完之前,以保证新、旧批号同时使用一段时间,不得使用过期的质控品。

（8）工作人员应每天（或定期）按规定维护保养仪器,作好记录;如遇仪器故障,必须按程序进行检修,处理不了的应及时上报科主任并做好相关记录。实验室每月末要对当月的室内质控结果进行分析评价并与以往各月的结果进行比较,制定下一个月的质控计划。将质控原始数据及质控图汇总整理后存档保存。

（9）实验室工作人员每日需对冰箱、温箱、比色仪等常规设备的工作状况进行检查。

（10）实验室所有使用的仪器必须定期按一定的要求进行校准和评估,以保证实验结果的准确性。

（11）实验室应备有室内质控登记本,登记内容包括:质控项目、质控品来源、质控品批号和有效期、测定结果、失控分析及处理措施、阶段小结。

第五节 室间质量评价

室间质量评价(external quality assessment,EQA)是由外部独立机构采取一定的方法,连续、客观地评价多间实验室检测结果的准确性,发现误差并校正结果,使各实验室间的结果具有可比性。EQA 是多家实验室分析同一标本并由外部独立机构收集和反馈实验室上报的结果以此评价实验室操作的过程。通过实验室间的比对判定实验室的校准、检测能力以及监控其持续能力。EQA 是对实验室操作和实验方法的回顾性评价,不是用来决定实时的检测结果的可接受性。在质量保证中,EQA 对 IQC 起一定的补充作用。对中心实验室参加室间质量的全过程,包括室间质评计划的制定,质评项目的确定,质控样本的接收、分发、检测、结果报送、结果回报后质评结果的分析以及不合格项的处理等进行控制,以保证实验结果的可比性和准确性。

一、室间质量评价的目的和作用

(一)室间质量评价的作用

室间质量评价或简称室间质评(EQA)是利用实验室间的比对来确定实验室能力的活动,实际上它是指为确保实验室维持较高的检测水平而对其能力进行考核、监督和确认的一种验证活动。参加 EQA 计划,可为评价实验室所出具的数据是否可靠和有效提供客观的证据,它的主要作用:

(1)评价实验室是否具有胜任其所从事检测工作的能力,由组织 EQA 的权威机构等进行。

(2)作为实验室的外部措施,来补充实验室内部的质量控制程序,是对权威机构进行的实验室现场检查的补充。

(3)增加患者和临床医生对实验室能力的信任度,而这种信任度对实验室的生存与发展而言,是非常重要的。

(4)帮助实验室提高实验质量,改进工作,提高实验结果的准确性,避免潜在的医患纠纷和医疗官司。

(5)确定参与室间质量评价的各实验室间检测结果的可比性和一致性,为区域性实验结果互认奠定基础。

(6)为实验室认可、认证、评审、注册和资质认定等提供依据。

(7)对市场上同类分析检测系统(仪器、试剂等)的质量进行比较,并协助生产单位改进质量等。

(二)室间质量评价(EQA)的目的

EQA 是为确定实验室能力而进行的活动,是指按照预先规定的条件,由两个或多个实验室对相同或类似被测物品进行检测的组织、实施和评价。EQA 总的目标是观察各实验室实验结果的准确性、一致性,并采取一定措施,使各实验室结果渐趋一致。进行 EQA 的目的:

（1）确定实验室进行测量的能力，以及对实验室质量进行持续监控的能力。

（2）评价实验室的检测能力，识别实验室存在的问题，并制定相应的补救措施。这些措施可能涉及诸如个别人员的行为或仪器的校准等。

（3）确定新的测量方法的有效性和可比性，并对这些方法进行相应的监控，增加实验室用户的信心。

（4）识别实验室间的差异，确定某种检测方法的性能特征。

（5）为实验室改进实验方法分析能力提供参考，确定重点投入和培训需求，是实验室质量保证的客观证据。

（6）支持实验室认可，增加实验室内部和实验室用户的信心。

（7）是实验室质量保证的外部监督工具。虽然作用很多，但室间质量评价仍然不能全面准确地反映分析前和分析后的许多问题，如患者准备、标本采集、运输、存储等，不能替代实验室全面的质量控制与管理体系。

（三）对参加 EQA 的实验室三个基本要求

（1）有明确的职责以确保参加室间质量评价活动。

（2）有参加该活动的文件化程序。

（3）执行该程序并提供证明参加活动的记录，以及有效利用 EQA 结果。必要时应提供出现不满意结果时所采取的纠正活动的证明资料。

二、室间质量评价的评价方法

（一）室间质量评价的流程

（1）实验室主任批准质评计划和质评项目。

（2）技术负责人负责质评计划的制定和质评项目的确定。

（3）各专业组负责人负责组织本专业组质评样本的接收、分发、检测、结果报送和质评报告总结、整改等过程。

（4）质量监督员监督本专业组质评过程。

（5）各专业组负责人根据中心实验室室间质评管理制度要求，结合本实验室开展的项目，通过质量小组研究，计划本年度中心实验室参加的室间质评项目，制定质评计划，并报中心实验室主任批准。

（6）各专业组负责人负责质评项目的网上申请、付款、质控品接收、发放工作。质量工作小组协助检测人员按常规样本完成室间质评项目的检测，填写报告并签名，交专业负责人审核，经中心实验室主任签字后送报结果。原始结果由各专业组负责保存。

（7）室间质评结果可以检验本实验室实验结果的准确性，同时找出本实验室与其他实验室之间的差异和问题。室间质评的结果回报后由组长分析原因，总结经验，持续改进，编写室间质评小结，建立本实验室全面质量管理体系。

（二）室间质量评价的注意事项

（1）所有的质控标本应该按照规定要求存放，在规定时间内检测，检测完所有的质控标本应当作为传染性物质处理。

（2）实验室在规定时间内用与常规样本完全相同的方式检测 EQA 样本。

（3）实验室对失控的结果分析原因，针对出现的问题采取相应措施。

（4）网上填报时，要严格按照下发单位要求填写，在规定时间内上传检测结果。

（5）分析室间质评结果，对于成绩合格的项目给予更多的关注，注意其偏差情况，发现系统误差，及时消除，才能保证检测结果的准确性。

（三）实验室间及实验室内部比对评价

对省级临床检验中心未组织室间质评的项目，应该积极开展实验室室间的比对。建立和实施实验室间及实验室内部比对计划和程序，以确保实验室间及实验室内部应用不同的程序或设备，或在不同地点，或以上各项均不相同时同一项目的检验结果具有可比性。

（1）技术负责人负责组织讨论并确定比对方案的实施计划，准备实验材料等，实验室主任负责审批，并确保比对计划按时执行。

（2）各专业负责人具体负责比对计划的实施以及不具有可比性项目的整改。

（3）质量监督员负责比对试验的实施和全过程质量监督。

（4）相关实验人员负责实验室内部质量控制、仪器设备的维护与保养，并完成样本的检测和上报。

（5）原则上常规生化项目、血细胞计数、凝血项检验项目、化学发光等检验项目在实验室间的比对每年进行两次，其他项目视具体情况每年进行一次。

（6）如果某个检测系统进行了维修或校准等，则需对该检测系统进行比对试验，且每季度进行一次。

（7）根据需要选择通过实验室认可的单位或权威检测单位进行比对试验，比对方案由参加比对单位协商解决。

（8）实验数据的收集和处理。

（9）以 CLIA'88 法规对室间评估的允许误差和（或）根据生物学变异确定的偏倚为判断依据，由方法学比较评估的系统误差（SE）或相对偏差不大于 CLIA'88 允许误差的二分之一和（或）根据生物学变异确定的偏倚，认为不同检测系统间的系统误差或相对偏差属临床可接受水平。

（10）比对结果临床不可接受时，首先应该查明原因，如果需要对检测系统进行校准，应及时进行。校准方式有：利用目标检测系统测定新鲜血清结果来校正其他自建检测系统；用回归方程的截距和斜率作校正因子校正其他检测系统；用混合血清作为共同校准品校准各检测系统等方式。不同实验室应根据自身情况，经验证后决定使用何种校准方法。

（11）建立质量控制内审小组：为了保证 ISO15189 标准在检验医学质量管理中的全面落实，真正做到"写你应做的，做你所写的，记你所做的，查你所记的，改你所错的"。确保实验室能够按照有效的文件体系运行，成立实验质量内审小组，进行严格的审查并督促落实是一个重要的手段。

（四）室间质量评价管理制度及操作规程

1.目的

利用实验室间的比对来确定实验室的能力,评价各实验室测定结果的正确性是否保持在临床所能接受的误差范围内,即借助外部力量进行回顾性检查。

2.范围

中心实验室。

3.程序

(1)实验室按上级要求开展室间质评项目,在规定时间完成室间质评分析。

(2)在做室间质评检测前,应对整个分析系统(含检测设备、试剂、校准物、质控物)进行必要的维护和检查更换,以保持正常的工作状态。

(3)收到室间质评物后应按规定妥善保存,确保其品质不变。

(4)在检测过程中应与病人标本一起随机检测,独立完成分析报告,不得修改原始检查结果,更不得与其他单位核对,以保证室间评价的真实性。

(5)室间质评分析在规定时间完成后,如实认真填写回报表,上交中心实验室主任,由实验室主任审签后统一寄给省临检中心,原始记录保存在实验室内以备核查和分析。

(6)收到室间质评回报后,先由实验室主任对回报成绩进行审阅,然后转发给相关部门,并组织相关人员进行分析总结,对不满意的结果应查找原因,提出整改措施;对需要改进的项目,应及时上报实验室主任,以便进一步采取措施进行改进。

记录表(本):室间质评回报表、室间质评分析记录。

三、分析原因,持续改进,提升检验质量水平

室间质量评价的目的是监测和评价各实验室对相同标本测定结果的一致性,参与评价的实验室从中获得准确性或一致性方面的信息,充分分析室间质评结果,查找原因,持续改进,提升检验质量是室间质量评价的重要组成部分,是实验室全面质量管理的重要环节,是最终目标。实验室偶尔会有不可接受或不满意的室间质评成绩,通过认真查找原因,可以发现参评实验室在标本处理、检测或结果报告过程中的不当,一旦原因明确,应积极采取纠正措施保证患者结果的准确性,必要时还要制订预防措施防止类似问题的再发生。调查、结论和纠正措施应有完整的文件记录。即使室间质评结果是可接受的,实验室也应注意分析结果有无趋势性变化。因此分析原因、持续改进、提升检验质量水平是室间质量评价活动的重要组成部分,也是其最终目标。

(一)从日常的工作方面持续改进并提升实验质量的要求

(1)开展实验质量控制知识教育和培训,充分认识开展中心实验室室内质控的重要性和必要性。

(2)建立和完善各种仪器档案。各室建立完善仪器的使用、定标校准及保养记录登记本,包括试剂购入登记(对每一次所购入主要试剂,必须认真核对批号、体积、数量、有效期等,并进行登记,掌握试剂的储备情况。一般在保证至少10天充分实验时,可通知定购试剂)和试剂测试登记(每一次所购入主要不同批号试剂,必须与上一次试剂对比试验和/或室内质控合格,同时登记检测时间、批号、项目、测定值、测定人签字等)。

(3)完善各室室内质控制度,建立实验室内室间质评操作程序和记录性文件。建立仪器的使用室内质控文件册,统一质控标准,开展常规实验项目室内质控,参加部及省中心室间

质评并取得好成绩。尤其加强质控图的上图和绘制,认真做好室内质控失控原因分析和处理办法记录。

(4)建立各室冰箱温度记录。

(5)完善交接班制度。尤其24 h提供实验服务的部门必须有两人以上签字。

(6)建立和完善急诊标本和特殊标本登记本,并认真记录,及时处理,及时发报告。

(7)定期分析研究室间质评结果并评价患者结果。

（二）从长期的工作效率方面持续改进并提升实验质量的要求

(1)进一步加强劳动纪律,对工作人员进行经常性的医德医风、职业道德教育,强化"病人第一、质量第一、服务第一、岗位第一、安全第一",真正做到"以病人为中心,全心全意为人民服务"。

(2)加强业务学习,不断提高整体水平。鼓励和支持实验人员通过自学以提高学历和专业理论知识,计划外出进修学习以提高业务技术水平,且外出开会、学习归来的同志必须就本次相关会议或学习内容在全科会上做专题汇报或讲座。要求主管技师以上每年撰写1篇以上学术报告,并在专业组以上进行讲解交流,达到共同促进作用。

(3)不断加强与临床的沟通和合作,更好地配合临床医、教、研,共同促进各项工作,进一步加强合作关系。

(4)编写《中心实验室样本采集指南》,发放到临床。逐步解决检测前质量问题。

(5)完善中心实验室各实验项目、各仪器设备的SOP文件。

(6)编写《临床实验须知》。

第四章

中心实验室生物安全管理

实验室生物安全(laboratory biosafety)是国家安全的组成部分,是指在从事病原微生物实验活动的实验室中避免病原微生物对工作人员和相关人员的危害,避免致病病原的组织、血液、体液(尿、便、胸腹腔积液)及痰液等标本对环境的污染,避免这些标本通过溢洒、气溶胶、容器刺伤等不同方式对检验人员和环境造成危害或潜在风险。广义的生物安全是指免遭生物攻击和侵害的管理与控制过程;狭义的生物安全是指因管理不善、操作不当使有害或潜在危险的生物因子泄漏、环境释放或跨国转移所造成危害的防范与控制。实验室生物安全目标主要是保护人员、保护样本、保护环境。因此,中心实验室生物安全是保障实验室顺利运行的重要保障。

第一节　实验室生物安全管理概述

一、实验室生物安全管理的概念

实验室生物安全管理是指当操作具有潜在感染力的微生物时,为防止实验人员的感染以及防止感染物的外泄,采取恰当的实验室操作和实验程序,使用有效的实验室安全防护装备,对实验室的设施、布局进行科学的配置并将上述诸因素综合起来进行应用的过程。我国先后颁布了《病原微生物实验室生物安全管理条例》《医疗机构临床实验室管理办法》以及《实验室生物安全通用要求》,成为医学实验室进行生物安全管理的重要依据。

二、实验室生物安全相关法律法规和标准

为有效保证实验室生物安全,国务院和相关部门先后颁布了一系列法律法规进行实验室活动的规范。

(一)国家法律

国家法律主要有《中华人民共和国刑法修正案》和《中华人民共和国传染病防治法》。

(二)国务院条例

国务院条例主要有《病原微生物实验室生物安全管理条例》《突发公共卫生事件应急条例》和《医疗废物管理条例》。《病原微生物实验室生物安全管理条例》已于 2004 年 11 月 5

日国务院第 69 次常务会议通过,现予公布,自公布之日起开始施行。

（三）部门规章

(1)可感染人类的高致病性病原微生物菌(毒)种或样本运输管理规定。

(2)人间传染的病原微生物名录。

(3)人间传染的高致病性病原微生物实验室和实验活动生物安全审批管理办法。

(4)病原微生物实验室生物安全环境管理办法。

(5)医疗卫生机构医疗废物管理办法。

(6)医疗废物管理行政处罚办法。

(7)医疗废物分类目录。

(8)医疗废物专用包装物、容器标准和警示标识规定。

(9)医疗废物集中处置技术规范。

(10)医疗机构临床实验室管理办法。

(11)人间传染的病原微生物菌(毒)种保藏机构管理办法。

(12)关于加强医用特殊物品出入境卫生检疫管理的通知。

（四）标准及规范

(1)实验室生物安全通用要求。

(2)生物安全实验室建筑技术规范;

(3)微生物和生物医学实验室生物安全通用准则。

(4)生物安全柜。

(5)临床实验室废物处理原则。

(6)临床实验室安全准则。

(7)人间传染的病原微生物菌(毒)种保藏机构设置技术规范。

第二节　实验室生物安全管理组织结构及职责

一、实验室生物安全管理结构

建立完善的生物安全管理组织结构是确保实验室工作人员及环境安全的重要保障。实验室主任负责组建和领导科室生物安全管理小组,带领中心人员规范地做好生物安全工作,实验室全体工作人员必须按要求做好本职工作。生物安全管理小组成员包括安全负责人、安全监督员和生物安全员。

二、实验室生物安全管理职责

实验室生物安全管理小组负责全科生物安全工作的组织、规划、检查及改进,实验室主任为生物安全工作的主要负责人,其他工作人员按照制度要求做好本职生物安全工作。

（一）生物安全负责人的职责

（1）组织制定安全手册、操作规程等文件。

（2）按照上述文件规定组织实验室的各项工作，保证实验室运行的安全和实验室工作质量的准确可靠。

（3）组织进入生物安全二级实验室的人员进行业务培训，保证工作人员熟知微生物操作规程和技术，掌握实验室设备的特殊要求并熟悉操作，对培训的结果进行考核，决定进入实验室工作人员的资格。

（4）任命专人负责对中心实验室生物安全进行管理和指导。

（5）与感控科共同对发生的职业暴露进行评估和确定，并做出处理。

（二）生物安全监督员的职责

（1）对技术方法、化学品、材料和设备定期进行内部安全检查，确保其符合国家和地方的有关安全与卫生政策与标准。一旦发现不安全因素，立即停止工作并上报实验室负责人。

（2）与有关人员讨论、研究安全政策问题。

（3）核查所有工作人员进入实验室工作的资格。

（4）对所有人员进行连续性的安全教育与指导。

（5）针对操作程序、技术方法和各种各样要求的变更，以及新设备的引进，为全体工作人员提供最新的安全文献和信息资料。

（6）定期检查实验室的各项参数，组织对实验室设备的常规维护保养。

（7）所有可能导致潜在传染性或有毒物质泄露的意外事件与事故，即使没有人员受伤或暴露，也要予以调查，并向实验室负责人员和安全委员会报告调查结果和提出意见。

（8）当任何实验室工作人员的疾病或缺勤与工作有关，能够被记录为可能的实验室获得性感染时，协助随访调查其疾病或缺勤情况。

（9）确保并监督在发生传染性物质溅洒等事件时消毒净化程序得到正确执行，并对这类意外事故和事件进行详细的书面记录。

（10）确保任何需要修理和维护的仪器设备在消毒与净化之后方可运出实验室。

（三）生物安全员职责

（1）生物安全员作为各专业生物安全直接责任人，须指导并监督本专业人员严格遵守生物安全手册的各项规定。

（2）在日常工作中，监督本专业工作人员生物安全规定的执行情况，对可能存在生物安全危害的行为或因素及时制止和消除。

（3）及时报告本专业发生的中度和重度生物安全事故。

（4）正确指导本专业轻度生物安全事故的处理。

（5）定期汇报本专业生物安全防范情况，协助生物安全小组的工作。

（四）实验室工作人员的职责

（1）生物安全二级实验室，只允许进行实验室规定的操作，与此无关的活动一律不得进行。

（2）必须按规定进行个人防护，方能被允许进入实验室。

（3）保持实验室环境的整洁，每项工作完成之后，必须要清理和消毒工作台后才能离开实验室。

（4）注意个人的健康情况，出现身体不适时，应及时向实验室负责人报告。

（5）实验室内禁止饮食、吸烟、访客和喧哗。

第三节　实验室生物安全人员管理体系

建立健全工作人员生物安全培训考核制度，加强工作人员对生物安全知识的学习，确保实验室工作人员的安全，确保实验室检验质量。

一、工作人员生物安全培训考核制度

（1）实验室的工作人员必须是受过专业教育的技术人员。在独立进行工作前还须经中高级实验技术人员进行生物安全培训，达到合格标准后方可开始工作。

（2）实验室的工作人员必须被告知实验室工作的潜在危险并接受实验室安全教育，自愿从事实验室工作。

（3）实验室应定期对工作人员进行培训，以保证其具有进入实验室工作的资格。培训由实验室负责人组织进行，并指定熟悉实验室生物安全工作的人员担任指导工作，培训内容如下：个人防护方法、实验室基本技术、实验室消毒净化方法和生物安全常识。

（4）中心实验室主任每年年终定期组织全体工作人员进行一次生物安全知识考试。

（5）实验室要定期召开生物安全会议，总结生物安全防护工作并做好记录。

二、准入和准出制度

（一）准入制度

（1）实验室入口须贴上生物危险标志，注明生物安全级别。

（2）禁止非工作人员进入实验室。外来人员参观实验室须经实验室负责人批准方可进入。

（3）工作人员进入实验室之前须做好个人防护。

（4）在实验室工作的人员必须定期接受生物安全培训，知道实验室工作的潜在危险，自愿从事实验室工作。

（5）在开展有关传染病源工作时，实验室主任应禁止或限制人员进入实验室，一般情况下，易感人员或感染后会出现严重后果的人员不允许进入实验室，如患有免疫缺陷或免疫抑制的人。

（6）将生物安全程序纳入标准操作规范或生物安全手册，工作人员在进入实验室之前要阅读并按照规程操作。

（二）准出制度

（1）实验人员必须按规定程序脱去防护服及其他用品后方可离开实验室。

（2）离开实验室前必须按专业洗手程序洗手。

（3）实验人员离开实验室之前，要确保该实验室未受到污染或污染已经排除。

（4）实验室中所使用的所有物品必须经相应的处理后，才能带出实验室。

（5）所有实验废弃物都必须经高温灭菌或消毒后方可带离实验室。

三、员工健康管理制度

（一）实验室人员体检制度

（1）对新从事实验室技术工作的人员必须进行上岗前体检，不符合岗位健康要求者不得从事相关工作。

（2）实验室技术人员要在身体状况良好的情况下从事相关工作，如果发生发热、呼吸道感染、开放性损伤、怀孕等或因工作造成疲劳状态免疫耐受及使用免疫抑制剂等情况时，须由实验室负责人同意其从事相关工作。

（3）实验室负责人在批准外来参观、学习、工作人员进入实验室前应了解其健康状况，必要时可先行安排进行临时性体检并保留档案。

（二）发生事故后的人员管理

（1）发生实验室意外事件或一般生物安全事故后，由医院制定相关人员救治、医学观察方案，发现异常，由医院决定人员临时性或永久性调离岗位。临时调离岗位的人员在重新上岗前必须进行体检，体检结果达到岗位健康要求后由人力资源部门批准其上岗。

（2）发生重大生物安全事故后由医院制定并上报相关人员救治、免疫接种和医学观察方案，同时采取有效措施尽量控制人员感染范围，主管领导对方案进行审批。医学观察发现异常，由医院决定人员临时性或永久性调离岗位，临时调离岗位的人员在重新上岗前必须进行体检，体检结果达到岗位健康要求后由人力资源部门批准其上岗。

第四节　实验室分区标准

实验室应根据工作性质的不同进行分区，分为清洁区、半污染区、污染区等范围，明确在不同区域内的活动要求以保证工作人员及外来人员免受生物危害，杜绝实验室内部交叉污染。

一、清洁区

清洁区主要指非标本处理和检测区域，工作人员在此区域活动时不得穿工作服，包括办公区、生活区、会议室、资料室、电教室、厕所等地方，为不易受生物污染的区域。

二、半污染区

半污染区为实验室的缓冲区域,工作人员在此区域进行物品和着装准备后进入操作区。

三、污染区

污染区通常也称工作区,主要为标本接收、处理以及检测区域,是最容易遭受生物危害的区域。

第五节　生物安全防护

实验室生物安全防护(biosafety protection for laboratories)是指实验室工作人员所处理的实验对象含有致病的微生物及其毒素时,通过在实验室设计、建造、使用个体防护设施,严格遵从标准化的工作操作程序和规程等方面采取综合措施,确保实验室工作人员不受实验对象侵染,确保周围环境不受其污染。

一、生物安全防护的基本原则

(一)总则

1.内容

实验室生物安全防护的内容包括安全设备,个体防护装置和措施,实验室的特殊设计和建设要求,严格的管理制度和标准化的操作程序及规程。

应将每一特定实验室在从立项、建设到使用维护的全过程中有关生物安全防护综合措施的内容编入实验室的生物安全手册中。必须设有专职的生物安全负责人。

生物安全防护实验室根据不同的微生物和防护要求分为 4 个生物安全防护级别。

2.安全设备与个体防护

安全设备和个体防护是防止实验室工作人员与致病微生物及其毒素直接接触的一级屏障。

(1)生物安全柜是最重要的安全设备,形成最主要的防护屏障。实验室应按要求分别配备Ⅰ、Ⅱ、Ⅲ级生物安全柜。所有可能使致病微生物及其毒素溅出或产生气溶胶的操作,除实际上不可实施外,都必须在生物安全柜内进行。不得用超净工作台代替生物安全柜。

(2)必要时实验室应配备其他安全设备,如设置配有排风净化装置的排气罩,或采用其他不使致病微生物逸出,确保安全的设备等。

(3)实验室所配备的离心机应在生物安全柜或本标准 2.(2)中所指的其他安全设备中使用,否则必须使用安全密封的专用离心杯。

(4)必须给实验室工作人员配备必要的个体防护用品。

3.实验室设计与建造的特殊要求

包括实验室的选址、平面布置、围护结构、通风空调、安全装置及特殊设备等。

4.安全操作规程

(1)针对不同等级的生物安全防护实验室所规定的安全操作规程,包括标准的安全操作规程和特殊的安全操作规程,必须在实验室的生物安全手册中明列并加以执行。

(2)针对不同的微生物及其毒素应补充规定相应的特殊安全操作规程,也应在各实验室的生物安全手册中明列并加以执行。

5.致病微生物及其毒素在实验室之间的传递

致病微生物及其毒素在实验室之间的传递必须严格按照国家现行有关管理办法执行。

6.实验室基本管理

(1)实验室内的布置和准入:

1)在主实验室应合理设置清洁区、半污染区和污染区。

2)非实验有关人员和物品不得进入实验室。

3)在实验室内不得进食和饮水或者进行其他与实验无关的活动。

4)实验室工作人员、外来合作者、进修和学习人员在进入实验室及其岗位之前必须经过实验室主任的批准。

(2)实验室工作人员的资格和培训:

1)实验室的工作人员必须是受过专业教育的技术人员。在独立进行工作前还须在中高级实验技术人员指导下进行上岗培训,达到合格标准后方可开始工作。

2)实验室的工作人员必须被告知实验室工作的潜在危险并接受实验室安全教育,自愿从事实验室工作。

3)实验室的工作人员必须遵守实验室的所有制度、规定和操作规程。

4)三级和四级生物安全防护实验室的工作人员在开始工作前必须留本底血清进行有关检测,以后定期复检。如有疫苗必须进行免疫注射。

7.实验室特殊管理

为避免和处理源于不安全操作引起的意外事故,必须严格执行以下原则。

(1)针对可能的危险因素,设计保证安全的工作程序。

(2)事前进行有效的培训和模拟训练。

(3)足以应付紧急情况:对于意外事故要能够提供包括紧急救助或专业性保健治疗的措施。

(4)实验室事故处理:工作人员在操作过程中发生意外,如针刺、切伤、皮肤污染、感染性标本溅及体表和口鼻眼内、衣物污染、污染试验台面等均视为安全事故。应视事故类型等不同情况,立即进行紧急处理。具体措施必须形成书面文件并严格遵守执行。在紧急处理的同时必须向有关专家和领导汇报,并详细记录事故经过和损伤的具体部位和程度等,由专家评估是否需要进行预防性治疗。

(5)应填写正式的事故登记表,并按规定报告国家相应级别的卫生主管部门。

8.微生物危害评估

在建设使用传染性或有潜在传染性材料的实验室前,必须进行微生物危害评估。应依据传染性微生物致病能力的程度、传播途径、稳定性、感染剂量、操作时的浓度和规模、实验对象的来源、是否有动物实验数据、是否有有效的预防和治疗方法等诸因素进行微生物危害评估。

（1）通过微生物危害评估确定对象微生物应在哪一级的生物安全防护实验室中进行操作。

（2）根据危害评估结果,制定相应的操作规程、实验室管理制度和紧急事故处理办法,必须形成书面文件并严格遵守执行。

（二）实验室的分类、分级及适用范围

1.分类

（1）一般生物安全防护实验室（不使用实验脊椎动物和昆虫）。

（2）实验脊椎动物生物安全防护实验室。

2.分级

每类生物安全防护实验室根据所处理的微生物及其毒素的危害程度各分为四级。各级实验室的生物安全防护要求等级的规则为:一级最低,四级最高。

3.适用范围

（1）一般生物安全防护实验室

1）一级生物安全防护实验室:实验室结构和设施、安全操作规程、安全设备适用于对健康成年人已知无致病作用的微生物,如用于教学的普通微生物实验室等。

2）二级生物安全防护实验室:实验室结构和设施、安全操作规程、安全设备适用于对人或环境具有中等潜在危害的微生物。

3）三级生物安全防护实验室:实验室结构和设施、安全操作规程、安全设备适用于主要通过呼吸途径使人传染上严重的甚至是致死疾病的致病微生物及其毒素,通常已有预防传染的疫苗。艾滋病病毒的研究（血清学实验除外）应在三级生物安全防护实验室中进行。

4）四级生物安全防护实验室:实验室结构和设施、安全操作规程、安全设备适用于对人体具有高度的危险性,通过气溶胶途径传播或传播途径不明,目前尚无有效的疫苗或治疗方法的致病微生物及其毒素。与上述情况类似的不明微生物,也必须在四级生物安全防护实验室中处理。待有充分数据后再决定此种微生物或毒素应在四级还是在较低级别的实验室中处理。

（2）实验脊椎动物生物安全防护实验室,其适用微生物范围与同级的一般生物安全防护实验室相同。

（三）一般生物安全防护实验室的基本要求

1.一级生物安全防护实验室

（1）安全设备和个体防护:

1）一般无须使用生物安全柜等专用安全设备。

2）工作人员在实验时应穿工作服,戴防护眼镜。

3）工作人员手上有皮肤破损或皮疹时应戴手套。

（2）实验室设计和建造的特殊要求:

1）每个实验室应设洗手池,宜设置在靠近出口处。

2）实验室围护结构内表面应易于清洁。地面应防滑、无缝隙,不得铺设地毯。

3）实验台表面应不透水,耐腐蚀、耐热。

4)实验室中的家具应牢固。为易于清洁,各种家具和设备之间应保持生物废弃物容器的台(架)。

5)实验室如有可开启的窗户,应设置纱窗。

2. 二级生物安全防护实验室

(1)安全设备和个体防护:

1)可能产生致病微生物气溶胶或出现溅出的操作均应在生物安全柜(Ⅱ级生物安全柜为宜)或其他物理抑制设备中进行,并使用个体防护设备。

2)处理高浓度或大容量感染性材料均必须在生物安全柜(Ⅱ级生物安全柜为宜)或其他物理抑制设备中进行,并使用个体防护设备。上述材料的离心操作如果使用密封的离心机转子或安全离心杯,且它们只在生物安全柜中开闭和装载感染性材料,则可在实验室中进行。

3)当微生物的操作不可能在生物安全柜内进行而必须采取外部操作时,为防止感染性材料溅出或雾化危害,必须使用面部保护装置(护目镜、面罩、个体呼吸保护用品或其他防溅出保护设备)。

4)在实验室中应穿着工作服或罩衫等防护服。离开实验室时,防护服必须脱下并留在实验室内,不得穿着外出,更不能携带回家。用过的工作服应先在实验室中消毒,然后统一洗涤或丢弃。

5)当手可能接触感染材料、污染的表面或设备时应戴手套。如可能发生感染性材料的溢出或溅出,宜戴两副手套。不得戴着手套离开实验室。工作完全结束后方可除去手套。一次性手套不得清洗和再次使用。

(2)实验室设计和建造的特殊要求:

1)生物安全防护二级实验室必须满足本标准1.(2)中各款的要求。

2)应设置各种消毒方法,如利用高压灭菌锅、化学消毒装置等对废弃物进行处理。

3)应设置洗眼装置。

4)实验室门宜带锁,可自动关闭。

5)实验室出口应有发光指示标志。

6)实验室宜有不少于每小时 3～4 次的通风换气次数。

3. 三级生物安全防护实验室

(1)安全设备和个体防护:

1)实验室中必须安装Ⅱ级或Ⅱ级以上生物安全柜。

2)所有涉及感染性材料的操作应在生物安全柜中进行。当这类操作不得不在生物安全柜外进行时,必须采用个体防护与使用物理抑制设备的综合防护措施。

3)在进行感染性组织培养,有可能产生感染性气溶胶的操作时,必须使用个体防护设备。

4)当不能安全有效地将气溶胶限定在一定范围内时,应使用呼吸保护装置。

5)工作人员在进入实验室工作区前,应在专用的更衣室(或缓冲间)穿着背开式工作服或其他防护服。工作完毕必须脱下工作服,不得穿工作服离开实验室。可再次使用的工作服必须先消毒后清洗。

6)工作时必须戴手套(两副为宜)。一次性手套必须先消毒后丢弃。

7)在实验室中必须配备有效的消毒剂、眼部清洗剂和生理盐水,且易于取用。可配备应急药品。

(2)实验室设计和建造的特殊要求。

1)选址:三级生物安全防护实验室可与其他用途房屋设在一栋建筑物中,但必须自成一区,该区通过隔离门与公共走廊或公共部位相隔。

2)平面布局。

①三级生物安全防护实验室的核心区包括实验间及与之相连的缓冲间。

②缓冲间形成进入实验间的通道,必须设两道连锁门,当其中一道门打开时,另一道门自动处于关闭状态。如使用电动连锁装置,断电时两道门均必须处于可打开状态。在缓冲间可进行二次更衣。

③当实验室的通风系统不设自动控制装置时,缓冲间面积不宜过大,不宜超过实验间面积的八分之一。

④ Ⅱ级或Ⅲ级生物安全柜的安装位置应远离实验间入口,这不仅能避开工作人员频繁走动的区域,且有利于形成气流由"清洁"区域流向"污染"区域的气流流型。

3)围护结构。

①实验室(含缓冲间)围护结构内表面必须光滑耐腐蚀,防水,以易于消毒清洁。所有缝隙必须加以可靠密封。

②实验室内所有的门均可自动关闭。

③除观察窗外,不得设置任何窗户。观察窗必须为密封结构,所用玻璃为不碎玻璃。

④地面应无渗漏,光洁但不滑。不得使用地砖和水磨石等有缝隙地面。

⑤天花板、地板、墙间的交角均为圆弧形且可靠密封,施工时应防止昆虫和老鼠钻进墙脚。

4)通风空调。

①必须安装独立的通风空调系统以控制实验室气流方向和压强梯度。该系统必须确保实验室使用时,室内空气除通过排风管道经高效过滤排出外,不得从实验室的其他部位或缝隙排向室外;同时确保实验室内的气流由"清洁"区域流向"污染"区域。进风口和排风口的布局应使实验区内的死空间降低到最小。

②通风空调系统为直排系统,不得采用部分回风系统。

③环境参数:相对于实验室外部,实验室内部保持负压。实验间的相对压强以$-30\sim-40\,Pa$为宜,缓冲间的相对压强以$-15\sim-20\,Pa$为宜。实验室内的温、湿度以控制在人体舒适范围为宜,或根据工艺要求而定。实验室内的空气洁净度以 GB50073-2001《洁净厂房设计规范》中所定义的七级至八级为宜。实验室人工照明应均匀,不眩目,照度不低于$500\,lx$。

④为确保实验室内的气流由"清洁"区域流向"污染"区域,实验室内不应使用双侧均匀分布的排风口布局,不应采用上送上排的通风设计。由生物安全柜排出的经内部高效过滤的空气可通过系统的排风管直接排至大气,也可送入建筑物的排风系统。应确保生物安全柜与排风系统的压力平衡。

⑤实验室的进风应经初、中、高效三级过滤。

⑥实验室的排风必须经高效过滤或加其他方法处理后,以不低于$12\,m/s$的速度直接向

空中排放,该排风口应远离系统进风口位置。处理后的排风也可排入建筑物的排风管道,但不得被送回到该建筑物的任何部位。

⑦进风和排风高效过滤器必须安装在实验室设在围护结构上的风口里,以避免污染风管。

⑧实验室的通风系统中,在进风和排风总管处应安装气密型调节阀门,必要时可完全关闭以进行室内化学熏蒸消毒。

⑨实验室的通风系统中所使用的所有部件必须为气密型。所使用的高效过滤器不得为木框架。

⑩应安装风机启动自动连锁装置,确保实验室启动时先开排风机后开送风机,关闭时先关送风机后关排风机。

⑪不得在实验室内安装分体空调器。

5)安全装置及特殊设备。

①必须在主实验室内设置Ⅱ级或Ⅲ级生物安全柜。其安装位置应满足3.(2).2).④中的要求。

②连续流离心机或其他可能产生气溶胶的设备应置于物理抑制设备之中,该装置应能将其可能产生的气溶胶经高效过滤器过滤后排出。在实验室内所必须设置的所有其他排风装置(通风橱、排气罩等)的排风均必须经过高效过滤器过滤后方可排出。其室内布置应有利于形成气流由"清洁"区域流向"污染"区域的气流类型。

③实验室中必须设置不产生蒸汽的高压灭菌锅或其他消毒装置。

④实验间与外部应设置传递窗。传递窗双门不得同时打开,传递窗内应设物理消毒装置。感染性材料必须放置在密闭容器中方可通过传递窗传递。

⑤必须在实验室入口处的显著位置设置压力显示报警装置,显示实验间和缓冲间的负压状况。当负压指示偏离预设区间必须能通过声、光等手段向实验室内外的人员发出警报,可在该装置上增加送、排风高效过滤器气流阻力的显示。

⑥实验室启动工作期间不能停电,应采用双路供电电源。如难以实现,则应安装停电时可自动切换的后备电源或不间断电源,对关键设备(生物安全柜、通风橱、排气罩以及照明等)供电。

⑦可在缓冲间设洗手池:洗手池的供水截门必须为脚踏、肘动或自动开关。洗手池如设在主实验室,下水道必须与建筑物的下水管线分离,且有明显标志。下水必须经过消毒处理。洗手池仅供洗手用,不得向内倾倒任何感染性材料。供水管必须安装防回流装置。不得在实验室内安设地漏。

6)其他。

①实验台表面应不透水,耐腐蚀、耐热。

②实验室中的家具应牢固。为易于清洁,各种家具和设备之间应保持一定间隙。应有专门放置生物废弃物容器的台(架)。家具和设备的边角和突出部位应光滑,无毛刺,以圆弧形为宜。

③所需真空泵应放在实验室内。真空管线必须装置在线高效过滤器。

④压缩空气钢瓶应放在实验室外。穿过围护结构的管道与围护结构之间必须用不收缩的密封材料加以密封。气体管线必须装置在线高效过滤器和防回流装置。

⑤实验室中应设置洗眼装置。

⑥实验室出口应有发光指示标志。

⑦实验室内外必须设置通信系统。

⑧实验室内的实验记录等资料应通过传真机发送至实验室外。

4.四级生物安全防护实验室

四级生物安全防护实验室分为:安全柜型实验室和穿着正压服型实验室。在安全柜型实验室中,所有微生物的操作均在Ⅲ级生物安全柜中进行。在穿着正压服型实验室中,工作人员必须穿着特殊的正压服式保护服装。

(1)安全设备和个体防护。

1)在实验室中所有感染性材料的操作都必须在Ⅲ级生物安全柜中进行。如果工作人员穿着整体的由生命维持系统供气的正压工作服,则相关操作可在Ⅱ级生物安全柜中进行。

2)所有工作人员进入实验室时都必须换上全套实验室服装,包括内衣、内裤、衬衣或连衫裤、鞋和手套等。所有这些实验室保护服在淋浴和离开实验室前均必须在更衣室内脱下。

(2)安全柜型实验室设计和建造的特殊要求。

1)选址:实验室应建造在独立的建筑物内或建筑物内独立的区域。

2)平面布局。

①实验室核心区域由安放有Ⅲ级生物安全柜的房间(安全柜室)和进入通道组成。进入通道至少有3个部分,依次为外更衣室、淋浴室和内更衣室。任何相邻的门之间都有自动连锁装置,防止两个相邻的门被同时打开。对于不能从更衣室携带进出安全柜室的材料、物品和器材,应在安全柜室墙上设置具有双门结构的高压灭菌锅,并有浸泡消毒槽、熏蒸室或带有消毒装置的通风传递窗,以便进行传递或消毒。必须设置带气闸室的紧急出口通道。

②安全柜室四周可设置缓冲区,为环形走廊或缓冲房间,属核心区域的一部分。缓冲区建设要求同三级生物安全防护实验室。

3)围护结构。

①安全柜房间和内侧更衣室的墙壁、地板、天花板等内部应形成密封的内壳。地板应整体密封,墙角成圆弧形。房间的内表面应防水、耐腐蚀。结构内所有的缝隙都应密封,尽量减小安全柜室和内更衣室门周围的缝隙并可密封以利消毒。安全柜室地板上所有的下水管都直接通往液体消毒系统,下水道口和其他服务管线安装高效过滤器并防止害虫进入。

②进入实验室的门可自动关闭,可以上锁。所有在实验室内外传递物品的设备都必须为双开门结构,两门之间也必须有自动连锁装置。

③任何窗户都要求防破碎并密封。

④在实验室的墙洞上安装用于对Ⅲ级生物安全柜和安全柜室传递出来的物品进行消毒的双开门高压灭菌锅。其外门在实验室外开启,缝隙必须良好密封。

4)通风空调。

①必须安装精心设计建造的直排式通风系统。该系统进风和排风设计应确保定向的气流由最小危险区流向最大潜在危险区。进风口和排风口的布局应使实验区内的死空间降低到最小。

②必须监测相邻区域的压差和气流流向,并安装报警器。在外更衣室的入口处安装压强仪表盘,显示和监测实验室内各区的压强或压差和进风、排风的风量。

③必须设计安装通风系统的自动控制和警报装置以确保实验室内不出现正压并保持各房间压强和压差正常。Ⅲ级生物安全柜的排风必须直接与排风管道相连。排风管道必须单独设置，不得与建筑物排风系统相连。

④环境参数：安全柜室必须保持负压程度最高，其相对压强不得高于－60 Pa；安全柜室、内更衣室、淋浴室和外更衣室的相对压强依次增高，相邻房间之间应有压差，保持在10～15 Pa之间。核心区域的空气洁净度以七级至八级为宜。实验室人工照明应均匀，不眩目，照度不低于500 lx。

⑤进风为三级过滤系统，最后一级必须经过高效过滤器过滤。

⑥来自整个核心区域的排风必须经过两个连续高效过滤器处理。排风口应远离实验室区和进风口。

⑦进风和排风高效过滤器必须安装在实验室各房间设在围护结构上的风口里，以避免污染风管。高效过滤器风口结构必须在更换高效过滤器之前实现就地消毒，或采用可在气密袋中进行更换的过滤器结构，以后再对高效过滤器进行消毒或焚烧。每台高效过滤器安装前后都必须进行检测，运行后每年也必须进行一次检测。

5）安全装置及特殊设备。

①安全柜室必须设置Ⅲ级生物安全柜。

②高压灭菌锅的门必须自动控制，只有在灭菌循环完成后，其外门方可开启。

③必须提供双开门的液体浸泡槽、熏蒸消毒室或用于消毒的通风气闸室，对来自Ⅲ级生物安全柜和安全柜室的不能高压消毒的物品进行消毒，使其安全进出。

④如果有中央真空管线系统，不应在安全柜室以外的空间使用。在线的高效过滤器尽可能接近每个使用点或截门处，滤器应易于现场消毒或更换。其他通往安全柜室的气、液管线要求安装保护装置以防止回流。

⑤来自内更衣室（含卫生间）、安全柜室水池、地漏以及高压消毒室和其他来源流出的液体在排下水道之前，必须经过消毒，最好用加热消毒法。地漏必须有充满对被实验传染性物质有效的化学消毒剂的水封，它们直接通往消毒系统。下水道口和其他服务管线均应安装高效过滤器。来自淋浴室和外更衣室、厕所排出的液体可以不经过任何处理直接排到下水道中。对液体废弃物的消毒效果必须经过证实。

⑥必须为实验室的核心区（安全柜室、内更衣室、淋浴室和外更衣室）的通风系统、警报器、照明、进出控制和生物安全柜设置可以自动启动的紧急电源。

6）其他。

①工作台表面应无缝或为密封的表面，应不透水，耐腐蚀、耐热。

②实验室的家具应简单，为开放结构，且牢固。实验台、安全柜和其他设备之间留有空间以便能够清理和消毒。椅子和其他设施表面应铺上非纤维材料使之容易消毒。家具和设备的边角和突出部位应光滑、无毛刺，以圆弧形为宜。

③在安全柜室、内外更衣室近门处安装非手动操作的或自动洗手池。

④实验室与外部必须设有通信系统，宜设闭路电视系统。

⑤实验室内的实验记录等资料必须通过传真机发送至实验室外。

（3）穿着正压服型实验室设计和建造的特殊要求。

1）选址：实验室应建造在独立的建筑物内或建筑物内独立的区域。

2)平面布局。

①实验室核心区域由安放有Ⅱ级生物安全柜的房间(主实验室)和进入通道组成。进入通道包括更衣区和消毒区。更衣区依次为外更衣室、淋浴室和内更衣室,消毒区为化学淋浴室,工作人员离开主实验室时首先经过化学淋浴消毒正压防护服表面。核心区任何相邻的门之间都有自动连锁装置,防止两个相邻的门被同时打开。对于不能从更衣室携带进出主实验室的材料、物品和器材,应在主实验室墙上设置具有双门结构的高压灭菌锅、浸泡消毒槽、熏蒸室或带有消毒装置的通风传递窗,以便进行传递或消毒。必须设置带气闸室的紧急出口通道。

②同本标准 4.(2).2).④中的要求。

3)围护结构:与本标准 4.(2).3)中各款的要求相同。

4)通风空调。

①实验区必须保持负压程度最高,其相对压强不得高于−80 Pa;实验区、化学消毒淋浴室、内更衣室、淋浴室和外更衣室的相对压强依次增高,相邻房间之间保持 10～15 Pa 的压差。核心区域的空气洁净度以七级至八级为宜。

②除上述条款外,其他与本标准 4.(2).4)中各款的要求相同。

5)安全装置及特殊设备。

①主实验室必须设置至少为Ⅱ级的生物安全柜。

②进入主实验室的工作人员必须穿着正压防护服,由高效过滤器提供保护的生命支持系统供给呼吸用气。生命支持系统包括提供超量呼吸气体的正压供气装置、报警器和紧急支援气罐。工作服内气压相对周围环境为持续正压。必须为生命支持系统设置自动启动的紧急电源。

③除上述条款外,其他与本标准 4.(2).5)中各款的要求相同。

6)其他:与本标准 4.(2).6)中各款的要求相同。

(四)生物危险标志的使用

(1)在二级以上的生物安全防护实验室的入口明显位置处必须贴有生物危险标志,并标明级别。

(2)所有盛装传染性物质的容器表面明显位置处必须贴有生物危险标准,并按所在生物安全防护实验室的级别标明相同的级别。

二、职业安全防护措施

为了保护广大医务人员的工作安全,避免不规范的医疗操作造成的医源性感染,在有可能接触病人的血液或其他体液时,医疗卫生工作人员应该坚持采取必要的防护,避免与其直接接触。

(一)职业暴露的处理

1.暴露部分的处理

医务人员的完整或有破损的皮肤被病人的血液或血性体液溅到时,应该立即用肥皂和水充分清洗被溅到的部位;如果暴露的部位是黏膜(如结膜、口腔黏膜),应该立即用大量流水冲洗所暴露之处。当医务人员被可能带有血液的器械扎伤或割伤后,应该及时挤压受伤的局部,使其出血,同时在流水下,用肥皂清洗伤口,然后在受伤的局部涂上消毒药水。

2.报告

医护人员个人在做好暴露部位处理后,立即、主动向院感科报告,以便尽早征求专家对该次职业暴露的处理意见。报告的要点包括:暴露的日期及时间;暴露发生的过程;暴露的严重程度;暴露源病人的情况;暴露的工作人员身体状况。

3.评估

处理职业暴露的专业人员通过上述信息,明确了暴露的种类、体液类型和暴露的体液量、暴露源的现状、暴露者的易感性,评估该次暴露造成暴露者被传染危险性的大小,做出暴露者是否有必要采取预防性用药的决定,以及使用基本或强化暴露后预防性治疗方案(PEP)具体用哪些药。

4.职业暴露后预防性治疗(PEP)

一旦决定实施PEP,原则上越早开始预防效果越好,最好在暴露后1~2 h之内开始。

5.随访

不论暴露者个人有否进行暴露后预防性治疗(PEP),院感科都应该对暴露者进行定期血清学随访。

6.咨询和健康教育

不管暴露者是否需要预防性治疗(PEP),院感科都应该为他们提供心理咨询服务,以缓解其心理压力并采取必要防护措施,防止进一步散播。

(二)医务人员防护的原则

(1)医院内所有区域应当采取标准预防。

(2)标准预防的具体措施包括:

①接触血液、体液、分泌物、排泄物等物质以及被其污染的物品时应当戴手套。

②脱去手套后立即洗手。

③一旦接触了血液、体液、分泌物、排泄物等物质以及被其污染的物品后应当立即洗手。

④在医务人员的工作服、脸部及眼睛有可能被血液、体液、分泌物等物质喷溅到的情况下,应当戴一次性外科口罩或者医用防护口罩、防护眼镜或者面罩,穿隔离衣或围裙。

⑤处理所有的锐器时应当特别注意,防止被刺伤。

⑥对病人使用后的医疗器械、器具应当采取正确的消毒措施。

(3)医务人员使用的防护用品应当符合国家医用级标准,如防护服、防护口罩、防护眼镜或面罩、隔离衣、手套、鞋套等。

(4)医护人员的分级防护——

1)一级防护:适用于发热门(急)诊的医务人员。

①工作时应穿工作服、隔离衣、戴工作帽和防护口罩,必要时戴乳胶手套。

②严格执行洗手与手消毒制度。

③下班时进行个人卫生处置,并注意呼吸道与黏膜的防护。

2)二级防护:适用于进入传染性非典型肺炎留观室、传染性非典型肺炎专门病区的医务人员,接触从病人身上采集的标本,处理其分泌物、排泄物、使用过的物品和死亡病人尸体的工作人员,转运病人的医务人员和司机。进入隔离留观室和专门病区的医务人员必须戴防护口罩,穿工作服、防护服或隔离衣、鞋套,戴手套、工作帽。严格按照清洁区、半污染区和污染区的划分,正确穿戴和脱摘防护用品,并注意呼吸道、口腔、鼻腔黏膜和眼睛的卫生与保护。

3)三级防护:适用于为病人实施吸痰、气管插管和气管切开的医务人员,除二级防护外,还应当加戴面罩或全面型呼吸防护器。

（三）实验室安全操作及防护措施

1.实验室安全性的认识

(1)对设备和实验室进行安全性评估,并提出改进意见。

(2)检查安全标准操作规程,这些规程应适用于现有的条件,并与其他的规则和操作过程相一致。

(3)不管是否有意外发生或是否有新的危险出现,均要定期对安全标准操作规程及实施情况进行检查。

2.减少利器的使用

利器包括注射器、针头、刀片、玻璃制品、载玻片等,如果有可能最好不要在实验室使用这些利器,或使用替代品如塑料移液管。

3.培训

所有工作人员都必须经过培训（包括上岗培训和复训）,所有工作人员均有责任保证自己和他人的工作安全。

4.个人保健

(1)很小的伤口和擦伤都应以防水的敷料覆盖。

(2)患有急性疾病和严重慢性疾病的工作人员不应进入医院生物安全 P_2 级实验室。

(3)进入 P_2 实验室者,要穿隔离衣,戴一次性手套,如接触物传染性危险大,可戴两副手套以加强保护。

(4)进实验室前要摘除首饰,修剪长的、带刺的手指甲,以免刺破手套。

(5)在脱去隔离衣后,离开实验室前必须洗手。

(6)应避免用可能已受到污染的手套触膜面部。

(7)在有危险化学品溅出或爆炸可能时,应佩戴安全眼镜和面罩,如把样品管移出液氮时。

(8)严禁在 HIV 和相关实验室用嘴吸取液体。严禁在实验室内吃、喝、吸烟。

5.建立应付突发事件的措施

(1)处理紧急事件的人员要包括设备管理员、实验室主任、调查员、实验室工作人员、设备安全员。

(2)要依据实验室应用的生物材料种类通知警察、消防员和其他紧急事件处理者,以帮助他们制定紧急事件发生时的处理方案。

(3)实验室紧急处理要考虑到包括炸弹威胁、严重气候状况（飓风、洪水）、地震、停电等自然或非自然的灾害因素。

6.掌握有效的消毒方法

消毒通常被用作表面清洁或作为使用前做的安全工作。主要采用的消毒方法如下。

（1）化学消毒。

①次氯酸钠：如含氯消毒剂包括 84 消毒剂、优氯净等。

②醇类：如乙醇。

③醛类：如甲醛和戊二醛。

④ HIV 实验室中常用的消毒剂：

废弃缸用 10％（v/v）次氯酸钠（10 000 ppm 的氯）或者 5％（v/v）Tegodor（甲醛和戊二醛混合物）消毒；生物安全柜操作表面/工作台/离心机/桶/盆用 70％乙醇或者 5％ Tegodor 消毒；溢出物可采用含有效氯的水喷撒或使用 10％次氯酸钠或 10％ Tegodor 消毒。

（2）熏蒸消毒：熏蒸消毒可用于消毒单一生物安全柜或整个实验室。

（3）高压蒸汽消毒。

7. 感染性样品的接收和发放

（1）潜在性感染材料的接收。

①应该有合适的包装并有醒目的标记。

②应该送到合适的实验室，不能在收发地点和仓库等地点打开。

③未标记的包裹应作为潜在感染源处理。

④包裹必须在满足下列条件的情况下才能打开：有在处理感染源方面受过训练的工作人员；具有处理感染源设备的实验室；穿戴防护衣的工作人员；应用后可置于其中消毒的容器。

⑤泄漏的包裹必须立即报告有关领导和专家。

（2）潜在性感染材料的发放。

①必须送到预定的接受站地点，并清楚地标记为感染性的。

②必须放在密闭的管子中，管子放在生物危险罐中，罐里含有足够的吸水材料，以防泄漏。

③每一包装的体积不得超过 50 mL。

④所有发放的第三类微生物病原体必须有记录。

8. 实验室安全事故处理方案

如针刺损伤、感染性标本溅及体表或口鼻眼内或污染实验台面等均视为安全事故，应立即进行紧急处理。

（1）小型事故：任何一种小的损伤，包括皮肤的破损或刺伤等都可能与传染性物质接触，必须用肥皂和水冲洗，尽量挤出损伤处的血液并使用 70％乙醇或其他皮肤消毒剂进行消毒。

（2）皮肤污染部位用水和肥皂冲洗，并用适当的消毒剂浸泡，例如 70％乙醇或皮肤消毒剂（外科用药）。

（3）针刺和切割伤：怀疑皮肤有损伤或针刺时，建议尽可能挤压伤口，然后用大量的水冲洗。

（4）眼睛溅入液体：眼睛溅入液体，立即用水冲洗。必须迅速，避免揉擦眼睛，连续冲洗至少 10 min。

（5）衣物污染：尽快脱掉隔离衣以防止感染物触及皮肤并防止进一步扩散。脱掉防护手套，洗手并更换隔离衣及手套；如果个人衣物被污染，应立即将污染处浸入消毒剂。

（6）重大事故是指严重损伤或暴露,应有主管领导和专家到场并提供指导。

（7）涉及污染物的重大损伤及泼溅。

发生泼溅事故后应立即采取措施保护易污染物质。如果怀疑有严重事故,应按较严重情况处理并采取以下措施:疏散人员,防止污染扩散;控制污染,并防止人员再进入;通知实验室主管领导、安全负责人,查清情况,确定消毒的程序。

三、预防和控制职业暴露工作制度

职业暴露是指医务人员在日常工作过程中意外被病人的血液、体液(羊水、心包液、胸腔液、腹腔液、脑脊液、滑液、阴道分泌物等)污染了皮肤或者黏膜,或者被含有病毒的血液、体液污染了的针头及其他锐器刺破皮肤,有可能被病毒感染的情况。

（一）预防

（1）中心实验室工作人员必须将所有病人的血液、体液及被血液、体液污染的物品视为具有传染性的病源物质,当接触这些物质时,必须采取防护措施。

（2）当接触病源物质时,必须采取以下防护措施:

1)进行有可能接触病人血液、体液的诊疗和护理操作时必须戴手套,操作完毕,脱去手套后立即洗手,必要时进行手消毒。

2)在工作过程中,有可能发生血液、体液飞溅到工作人员的面部时,医务人员应当戴手套、具有防渗透性能的口罩、防护眼镜;可能发生血液、体液大面积飞溅或者有可能污染工作人员的身体时,还应当穿戴具有防渗透性能的隔离衣或者围裙。

3)当手部皮肤发生破损,在进行有可能接触病人血液、体液的操作时必须戴双层手套。

（3）在日常工作中,要保证充足的光线,并特别注意防止被针头、玻片、刀片等锐器刺伤或者划伤。

（4）使用后的锐器应当直接放入专用利器盒,禁止将使用后的一次性针头重新套上针头套,禁止用手直接接触使用后的针头、刀片等锐器。

（二）处理措施

（1）实验室工作人员发生职业暴露后,应当立即实施以下局部处理措施:

1)用肥皂液和流动水清洗污染的皮肤,用生理盐水冲洗黏膜。

2)如有伤口,应当在伤口旁轻轻挤压,尽可能挤出损伤处的血液,再用肥皂液和流动水进行冲洗,禁止进行伤口的局部挤压。

3)受伤部位的伤口冲洗后,应当用消毒液,如75%乙醇或者0.2%碘伏进行消毒并包扎伤口;暴露的黏膜,应当反复用生理盐水冲洗干净。

（2）实验室人员发生职业暴露后,中心实验室主任和预防保健室人员应当对其暴露的级别和暴露源的病毒载量水平进行评估和确定,同时填写职业暴露个案登记表一式二份,24 h内交预防保健室。

（三）对发生职业暴露的人员应当进行预防性用药

如疑为乙肝、丙肝暴露,应在24 h内查乙肝、丙肝抗体。如疑为艾滋病病毒暴露,预防性用药方案分为基本用药程序和强化用药程序。

基本用药程序为两种逆转录酶制剂,使用常规治疗剂量,连续使用 28 天。强化用药程序是在基本用药程序的基础上,同时增加一种蛋白酶抑制剂,使用常规治疗剂量,连续使用 28 天。

预防性用药应当在发生艾滋病病毒职业暴露后尽早开始,最好在 2 h 内实施,最迟不得超过 24 h,即使超过 24 h,也应当实施预防性用药。

发生一级暴露且暴露源的病毒载量水平为轻度时,可以不使用预防性用药;发生一级暴露且暴露源的病毒载量水平为重度或者发生二级暴露且暴露源的病毒载量水平为轻度时,使用基本用药程序;发生二级暴露且暴露源的病毒载量水平为重度或者发生三级暴露且暴露源的病毒载量水平为轻度或者重度时,使用强化用药程序。暴露源的病毒载量水平不明时,可以使用基本用药程序。

在发生职业暴露后,应当在暴露后的第 4 周、第 8 周、第 12 周及 6 个月时对艾滋病病毒、乙肝、丙肝等抗体进行检测,对服用药物的毒性进行监控和处理,观察和记录艾滋病病毒感染的早期症状等。

四、实验室消毒隔离制度和程序

(一)污染区的消毒

1.表面消毒

(1)桌椅等表面的消毒为每天工作结束后用 250～500 mg/L 有效氯抹擦 1 次,地面用 500～1 000 mg/L 有效氯拖 1 次,禁止干抹干扫。抹布等清洁工具各室专用,不得混用,用后洗净晾干。拖把由卫生员统一保管,清洁区、半污染区和污染区的清洁工具不得混用。

(2)各种表面也可用便携式高强度紫外线消毒器近距离照射消毒。

(3)若被明显污染,如具传染性的标本或培养物外溢、溅泼或器皿打破,洒落于表面,应立即用消毒液消毒,用 1 000～2 000 mg/L 有效氯溶液洒于污染表面,并使消毒液浸过污染物表面,保持 30～60 min 再擦,拖把用后浸于上述消毒液内 1 h。

(4)若已知被肝炎病毒或结核杆菌污染,应用 2 000 mg/L 有效氯溶液擦拭,消毒 30 min;对被结核杆菌污染的表面也可用 5％煤酚皂溶液擦拭,作用 1～2 h。

(5)报告单打印应使用干净未被污染的纸张,工作人员在发放检验报告单时应保证手部清洁,以避免发出的检验报告单被实验室其他物品污染。

2.空气消毒

(1)中心实验室的空气除微生物专业的标本接种(生物安全柜、超净台)外,属于Ⅲ类环境,这类环境要求空气中的细菌总数≤500 cfu/m³,本实验室一般情况下均能达到标准。

(2)空气消毒机消毒时间为每天上午上班期间和下午下班后,打开空气消毒机面板开关按钮,调整时间为定时 2 h,对实验室内的空气进行消毒,同时对消毒情况进行登记。

(3)对明显产生传染性气溶胶的操作(搅拌、研磨、离心等),特别是可能通过呼吸道传播又含有高度传染性微生物(炭疽杆菌、结核杆菌、球孢子菌、组织胞质菌、军团菌、流行性感冒病毒等)的操作,应在生物安全柜内进行。柜内空气须经细菌滤器或热力杀菌通道排出室外,使柜内形成负压;或在风筒式紫外线空气消毒器的进风口临近进行,使产生的微生物气溶胶立即经紫外线风筒消毒。

（4）要求严格无菌的操作如倾倒培养基、菌种转种和细胞转瓶等，应在 100 级洁净间或 100 级净化操作台柜内进行，使空气经初效、中效及高效滤器进入室（柜）内，形成正压，极大限度地减少污染，但应注意及时更换滤器，定时检测滤效。

3. 器材消毒

除已知无传染性器材外，凡直接接触或间接接触过临床检验标本的器材均视为具有传染性，应进行消毒灭菌处理。

（1）金属器材：小的金属器材，如接种环，可用酒精灯烧灼灭菌。当接种环上有较多物品，尤其是液体时，应先在火焰上方，把接种环烤干后再缓慢伸入火焰烧灼，以免发生爆裂或溅泼而污染环境。较大的金属器材或有锋刃的刀剪受污染后不宜烧灼灭菌，可煮沸 10～30 min，或用 2% 戊二醛溶液浸泡 3 h 后，清洗、沥干，再用干热或压力蒸汽灭菌。

（2）玻璃器材：

①采标本用的器材或玻片、吸管、玻瓶要做到一人一份，一用一消毒。凡受到污染的吸管、试管、滴管、离心管、玻片、玻棒、玻瓶、平皿等，应立即浸入洗涤剂或肥皂液中，再煮沸 15～30 min，反复洗刷，沥干，37～60 ℃ 烘干。也可用消毒液，如 1 000 mg/L 有效氯溶液浸泡 2～6 h 后再清洗。

②曾装过含蛋白较多的液体或胸、腹水等的玻璃容器，用含有效氯 1 000 mg/L 的消毒液浸泡 30 min。

③刷洗后用于生化检验或免疫检验者，可浸泡于重铬酸钾-浓硫酸清洁液内 24 h 后，彻底冲洗，最后用蒸馏水冲洗 3 次，沥干或烘干后再用。

④用于细菌者，吸管一端应塞少量棉花，管或瓶应有塞，再用牛皮纸包好，不宜用报纸包，包好后可干热 160 ℃ 2 h 灭菌，待冷却至 40 ℃ 以下才能开烤箱门，以免玻璃炸裂；若箱内易燃物品冒烟或发生焦味，应立即切断电源并关闭气孔，切勿立即开启箱门以免供氧导致燃烧；也可用高压蒸汽 121 ℃，102 kPa 灭菌 15～30 min，吸管应直放，空试管和空瓶口应朝下，且不能完全密闭，带螺旋帽的管瓶，灭菌时应将螺旋帽放松，玻塞容器灭菌时应在塞子与容器间填一纸条以利气体流通，灭菌后再塞紧。

（3）塑料制品：

①一次性使用的塑料制品如薄膜手套、无纺布帽子、工作衣、口罩等用后放污物袋内集中烧毁。

②耐热的塑料如聚丙烯、聚碳酸酯、尼龙及聚四氟乙烯酯制成的器材，可用肥皂或洗涤剂溶液煮沸 15～30 min，洗净后，用高压蒸汽 121 ℃，102 kPa 灭菌 20～30 min。

③不耐热的聚乙烯、聚苯乙烯，可用有效氯 1 000 mg/L 的消毒液浸泡 30～60 min，再洗净，晾干；若为薄膜或板也可用高强度紫外线消毒器照射 1～3 秒。

④一般用于血清反应的塑料板可直接浸入 2 000 mg/L 有效氯溶液内 2 h 以上或过夜；对肝炎检验的反应板用 3 000 mg/L 有效氯溶液浸泡 2～4 h 后，洗净再用。

（4）橡胶制品如手套、吸液管（球）受污染后可用肥皂或 0.5% 洗涤剂溶液煮沸 15～30 min，煮时吸液管（球）内应无空气，全部浸入水内，清洗倒扣晾干；必要时再用高压蒸汽 115 ℃，102 kPa 灭菌 40 min。

⑤纺织品、棉质工作服、帽子、口罩、鞋套等放在专用污物桶内，送洗衣房清洗，每周 2

次,有明显污染时,可随时用 500 mg/L 的有效氯消毒液作用 30～60 min,或高压蒸汽 121 ℃,102 kPa 灭菌 15～30 min。

4.贵重仪器消毒

(1)贵重仪器如显微镜、分光光度计、天秤、酶标检测仪、冰箱、培养箱等不宜加热,不能用消毒液浸泡。局部轻度污染,可用 2%戊二醛溶液擦拭,污染严重时,可请厂家工程师和消毒供应室消毒员负责消毒。

(2)若离心时离心管未密闭,试管破裂,液体外溢,应消毒离心机内部,特别是有可能受肝炎病毒或结核杆菌污染时,宜用 3 000 mg/L 有效氯溶液擦拭。

5.手的消毒

(1)工作前、工作后或检验同类标本后再检验另一类标本前,均须用肥皂流水洗手 1～2 min,搓手使泡沫布满手掌手背及指间至少 10 s,再用流水冲洗,若手上有伤口,应戴手套接触标本。水龙头应用自动开关,肥皂应保持干燥或用瓶装液体肥皂,每次用时压出。

(2)肝炎或结核专业实验室工作人员应戴手套,当明显受致病菌污染,或从事烈性传染病如霍乱、布氏杆菌病、炭疽等检验后,双手及手臂应立即用 1 000 mg/L 的有效氯消毒液剂浸泡 3 min,然后用清水冲洗。

6.特殊微生物污染皮肤的消毒

(1)被甲型肝炎和戊型肝炎病毒污染的手和皮肤可用异丙醇与氯己定配制成的速效消毒液等擦拭作用 3 min。

(2)被乙型肝炎、丙型肝炎和丁型肝炎病毒污染的手和皮肤,可用流水、肥皂清洗后再用异丙醇-氯己定消毒液浸泡 5 min,然后用水冲洗。

7.废弃标本及其容器的消毒处理

(1)采集检验标本或接触装有检验标本的容器,特别是装有肝炎和结核病的检验标本者,应戴手套,一次性使用的手套用后放收集袋内,集中烧毁;可反复使用者用后放消毒液内集中消毒,无手套时可用纸套使皮肤不直接与容器表面接触,用后将纸套放入污物袋内烧毁。

(2)夹取标本的工具,如钳、镊、接种环、吸管等,用后均应消毒清洁,进行微生物检验时,应重新灭菌。金属工具可烧灼灭菌或消毒液浸泡;玻璃制品可干热或高压蒸汽灭菌。

(3)废弃标本如胸水、腹水、脑脊液、胃液、肠液、关节液等加入 2 000 mg/L 的有效氯消毒剂,搅匀后作用 30 min 再倒入厕所或化粪池;痰、脓、大便(包括动物粪便)及其他固形标本,直接用黄色塑料袋按感染性废物收集后送无害化处理中心焚烧;血液、血清标本加入 2 000 mg/L 的有效氯消毒剂,搅匀后作用 30 min,再按感染性废物收集后送无害化处理中心焚烧。

(4)盛标本的容器,若为一次性使用的纸质容器,与其外面包被的废纸,应焚毁;对可再次使用的玻璃、塑料或搪瓷容器,可煮沸 15 min,或加入 2 000 mg/L 的有效氯消毒剂,作用 30 min 后,用洗涤剂及流水刷洗,沥干;用于微生物培养采样者,高压蒸汽灭菌后备用。

(5)废弃标本及其容器应有专门密闭不漏水的污物袋(箱)存放,分类放置、专人收集且专人运送到医院医疗废物暂时贮存地,并有交接登记和签名,登记记录至少保存 3 年。

（二）清洁区的消毒

（1）清洁区若无明显污染,每天开窗通风换气数次,湿抹擦桌面、椅面及地面1次,保持清洁;每周(或有明显微生物污染时)应用消毒液如500 mg/L的有效氯消毒剂或1 000 mg/L过氧乙酸溶液抹擦桌、椅、门、窗及地面,地面消毒浓度应加倍,所有清洁消毒器具(抹布、拖把、容器)不得于污染区和半污染区共用。

（2）工作人员每次下班前应用肥皂流水按六步洗手法洗手。

（三）半污染区的消毒

（1）空气、桌、椅、门、窗消毒同清洁区,地面消毒同污染区。

（2）拖鞋每天用500 mg/L的有效氯消毒剂或0.1%～0.2%过氧乙酸溶液浸泡或抹擦1次。

（3）工作衣每周换洗2次,结核病检测工作人员,每次连续佩戴口罩不得超过4 h,每次用后放入污物袋内进行焚烧处理,工作衣若有明显致病菌污染或从事烈性传染菌标本检验后,应随时更换,并用高压蒸汽灭菌。

五、实验室尖锐器具安全使用制度

实验室尖锐器具通常包括注射器、针头、玻璃瓶、玻片、移液管等玻璃器具。在使用中必须注意:

（1）用过的针头禁止折弯、剪断、折断、重新盖帽,禁止用手直接从注射器取下。用过的针头必须直接放入防穿透的容器中。

（2）尽量使用塑料器材代替玻璃器材。禁止用手处理破碎的玻璃器具。操作玻璃器具时应遵循下述安全规则:

①不使用破裂或有缺口的玻璃器具。

②不要强力取下玻璃试管上的塞子,粘紧的试管可用刀切开分离。

③接触过传染性物质的玻璃器具,清洗之前,应先行消毒。

④破裂的玻璃器具和玻璃碎片应丢弃在有专门标记的、单独的、不易刺破的容器里。

⑤高热操作玻璃器具时应戴隔热手套。

⑥每次下班前,用1 000 mg/L有效氯溶液或其他合适的消毒剂对洗刷玻璃器具的区域进行表面消毒。

⑦破碎的玻璃器具只能使用机械装置处理。

（3）锐利物品应立即放置在不易刺破的容器内,在完全装满之前就应及时丢弃。

（4）非一次性利器必须放入厚壁容器中运送到特定区域消毒,最好进行高压消毒。

（5）培养基及其他具有潜在危险性的尖锐废弃物须放在防漏的容器中储存、运输及消毒、灭菌。

六、卫生制度

（1）每天工作完成后,要收拾好工作桌面上的物品,并放至原位,做到物品存放有序;每日上下班前进行实验室地面、工作台、设备表面的清洁工作。

（2）每周必须制定一天，除完成第一项卫生工作外，对抽屉、柜子、冰箱内物品进行清洁、整理。

（3）每月的最后一天下午进行一次卫生大扫除，做到窗明几净，四壁无尘，无蜘蛛网，无卫生死角及鼠迹。

（4）科室门窗、走廊、卫生间和其他公共场合的环境卫生，由医院物业负责清洁，科室人员有责任进行经常性督促检查，提出存在问题并要求其纠正，必要时报告实验室主任或向物业公司负责人投诉。

七、实验室生物安全监督检查制度

（一）监督检查内容和时间安排

（1）定期检查生物安全制度落实情况。
（2）定期检查生物安全设施环境情况。
（3）定期检查生物安全设备维护消毒情况。
（4）定期检查标本收集、运送、处理规范（含血液、体液、排泄物、分泌物）。
（5）定期检查高致病性病原微生物（细菌、免疫）废弃物灭菌处置情况。
（6）定期检查医疗废物（分五类）分类装载、标记、运送、交接登记情况。
（7）定期检查消毒液配制浓度是否符合要求。
（8）定期检查免疫室和体液室回收材料（玻片、康氏管、比色杯）浸泡处理情况。
（9）定期检查各专业日常医疗垃圾归类放置情况（如纸皮类、手套类、尖锐物品等）。
（10）定期检查紫外消毒登记情况和紫外灯更新情况。
（11）定期检查生物安全应急预案应用和记录情况。

（二）监督检查的形式

按规定时间安排检查，或专项检查、抽查。

（三）监督检查人员

负责人：×××；具体分管：×××。

第六节　实验室风险评估

一、职业感染的现状

经血、呼吸道、黏膜传播疾病直接危害着检验工作者的身体健康。我国是 HBV 感染的高发区，约有 1.3 亿人携带 HBV，HBV 表面抗原（HBsAg）的携带率为 8％～20％；自 20 世纪 90 年代以来 HCV 感染也呈上升趋势，其感染率为 3％。目前艾滋病感染在我国的流行已进入增长期。在无偿献血人群中检出乙型肝炎、丙型肝炎、梅毒、艾滋病等传染性疾病占有一定的比例。经调查显示,针头和玻璃碎片是主要锐器致伤因子,经常接触针头者发生锐器伤的危险是不经常接触者的 23 倍。多种传染病是通过血液传染的,而血液检验中的职业暴露大多数来自实验室工作人员在实验操作和标本采集过程中,意外被带病原体的血液污染破损的皮肤或被病原体感染的针头、血常规采血针、采血玻璃管、吸头等锐器刺破皮肤,呼吸道吸入气溶胶也是传播方式之一。因此,实验室工作人员面临着严峻的职业暴露危险。

（一）传播途径

检验人员感染疾病的一般传染途径有:

1.皮肤破损

带有 HIV、HBV、HCV、梅毒螺旋体等病原体的血液,长时间接触小伤口、溃疡、擦伤等破损皮肤,可能会造成机体的感染。

2.穿刺

由于针头、刀片等对皮肤的意外损伤,使带有病毒的全血、血清或血浆进入皮下或循环系统,造成感染。这种针头意外损伤是职业性 HBV 和 HIV 感染最重要的原因。带有 HIV 的针头意外穿刺皮肤后,HIV 感染的可能性在 $0\sim0.9\%$ 之间,平均为 0.4%。而对于 HBV,这个可能性在 $6\%\sim30\%$ 之间,平均为 18%。有学者进行了相应的统计推算,每 1 000 个艾滋病病人,每年会产生 1 例由于针头意外造成的职业性 HIV 感染;而每 1 000 个乙肝患者,每年会产生 45 例类似职业性 HBV 感染。由于 HBV 在人群中的感染率比 HIV 高得多,在一定人群中,每年产生的因针头意外造成的职业性 HBV 感染比 HIV 多得多。

3.黏膜

由于试管未封闭、离心意外等造成的血液飞溅,带有病原体的血液与口腔、鼻腔黏膜或眼结膜等接触,可以造成感染。还有被 HIV、HBV、HCV、梅毒螺旋体等病原体污染的电话、仪器、工作台面等接触,也可以造成感染。

4.吸入含病原体的气溶胶

在采血窗口或发放化验单时,直接与病人面对面接触交谈,易感染呼吸道疾病。此外,能引起气溶胶的操作或事故有离心、溢出或溅洒、混合、混旋、研磨、超声以及开瓶时两个界面的分离等。

（二）危害因素

1.血源性传播

调查研究发现,实验室工作人员被针刺伤占第 2 位。最常见危害较大的职业传染病有以下 3 种。

(1)乙型肝炎:乙型肝炎是检验人员面临的危险性最大的血源传播性疾病,HBV 在血液中的浓度可以高达 $10^8\sim10^9$ 拷贝/mL,检验人员感染率较高。HBV 主要传播途径是经血液传播,病毒携带者血液中 HBV 的浓度很高,针刺伤时,只需 0.004 mL 带有 HBV 的血液便足以使受伤者感染 HBV。

(2)丙型肝炎:丙肝病毒(HCV)在血液中的浓度在 $10^2\sim10^3$ 拷贝/mL 左右,主要经血液传播,因此通过注射、针刺、含 HCV 血液的伤口和其他皮肤黏膜密切接触传播。丙型肝炎大多数患者的症状不明显,往往不容易被发现,可表现为流感样症状,有时会造成比 HBV 更严重的后果。

(3)艾滋病(AIDS):近年来我国 AIDS 的流行造成了对检验人员日益严峻的职业性感染威胁。HIV 在血液中的浓度通常在 $10^0 \sim 10^4$ 拷贝/mL,被 HIV 污染的锐器刺伤而感染的概率为 0.3%。

2.呼吸道、接触及节肢动物叮咬等传播途径

病原微生物感染:病原微生物实验室,特别是高致病性病原微生物实验室内操作的任何疏忽、失误都可能造成难以弥补的损失。常见感染:结核分枝杆菌、肠道致病菌等。

3.防护措施

(1)增强实验室工作人员的防护意识及防护行为:为了最大限度地减少危害,实验室工作人员应主动地从多方面了解关于 HBV、HCV、HIV 等相关的知识,了解各种病毒的传播方式,知道应该采取什么样的防护措施。医院和实验室应高度重视,定期加强教育,让检验工作人员都意识到自我防护的重要性,自觉地养成良好的习惯。

(2)规范操作程序:各类医疗废物、垃圾必须分类放置,及时消毒后,再由卫生清洁人员取走。特别注意对损伤性医疗废物的及时处理,严格防止感染或致病因子外泄而污染环境。要严格遵守规章制度,养成良好的工作习惯。中心实验室应制定一套有关卫生防护的规章制度,人人都应自觉遵守。如在实验室内禁止吸烟、吃东西、接听手机;从事免疫和微生物相关工作者,要戴口罩和手套。防止各种液体飞溅,必须避免手或皮肤直接接触,若有意外污染应及时消毒、冲洗并擦干飞溅出的液体。在离心机停止转动前,不要打开顶盖,以减少气溶胶的产生,更不要用手去使离心机减速,避免机械损伤的发生。

(3)避免锐器损伤,熟练掌握锐利器械的使用:具有感染性的各种针管、吸管、吸头、试管、玻片等用后及时放在专用容器内;用过的针头不要套回针帽,避免刺伤。锐器损伤后立即挤出伤口处的血液,用肥皂水和流水清洗伤口,并用 2% 碘伏消毒后纱布包扎,可套橡皮指套(或橡皮手套),下班前洗手再重新消毒包扎,并准确记录上报,确认损伤器械是否用于有传染性疾病的患者,以使受伤者及时得到监测和治疗。

(4)重视手部清洁:医院内感染病原体传播最主要的媒介是污染的手。戴医用乳胶手套可以为医务人员提供很好的保护。乳胶手套尽管不能避免针头造成的机械损伤,但很大程度上可以减少皮肤与血液的接触。而且当针头造成意外损伤后,乳胶手套还可以起到一种阻挡、封闭作用,减少进入伤口的血量,从而降低感染的概率。正确的洗手方法可使手表面的暂居菌减少 1 000 倍,用普通肥皂和清水擦揉 15 s 以上,可清除暂居菌或降低其在皮肤上的密度。搓洗 15 s,手表面的金黄色葡萄球菌可下降 77%,洗 2 min 可降低 85%;对铜绿假单胞菌效果更好,搓洗 12 s 便可去除 92%,洗 2 min 可去除 97.8%。

(5)职业暴露的局部处理:工作中职业暴露后现场急救处理非常重要,若黏膜暴露应用生理盐水或清水反复冲洗干净;皮肤意外接触到血液等污染物,应立即以肥皂和清水冲洗;若被血液污染的针头或仪器等锐器刺伤,对伤口进行轻轻挤压,尽可能挤出损伤处的血液,用肥皂和流水清洗伤口,用 70% 酒精、0.2%~0.5% 过氧乙酸、0.5% 碘伏等浸泡或涂抹消毒并包扎伤口、戴手套等,发生意外伤害暴露后要立即进行伤口局部处理,并立即报告预防保健部门,对受伤者及患者进行 HBV、HCV、HIV 和梅毒螺旋体等检测。依据检测结果尽快采取相应的补救措施,减少职业感染的发生。

二、实验室风险评估目的

风险评估的目的就是确定实验室防护等级,建立生物安全防护机制,配备适当的防护用品,采取相应的防护措施。

评估的范围是实验室涉及的所有病原微生物,以及对化学、物理、辐射、电气、水灾、火灾、自然灾害和噪音等进行风险评估。科室管理机构要统筹安排,评估的结论要十分明确,包括危险程度极低的微生物。可以根据实验室工作特点、仪器使用情况进行打包评估。危害性评估始于实验室设计建造之前,实施于实验活动之中,在使用之后还须进行定期的阶段性再评估。当发生实验室意外、新发传染病或严重疫情时,应特别注意安排此项工作。紧急、意外事故应对方案提供以下操作规范:

(1)防备火灾、洪水、地震等自然灾害。

(2)意外暴露的处理和污染清除。

(3)意外事故发生时的继续操作以及人员紧急撤离。

(4)人员暴露和受伤的紧急医疗处理,如医疗监护、临床处理和流行病学调查。

三、风险评估内容

生物因子(biological agents)是指可能引起感染、过敏或中毒的所有微小生物体,包括基因修饰的、细胞培养的和寄生于人体的。

(1)风险评估内容包括生物因子已知或未知的特性,如生物因子的种类、来源、传染性、传播途径、易感性、潜伏期、剂量-效应关系、致病性、变异性、在环境中的稳定性、与其他生物和环境的交互作用、流行病学资料、预防和治疗方案等。

(2)制定评估报告应包括各种因素的风险发生概率程度、针对这些风险采取的预防措施以及风险发生后的补救方法。依据 2006 年 1 月 11 日中华人民共和国卫生部颁布的《人间传染的病原微生物名录》,对医院中心实验室可能接触的病原体进行风险评估。

第七节　实验室菌毒株及废弃物管理

国家根据病原微生物的传染性和感染后对个体或者群体的危害程度,将病原微生物分为 4 类:

(1)第一类病原微生物是指能够引起人类或者动物非常严重的疾病的微生物,以及我国尚未发现或者已经宣布消灭的微生物;

(2)第二类病原微生物是指能够引起人类或者动物感染严重疾病,以及比较容易直接或者间接在人与人、动物与人、动物与动物间传播的微生物;

(3)第三类病原微生物是指能够引起人类或者动物感染疾病,但一般情况下对人、动物或者环境不构成严重危害,传播风险有限,实验室感染后很少引起严重疾病,并且具备有效治疗和预防措施的微生物;

(4)第四类病原微生物是指在通常情况下不会引起人类或者动物感染疾病的微生物。

第一类、第二类病原微生物统称为"高致病性病原微生物"。

一、病原微生物采集

采集病原微生物样本应当具备下列条件：

（1）具有与采集病原微生物样本所需要的生物安全防护水平相适应的设备。

（2）具有掌握相关专业知识和操作技能的工作人员。

（3）具有有效的防止病原微生物扩散和感染的措施。

（4）具有保证病原微生物样本质量的技术方法和手段。

采集高致病性病原微生物样本的工作人员在采集过程中应当防止病原微生物扩散和感染，并对样本的来源、采集过程和方法等作详细记录。

二、病原微生物储存和运输

国务院卫生主管部门或者兽医主管部门指定的菌（毒）种保藏中心或者专业实验室（以下称保藏机构），承担集中储存病原微生物菌（毒）种和样本的任务。

保藏机构应当依照国务院卫生主管部门或者兽医主管部门的规定，储存实验室送交的病原微生物菌（毒）种和样本，并向实验室提供病原微生物菌（毒）种和样本。

保藏机构应当制定严格的安全保管制度，做好病原微生物菌（毒）种和样本进出和储存的记录，建立档案制度，并指定专人负责。对高致病性病原微生物菌（毒）种和样本应当设专库或者专柜单独储存。

保藏机构储存、提供病原微生物菌（毒）种和样本，不得收取任何费用，其经费由同级财政在单位预算中予以保障。

保藏机构的管理办法由国务院卫生主管部门会同国务院兽医主管部门制定。

保藏机构应当凭实验室依照本条例的规定取得的从事高致病性病原微生物相关实验活动的批准文件，向实验室提供高致病性病原微生物菌（毒）种和样本，并予以登记。

实验室在相关实验活动结束后，应当依照国务院卫生主管部门或者兽医主管部门的规定，及时将病原微生物菌（毒）种和样本就地销毁或者送交保藏机构保管。

保藏机构接受实验室送交的病原微生物菌（毒）种和样本，应当予以登记，并开具接收证明。

运输高致病性病原微生物菌（毒）种或者样本，应当通过陆路运输；没有陆路通道，必须经水路运输的，可以通过水路运输；紧急情况下或者需要将高致病性病原微生物菌（毒）种或者样本运往国外的，可以通过民用航空运输。

运输高致病性病原微生物菌（毒）种或者样本，应当具备下列条件：

（1）运输目的、高致病性病原微生物的用途和接收单位符合国务院卫生主管部门或者兽医主管部门的规定；

（2）高致病性病原微生物菌（毒）种或者样本的容器应当密封，容器或者包装材料还应当符合防水、防破损、防外泄、耐高（低）温、耐高压的要求；

（3）容器或者包装材料上应当印有国务院卫生主管部门或者兽医主管部门规定的生物危险标识、警告用语和提示用语。

运输高致病性病原微生物菌(毒)种或者样本,应当经省级以上人民政府卫生主管部门或者兽医主管部门批准。在省、自治区、直辖市行政区域内运输的,由省、自治区、直辖市人民政府卫生主管部门或者兽医主管部门批准;需要跨省、自治区、直辖市运输或者运往国外的,由出发地的省、自治区、直辖市人民政府卫生主管部门或者兽医主管部门进行初审后,分别报国务院卫生主管部门或者兽医主管部门批准。

运输高致病性病原微生物菌(毒)种或者样本,应当由不少于2人的专人护送,并采取相应的防护措施。有关单位或者个人不得通过公共电(汽)车和城市铁路运输病原微生物菌(毒)种或者样本。承运单位应当与护送人共同采取措施,确保所运输的高致病性病原微生物菌(毒)种或者样本的安全,严防发生被盗、被抢、丢失、泄漏事件。

高致病性病原微生物菌(毒)种或者样本在运输、储存中被盗、被抢、丢失、泄漏的,承运单位、护送人、保藏机构应当采取必要的控制措施,并在2 h内分别向承运单位的主管部门、护送人所在单位和保藏机构的主管部门报告,同时向所在地的县级人民政府卫生主管部门或者兽医主管部门报告,发生被盗、被抢、丢失的,还应当向公安机关报告;接到报告的卫生主管部门或者兽医主管部门应当在2 h内向本级人民政府报告,并同时向上级人民政府卫生主管部门或者兽医主管部门和国务院卫生主管部门或者兽医主管部门报告。

三、细菌的生物安全防护

根据《病原微生物生物实验室生物安全管理条例》中的有关规定,二级生物安全实验室相关的防护事宜如下。

(一)操作要求

(1)实验时,未经实验室主任同意者,限制或禁止进入实验室。

(2)不许在工作区域饮食、吸烟、清洗隐形眼镜和化妆。食物应存放在工作区域以外专用橱柜或冰箱中。

(3)所有的操作应尽量细心,避免产生和溅出气溶胶。

(4)对于已污染的锐器,必须时刻保持高度的警惕,包括针、注射器、玻片、加样器等。

(5)注射和吸取感染材料时,只能使用针头固定注射器或一次性注射器(即注射器和针头是一体的)。用过的一次性针头必须弯曲、切断、破碎,重新套上针头套,从一次性注射器上去掉,或在丢弃前进行人工处理,小心放入不会被刺穿的、用于收集废弃锐器的容器中。非一次性锐器必须放置在坚壁容器中,转移至处理区消毒,最好高压杀菌。

(6)打碎的器皿不能直接用手处理,必须用其他工具处理,如刷子和簸箕、夹子或镊子。盛污染的针头、锐器、碎玻璃的容器在倒掉前,应按照相关的规定进行消毒。

(7)所有的培养物、储存物及其他规定的废物在释放前,均应使用可行的消毒方法进行消毒,如高压灭菌。转移到就近实验室消毒的物料应置于耐用、防漏容器内,密封运出实验室。离开该系统进行消毒的物料,在转移前应包装,其包装应符合有关的法规。

(8)溅出或偶然事件中,明显暴露于传染源时,要立即向实验室主任报告。进行适当的医学评估、观察、治疗,保留书面记录。

(9)按日常程序、在有关传染源的工作结束后,尤其是传染源溅出或洒出后或受到其他传染源污染后,实验室设备和工作台面应当使用有效的消毒剂消毒。污染的设备在送去修理、维护前,要按照相关的规定消毒;在设施转移前,要按照相关的规定打包运输。

（二）安全设备

（1）正确使用和保养生物安全柜,最好使用二级生物安全柜、其他合适的人员防护设施或物理遏制装置。

（2）确定可能形成传染性气溶胶或溅出物的实验过程,包括离心、研磨、匀浆、剧烈震荡或混匀、超声波破裂、开启装有传染源的容器、采集感染标本等。

（3）涉及高浓度或大体积的传染源时,可选用密封转头或带安全罩的离心机,若转头或安全罩仅在生物安全柜中打开,则可在开放实验室内离心。

（4）当必须在生物安全柜外处理标本时,须采取面部保护措施（眼镜、口罩、面罩或其他防溅装置）,以免传染源或其他有害物溅或洒到脸上。

（5）在实验室内,必须使用专用的防护性外衣、大褂、罩衫或制服。人员到非实验室区域时,防护服必须留在实验室内。防护服可以在实验室内处理,也可以在洗衣房中洗涤,但不能带回家中。

（6）可能接触潜在传染源、被污染的表面或设备时,要戴手套。一次性手套不用清洗,不能重复使用,不能用于接触"洁净"的表面（键盘、电话等）,也不应当戴着手套到实验室外。要备有带滑石粉的乳胶手套,脱掉手套后要洗手。

四、菌/毒株销毁规定

保存的菌种失去活性、变异或超过贮存时间,应进行灭活销毁（121 ℃,湿热灭菌30 min）,填写销毁记录。销毁无保存价值的冻干菌种和失效的菌种甘油管,须经科室主任批准,并在账上注销,写明销毁原因。

五、医疗废弃物管理制度与规定

医疗废弃物是指在医疗活动中产生的具有直接或间接感染性、毒性以及其他危害性的废物。实验室产生的医疗废物主要有感染性废物、损伤性废物、化学性废物 3 类。

《医疗废物管理条例》内容如下:

1.总则

（1）第一条:为了加强医疗废物的安全管理,防止疾病传播,保护环境,保障人体健康,根据《中华人民共和国传染病防治法》和《中华人民共和国固体废物污染环境防治法》制定本条例。

（2）第二条:本条例所称医疗废物,是指医疗卫生机构在医疗、预防、保健以及其他相关活动中产生的具有直接或者间接感染性、毒性以及其他危害性的废物。医疗废物分类目录,由国务院卫生行政主管部门和环境保护行政主管部门共同制定、公布。

（3）第三条:本条例适用于医疗废物的收集、运送、贮存、处置以及监督管理等活动。医疗卫生机构收治的传染病病人或者疑似传染病病人产生的生活垃圾,视为医疗废物进行管理和处置。

医疗卫生机构废弃的麻醉、精神、放射性、毒性等药品及其相关废物的管理,依照有关法律、行政法规和国家有关规定、标准执行。

（4）第四条：国家推行医疗废物集中无害化处置，鼓励有关医疗废物安全处置技术的研究与开发。

（5）第五条：县级以上各级人民政府卫生行政主管部门，对医疗废物收集、运送、贮存、处置活动中的疾病防治工作实施统一监督管理；环境保护行政主管部门，对医疗废物收集、运送、贮存、处置活动中的环境污染防治工作实施统一监督管理。

县级以上各级人民政府其他有关部门在各自的职责范围内负责与医疗废物处置有关的监督管理工作。

（6）第六条：任何单位和个人有权对医疗卫生机构、医疗废物集中处置单位和监督管理部门及其工作人员的违法行为进行举报、投诉、检举和控告。

2.医疗废物管理的一般规定

（1）第七条：医疗卫生机构和医疗废物集中处置单位，应当建立和健全医疗废物管理责任制，其法定代表人为第一责任人，切实履行职责，防止因医疗废物导致传染病传播和环境污染。

（2）第八条：医疗卫生机构和医疗废物集中处置单位，应当制定与医疗废物安全处置有关的规章制度和发生意外事故时的应急方案；设置监控部门或者专（兼）职人员，负责检查、督促、落实本单位医疗废物的管理工作，防止违反本条例的行为发生。

（3）第九条：医疗卫生机构和医疗废物集中处置单位，应当对本单位从事医疗废物收集、运送、贮存、处置等工作的人员和管理人员，进行相关法律、专业技术、安全防护以及紧急处理等知识的培训。

（4）第十条：医疗卫生机构和医疗废物集中处置单位，应当采取有效的职业卫生防护措施，为从事医疗废物收集、运送、贮存、处置等工作的人员和管理人员，配备必要的防护用品，定期进行健康检查；必要时，对有关人员进行免疫接种，防止其健康受到损害。

（5）第十一条：医疗卫生机构和医疗废物集中处置单位，应当依照《中华人民共和国固体废物污染环境防治法》的规定，执行危险废物转移联单管理制度。

（6）第十二条：医疗卫生机构和医疗废物集中处置单位，应当对医疗废物进行登记，登记内容应当包括医疗废物的来源、种类、重量或者数量、交接时间、处置方法、最终去向以及经办人签名等项目。登记资料至少保存3年。

（7）第十三条：医疗卫生机构和医疗废物集中处置单位应当采取有效措施，防止医疗废物流失、泄漏、扩散。发生医疗废物流失、泄漏、扩散时，医疗卫生机构和医疗废物集中处置单位应当采取减少危害的紧急处理措施，对致病人员提供医疗救护和现场救援；同时向所在地的县级人民政府卫生行政主管部门、环境保护行政主管部门报告，并向可能受到危害的单位和居民通报。

（8）第十四条：禁止任何单位和个人转让、买卖医疗废物。禁止在运送过程中丢弃医疗废物；禁止在非贮存地点倾倒、堆放医疗废物或者将医疗废物混入其他废物和生活垃圾。

（9）第十五条：禁止邮寄医疗废物。禁止通过铁路、航空运输医疗废物。有陆路通道的，禁止通过水路运输医疗废物；没有陆路通道必须经水路运输医疗废物的，应当经设区的市级以上人民政府环境保护行政主管部门批准，并采取严格的环境保护措施后，方可通过水路运输。禁止将医疗废物与旅客在同一运输工具上载运。禁止在饮用水源保护区的水体上运输医疗废物。

3. 医疗卫生机构对医疗废物的管理

(1)第十六条:医疗卫生机构应当及时收集本单位产生的医疗废物,并按照类别分置于防渗漏、防锐器穿透的专用包装物或者密闭的容器内。医疗废物专用包装物、容器,应当有明显的警示标识和警示说明。医疗废物专用包装物、容器的标准和警示标识的规定,由国务院卫生行政主管部门和环境保护行政主管部门共同制定。

(2)第十七条:医疗卫生机构应当建立医疗废物的暂时贮存设施、设备,不得露天存放医疗废物;医疗废物暂时贮存的时间不得超过2天。医疗废物的暂时贮存设施、设备,应当远离医疗区、食品加工区和人员活动区以及生活垃圾存放场所,并设置明显的警示标识和防渗漏、防鼠、防蚊蝇、防蟑螂、防盗以及预防儿童接触等安全措施。医疗废物的暂时贮存设施、设备应当定期消毒和清洁。

(3)第十八条:医疗卫生机构应当使用防渗漏、防遗洒的专用运送工具,按照本单位确定的内部医疗废物运送时间、路线,将医疗废物收集、运送至暂时贮存地点。运送工具使用后应当在医疗卫生机构内指定的地点及时消毒和清洁。

(4)第十九条:医疗卫生机构应当根据就近集中处置的原则,及时将医疗废物交由医疗废物集中处置单位处置。医疗废物中病原体的培养基、标本和菌种,毒种保存液等高危险废物,在交医疗废物集中处置单位处置前应当就地消毒。

(5)第二十条:医疗卫生机构产生的污水、传染病病人或者疑似传染病病人的排泄物,应当按照国家规定严格消毒,达到国家规定的排放标准后,方可排入污水处理系统。

(6)第二十一条:不具备集中处置医疗废物条件的农村,医疗卫生机构应当按照县级人民政府卫生行政主管部门、环境保护行政主管部门的要求,自行就地处置其产生的医疗废物。自行处置医疗废物的,应当符合下列基本要求。

1)使用后的一次性医疗器具和容易致人损伤的医疗废物,应当消毒并作毁形处理。

2)能够焚烧的,应当及时焚烧。

3)不能焚烧的,消毒后集中填埋。

4. 医疗废物的集中处置

(1)第二十二条:从事医疗废物集中处置活动的单位,应当向县级以上人民政府环境保护行政主管部门申请领取经营许可证;未取得经营许可证的单位,不得从事有关医疗废物集中处置的活动。

(2)第二十三条:医疗废物集中处置单位,应当符合下列条件。

1)具有符合环境保护和卫生要求的医疗废物贮存、处置设施或者设备。

2)具有经过培训的技术人员以及相应的技术工人。

3)具有负责医疗废物处置效果检测、评价工作的机构和人员。

4)具有保证医疗废物安全处置的规章制度。

(3)第二十四条:医疗废物集中处置单位的贮存、处置设施,应当远离居(村)民居住区、水源保护区和交通干道,与工厂、企业等工作场所有适当的安全防护距离,并符合国务院环境保护行政主管部门的规定。

(4)第二十五条:医疗废物集中处置单位应当至少每2天到医疗卫生机构收集、运送一次医疗废物,并负责医疗废物的贮存、处置。

（5）第二十六条：医疗废物集中处置单位运送医疗废物,应当遵守国家有关危险货物运输管理的规定,使用有明显医疗废物标识的专用车辆。医疗废物专用车辆应当达到防渗漏、防遗撒以及其他环境保护和卫生要求。

六、医疗废物的处理和运送

（一）医疗废物的处理

（1）各专业定点设置医疗废物桶,医疗废物桶要求：带盖,外壁有医疗废物警示标识及"感染性废物""损伤性废物"或"化学性废物"等字样。

（2）医疗废物桶内必须套黄色包装袋,包装袋外表面必须有医疗废物警示标识及"感染性废物""损伤性废物"或"化学性废物"等字样。

（3）生活垃圾包括废纸、一次性生活及办公用品以及其他未被病人体液、试剂、药物等污染的物品用黑色垃圾袋装。

（4）放射性废物用红色垃圾袋装。

（5）各专业必须按《医疗废物分类目录》将感染性废物、损伤性废物、化学性废物严格分开放置。

（6）在盛装医疗废物前,必须对医疗废物桶和包装袋进行认真检查,确保无破损、渗漏和其他缺陷。

（7）微生物菌种等高危险废物,必须首先用含有效氯 2 000 mg/L 的消毒液浸泡消毒至少 30 min,然后按感染性废物收集处理。

（8）实验室的各种血液、血清标本,各种体液标本必须由卫生员用含有效氯 2 000 mg/L 的消毒液浸泡消毒至少 30 min,然后按感染性废物收集处理。

（9）洗板后的废液用废液瓶收集,废液瓶内放入含有效氯 2 000 mg/L 的消毒液,浸泡消毒至少 30 min,然后排入下水道。

（10）废液排放口未直接接入医院医疗污水处理池的检测系统,如血常规分析仪,其检测标本后废液可用废液桶收集,废液桶内放入含有效氯 2 000 mg/L 的消毒液,浸泡消毒至少 30 min,然后排入下水道。

（11）废液排放口直接接入医院医疗污水处理池的检测系统,检测标本后废液直接排入医院污水处理池,由医院统一进行处理。

（12）实验室使用后的一次性吸头、样品杯,放入含有效氯 2 000 mg/L 的消毒液浸泡消毒至少 30 min,然后按感染性废物收集处理。

（13）化学废物中批量的废弃化学试剂、废弃消毒剂应当交由专门机构处置。

（14）放入包装袋内的感染性废物和损伤性废物,不得从中取出,盛装的医疗废物不能超过包装袋的 3/4。包装物或者容器的外表面被感染性废物污染时,应当对被污染处进行消毒处理或者增加一层包装。

（15）盛装医疗废物的每个包装袋外表面应当有警示标识,已经封口的每个包装袋上必须贴中文标签,中文标签的内容包括：医疗废物产生单位、科室、产生日期、类别、数量（或重量）及其他需要的特别说明等。

（二）医疗废物的运送

（1）卫生员负责中心实验室医疗废物的收集和运送工作，用密封车送到院内医疗废物暂时存放地。双方要对医疗废物进行交接、记录、签收（类别、数量、包装是否合格）。

（2）卫生员应当做好卫生安全防护，穿工作服、雨鞋，戴口罩、帽子、手套后进行工作。

（3）卫生员在运送医疗废物前，必须认真检查包装袋的标识、标签及封口是否符合要求。

（4）医疗废物交接双方必须认真对医疗废物清点后，填写《医疗废物交接记录》和《医疗废物收集、运送和处置记录》，不得少登、漏登和私自涂改，记录保存 3 年以上。

（5）禁止任何人转让或买卖医疗废物；严禁医疗废物流失、泄漏；禁止在非贮存地点倾倒、堆放医疗废物或将医疗废物混入其他废物和生活垃圾。

（6）发生意外流失应向医院感控科报告并尽快设法追回，不得隐瞒或私自处理。发生泄漏时应立即设置隔离区，采取有效措施防止扩散并进行消毒或无害化处理。

（7）必须保持运送工具干净整洁，每天运送工作结束后，必须用含有效氯 2 000 mg/L 的消毒液对运送工具及时进行清洁和消毒（消毒至少 30 min）。

（8）加强医疗废物管理知识的宣传和培训，实验室员工必须加强生物安全知识的学习。

第八节　事故处理报告制度

一、生物污染事故处理及报告制度

（1）发生小范围的污染物泼溅事故时，应立即进行消毒处理。随时污染，随时消毒。对于一般的污染，用 2 000 mg/L 的消毒液浸泡擦洗。

（2）标本管破碎或标本溅出，先用纸巾盖上，倒上 2 000 mg/L 的有效氯溶液浸泡 30 min以上，所使用的器材用空容器装好高压消毒，用消毒液擦洗污染区域。

（3）标本溅入眼睛、口腔时立即用洗眼器冲洗。

（4）标本离心时破碎入吊篮，应关闭电源，30 min 后开启离心机，取出吊篮消毒浸泡，离心机内部用消毒液（浓度 2 000 mg/L 有效氯溶液）擦洗或用高压消毒，小型离心机可移到生物安全柜中操作。

（5）已知传染性病原体标本溢出或破碎时应立即组织撤离，关闭实验室，1～2 h 后方可进入，如无中央排风系统 24 h 后方可进入实验室。随后在生物安全人员的指导下进行消毒。

（6）微生物标本在生物安全柜上开盖处理时如发现溅出应立即消毒擦洗。

（7）意外的割伤和擦伤，应先脱下受伤人员的防护用具，清洗手部和受伤部位，进行适当的皮肤消毒后送到急救室处理。

（8）意外吸入时，应脱下防护服，立即送往急救室，报告医生吸入物名称。

（9）发生污染时各组应急处理，同时向生物安全管理小组报告。

（10）发生实验人员明显暴露于传染源的大事故时，通知中心实验室主任和安全责任人到达事故现场，查清情况，确定消毒程序，同时向主管领导和专家报告。

（11）发生医疗废物流失、泄漏、扩散时，应当采取减少危害的紧急处理措施，向致病人员提供医疗救护和现场救援，同时向院主管部门报告。

（12）每次事故都要登记，查找原因，立即改正。

二、实验室事故处理与报告制度

（一）生物样本污染

当出现皮肤污染、脸部或眼睛等黏膜污染、衣物污染、血液及其他体液溢出、受到秋水仙素等致癌物质污染时，当事人应立即用水和常用洗手液冲洗污染部位，再用适当的消毒剂浸泡，如75％乙醇或其他皮肤消毒剂，后用流水进行彻底的冲洗，并进行职业暴露记录。

（二）生物安全事故

（1）当发生无污染针刺伤、无污染刀片或玻璃等锐器切割伤及轻微电击伤、搬运物品时擦伤等一般事故时，应立即冲洗伤口并使用防水创可贴包扎伤口，同时报告科室生物安全员，并填写《意外伤害事故记录表》。

（2）当发生被传染病原体或潜在危险物品污染的针刺伤、刀片或玻璃切割伤并有出血症状以及其他重大伤害事故时，应立即冲洗、包扎、留样检查并送往医院急诊室，同时通知生物安全员及生物安全小组组长，填写《生物安全事故调查及处置表》。

（三）设施相关伤害事件

实验室工作中发生的由实验室试剂、仪器或其他设施所致并可能导致工作人员死亡或严重损伤的事件，实验室工作人员必须立即上报中心实验室生物安全负责人，由负责人填写《可疑医疗器械不良事件报告表》，交中心实验室主任审核。单个事件10个工作日内和每年的1月前报告，年度报告给设施生产厂商，外国厂商，必要时报告给相应管理机构。中心实验室生物安全负责人上报报告应存档，并报中心实验室主任备案。

（四）职业危害及职业病

当发生职业危害如物理性、化学性、生物性等因素引起的危害，或出现职业病如乙型肝炎、职业性癌症等事件时，应立即采取有效的危害控制方法：①工程管理（取代、隔离、环境保护）；②行政控制措施；③个人防护（防护服、防护围裙、防护眼镜、手套、面罩等），并填写《职业性危害或疾病调查及处理表》。

（五）财产损失

若实验室仪器设备损坏或丢失，如玻璃设备破损、检测仪器功能异常、检测设备或辅助设备丢失等，应立即登记损坏或丢失的仪器和设备，并进行调查和处理，填写《实验室财产安全事故调查及处理表》。

（六）化学品溢出或泄漏

1.人体上的处理

（1）溅到皮肤立即用纱布擦除并流水冲洗（强酸/强碱除外）。

(2)溅入眼睛立即流水冲洗 15 min。

(3)溅入衣服应迅速脱下。

(4)必要时就医诊治。

2.实验室的处理

(1)警告周围人员,严重时关闭火源、热源并迅速撤离。

(2)立即查寻《化学品技术说明书》中的详细处理方法。

(3)工作人员立即穿上化学品防护设备对溢出或泄漏化学品进行处理,防止扩散。

(4)少量无机酸或碱可通过中和试剂中和,大量时用水冲洗。

3.其他意外的处理

(1)对中毒或昏迷的工作人员立即进行抢救,由生物安全员组织科室人员立即护送至急诊室救治。

(2)误食化学品时应依据《化学品技术说明书》的指导进行急救,并立即护送至急诊室救治。

(3)非腐蚀化学品立即催吐并给水或牛奶,降低毒物吸收。

(4)腐蚀性化学品不可催吐以免二次灼伤。

(5)强酸、强碱不可给水仅予少量牛奶、生蛋白以减缓吸收。

(6)工作人员昏迷时,不可给水或催吐,应保暖并维持呼吸畅通。

(7)严重者进行人工呼吸。

(七)事故发生后的报告制度

事故发生后应在采取力所能及的补救措施的同时,保护好现场并及时以书面或电话形式报告中心实验室负责人,由中心实验室负责人向中心分管领导报告。如属现场人员解决不了的事故,应赶紧拨打求救电话(火警:119;救护:120;报警:110)请求帮助处理。

三、实验室意外伤害赔偿制度

(1)当患者受到意外伤害,如抽血时被采血针扎到等,先对患者进行相关处理,包括解释与必要的伤害处理,再由相关责任人上报中心主任与生物安全管理员。

(2)由中心主任做好解释工作,做好相应处理。

(3)如解释无效,由中心主任上报医务部门,严重者由医务部门组织进行医疗事故鉴定。

(4)如实验室与相关人员确有责任,由医院医疗纠纷调解员主持赔偿。

第九节　标本处理规定

标本的安全处理制度规定如下:

(1)各种检验标本都应装置在有盖容器内,需离心的标本应尽量保证离心时盖子未被开启,丢弃的盖子直接放入黄色医疗垃圾袋送医疗垃圾处理处集中焚烧。

(2)可能产生气溶胶的标本开盖时应加戴口罩、防护镜等。若发生液体溅出,及时用1:10的84消毒液消毒污染处。

(3)含中等潜在危害以上的微生物标本应尽可能地在二级生物安全柜内进行操作。

(4)各室所有已检标本在送至焚烧前应先经 2 000 mg/L 有效氯溶液浸泡处理,废弃标本的运送过程应防止泄漏。

(5)感染性标本外送时试管须加盖后置于密闭运输罐内送检,同时试管上应有明显的标记。

第十节　实验室防止院内感染制度

一、防止院内感染制度

(1)负责实验室感染控制工作的机构或者人员应当具有与该实验室中的病原微生物有关的传染病防治知识,并定期调查、了解实验室工作人员的健康状况。

(2)实验室工作人员出现与本实验室从事的高致病性病原微生物相关实验活动有关的感染临床症状或者体征时,实验室负责人应当向负责实验室感染控制工作的机构或者人员报告,同时派专人陪同及时就诊;实验室工作人员应当将近期所接触的病原微生物的种类和危险程度如实告知诊治医疗机构。接诊的医疗机构应当及时救治;不具备相应救治条件的,应当依照规定将感染的实验室工作人员转诊至具备相应传染病救治条件的医疗机构;具备相应传染病救治条件的医疗机构应当接诊治疗,不得拒绝救治。

(3)实验室发生高致病性病原微生物泄漏时,实验室工作人员应当立即采取控制措施,防止高致病性病原微生物扩散,并同时向负责实验室感染控制工作的机构或者人员报告。

(4)卫生主管部门或者兽医主管部门接到关于实验室发生工作人员感染事故或者病原微生物泄漏事件的报告,或者发现实验室从事病原微生物相关实验活动造成实验室感染事故的,应当立即组织疾病预防控制机构、动物防疫监督机构和医疗机构以及其他有关机构依法采取下列预防、控制措施:

1)封闭被病原微生物污染的实验室或者可能造成病原微生物扩散的场所。

2)开展流行病学调查。

3)对病人进行隔离治疗,对相关人员进行医学检查。

4)对密切接触者进行医学观察。

5)进行现场消毒。

6)对染疫或者疑似染疫的动物采取隔离、扑杀等措施。

7)其他需要采取的预防、控制措施。

二、实验室手卫生制度及流程

(1)实验室应配备有效、便捷的手卫生设施,包括洗手池、感应式水龙头、手消毒剂、干手纸巾、计时装置,洗手产品要在有效期内使用。

(2)科室工作人员掌握以下几个重要手卫生指征:接触患者前;进行清洁(无菌)操作前;接触体液后;接触患者后;接触患者周围环境后。

(3)接触患者血液、体液和分泌物以及被致病微生物污染的物品后应先洗手,再进行手卫生消毒。

(4)工作人员禁止佩戴假指甲、首饰等装饰品,保持指甲及周围组织清洁。

（5）工作人员手卫生流程如下。

1）工作人员洗手方法为在流动水下,使双手充分淋湿;取适量洗手液,均匀涂抹至整个手掌、手背、手指和指缝;认真揉搓双手至少 15 min,应注意清洗双手所有皮肤,包括指背、指尖和指缝,具体揉搓步骤为:

①掌心相对,手指并拢,相互揉搓。

②手心相对,双手指缝交叉相互揉搓,交换进行。

③掌心对手背,双手指缝交叉相互揉搓。

④弯曲手指关节在另一手掌心旋转揉搓,交叉进行。

⑤右手握住左手大拇指旋转揉搓,交换进行。

⑥将五个手指尖并拢放在另一手掌心旋转揉搓,交换进行。

在流动水下彻底冲净双手,擦干,取适量护手液护肤。正确洗手步骤如图 4-10-1 所示。

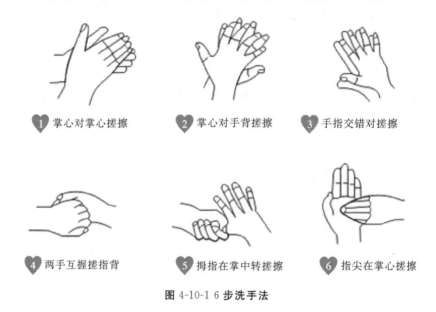

图 4-10-1 6 步洗手法

2）手卫生效果的检测方法如下。

①采样时间:在接触患者、进行诊疗活动前采样。

②采样方法:被检者五指并拢,用浸有含相应中和剂的无菌洗脱水液的棉拭子在双手指曲面从指跟到指端往返涂擦 2 次,一只手涂擦面积约 30 cm^2,涂擦过程中同时转动棉拭子;将棉拭子接触操作者的部分剪去,投入 10 mL 含相应中和剂的无菌洗脱液试管内,及时送检。

③检测方法:将采样管在混匀器上震荡 20 秒或用力振打 80 次,用无菌吸管吸取 1.0 mL 待检样品接种于灭菌平皿,每一样本接种 2 个平皿,平皿内加入已溶化的 45～48 ℃ 的营养琼脂 15～18 mL,边倾注边摇匀,待琼脂凝固,置于(37±1)℃温箱培养 48 h,计算菌落数。

④细菌菌落总数计算方法:

$$细菌菌落总数(cfu/cm^2)＝平板上菌落数×稀释倍数/采样面积(cm^2)$$

第五章
中心实验室仪器的配备与应用

随着科学技术迅速发展,先进的医学仪器设备不断更新换代,医学研究已成为一门多学科相互交叉、多领域相互渗透的综合性很强的自然科学。医院作为一个开展医学研究的重要载体,如何使医学研究、实验教学、医疗服务3方面有机地融合,进而充分发挥医院有限硬件资源和人才资源的潜力,是目前医学领域一直在积极探索解决的课题。

传统的医学研究常常过于重视理论知识的学习积累,或局限于医生本身所在领域的探索研究,没有广阔的硬件平台进行创新式探索研究,也缺乏跨专科接触交流机会。为解决这一弊端,建立一个公共的科研实验平台一直是各医院探寻改革发展的热点。早在20世纪六、七十年代,有学者已提出建设一个开放与共享的科研实验平台的设想,在随后的半个多世纪里,随着硬件设备和管理理念不断进步,科研公共实验平台这一构想在很多医院已变成现实。

第一节 实验室平台的构建及意义

为充分利用医院有限的科研资源,实现资源共享,为医学科研人员提供一个实验研究平台,构建开放式的科研实验公共服务平台有着其深远的意义。如何使公共实验平台最大限度地发挥其科研支撑作用,是目前综合医院在探求自身发展创新过程中的讨论热点。

实践环节在医学学科建设发展中尤为重要,培养具备较强实践能力的医学人才,攻克各项医学领域的研究难题以及提高医务工作者的创新实践能力一直是国内外各大医院不断在努力实现的目标。实验作为实践活动最直接的手段,是促进教学、研究、创新的最有效方式之一,而完善的实验平台建设是顺利开展各项实验研究的基础。中心实验室建设与管理的科学化,既是医疗、教学、科研水平的重要保证,也是培养医疗、教学、科研高素质人才的要求。因此,强化中心实验室建设、重视技术人才培养、建立资源共享机制、促进学科交流与人员流动、完善科研激励机制等措施极其重要。

一、构建中心实验室平台的作用

医院中心实验室公共实验平台成立的宗旨是服务、指导、科研。医院中心实验平台是为医院科研工作者提供学科研究、共享技术服务的开放性平台,除提供必要的实验场地及先进的研究仪器、设备工具及基本的实验材料外,也提供专业的实验技术指导,协助完成实验的测试及实验结果的分析,承担普通员工专业实践技能培训;在确保提供医院实验条件的前提下,也自主承担着科研课题,完成一定的项目指标,同时也对外承接协作项目,其角色定位是兼具教学医院和研究所两者的特点,一方面实现教学培训,另一方面独立自主开展项目课题研究。

二、中心实验室平台构建及管理运行模式

(一)开放性实验平台建设

中心实验室作为科研公共实验平台,与普通专科实验室的最大区别为"公共"二字,中心实验平台的特点为开放性,即其服务对象为全院员工,而不仅限于某一科室或某一群人,因此平台规划设计目标须满足不同人员的各类需求。

医院的平台建设分硬件、软件两部分内容:硬件方面,一是实验室场地的规划设计,交流讨论室的成立,二是仪器设备实验工具的配置、常用实验材料的准备、实验标本的储藏处理等;软件方面,一是共享的实验操作资源,包括涉及各类专业不同学科实验内容及原理讲解的文献或视频,充足的资料可以为员工开展自主学习,学术交流,拓宽专业面提供一个捷径,二是实验课程的网络化建设,方便全院员工在线了解中心实验室的概况,查询实验条件是否满足"在线预约实验"、相关规范制度发布、问题意见反馈等。

平台的建设除必要的软件、硬件设施外,更离不开一支专业化的管理团队。实验室人员不仅应具备较高的科研技术水平,也应具有严谨踏实的工作态度、服务奉献的工作精神。目前,在公共实验平台工作的技术人员能够掌握多学科知识的并不多,而公共实验平台相比于传统的专科实验室,需要更多的鼓励与关注。因此,在组织中心实验室技术人员加强专业知识学习的同时,也需要以一种平等沟通的方式来加强个人综合素质的培养,使员工们积极主动地在实验平台的发展中努力做到自我价值的充分实现。

(二)规范化人员管理制度

实验平台的运作除硬件建设、人员配置外,更需要依靠规范完善的人员管理制度。医院须依据国家重点实验室管理标准,结合医院实际科研教学情况,制定统一、切实、有效的标准操作规范,明确实验平台中各级、各类人员的职责,一是针对进入实验室的人员,制定相应的规章管理制度,从实验项目申请、开展、结果分析,直至实验结束的整个过程中,都须严格遵守实验室的规章制度,保证实验者人身安全及医院的财产安全,医院层面可定期开展实验室安全规范教育课程,以保证实验平台的安全运作。二是针对实验平台的管理负责人员,要求工作人员不断提高个人专业素质,熟练了解实验室的实验项目、内容、分析、处理等,在切实履行服务责任的基础上,发挥主观能动性,在工作中不断积累实践经验,协助实验者更快完成实验研究任务,更准确地分析实验结果,同时结合自身本职工作开展独立科研创新工作,充分发掘自身潜力。为保证实验室制度的执行力,对在医院中心实验室工作的人员进行相应的工作量统计,纳入个人绩效考核;每月接受工作服务的满意度调查,与奖惩挂钩,对进入实验室的科研人员,实行不定时检查监督,按相关规章制度对其进行约束管理。

(三)建立健全平台运行体系

中心实验室服务平台的运行坚持教学、研究一体化体系,结合医院已取得的医学成果,不断对已有学科进一步优化,在提高医院员工实际动手能力的同时,开展对未知专业领域尝

试性探索研究。随着医院新的重点学科的成立开展,一些课题项目得到政府社会资金扶持,实验平台的仪器设备不断更新,新的实验内容不断引入,中心实验室的涉及面不断扩大,科研公共实验平台逐渐变成综合性更强的大型实验研究场所。

此外,中心实验室平台定期开展最新医疗前沿技术的专题讲座,将实验室取得的阶段性研究成果向全院发布,鼓励员工积极参与到实验平台中进行交流讨论。中心实验室作为一个真正具备完善运行体系的公共实验平台,不仅是医院科研人员学术研究的实验室,更是全院医学学术交流的渠道,只有这样才能真正实现医院资源共享、信息共享,最大限度地发挥其对全院教学科研的支撑服务作用。

第二节　中心实验室仪器的配备及其应用范围

根据中心实验室设备的配置,分设公用平台和专业平台。公用平台配置大型、专业、精密的设备。例如标本库需配置多台超低温冰箱,它对房间温度、承重等有特殊的需求。而专业平台,就是批准进入中心实验室的各临床专业实验室,可以配置一些常规通用的小型设备。同时,公用平台又可根据实验功能的设计,分成分子生物学实验室、细胞生物学实验室、免疫组化学实验室、蛋白组学实验室、细胞样品库、标本库等。

一、通用设备

（一）恒温金属浴

应用范围:用于生物分子的恒温孵育。

（二）恒温水浴箱

应用范围:用于水浴恒温加热和其他温度试验。

（三）隔水式恒温培养箱

应用范围:用于临床诊断或科研实验储藏菌种和微生物培养。

（四）鼓风干燥箱

应用范围:用于玻璃器皿的干燥,样本的热变性及热硬化实验、排除标本内残留水分以及微生物实验所用玻璃器皿的干热灭菌、加热实验之前的预热等。

（五）微波炉

应用范围:主要用于配制培养皿及电泳用凝胶时试剂的溶解。

（六）低速台式离心机

应用范围:广泛应用于生物学、化学、医药学等领域的实验和科研工作中对血清、血浆、尿液等的定性分析。

（七）低温高速离心机

应用范围：用于要求低温离心的分子生物学实验。

（八）高速离心机

应用范围：用于生物分子的高速离心。

（九）医用冷藏箱

应用范围：用于试剂或标本的保存。

（十）－20 ℃低温冰箱

应用范围：用于生物材料试剂的特殊存储。

（十一）－80 ℃超低温冰箱

应用范围：用于生物材料、科研标本的特殊存储。

（十二）液氮罐

应用范围：用于生物材料、标本的特殊存储。

（十三）超净工作台

应用范围：用于分子生物学等对空气洁净度要求较高的实验。

（十四）生物安全柜

应用范围：分子生物实验室的主要隔离设备，可以防止危险生物因子的扩散，向人员、样品和环境提供有效保护。

（十五）旋涡混合器

应用范围：广泛应用于生物化学、基因工程、医学等实验。

（十六）数显恒温振荡器

应用范围：是一种将温度可控的水浴恒温槽和振荡器相结合的生化仪器，广泛用于科研院校等单位实验室恒温振荡培养与研究各种生物、生化、细胞、菌种的液态或固态化合物。

（十七）微量移液器

应用范围：广泛应用于临床诊断实验室、生物技术实验室及化学实验室等的实验操作。

（十八）压力蒸汽锅

应用范围：用于对液体、培养基、玻璃及金属器皿和带菌废弃物的灭菌处理。

（十九）移动式紫外线灯

应用范围：广泛应用于实验室操作平台和环境的消毒。

（二十）电子分析天平

应用范围：广泛应用于各行各业的实验室，是定量分析工作中不可缺少的重要仪器，可精确测定材料试剂的质量。

（二十一）纯水仪

应用范围：主要用于动、植物细胞培养用水；各种医用生化仪、分析仪、血液透析仪用水；分析试剂及药品配置稀释用水；生理、病理、毒理学实验用水；医院、医药制剂室及中心实验室用水等。

（二十二）制冰机

应用范围：用于临床诊断分析实验或科研实验时，低温操作需要或特殊标本试剂运送保存。

二、分子生物学技术平台

（一）普通 PCR 仪

应用范围：广泛应用于分子生物学的各个领域，包括基因诊断、分离、克隆、核酸序列分析、突变体和重组体的构件和基因表达调控研究等，如 Bio-RadS1000PCR 仪。

（二）梯度 PCR 仪

应用范围：用于梯度 PCR 实验。在优化 PCR 条件时应用广泛，可以做到同一批 PCR 扩增设置 12 个温度梯度。

（三）荧光定量 PCR 仪

应用范围：用于基因表达分析（荧光定量 PCR）和基因突变（包括 HRM 技术）检测。

（四）超微量紫外可见分光光度计

应用范围：利用分光光度法对物质进行定量定性分析的仪器，主要用于检测核酸包括 dsDNA、ssDNA、RNA 和纯化后蛋白包括 BSA、IgG、lysozyme 等纯度较高的蛋白。

（五）脉冲场凝胶电泳系统

应用范围：广泛应用于很多菌种的分子流行病学研究。能够用于分析菌株之间的相关性，协助追踪感染来源，在疫情控制方面可发挥重要的作用。

（六）核酸凝胶成像系统

应用范围：用于电泳产物的成像分析，可对不同染料的电泳产物进行分析成像，同时具有泳道分析、DNA 分子量计算、单一条带分析、Dot-blot 电泳分析、菌落计数等功能。例如 Bio-RadEZ 凝胶成像系统、ChemiDocXRS＋凝胶成像系统、GelDocXR＋凝胶成像系统等。

（七）全自动核酸提取分析系统

应用范围：采用全自动磁性分离方法对样本中病原体核酸进行分离、纯化，可直接用于 PCR 检测。

（八）罗氏 454 高通量测序平台

应用范围：用于基因组 deovo 测序、转录组 deovo 测序、宏基因组测序、重测序等。

三、免疫组化技术平台

（一）流式细胞仪

应用范围：可用于测量细胞大小，内部颗粒的性状，还可检测细胞表面和细胞质抗原，细胞内 DNA、RNA 含量等，在血液学、免疫学、肿瘤学、药物学、分子生物学等学科应用广泛。

（二）微孔板分光光度计

应用范围：能够进行从紫外到红外光波长的光谱扫描，进行宽范围的终点检测和动力学检测，如比色测定、核酸及蛋白光谱扫描、混合物的最佳光谱鉴定及某些检测的特定实验。具有强大的数据分析功能，包括多种曲线拟合、以单板或者批次格式自动输出数据。

（三）洗板机

应用范围：用于酶标板的清洗，一般和酶标仪配套使用。

（四）微量核酸电泳系统

应用范围：用于相关研究的电泳分析。

（五）多功能微孔板检测仪

应用范围：用于 DNA、RNA、蛋白质测试及定量；所有微孔板的 ELISAs、酶动力学、药物解离代谢测试；细胞毒及细胞发育、死亡测试等。

（六）超声波清洗器

应用范围：用于彻底清洗中心实验室器具。

四、细胞生物学技术平台

（一）电穿孔仪

应用范围：可以用来向原核和真核细胞内导入核苷酸、DNA、RNA、蛋白质、糖类、染料和病毒颗粒等生物大分子，达到基因转移或外源分子导入的目的。与其他物理学、化学和病毒方法相比,电穿孔是一种更为有效的方法。电穿孔仪在分子生物学和细胞生物学研究中用途广泛。

（二）台式基因枪

应用范围:对广泛的生物样品进行转染,如细菌、真菌、昆虫、植物以及各种动物细胞等。

（三）实时无标记细胞功能分析仪

应用范围:能够实时检测细胞的生长、增殖、毒性、黏附及形态变化等动态生物学反应过程,可支持细胞增殖、细胞毒性、细胞黏附和受体信号检测等应用。

（四）细胞计数器

应用范围:用于细胞的计数。

（五）荧光显微镜

应用范围:用于研究细胞内物质的吸收、运输,化学物质的分布及定位等。

五、蛋白组学技术平台

（一）超速离心机

应用范围:其最高转速可达到 100 000 r/min,可配合不同的转头使用,用于生物分子的分离与纯化,可应用于病毒及亚细胞组分分离、蛋白梯度分离、脂蛋白分离、RNA 梯度沉淀、质粒 DNA 提纯。

（二）层析系统

应用范围:用于全自动蛋白质和多肽的纯化。

（三）双向电泳系统

应用范围:把蛋白质按照不同的等电点分开,再按照不同分子量分开,这样可以把不同的蛋白质尽可能地分开,可以结合质谱对细胞进行蛋白质组的研究,有哪些蛋白质表达的差异。

六、临床药学研究平台

（一）高效液相色谱仪

应用范围:用于化学药品和天然产物的定性、定量分析。

（二）高效旋转蒸发器

应用范围:用于化学药品和天然产物的制备、提取分离和溶剂回收。

第三节　中心实验室常见仪器设备的使用与维护

实验室的仪器设备性能是实验室良性运行的重要因素,但仪器设备是否正常运行和发挥作用,与实验室对仪器设备能否正确使用,是否及时保养和维护密切相关。仪器设备的日常维护、保养是设备技术管理的重要环节,其目的是为了延长仪器设备的使用寿命,保持其良好的性能及精度,是最大限度地保证仪器设备正常运转的预防性、保护性措施,是保障中心实验室日常工作正常、顺利进行的基础。在此,将列举出中心实验室常用的部分仪器设备及其日常使用、维护。

一、离心机

利用旋转转头产生的离心力,使悬浮液或乳浊液中不同密度、不同颗粒大小的物质分离开来,或在分离的同时进行分析的仪器。应用领域广泛。

实验室离心机分类有多种:按结构可分台式离心机和立式离心机(落地式离心机);按分离方式可分过滤离心机和沉降离心机;按速度可分低速离心机、高速离心机和超高速离心机;按容量可分微量离心机(微型离心机或迷你离心机)、小容量离心机、大容量离心机和超大容量离心机;按有无冷冻可分为冷冻离心机和常温离心机。

(一)离心机的操作程序

(1)离心机应放置在水平且坚固的地板或平台上,并力求使仪器处于水平位置以免离心时造成仪器振荡。

(2)打开电源开关,将预先平衡好的样品对称放置于转头的样品架上,关闭机盖。

(3)旋动定时旋钮设定离心时间,缓慢旋转转速调节旋钮使仪器转速达到预定要求。

(4)离心完毕后,将转速调节旋钮调回零位,关闭电源开关。

(5)待离心机完全停止转动时打开机盖,取出离心样品,再次关闭机盖结束离心。

(6)离心室的清洁:为了避免样本等残留物的污染,应经常对离心机外壳和离心室进行清洁处理。对离心室清洁,应先打开离心机盖,拔掉电源线,用专用设备将离心机转子旋下,再用中性去污剂(70%的异丙醇或乙醇)清洁离心室;离心室内的橡胶密封圈经去污剂处理后,用水冲洗,再用甘油润滑。

(7)转子的清洁:转子会被样本残留物污染,也可能会被某些化学试剂腐蚀,因此应每月对转子进行清洁维护。每月用中性的清洁剂清洁转子一次,并在仪器维护记录本上做好记录,以延长转子的寿命。

(二)离心机的维护

(1)为确保实验安全和良好的离心效果,仪器必须放置在坚固、水平的台面上,塑料盖门上不得放置任何物品,样品必须对称放置,并在开机前确保已拧紧螺母。

(2)应经常检查转头及试验用的离心管是否有裂纹、老化等现象,如有必须及时更换离心管。

(3)试验完毕后,需将仪器擦拭干净,以防腐蚀。

(4)当电机碳刷长度小于 6 mm 时,必须及时更换。

(5)在离心机未停稳时不得开盖。

(6)仪器必须有可靠接地。

(7)实验结束后,关闭后面的电源开关,拔掉电源插头时,打开后面的电源开关。

(8)仪器在日常使用中注意清洁。

(9)严格按照仪器的关机程序关机。

二、医用冰箱

医用冰箱是指用于保存医疗活动中所需的药物制剂、疫苗、各种血液制品、组织液样本、人体组织标本及一些重要的生物和化学试剂等的冷藏设备。医用冰箱根据温度可以划分为低温~86 ℃、2~20 ℃、4~38 ℃、2~48 ℃、2~8 ℃和0~100 ℃。

中心实验室冰箱日常使用与维护如下:

(1)开、关机。冰箱按说明书要求放好后,插上电源线,冷藏室温度设置为 4 ℃,冷冻室温度设置为−20 ℃,2 h 后用温度计确认。系统进入正常运行状态后即可使用。

(2)外冰箱应放置于水平地面并留有一定的散热空间。外接电源电压必须匹配,并要求有良好的接地线。

(3)冰箱内禁止存放与本实验室无关的物品。

(4)放入冰箱内的所有试剂、样品、质控品等必须密封保存。

(5)保持冰箱出水口通畅;非自动除霜冰箱应在每月底除霜;月底清洁冰箱,清洁时切断电源,用软布蘸水擦拭冰箱内外,必要时可用中性洗涤剂。

(6)每日观察冰箱内温度并记录于冰箱的质控图上。

(7)若温度超出规定范围,调节温度使其回到正常范围并进行记录。

(8)若温度控制开关调节无效,报请设备科维修,修理后须验收合格并签字后方能正常使用。

三、生物安全柜

生物安全柜是一种在微生物学、生物医学、基因重组、动物实验、生物制品等领域的科研、教学、临床检验和生产中广泛使用的安全设备,也是实验室生物安全一级防护屏障中最基本的安全防护设备。2004 年,国家发布了国务院 424 号令《病原微生物实验室过滤条例》和国家标准《实验室——生物安全通用要求》GB19489-2004,明确指出生物安全柜作为一种微生物实验室的主要安全设备,对保护实验室工作人员是必不可少的。规范化、标准化地使用生物安全柜,能对人员、环境、受试样品提供保护。已经研制出的生物安全柜分为 3 类:Ⅰ级柜、Ⅱ级柜和Ⅲ级柜,它们能满足实验和临床的各方面需要。

(1)Ⅰ级生物安全柜本身无风机,依赖外接通风管中的风机带动气流,由于不能保护柜内产品,目前已较少使用。

(2)Ⅱ级生物安全柜是目前应用最为广泛的柜型。按照《中华人民共和国医药行业标准 YY0569-2005 生物安全柜》中的规定,Ⅱ级生物安全柜依照入口气流风速、排气方式和循环方式可分为4个级别:A1型,A2型,B1型和B2型。所有的Ⅱ级生物安全柜都可提供工作人员、环境和产品的保护。

(3)Ⅲ级生物安全柜是为生物安全防护等级为4级的实验室而设计的,柜体完全气密,工作人员通过连接在柜体的手套进行操作,俗称手套箱(Golve box),试验品通过双门的传递箱进出安全柜以确保不受污染,适用于高风险的生物试验,如进行SARS、埃博拉病毒相关实验等。

(一)工作原理

高效粒子过滤器(HEPA):可有效过滤并滞留99.99%的≥0.3 μm 的颗粒。

层流:气体沿着一个方向以一固定的速度流动为层流。安全柜内由上向下的层流,能捕捉安全柜工作区域内产生的全部浮尘,并将它们引导到HEPA过滤器。

定向气流:从安全柜前面的栅格定向引入安全柜的气流,对生物安全柜的性能也起着关键的作用。空气导流板可阻止安全柜内的浮尘从工作区域跑到外部环境中。

(二)操作程序

(1)新安装或长期未使用的生物安全柜,使用前必须用超净真空吸尘器或不产生纤维的物品认真地进行清洁工作。

(2)接通电源,使用前应提前15~30 min同时开启紫外灯和风机组工作。

(3)当需要调节风机风速时,用生物安全柜操作面板上的风速调节钮进行调节。风机、照明均由指示灯指示其工作状态。

(4)工作台面上禁止存放不必要的物品,以保持工作区的洁净气流不受干扰。

(5)禁止在工作台面上记录书写,工作时应尽量避免做明显扰动气流的动作;禁止在预过滤进风口部位放置物品,以免挡住进风口造成进风量减少,降低净化能力。

(6)使用结束后,用消毒液清理工作台面后打开紫外灯,15~30 min后关闭紫外灯,关闭生物安全柜电源。每次使用生物安全柜后,均需对其进行清洁。

(7)根据环境洁净程度,定期将预过滤器中的滤料拆下清洗,一般间隔时间为3~6个月。

(8)定期(一般每半年1次)计测工作区风速,如发现不符合技术参数要求,则可调大风机供电电压。当风机组电压调到最大时,工作区风速仍达不到0.3 m/s,则必须更换高效空气过滤器(由厂家或院仪器维修人员进行)。

(9)有相应的维护记录,长期不使用的生物安全柜应拔下电源插头。

(三)维护保养

(1)每日维护使用前应观察并记录生物安全柜内的压力表,压力表正常工作范围为0.21~0.40 m水柱,如果≥0.40 m水柱,表示滤膜有问题,应通知厂方技术人员更换滤膜。工作结束后,用75%酒精消毒安全柜内部和工作台表面并使用紫外线照射生物安全柜内≥30 min。

(2)每月一次拆卸并抬起工作区域底板,用75%酒精擦拭底板下空间。

(3)每3个月一次检测并记录紫外线的消毒效果。

(四)例行校正

厂方工作人员至少每年维护1次,校正指标见表5-3-1。

表 5-3-1　校正指标

	测试项目	测试方法	正常值
烟雾试验	垂直气流速度断面平均值	热球式风速针	55 FPM
	进风速度	热球式风速针	105 FPM
	工作面中线上 0.15 m	烟雾发生器	
	观察窗内 0.025 m、上沿 0.15 m	烟雾发生器	
	观察窗外沿 0.04 m	烟雾发生器	
	工作口边沿	烟雾发生器	
	安全内锁装置及 MV 灯测试	手动	
	内博电源插座测试	万用表	

四、超净工作台

超净工作台是为了保护实验材料而设计的,通过风机将空气吸入预过滤器,经由静压箱进入高效过滤器过滤,将过滤后的空气以垂直或水平气流的状态送出,使操作区域达到百级洁净度,满足生产对环境洁净度的要求。超净工作台只能保护样品,不保护操作人员。从洁净级别看,生物安全柜比超净工作台高级。

超净工作台的应用流程如下:

(1)每次使用超净工作台时,实验人员应先开启超净工作台上的紫外灯,紫外照射20 min 后使用。

(2)开启超净工作台工作电源,关闭紫外灯,并用 75% 的酒精或 0.5% 过氧乙酸喷洒擦拭消毒工作台面。

(3)整个实验过程中,实验人员应按照无菌操作规程操作。

(4)实验结束后,用消毒液擦拭工作台面,关闭工作电源,重新开启紫外灯照射 15 min。

(5)如遇机组发生故障,应立即通知中心实验室,由专业人员检修合格后继续使用。

(6)实验人员应注意保持室内整洁。

(7)超净工作台的滤材每 2 年更换一次,并作好更换记录。

五、移液器

在进行分析测试方面的研究时,一般采用移液器(pipette)量取少量或微量的液体。对于移液器的正确使用方法及其一些细节操作,是很多人都会忽略的。

(一)量程的调节

在调节量程时,用拇指和食指旋转取液器上部的旋钮,如果要从大体积调为小体积,则按照正常的调节方法,逆时针旋转旋钮即可;但如果要从小体积调为大体积时,则可先顺时针旋转刻度旋钮至超过量程的刻度,再回调至设定体积,这样可以保证量取的最高精确度。在该过程中,千万不要将旋钮旋出量程,否则会卡住内部机械装置而损坏移液器。

(二)枪头(吸液嘴)的装配

在将枪头(pipette tips)套上移液器时,将移液器垂直插入枪头中,稍微用力左右微微转动即可使其紧密结合。如果是多道(如 8 道或 12 道)移液器,则可以将移液器的第一道对准第一个枪头,然后倾斜地插入,往前后方向摇动即可卡紧。枪头卡紧的标志是略为超过 O 型环,并可以看到连接部分形成清晰的密封圈。

(三)移液的方法

移液之前,要保证移液器、枪头和液体处于相同温度。吸取液体时,四指并拢握住移液器上部,用拇指按住柱塞杆顶端的按钮,移液器保持竖直状态,将枪头插入液面下 2～3 mm,缓慢松开按钮即可吸上液体,并停留 1～2 s(黏性大的溶液可延长停留时间),将吸头沿器壁滑出容器,排液时吸头接触倾斜的器壁。在吸液之前,可以先吸放几次液体以润湿吸液嘴(尤其是要吸取黏稠或密度与水不同的液体时)。最后按下除吸头推杆,将吸头推入废物缸。

两种移液方法:

(1)前进移液法。用大拇指将按钮按下至第一停点,然后慢慢松开按钮回原点,接着将按钮按至第一停点排出液体,稍停片刻继续按按钮至第二停点吹出残余的液体,最后松开按钮。

(2)反向移液法。此法一般用于转移高粘液体、生物活性液体、易起泡液体或极微量的液体,其原理就是先吸入多于设置量程的液体,转移液体的时候不用吹出残余的液体。先按下按钮至第二停点,慢慢松开按钮至原点,接着将按钮按至第一停点排出设置好量程的液体,继续保持按住按钮位于第一停点(千万别再往下按),取下有残留液体的枪头,弃之。

(四)移液器的正确放置

使用完毕,将其竖直挂在移液枪架上。当移液器枪头里有液体时,切勿将移液器水平放置或倒置,以免液体倒流腐蚀活塞弹簧。

(五)移液器的维护

每天对使用过的移液器用 75% 酒精进行擦拭。每周 1 次对移液器嘴用 75% 酒精浸泡 15 min 左右,若使用过程中发生污染应随时浸泡处理。

(六)移液器的校准

为确保移液器加样的精确性和准确性,正确使用移液器,须定期(一年)对移液器进行校准。

六、旋涡混合器

旋涡混合器具有结构简单可靠、仪器体积小、耗电省、噪音低等特点,它的作用是对液体、液固、固固(粉末)进行混合,它能将所需混合的任何液体、粉末以高速漩涡形式快速混合,混合速度快,均匀,彻底。广泛应用于生物化学、基因工程、医学等实验,也是中心实验室常规配备的仪器之一。

操作方法如下:

(1)该仪器应放在较平滑的地方,最好在玻璃台面上。轻轻按下该仪器,使仪器底部的橡胶脚与台面相吸。

(2)电源插头插入 220 V 交流电源,开启电源开关,电机转动。用手拿住试管或三角烧瓶放在海绵振动面上并略施加压力,试管内的溶液就会产生旋涡,而三角烧瓶中则起高低不等的水泡,达到混合的目的。注:容器中混合物的体积,一般以不超过容器容积的1/3为宜。

(3)如果开启电源开关后,电机不转动,应检查插头接触是否良好,保险丝是否烧断(应断电进行)。

(4)本仪器要注意妥善保管,应放在干燥、通风、无腐蚀性气体的地方。使用中切勿使液体流入机芯,以免损坏器件。

七、纯水仪

(一)工作原理

运用了四种净化技术——反渗透、吸附、离子交换和光氧化,并有再循环泵,还可根据进水的压力选择是否需要反渗透增压泵。以高质量的饮用水作为进水水源,每小时产水量15 L,并经离子交换进一步纯化。暂存于水箱中的纯水不断再循环以确保随时生产稳定的高质量纯水。

(二)操作程序

1.控制设定

当纯水仪初次安装连接完成后,按以下步骤对设备进行设置。

(1)菜单参数设置:打开纯水仪电源,最初控制参数设置,按 MENU 按钮进入控制参数设置。一系列的设置屏幕逐个显示,各种控制图标用于参数设置。

(2)自动/手动再启动:自动再开机表示断电再恢复电力供应后设备会自动开机启动,而手动启动仍处于等待状态,需人工再次启动。

(3)有声报警/无声报警:纯水仪报警会有相应图标闪烁,同时可选择是否需要声音报警。

(4)水质单位设置和水质报警设置。

(5)易耗品更换时间设定。

2.纯水仪的启动

(1)设备安装完毕,打开进水阀门,调整进水压力。确认进水压力在4bar和6bar之间,进水压力不足可添加增压泵。

(2)检查管道连接口,确保无渗漏。

(3)打开纯水仪左侧的电源开关。

(4)设备冲洗完毕后装入离子交换滤芯 LC141。

(5)按 PROCESS 按钮启动纯水仪,经过净化的纯水注入水箱。

3.运行(取水)

取水时,纯水仪应已经开始制备高品质的纯水,系统应保持无报警状态。

如果设备未运行,按 PROCESS 键启动,等待达到水质纯度标准时,可直接由水龙头取水。水位少于40%则不能取水。

(三)仪器维护

(1)进行常规维护,清洁仪器表面。

（2）定期更换易耗品：预处理滤芯、离子交换滤芯、MV 灯、反渗透膜等。

（3）每隔 6 个月应检查和清洗一次滤网过滤器，保证滤网没有堵塞。

（四）注意事项

（1）纯水仪电源打开后，一定要让程序自动完成直至屏幕显示 MENUM 图标。

（2）要重新设定纯水仪参数，请从第一步菜单参数设置开始。

（3）在设定易耗品更换时间前，必须确认新换的滤芯已正确安装并固定在纯水仪内。

（4）长时间处于无 MV LAMP 运行将会影响水质，不建议长时间如此运行。

（5）更换易耗品前必须确认纯水仪的电源和进水供应处于关闭状态。更换易耗品后必须重新设置相应易耗品的更换时间。

（6）正常工作时切勿按动"启动/待机"按钮，否则纯水机会进入待机状态，停止产水；取水结束后，不需要再按"启动/待机"按钮，否则纯水机会进入待机状态，停止产水。

八、超微量紫外可见分光光度计

超微量紫外分光光度计是应用液体的表面张力特性，样品体积只需要 1 μL，在侦测台上，经上下臂的接触拉出固定的光径，具有快速、微量、高浓度、免石英管、免毛细管等耗材侦测吸收值的优点。它可提供 200～850 nm 的全光谱侦测，且不需要暖机，开机后立即使用。搭配高敏感度 CCD array 侦测器，侦测吸收值可高达 300 Abs（dsDNA 浓度 2～15 000 ng/μL），大部分纯化后的核酸几乎都不需要稀释即可侦测，如图 5-3-1 所示。

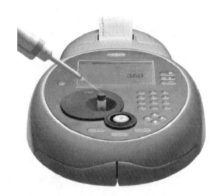

图 5-3-1

（一）应用

（1）核酸的浓度及纯度，包括双链 DNA（dsDNA）、单链 DNA（ssDNA）、RNA、寡聚核苷酸（oligo）的浓度和纯度。

（2）蛋白质的浓度和纯度。

（3）细菌的 OD600 值。

（4）具有常规紫外可见分光光度计的所有功能。

（二）操作程序

以 Nanophotometer Pearl 超微量分光光度计为例。

（1）插上电源，按 键开机。

（2）开机后，如图 5-3-2 所示，按数字键选择所需功能。图中：①微量级测量（常用来测 RNA，DNA 和蛋白质）；②常规比色皿测量（核酸，蛋白质，细胞浓度）；③其他功能（全波长扫描，动力学测定等）；④用户自建方法；⑤相关设置（时间，打印机等）。

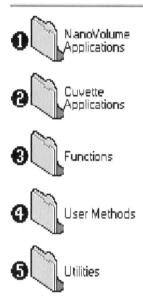

图 5-3-2　Nanopho tometer Pearl 开机界面

（3）选择数字键 1 进入微量级测量，如图 5-3-3 所示。图中：①核酸分析（dsDNA，ssD-NA 等）；②蛋白分析。

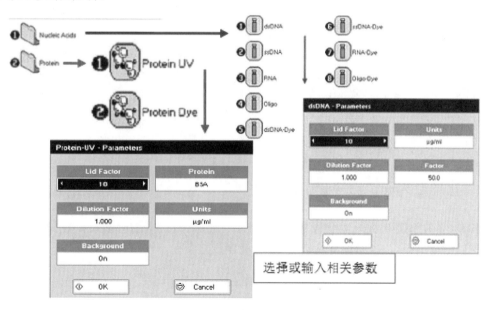

图 5-3-3　"微量级测量"界面

1）空白测量，加入双蒸水到比色皿中，盖上合适帽子，按"blank"键测量。

2）样品测量，加入样品到微量比色皿中，盖上合适的帽子，按"sample"键测量。

以上 3 步用于常规核酸以及蛋白质的浓度测量。

（4）选择数字键 2 进入常规比色皿测量，步骤和方法同上。

（5）选择数字 3 进入其他功能界面，如图 5-3-4 所示。图中：①波长扫描（Abs，T%）；②浓度测量（Lambert-Beer-定律）；③全波长扫描（200～900 nm）；④动力学计算；⑤标准曲线制作；⑥多波长扫描；⑦吸光度比率。选择相应功能进行试验。

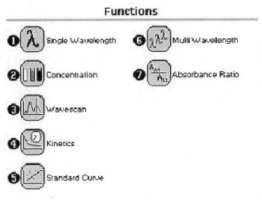

图 5-3-4　功能界面

（6）选择数字键 4 进入用户自定义方法界面，如图 5-3-5 所示。选择数字键 1 进行方法建立（能够储存 9 种方法）。

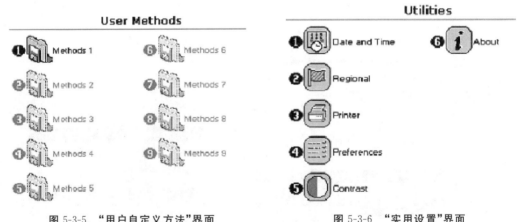

图 5-3-5　"用户自定义方法"界面　　　　图 5-3-6　"实用设置"界面

（7）选择数字键 5 进入其他设置，如图 5-3-6 所示。图中：①时间设定；②数据格式设定；③打印/输出设定；④基线等设定；⑤屏幕亮度设定。

九、实时无标记细胞功能分析仪

实时无标记细胞功能分析仪的核心技术是基于电阻抗传感器原理的细胞检测，即实时无标记动态细胞分析技术（RTCA Real Time Cell Analysis）。RTCA 是艾森生物全球独有的专利核心技术。该技术采用特殊工艺，将微电极列阵整合在细胞培养板的每个细胞生长孔底部，用以构建实时、动态、定量跟踪细胞形态和增殖分化改变的细胞阻抗检测传感系统。贴壁电极界面阻抗的改变与细胞的实时功能状态改变呈相关性，当贴壁生长在微电极表面的细胞引起贴壁电极界面阻抗改变时,通过实时动态的电极阻抗检测可以获得与细胞生理功能相关的生物信息,包括细胞生长、伸展、形态变化、死亡和贴壁等。

iCELLigence 细胞功能分析仪特有的实时无标记动态细胞分析特点,与传统的终点细胞分析法相比,具有显著的优势,可广泛应用于细胞生物学、分子生物学、肿瘤学、生物化学、毒理学等多种学科领域及药物筛选、研发、生产及质量控制过程。同时,iCELLigence 采用无线信号传输模式和 iPad 平台,使细胞实验的操作以及数据采集和分析更为便利。

操作程序如下:

(1)将 iCELLigence 系统置于培养箱中,接通电源,仪器下方的指示灯会亮。

(2)在超净工作台或生物安全柜中加入 150 μL 细胞培养基于 E-Plate L8 孔中,静置30 min。

(3)将 E-Plate L8 放到 iCELLigence 系统上,系统会自动进行扫描,检查是否接触良好,若接触良好则可进行下一步。

(4)点击主页上"New Experiment",进入"Protocol"页面,选择需要进行的实验类型,选择"Standard Protocol",确定实验流程。

(5)点击"Layout"页面,设置实验孔的细胞名称、数目和药物的名称及浓度。

(6)点击左下角的"开始"标志,开始检测基线。

(7)取出 E-Plate L8,在孔中加入 300 μL 混合均匀的细胞悬液,配置成所需细胞浓度。

(8)将 E-Plate L8 置于超净台中室温放置 30 min。

(9)将 E-Plate L8 放到培养箱中的 iCELLigence 上。

(10)在系统自动扫描"ScanPlate"后,开始 Step2 检测细胞增殖曲线。

十、电穿孔仪

电穿孔是功能强大的,能将核酸、蛋白及其他分子导入多种细胞的高效技术。通过高强度的电场作用,瞬时提高细胞膜的通透性,从而吸收周围介质中的外源分子。这种技术可以将核苷酸、DNA、RNA、蛋白、糖类、染料及病毒颗粒等导入原核和真核细胞内。电穿孔仪是一种简单而灵活的仪器,能安全而可重复地转化细菌、酵母菌和其他微生物体。转化效率大大高于化学方法。下面以 Bio-rad Gene PμLser Xcell 电穿孔系统为例进行系统介绍。

(一)电穿孔的 2 种波型

电穿孔的过程中可以有 2 种波型来控制外界电压的变化,Gene Pulser Xcell 可以提供 2 种波型,即指数波和方波。

1. 指数波(exponential decay wave)

所谓指数波的方式,就是将已经充电到指定电压的电容进行快速放电,放电是以指数形式进行的(如上面的 slide 显示),如图 5-3-7 所示。该种方式的电穿孔效果取决于 2 个参数:电场强度(kV/cm)和时间常数(ms)。在实验过程中,采用具体的电击杯调整电压即可调整不同的电场强度。此外,电容和电阻的具体值也可以在 Gene Pulser Xcell 的界面上

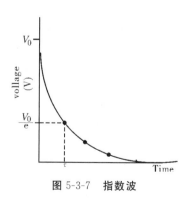

图 5-3-7　指数波

进行设置。

(1)电容器充电到预定电压(V_0)放电后,即向样品释放脉冲,细胞表面的电压随时间按指数方式下降。

(2)电容器的电压值达到峰值,释放脉冲后迅速衰减。

(3)电场强度 E(V/cm)是用来描述电击杯外界电场环境的一个参数($E=V/d$)。

(4)脉冲时间一般用时间常数来进行衡量($\sim$37% of V_0, V_0/e)。

(5)脉冲的时间是由电阻和电容的大小所决定的。

PC(parallel capacitor)模块的本质就是在放电回路中在样品上并联一套电阻。在放电回路中设置 PC 模块的目的:如果实验样品具有很高的电阻值,那么脉冲就需要维持相当长的时间,这样对细胞是会有损伤的,长时间的电场作用会导致细胞的裂解。并联了 PC 模块后对样品而言电击的电压并没有变化,但是 PC 模块起到了分流的作用,可以使得脉冲的时间常数大大减小,可有效维持细胞的活性。并联了 PC 模块后,时间常数取决于该模块的电阻,电阻越小,那么放电的时间也就越短。

2. 方波(square wave)

对于某些细胞而言,采用指数波进行实验特别容易导致细胞的死亡。对于这种细胞而言,采用方波的形式来进行电穿孔既可以进行有效的转染,又可以很好地保护细胞,维持细胞的活性。如图 5-3-8 所示,方波的形式通常用以下的参数来进行描述:电压、脉冲时间、脉冲次数和脉冲间的间隔时间。上述所有的参数都可以在 Gene Pulser Xcell 的操作界面上便捷地设置。在实验结束后,Gene Pulser Xcell 还可以显示实验中这些参数的具体值。

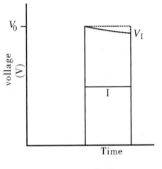

图 5-3-8　方波

方波的本质和指数波是一样的,区别在于电压还没有下降为 0 的时候,电容器的放电已经被截止了。所有的方波都会有电压的细微下降,以其开始的电压值的百分比计算,一般下降率不超过 5%。

(1)电容器的指数放电过程被截止后就会形成方波,其时间常数远大于脉冲时间。

(2)脉冲时间就是细胞被放电的时间。

(3)脉冲是可以被反复释放的,在低压回路中最多可以重复 10 次,在高压回路中最多可以重复 2 次。

(4)脉冲的间隔时间是指 2 个脉冲间的时间。

(5)脉冲下降是指终止电压和起始电压之间的差值。

电容器的指数放电过程被截止后就会形成方波,但是采用不同电压的回路会形成不同的方波脉冲。

采用方波的工作原理:对电容器进行充电后,释放脉冲到细胞上维持所需的时间,在进行第二次脉冲前需要对电容器进行重新充电。那么脉冲间的间隔就取决于电容器充电需要的时间和具体的电压,所以在设置脉冲间的时间时,其值不能小于电容器充电所需的时间。

采用低压回路时,需要采用 CE 模块,该模块的设置是可调的,所以其脉冲时间和脉冲间的间隔是可调的,比高压电路要灵活、方便很多。

高电压回路:一次充电,一次脉冲。在下一次脉冲前,电容器需要重新充电,最多只能进行 2 次脉冲,脉冲时间为 $0.05 \sim 5$ msec,脉冲间隔为 $5 \sim 30$ sec。

低电压回路:该电路是可调的,因此可一次充电,进行多次脉冲。最多可进行 10 次脉冲,脉冲时间为 $0.05 \sim 100$ msec,脉冲间隔为 $0.1 \sim 10$ sec。

(二)电穿孔仪

系统部件,如图 5-3-9 所示。

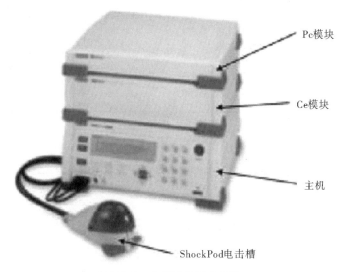

图 5-3-9　电穿孔仪系统部件

主界面,如图 5-3-10 所示。

```
HOME
  1. Exponential protocol
  2. Time constant protocol
  3. Square wave protocol
  4. Pre-set protocols
> 5. User protocols
```

```
HOME
< 6. Last pulse
  7. Optimize
  8. Data management
  9. Measurements
  10. User preferences
```

图 5-3-10　电穿孔仪主界面

（三）操作方法

1. 指数协议(exponential protocol)

在该选项下，用户可设置指数波的脉冲条件，程序显示如图 5-3-11 所示，结果显示如图 5-3-12 所示。

```
PROTOCOL DETAIL:   EXPONENTIAL

  Voltage (V)                  XXXX
  Capacitance (uF)             XXXX
  Resistance (ohm)             XXXX
  Cuvette (mm)                    X
```

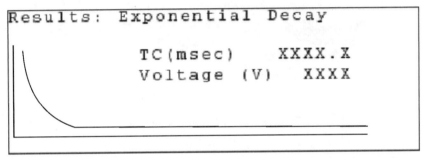

图 5-3-11

图 5-3-12

2. 时间常数协议(time constant protocol)

时间常数确定的指数波形式，在该选项下，用户可设置具体的时间常数及其他条件来作为指数波的脉冲条件，程序显示如图 5-3-13 所示，结果显示如图 5-3-14 所示。

```
PROTOCOL DETAIL: TIME CONSTANT

 Voltage (V)                     XXXX
 Time constant (msec)          XXXX.X
 Cuvette (mm)                       X
```

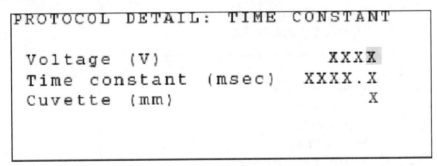

图 5-3-13

Results: Time Constant
TC(msec) XXXX.X
Voltage (V) XXXX
Capacitance (uF) XXXX
Resistance (ohms) XXXX

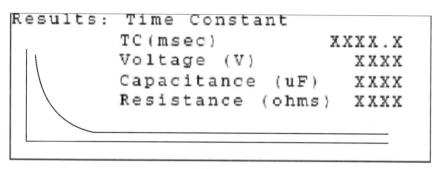

图 5-3-14

3. 方波协议(square wave protocol)

在该选项下,用户可设置方波的脉冲条件,程序显示如图 5-3-15 所示,结果显示如图 5-3-16所示。

PROTOCOL DETAIL: SQUARE WAVE
Voltage (V) XXXX
Pulse length (msec) XXX.XX
Number of pulses 1
Pulse interval (sec) 00.0
Cuvette (mm) X

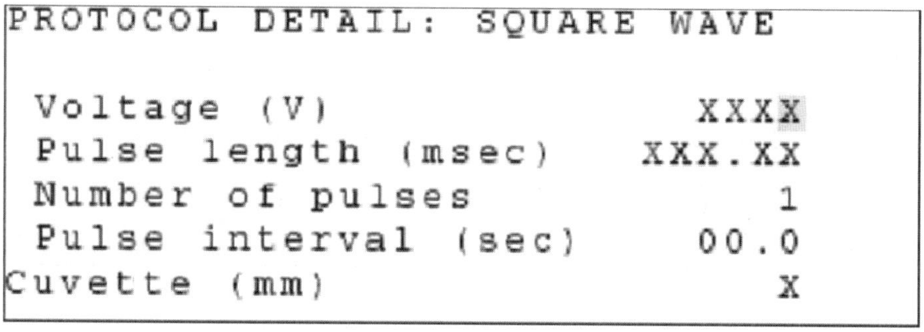

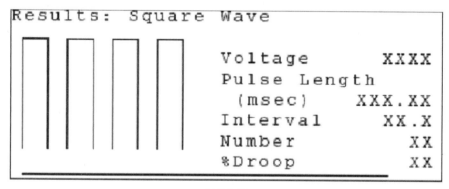

图 5-3-15

Results: Square Wave
Voltage XXXX
Pulse Length
(msec) XXX.XX
Interval XX.X
Number XX
%Droop XX

图 5-3-16

4. 预存协议(pre-set protocols)

在该选项下,仪器本身预存了一些经过优化的电穿孔条件,针对的样品包括细菌、真菌及哺乳动物细胞等,如图 5-3-17 所示。

Pre-set Protocol Designation	Cells	Pulse type	PL (msec)	C (μF)	PC (ohm)	V	Cuvette (cm)	Cell vol (μl)	
Mammalian Protocols									
Mammalian 1	CHO	Square wave	15			160	0.2	100	
Mammalian 2	COS7	Square wave	20			110	0.2	100	
Mammalian 3	3T3	Exponential decay		500		160	0.2	100	
Mammalian 4	283	Square wave	25			110	0.2	100	
Mammalian 5	HeLa	Exponential decay		500		160	0.2	100	
Mammalian 6	BHK21	Square wave	25			140	0.2	100	
Mammalian 7	A549	Square wave	10			150	0.2	100	
Mammalian 8	CV1	Square wave	25			100	0.2	100	
Mammalian 9	K562	Exponential decay		1000		155	0.2	100	
Mammalian 10	HL60	Square wave	25			140	0.2	100	
Mammalian 11	Jurkat	Exponential decay		1000		140	0.2	100	
Mammalian 12	HuT78	Square wave	25			130	0.2	100	
Bacterial Protocols									
Bacterial 1	E coli	Exponential decay	25	200	1800	0.1	20		
Bacterial 2	E coli	Exponential decay	25	200	2500	0.2	20-40		
Bacterial 3	E coli	Exponential decay	25	200	3000	0.2	20-40		
Bacterial 4	A tumefaciens	Exponential decay	25	200	2400	0.1	20		
Bacterial 5	P aeruginosa	Exponential decay	25	200	2500	0.2	100		
Bacterial 6	S aureus	Exponential decay	25	100	2900	0.2	50		
Bacterial 7	B cereus	Exponential decay	50	200	1000	0.2	100		
Bacterial 8	S pyogenes	Exponential decay	25	200	2100	0.2	200		
Bacterial 9	L plantarum	Exponential decay	25	400	1500	0.2	40		
Fungal Protocols									
Fungal 1	S cerevisiae	Exponential decay	25	200	1500	0.2	40		
Fungal 2	S cerevisiae	Exponential decay	25	200	2500	0.4	80		
Fungal 3	S pombe	Exponential decay	25	200	2300	0.2	40		
Fungal 4	C albicans	Exponential decay	25	200	1500	0.2	40		
Fungal 5	P pastoris	Exponential decay	25	200	2000	0.2	40		
Fungal 6	D discoideum	Exponential decay	10	600	1000	0.4	800	2 pulses

图 5-3-17

5. 用户协议(user protocols)

在该选项下,最多可储存 144 个用户自己的程序,采用 12×12 的形式,即 12 个人,每人可储存 12 个自己的程序,如图 5-3-18 所示。

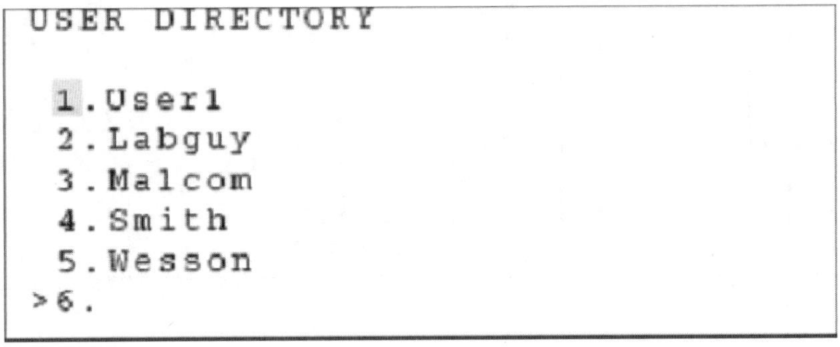

```
USER DIRECTORY

 1.User1
 2.Labguy
 3.Malcom
 4.Smith
 5.Wesson
>6.
```

图 5-3-18

十一、台式基因枪

图 5-3-19 为 Bio-Rad PDS-1000 台式基因枪示意图。PDS-1000 台式基因枪采用以高压氦气作为动力的粒子轰击技术将包埋 DNA、大小约为 $0.6 \sim 1.6~\mu m$ 的微载体(微载体与亚细胞器的大小相当,一般是钨粉或金粉)加速到所需的速度,从而将外源分子导入细胞内,

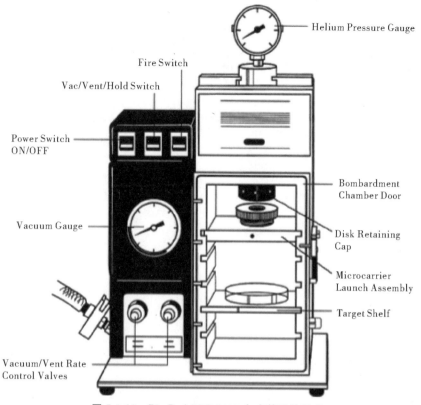

图 5-3-19　Bio-Rad PDS-1000 台式基因枪示意

以达到转染的效果。该种方法可以对广泛的生物样品进行转染,如细菌、真菌、昆虫、植物以及各种动物细胞等。与显微操作法相比,采用"基因枪"进行转染不仅操作更加简便、快速,而且适用于瞬时转染与稳定转染这两种常用转染方法。

（一）基本原理

图 5-3-20 为 PDS-1000 台式基因枪工作原理图。PDS-1000 台式基因枪采用高压氦气作为动力(由破裂盘 rupture disks 控制释放),将含有 DNA 等外源分子包埋的微载体(microcarries)的载体膜(macrocarries)加速,载体膜被终止屏(stopping screens)阻挡后微载体以很高的速度穿透细胞从而达到将外源分子导入细胞内部的目的。转染的效果取决于微载体的速度,而微载体的速度又取决于如下几个因素:

(1)氦气的压力,取决于不同压力的破裂盘(一共有 9 种规格)。

(2)基因枪腔体内的真空度。

(3)破裂盘和载体膜之间的距离(见图 5-3-20 中的 A)。

(4)载体膜和终止屏之间的距离(见图 5-3-20 中的 B)。

(5)终止屏和样品架即靶细胞之间的距离(见图 5-3-20 中的 C)。

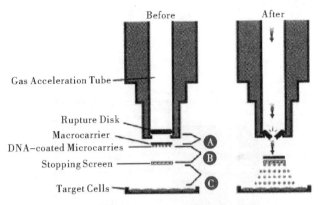

图 5-3-20　PDS-1000 台式基因枪工作原理

(二)操作前准备

1.常规试剂

70％异丙醇、70％乙醇、100％乙醇、50％甘油、2.5 mol/L CaCl$_2$、0.1 mol/L 亚精胺(组织培养级)、蒸馏水等。

2.常用仪器及耗材

60 mm 组织培养皿、滤纸、1.5 mL 离心管、离心机、旋涡振荡器、微量移液器等。

3.基因枪操作专用耗材

破裂盘(rupture disks)、载体膜(macrocarries)、终止屏(stopping screens)、微载体(microcarries),如图 5-3-21 所示。

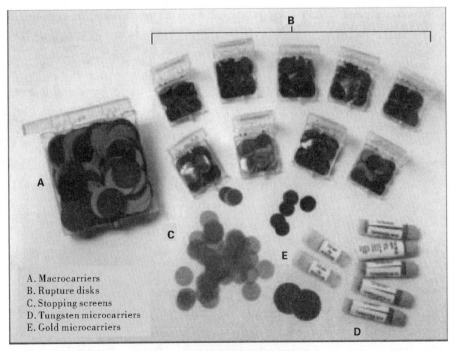

A. Macrocarriers
B. Rupture disks
C. Stopping screens
D. Tungsten microcarriers
E. Gold microcarriers

图 5-3-21　基因枪操作专用耗材

（三）PDS-1000 台式基因枪操作流程

在使用基因枪操作前,首先不使用微载体和靶细胞进行一次"dry run",测试基因枪的气体通路一切正常后再进行实验。

1.轰击前的准备工作

(1)实验前清洗与灭菌(高压蒸汽灭菌)处理:破裂盘固定帽、微载体组件、载体膜及载体膜支架、终止屏。

(2)采用 70％乙醇对 PDS-1000 台式基因枪腔体进行灭菌处理并晾干。

注意:不要对腔体进行高压蒸汽或加热等灭菌处理,这样会毁坏 PDS-1000 台式基因枪

(3)洗涤微载体并储存于 50％的甘油,具体洗涤步骤如下(按下面步骤得到的微载体可进行 120 次轰击实验,每次轰击使用约 500 μg 的微载体)。

①称取 30 mg 微载体,将其放入 1.5 mL 的离心管内。

②在离心管内加入 1 mL 70％乙醇。

③在涡旋混合器上充分震荡 3～5 min。

④震荡结束后静置 15 min。

⑤将上述含有微载体的 70％乙醇溶液离心约 5 s,弃上清。

⑥在得到的微载体沉淀中加入 1 mL 蒸馏水。

⑦充分震荡 1 min。

⑧震荡结束后静置 1 min。

⑨将上述含有微载体的水溶液大致离心后弃上清。

⑩再重复⑥～⑨的步骤 2 次。

⑪在得到的微载体沉淀中加入 500 μL 经灭菌的 50％甘油(如忽略上述洗涤步骤中的损耗,微载体的浓度为 60 mg/mL)。

注意:上述制备得到的微载体甘油溶液在室温下可保存 2 周;如为钨粉载体,建议在 −20 ℃条件下储存避免氧化,而金粉载体可在 4 ℃或室温下储存。

(4)在实验当天用外源 DNA 分子包埋微载体,具体包埋步骤如下(按下面步骤得到的微载体可进行 6 次轰击实验,每次轰击使用约 500 μg 的微载体)。

①从上述微载体储存溶液中吸取 50 μL (3 mg)的微载体加入 1.5 mL 的离心管内。

注意:从微载体储存溶液中吸取微载体时,需将微载体储存管放置在涡旋混合器上持续、充分地震荡,因为这样才能避免微载体之间形成聚合体从而使 DNA 均匀地包埋在微载体的表面

②加入 5 μL DNA (1 $\mu g/\mu L$)。

③加入 50 mL 2.5 mol/L $CaCl_2$。

④加入 20 μL 0.1 mol/L 亚精胺,持续震荡 2～3 min。

⑤震荡结束后静置 1 min 再离心约 2 s,弃上清。

⑥在得到的沉淀中加入 140 μL 70％乙醇(HPLC 级或分光光度计级),离心弃上清。

⑦在得到的沉淀中加入 140 μL 100％乙醇,离心弃上清。

⑧在得到的沉淀中加入 48 μL 100％乙醇,轻轻拍打离心管管壁数次后,在低速的混合器上充分震荡 2～3 s。

(5)将包埋得到的微载体放置于载体膜(macrocarrier)及载体膜支架(macrocarrier holder)上。首先准备一个带盖的经灭菌处理的 60 mm 组织培养皿,在其底部铺上一层 CaCl₂ 作为干燥剂,并在 CaCl₂ 上放一张滤纸;然后将载体膜及载体膜支架放在滤纸上,不锈钢的载体膜支架与滤纸接触而载体膜向上;最后用微量移液器吸取 6 μL(约 500 μg 的微载体)经包埋处理的微载体水平地涂在载体膜中央直径约 1 cm 的范围内,完成铺涂后立刻盖上组织培养皿的盖子,等待 10 min,使乙醇挥发。具体操作如图 5-3-22 所示。

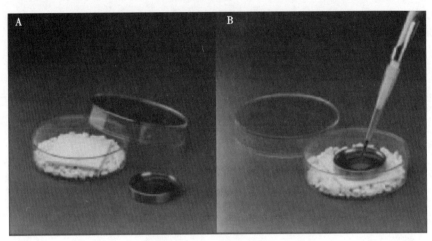

图 5-3-22　放置微载体

注意:为确保实验结果的准确性,建议使用最新包埋好的微载体;上述操作须在一个平稳的工作台上进行以避免震动引起微载体互相凝结;在吸取微载体时还须将经包埋处理的微载体储存液放置在涡旋振荡器上;上述操作制备得到的载体膜及载体膜支架在 2 h 后即不能使用,须重新制备。

(6)将破裂盘放置到位。首先用经过灭菌处理的镊子取出破裂盘并在 70% 异丙醇液体内轻蘸几下进行灭菌;然后将上述处于湿润状态的破裂盘放置在破裂盘固定帽内;最后将上述含有破裂盘的破裂盘固定帽连接到基因枪腔体内的氦气气体加速管(gasacceleration-tube)上,并用扳手拧紧。具体操作如图 5-3-23 至图 5-3-25 所示。

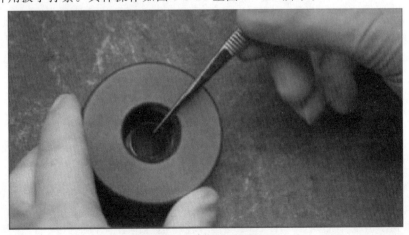

图 5-3-23　破裂盘灭菌消毒

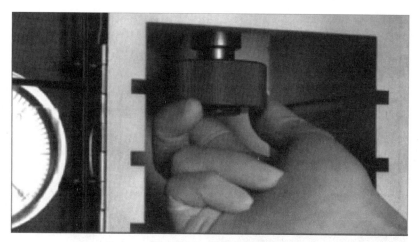

图 5-3-24　**放置破裂盘**

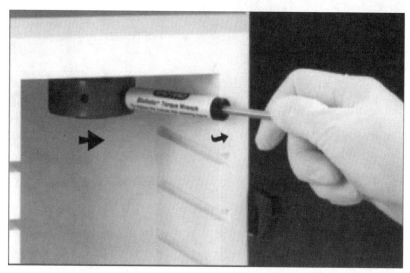

图 5-3-25　**连接氦气气体加速管**

注意:取破裂盘必须使用经过灭菌处理的镊子,因为油脂、指纹以及手套上的粉末都会造成破裂盘与破裂盘固定帽之间不能紧密结合从而导致漏气;在对破裂盘进行灭菌处理时不要将破裂盘长时间浸在 70％异丙醇内,否则会造成破裂盘的脱层;在破裂盘固定帽内没有放入破裂盘时,不要与氦气气体加速管拧紧,避免二者的金属表面由于刮擦而引起漏气;不能对破裂盘进行高压蒸汽灭菌。

(7)根据具体的实验条件调节破裂盘和载体膜之间的位置,最后放置终止屏。

注意:在进行轰击前确认在微载体组件内放置了终止屏,否则靶细胞会由于高速的微载体和载体膜而受到损伤。

(8)检查氦气瓶的压力,氦气瓶的压力需要超过具体破裂盘对应压力 200 psi(如使用 900 psi 规格的破裂盘,那么氦气瓶的指示压力必须为 1 100 psi)。

(9)将待转染的靶细胞或组织放在台式基因枪腔体内特定的位置上,关门。

2.轰击的流程

(1)确认 PDS-1000 台式基因枪电源线连接完好,按下红色的"Power Switch ON/OFF"键开机。

(2)把"Vac/Vent/Hold Switch"键设置在 VAC 档位对台式基因枪腔体抽真空,并维持在特定的真空度水平上(真空度至少为 5 英寸高的水银汞柱),达到最低的真空度时最右面的"Fire Switch"键的指示灯会闪烁。当达到设定的真空度时,迅速将"Vac/Vent/Hold Switch"键设置在 HOLD 档位,维持该真空度。

(3)按住"Fire Switch"键直到破裂盘破裂,氦气压力表显示为零时才释放"Fire"键,具体操作如图 5-3-26 所示。

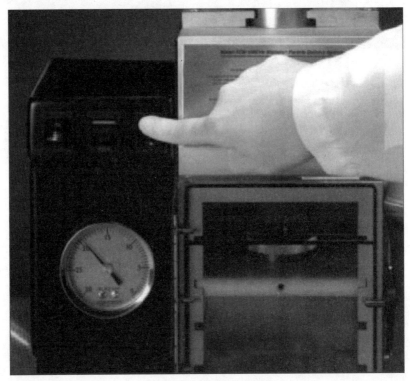

图 5-3-26 按住"Fire"键

注意:在破裂盘破裂前释放"Fire Switch"键实验失败;在破裂盘破裂后长时间不释放"Fire Switch"键导致氦气的浪费;破裂盘破裂时会有轻微的响声,此时观察台式基因枪上方的氦气压力表就可以知道破裂盘破裂所需的具体压力;当压力达到设定值的 90% 左右时,破裂盘破裂所需的时间大致为 11~13 s。

3.轰击后仪器的维护

(1)把"Vac/Vent/Hold Switch"键设置在 VENT 档位,停止对台式基因枪腔体抽真空。

(2)当台式基因枪真空度显示为 0 时,打开腔体门将实验细胞或组织从腔体内取出。

(3)将微载体组件(microcarry launch assembly)拿下,丢弃载体膜及终止屏。

(4)取下破裂盘固定帽(rupture disks retaining cap)上使用后的破裂盘(rupture disks)。

(5)关闭氦气瓶阀门。

十二、电泳仪

电泳(electrophoresis)是指带电荷的溶质或粒子在电场中向着与其本身所带电荷相反的电极移动的现象。利用电泳现象将多组分物质分离、分析的技术叫作电泳技术(electrophoresis technique)。目前,电泳技术已广泛应用于蛋白质、多肽、氨基酸、核苷酸、无机离子等成分的分离和鉴定,甚至还用于细胞与病毒的研究。

电泳技术以支持物分类,可分为纸电泳、醋酸纤维素薄膜电泳、淀粉凝胶电泳、琼脂(糖)凝胶电泳及聚丙烯酰胺凝胶电泳等。还可根据凝胶形状分类,有水平平板电泳、圆盘柱状电泳及垂直平板电泳。各种类型的电泳技术概括详见表 5-3-2。

表 5-3-2　各种类型的电泳技术

类别	名称
用支持体的电泳技术	1. 纸上电泳 2. 醋酸纤维薄膜电泳 3. 薄层电泳 4. 非凝胶性支持体区带电泳(支持体有:淀粉,纤维素粉,玻璃粉,硅胶等) 5. 凝胶支持体区带电泳:①淀粉液;②聚丙烯酰胺凝胶;③琼脂(糖)凝胶
不用支持体的电泳技术	1. Tiselius 或微量电泳 2. 显微电泳 3. 等电点聚焦电泳技术 4. 等速电泳技术 5. 密度梯度电泳

实验室常用的电泳设备有 3 种。

(一)垂直平板电泳

电泳槽中间是夹在一起的两块玻璃板,在玻璃平板中间制备电泳凝胶。如图 5-3-27 所示,垂直板式电泳常用于聚丙烯酰胺凝胶电泳中蛋白质的分离。聚丙烯酰胺凝胶电泳操作步骤如下。

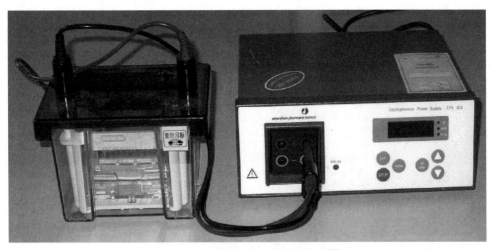

图 5-3-27　垂直平板电泳仪和电泳槽

1.制胶前的准备

(1)玻璃板的准备。

用洗涤剂将玻璃板反复擦洗,然后用清水冲洗干净,待玻璃板晾干后,将 1 mm 塑料薄片沾少许清水,使其贴在玻璃板上,然后将另一块凹形玻璃板与原玻璃板紧贴。

(2)垂直平板支架的安装。

将准备好的玻璃板,放入垂直支架内,两侧用钢夹固定,钢夹的高度不要超过凹形玻璃的凹口处,两侧选用力度大小适中、对称的钢夹。

(3)玻璃板的密封。

将 1%琼脂糖用微波炉加热融化后,倒入支架板底槽中,使其密封即可,然后用吸管吸取少量琼脂溶液,沿玻璃板两边的缝隙内加入,使其密封,待其冷却凝固后备用。

2.凝胶的制备

(1) 30%的丙烯酰胺溶液的配制(1 L)。

配方:丙烯酰胺(Acr) 290 g、甲叉双丙烯酰胺(Bis) 10 g。

步骤:①称取样品,倒入烧杯中,用蒸馏水定容至 1 L;②将烧杯置于搅拌器上,使溶液充分溶解至透明;③将完全溶解的溶液分多次过滤到棕色容器中保存备用。

(2) 10×TBE 溶液的配制(1 L)。

配方:Tris 108 g、硼酸 55 g、EDTA-Na$_2$ 7.44 g。

步骤:称取各成分至烧杯内,用蒸馏水定容至 1 L,用玻璃棒搅拌至溶剂完全溶解后分瓶倒装待用。

(3) PAGE 凝胶的制备(一块胶为例)。

配方:30%的丙烯酰胺溶液 10 mL、10×TBE 溶液 4 mL、双蒸水 16 mL、20%的过硫酸铵(APS) 200 μL、TEMED 溶液 20 μL。

步骤:将各成分称量好之后混合好以备灌胶。

(4)灌胶。

把垂直支架倾斜30°,将配好的 PAGE 凝胶溶液沿凹形玻璃平口处缓缓倒入至距平口7 mm处,倒入过程中要避免气泡产生,发现有气泡产生时,要待气泡消失后再倒入。灌胶完成后,用枪吸取少量水密封胶口,压平胶面。当胶面与水之间有一条明显的界限时,表示凝胶已凝固,可以开始点样电泳。

3.点样及电泳

(1) 0.5×TBE 缓冲溶液的配制。

量取 950 mL 的蒸馏水,然后加 50 mL 的 10×TBE 溶液至 1 000 mL 处,装瓶摇匀,备用。

(2)垂直平板电泳槽的安装。

将制作好的胶放入垂直电泳槽内,凹形玻璃向内侧。选择合适的梳子,轻轻插入玻璃板内,梳子底部与胶面刚好接触为宜。待凝胶凝固后小心拔出梳子,将玻璃板紧贴电泳槽的硅胶密封圈,用钢夹使其固定。倒入 0.5×TBE 缓冲溶液于电泳槽内,以刚好淹没凹形玻璃平口为宜。

(3)点样。

用微量移液器吸取 1 μL 溴酚蓝溶液,根据 PCR 产物量大小吸取适量样品,点入胶孔内即可。每次加样前,微量移液器要用蒸馏水清洗,以避免交叉污染。为了确保各个胶孔之间都相互隔离,在点样之前可先吸取少量的溴酚蓝点入胶孔两端,看是否有渗漏现象,如果有渗漏现象,要重新安装梳子。每块胶都要点上 maker 标记。

(4)电泳。

点样结束后,接通电源,调节电压至 300 V,电泳 90 min,电泳时间可根据 PCR 产物分子量适当延长。

4. 染色、显影

(1)染色液、显色液的配制。

染色液:0.1‰ AgNO₃ 1 g 加水至 1 L 溶解待用。显色液:2% NaOH 20 g 加水至 1 L 溶解待用。

(2)取胶。

把电泳完成后的玻璃板取下,揭去凹形玻璃,去掉底部的琼脂凝胶,小心将胶揭下,放入染色槽中。

(3)染色。

用蒸馏水冲洗胶 2 次,倒入适量的染色液,以淹没胶体为宜,计时 10 min。

(4)显影。

染色好的胶体,用蒸馏水冲洗 2 次,倒入显色液(用前加 3 mL 的甲醛),轻摇至显出清晰的条带为止。

(5)拍照。

将显好色的胶用水冲洗 2 次后,置于玻璃板上,在室温下拍照,用于分析处理。

(二)水平电泳

凝胶铺在水平的玻璃或塑料板上,将凝胶直接浸入缓冲液中,如图 5-3-28 所示,常用于琼脂糖电泳分离核酸。

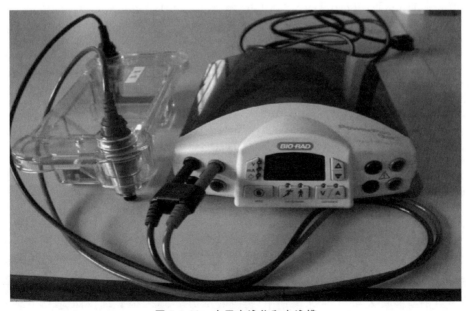

图 5-3-28　水平电泳仪和电泳槽

1. 实验原理

琼脂糖凝胶电泳是常用的用于分离、鉴定 DNA 和 RNA 分子混合物的方法,这种电泳方法以琼脂糖凝胶作为支持物,利用 DNA 分子在泳动时的电荷效应和分子筛效应,达到分离混合物的目的。DNA 分子在高于其等电点的溶液中带负电,在电场中向阳极移动。在一定的电场强度下,DNA 分子的迁移速度取决于分子筛效应,即分子本身的大小和构型是主要的影响因素。DNA 分子的迁移速度与其相对分子量成反比。不同构型的 DNA 分子的迁移速度不同。如环形 DNA 分子样品,其中有三种构型的分子:共价闭合环状的超螺旋分子(cccDNA)、开环分子(ocDNA)、和线形 DNA 分子(IDNA)。这三种不同构型分子进行电泳时的迁移速度大小顺序为:cccDNA>IDNA>ocDNA。

影响核酸分子泳动率的因素主要有:

(1) DNA 分子大小;

(2)琼脂糖浓度;

(3) DNA 构型;

(4)所用的电压;

(5)琼脂糖种类;

(6)电泳缓冲液。

核酸电泳中常用的染色剂是溴化乙啶(ethidilm bromide EB)。溴化乙锭是一种扁平分子,可以嵌入核酸双链的配对碱基之间。在紫外线照射 EB-DNA 复合物时,出现不同的效应。波长为 254 nm 的紫外线照射时,灵敏度最高,但对 DNA 损伤严重;360 nm 紫外线照射时,虽然灵敏度较低,但对 DNA 损伤小,所以适合对 DNA 样品的观察和回收等操作。300 nm 紫外线照射的灵敏度较高,且对 DNA 损伤不是很大,所以也比较适用。

2. 材料、试剂及器具

(1)材料:不同大小的基因组片段。

(2)试剂:Hind Ⅲ digest DNA Marker(分子量标准)(TaKaRa)、D2000(Tian Gen)、BIOWESTAGAROSE(西班牙琼脂糖)、加样缓冲液(6×)、溴酚黄、电泳缓冲液(1×TAE)、溴化乙啶(EB)。

(3)仪器及器具:移液器、吸头、锥形瓶、电泳系统(电泳仪、水平电泳槽、托盘、胶托、梳子等)、紫外透射仪、微波炉、电子天平。

3. 操作步骤

(1)器具清洗:首先将配胶、电泳、染胶所需要的器具清洗干净,包括托盘、胶托、梳子、电泳槽、染胶盘(EB 污染,须独立清洗)。清洗流程为:先用自来水冲洗三次,然后用纯水冲洗三次,最后用纸巾或医用纱布擦干。若需对电泳产物进行胶回收,则还须用 75%酒精对器具进行消毒。

(2)配胶:根据基因组片段大小,配置相应浓度的琼脂糖凝胶。首先将锥形瓶洗干净并加入少量纯水煮沸,然后量取一定量的电泳缓冲液(1×TAE)至锥形瓶中,再称取相应量的BIOWESTAGAROSE(西班牙琼脂糖)倒入锥形瓶中,摇匀并用锡纸封口,最后放入微波炉煮,煮胶的过程中须注意安全,应适当摇匀,防止爆沸。煮好的凝胶应无气泡、色泽均匀。

将煮好的凝胶放入 65 ℃的水浴锅中,待凝胶冷却至 65 ℃时,及时将凝胶倒入装好的干净模具中。

待凝胶完全凝固后,将凝胶小心转移至 4 ℃冰箱,冷冻 30 min,然后拔梳子。此时,凝胶应平整、不漏孔才可以用于电泳检测。

(3)电泳准备:先将干净的电泳槽排放整齐并做好标记,然后把凝胶连同胶托一起放入电泳槽正中央,胶孔的方向朝向负极,再往电泳槽中倒入一定量的电泳缓冲液(1×TAE)至刚好将凝胶淹没。

注意:①放凝胶前,将胶托底部的凝胶抹干净,防止胶托在电泳槽中滑动;②此时,可顺便观察凝胶是否漏孔;③保持桌面卫生,防止缓冲液洒到桌面。

(4)验孔:将 2 μL 6×溴酚黄加入到每一个胶孔中,检测凝胶胶孔是否漏孔。若不漏孔,则可在凝胶孔底部看到一条黄色条带;若漏孔,则看不到条带。

注意:验孔完毕之后,将凝胶固定在电泳槽中央。

(5)上样:将样品、6×溴酚黄按 3∶1 的比例混匀,轻甩后按照规定的顺序上样,上样顺序应与电泳槽上的标记一致,最后点上一定量的 Ladder。

注意:①上样时必须确保上样顺序正确无误,样品间不混淆,点样后的空管子先放在电泳槽旁边,用于核查;②点样时不戳孔、不外漏、不溢出;③点样时须小心枪头不要碰到凝胶,以免凝胶挪动,若凝胶已经挪动,须等样品完全沉到底部后,再固定凝胶。

(6)电泳:确认已经正确上样后,双手盖上电泳槽盖,接通电泳仪和电泳槽。设置电泳参数:电压 120 V,电流 400 mA,时间 30 min。

注意:确认电极连接、电泳参数完全正确之后,最后按"start"键开始电泳。

(7)染胶:电泳结束之后,带上 PE 手套,小心滑出凝胶,把凝胶转移到干净的 PE 手套上,小心地将凝胶放入相应标记的 EB 染胶盘中,盖上盖子染 30 min。其中,染胶盘放在 EB 暗房中,EB 染液的配方为:100 mL 1×TAE+5 μL EB 燃料。

注意:① PE 手套上应做好标记,确保样品、电泳槽、PE 手套的标记一致;②配制 EB 染液和染胶时需戴上乳胶手套、PE 手套,必要时可戴上口罩,染胶时动作要轻,防止溅起 EB 染液;③注意区分 EB 污染区与非污染区,防止 EB 污染区向非污染区扩散。

(8)凝胶成像:带上 PE 手套,将凝胶从染胶盘中捞出,放在染胶时的 PE 手套上,将凝胶放入凝胶成像系统中,按照"Tanon 凝胶成像系统操作规程"进行操作拍照,最后保存胶图信息至规定的文件夹内。

注意:捞胶时需防止凝胶断裂、滑落,尽量把多余的 EB 染液甩干;拍照时应严格区分 EB 污染区与非污染区,防止 EB 污染区污染电脑、键盘及鼠标。

4.注意事项

(1)样品制备:样品制备是做好电泳实验的关键,样品中离子浓度不能过大,最好用新鲜的样品提取蛋白质,如果不确定蛋白提取情况,建议先做 SDS-PAGE 实验。

(2)上样量的问题:IPG 胶条长 13 cm,上样量在 50~80 ng 之间,上样量不合适,丰度低的将会被丰度高的遮盖。

(3) IPG 胶条 pH 的选择,根据不同样品选择不同 pH 值。

(4)针对不同的蛋白质,分离胶的浓度需调整。

（三）双向电泳

图 5-3-29 所示是进行双向电泳实验的常见设备。双向凝胶电泳（2-DE）的原理是，第一向基于蛋白质的等电点不同用等电聚焦分离，第二向则按分子量的不同用 SDS-PAGE 分离，把复杂蛋白混合物中的蛋白质在二维平面上分开。近年来经过多方面改进，已成为研究蛋白质组最有实用价值的核心方法。

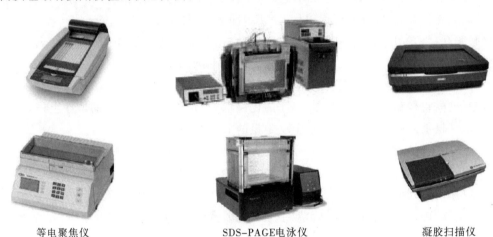

等电聚焦仪　　　　　　　　SDS-PAGE电泳仪　　　　　　凝胶扫描仪

图 5-3-29　双向电泳配备的常见设备

1. 第一向等电聚焦

（1）从冰箱中取出－20 ℃冷冻保存的水化上样缓冲液Ⅰ（不含 DTT，不含 Bio-Lyte）一小管（1 mL/管），置室温融化。

（2）在小管中加入 0.01 g DTT，Bio-Lyte 4-6、5-7 各 2.5 μL，充分混匀。

（3）从小管中取出 400 μL 水化上样缓冲液，加入 100 μL 样品，充分混匀。

（4）从冰箱中取出－20 ℃冷冻保存的 IPG 预制胶条（17 cm、pH4～7），室温中放置 10 min。

（5）沿着聚焦盘或水化盘中槽的边缘由左向右线形加入样品。在距槽两端 1 cm 以内不要加样，中间的样品液一定要连贯。注意：不要产生气泡，否则会影响胶条中蛋白质的分布。

（6）当所有的蛋白质样品都已经加入到聚焦盘或水化盘中后，用镊子轻轻去除预制 IPG 胶条上的保护层。

（7）分清胶条的正负极，轻轻地将 IPG 胶条胶面朝下置于聚焦盘或水化盘中样品溶液上，使得胶条的正极（标有＋）对应于聚焦盘的正极，确保胶条与电极紧密接触。不要使样品溶液弄到胶条背面的塑料支撑膜上，因为这些溶液不会被胶条吸收。同样还要注意不使胶条下面的溶液产生气泡。如果已经产生气泡，用镊子轻轻地提起胶条的一端，上下移动胶条，直到气泡被赶到胶条以外。

（8）在每根胶条上覆盖 2～3 mL 的矿物油，防止胶条水化过程中液体蒸发。应缓慢地加入矿物油，沿着胶条将矿物油一滴一滴慢慢加在塑料支撑膜上。

（9）对好正、负极，盖上盖子，设置等电聚焦程序。

（10）聚焦结束的胶条应立即进行平衡及第二向 SDS-PAGE 电泳，否则应将胶条置于样品水化盘中并于－20 ℃冰箱保存。

2.第二向 SDS-PAGE 电泳

(1)配制 10％的丙烯酰胺凝胶两块:配 80 mL 凝胶溶液,每块凝胶 40 mL,将溶液分别注入玻璃板夹层中,上部留 1 cm 的空间,用 MilliQ 水、乙醇或水饱和正丁醇封面,保持胶面平整,聚合 30 min。一般凝胶与上方液体分层后,表明凝胶已基本聚合。

(2)待凝胶凝固后,倒去分离胶表面的 MilliQ 水、乙醇或水饱和正丁醇,用 MilliQ 水冲洗。

(3)从－20 ℃冰箱中取出胶条,先于室温放置 10 min,使其融化。

(4)配制胶条平衡缓冲液Ⅰ。

(5)在桌上先放置干的厚滤纸,聚焦好的胶条胶面朝上放在干的厚滤纸上。将另一份厚滤纸用 MilliQ 水浸湿,挤去多余水分,然后直接置于胶条上,轻轻吸干胶条上的矿物油及多余样品,可以减少凝胶染色时出现的纵条纹。

(6)将胶条转移至水化盘中,每个槽一根胶条,在有胶条的槽中加入 5 mL 胶条平衡缓冲液Ⅰ。将样品水化盘放在水平摇床上缓慢摇晃 15 min。

(7)配制胶条平衡缓冲液Ⅱ。

(8)第一次平衡结束后,彻底倒掉或吸掉样品水化盘中的胶条平衡缓冲液Ⅰ,并用滤纸吸取多余的平衡液(将胶条竖在滤纸上,以免损失蛋白或损坏凝胶表面)。再加入胶条平衡缓冲液Ⅱ,继续在水平摇床上缓慢摇晃 15 min。

(9)用滤纸吸去 SDS-PAGE 聚丙烯酰胺凝胶上方玻璃板间多余的液体。将处理好的第二向凝胶放在桌面上,长玻璃板在下,短玻璃板朝上,凝胶的顶部对着自己。

(10)将琼脂糖封胶液进行加热溶解。

(11)将 10×电泳缓冲液用量筒稀释 10 倍成 1×电泳缓冲液并赶去缓冲液表面的气泡。

(12)第二次平衡结束后,彻底倒掉或吸掉样品水化盘中的胶条平衡缓冲液Ⅱ,并用滤纸吸取多余的平衡液(将胶条竖在滤纸上,以免损失蛋白或损坏凝胶表面)。

(13)将 IPG 胶条从样品水化盘中移出,用镊子夹住胶条的一端使胶面完全浸没在 1×电泳缓冲液中。然后将胶条胶面朝上放在凝胶的长玻璃板上。其余胶条同样操作。

(14)将放有胶条的 SDS-PAGE 凝胶转移到灌胶架上,短玻璃板一面对着自己。在凝胶的上方加入低熔点琼脂糖封胶液。

(15)用镊子、压舌板或是平头的针头,轻轻地将胶条向下推,使之与聚丙烯酰胺凝胶胶面完全接触,注意在胶条下方不要产生任何气泡。在用镊子、压舌板或平头针头推胶条时,要注意是推动凝胶背面的支撑膜,不要碰到胶面。

(16)放置 5 min,使低熔点琼脂糖封胶液彻底凝固。

(17)在低熔点琼脂糖封胶液完全凝固后,将凝胶转移至电泳槽中。

(18)在电泳槽中加入电泳缓冲液后,接通电源,起始时用低电流(5 mA/gel/17 cm)或低电压,待样品完全走出 IPG 胶条,浓缩成一条线后,再加大电流(或电压)(20～30 mA/gel/17 cm),待溴酚蓝指示剂达到底部边缘时即可停止电泳。

(19)电泳结束后,轻轻撬开两层玻璃,取出凝胶,并切角做记号(戴手套,防止污染胶面)。

(20)进行染色。

附录 1 聚丙烯酰胺凝胶电泳凝胶的配制

表 5-3-3 配制 Tris-甘氨酸 SDS-PAGE 聚丙烯酰胺凝胶电泳分离胶所用溶液

浓度	溶液成分	不同体积(mL)凝胶液中各成分所需体积(mL)							
		5	10	15	20	25	30	40	50
6%	水	2.6	5.3	7.9	10.6	13.2	15.9	21.2	26.5
	30%丙烯酰胺溶液	1	2	3	4	5	6	8	10
	1.5 mol/L Tris (pH8.8)	1.3	2.5	3.8	5	6.3	7.5	10	12.5
	10% SDS	0.05	0.1	0.15	0.2	0.25	0.3	0.4	0.5
	10%过硫酸铵	0.05	0.1	0.15	0.2	0.25	0.3	0.4	0.5
	TEMED	0.004	0.008	0.012	0.016	0.02	0.024	0.032	0.04
8%	水	2.3	4.6	6.9	9.3	11.5	13.9	18.5	23.2
	30%丙烯酰胺溶液	1.3	2.7	4	5.3	6.7	8	10.7	13.3
	1.5 mol/L Tris (pH8.8)	1.3	2.5	3.8	5	6.3	7.5	10	12.5
	10% SDS	0.05	0.1	0.15	0.2	0.25	0.3	0.4	0.5
	10%过硫酸铵	0.05	0.1	0.15	0.2	0.25	0.3	0.4	0.5
	TEMED	0.003	0.006	0.009	0.012	0.015	0.018	0.024	0.03
10%	水	1.9	4	5.9	7.9	9.9	11.9	15.9	19.8
	30%丙烯酰胺溶液	1.7	3.3	5	6.7	8.3	10	13.3	16.7
	1.5 mol/L Tris (pH8.8)	1.3	2.5	3.8	5	6.3	7.5	10	12.5
	10% SDS	0.05	0.1	0.15	0.2	0.25	0.3	0.4	0.5
	10%过硫酸铵	0.05	0.1	0.15	0.2	0.25	0.3	0.4	0.5
	TEMED	0.002	0.004	0.006	0.008	0.01	0.012	0.016	0.02
12%	水	1.6	3.3	4.9	6.6	8.2	9.9	13.2	16.5
	30%丙烯酰胺溶液	2	4	6	8	10	12	16	20
	1.5 mol/L Tris (pH8.8)	1.3	2.5	3.8	5	6.3	7.5	10	12.5
	10% SDS	0.05	0.1	0.15	0.2	0.25	0.3	0.4	0.5
	10%过硫酸铵	0.05	0.1	0.15	0.2	0.25	0.3	0.4	0.5
	TEMED	0.002	0.004	0.006	0.008	0.01	0.012	0.016	0.02
15%	水	1.1	2.3	3.4	4.6	5.7	6.9	9.2	11.5
	30%丙烯酰胺溶液	2.5	5	7.5	10	12.5	15	20	25
	1.5 mol/L Tris (pH8.8)	1.3	2.5	3.8	5	6.3	7.5	10	12.5
	10% SDS	0.05	0.1	0.15	0.2	0.25	0.3	0.4	0.5
	10%过硫酸铵	0.05	0.1	0.15	0.2	0.25	0.3	0.4	0.5
	TEMED	0.002	0.004	0.006	0.008	0.01	0.012	0.016	0.02

表 5-3-4 配制 Tris-甘氨酸 SDS-PAGE 聚丙烯酰胺凝胶电泳 5%积层胶所用溶液

浓度	溶液成分	不同体积(mL)凝胶液中各成分所需体积(mL)							
		1	2	3	4	5	6	8	10
6%	水	0.68	1.4	2.1	2.7	3.4	4.1	5.5	6.8
	30%丙烯酰胺溶液	0.17	0.33	0.5	0.67	0.83	1	1.3	1.7
	1.5 mol/L Tris (pH8.8)	0.13	0.25	0.38	0.5	0.63	0.75	0	1.25
	10% SDS	0.01	0.02	0.03	0.04	0.05	0.06	0.08	0.1
	10%过硫酸氨	0.01	0.02	0.03	0.04	0.05	0.06	0.08	0.1
	TEMED	0.001	0.002	0.003	0.004	0.005	0.006	0.008	0.01

附录2　细胞样品的一般处理步骤

1.吸出培养液,用胰酶消化。

2.加入 PBS,$1500 \times g$ 离心 10 min,弃上清。重复 3 次。

3.加入 5 倍体积裂解液,混匀(或在 2×10^6 细胞中,加入 1 mL 裂解液或将 1×10^6 细胞悬于 $60 \sim 100$ μL 裂解液中)。

4.液氮中反复冻融 3 次。

5.加 50 μg/mL RNase 及 200 μg/mL DNase,在 4 ℃放置 15 min。

6. 15000 rpm,4 ℃离心 60 min(或 40000 rpm,4 ℃离心 30 min)。

7.收集上清。

8.分装样品,冻存于 -70 ℃冰箱中。

附录3　组织样品的一般处理步骤

1.碾钵碾磨组织,碾至粉末状。

2.将适量粉末状组织转移至匀浆器,加入适量裂解液,进行匀浆。

3.加 50 μg/mL RNase 及 200 μg/mL DNase,在 4 ℃放置 15 min。

4.15000 rpm,4 ℃离心 60 min(或 40000 rpm,4 ℃离心 30 min)。

5.收集上清。

6.分装样品,冻存于 -70 ℃冰箱中。

十三、凝胶成像系统

在生物学迅速发展的今天,凝胶电泳作为主要的科研实验手段早已被广泛应用于核酸和蛋白的分离,而电泳图像的获取和相关分析主要依靠凝胶成像系统。凝胶成像即对 DNA、RNA、蛋白质等凝胶电泳不同染色(如 EB、考马氏亮蓝、银染、Sybr Green)及微孔板、平皿等非化学发光成像检测分析。凝胶成像系统可以应用于分子量计算、密度扫描、密度定量、PCR 定量等生物工程常规研究。

(一)凝胶成像应用范围

总体上来说凝胶成像可应用于:蛋白质、核酸、多肽、氨基酸、多聚氨基酸等其他生物分子的分离、纯化及结果的定性分析。

1.分子量定量

对于一般常用的 DNA 胶片,利用分子量定量功能,通过对胶上 DNA Marker 条带的已知分子量注释,自动生成拟合曲线,并以它衡量得到未知条带的分子量。通过这种方法所得到的结果较肉眼观察估计要准确很多。

2.密度定量

一般常用的测定 DNA(脱氧核糖核酸)和 RNA(核糖核酸)浓度的方法是紫外吸收法,但它只能测定样品中的总核苷酸浓度,而不能区分各个长度片段的浓度。利用凝胶成像系统和软件,先将 DNA 胶片上某一已知其 DNA 含量的标准条带进行密度标定以后,便可以通过单击其他未知条带,根据与已知条带的密度做比较,得到未知条带的 DNA 含量。此方法也适用于对 PAGE 蛋白胶条带的浓度测定。

3.密度扫描

在分子生物学和生物工程研究中,最常用到的是对蛋白表达产物占整个菌体蛋白的百分含量的计算。传统的方法是利用专用的密度扫描,但现在利用生物分析软件结合实验室常规配备的扫描仪或者直接用白光照射使凝胶成像就能完成此项工作。

4. PCR 定量

PCR 定量主要是指,如果 PCR 实验扩增出来的条带不是一条,那么可以利用软件计算出各个条带占总体条带的相对百分数。此功能与密度扫描类似,但实际在原理上并不相同。PCR 定量是对选定的条带进行相对密度定量并计算其占总和的百分数,而且能在密度扫描时对选择区域生成纵向扫描曲线图并积分。

(二)凝胶成像种类

1.普通凝胶成像分析系统

普通凝胶成像分析系统可以对蛋白电泳凝胶、DNA 凝胶样品进行图像采集并进行定性和定量分析。样品包括 EB、SYBR Green、SYBR Gold、Texas Red、GelStar、Fluoroscecin、Radiant Red 等染色的核酸监测,Coomassie Blue、SYPRO Orange 等各种染色的蛋白质凝胶如考染等,以及 MV、EB 和有色及可见样品成像。

2.化学发光成像分析系统

成像范围涵盖 MV、EB、化学发光、紫外-荧光、有色及可见样品成像。

3.多色荧光成像分析系统

成像范围涵盖 MV、EB、化学发光、多色荧光、有色及可见样品成像。

4.多功能活体成像分析系统

MV、EB、化学发光、多色荧光、有色及可见样品成像、离体组织和小型动物及大型动物。

(三)凝胶成像系统操作流程

以 BIO-RAD ChemiDoc XRS 凝胶成像系统为例:

(1)打开成像仪器电源,将样品放入工作台。

(2)双击桌面上图标,打开 Quantity One 软件,或从开始→程序→The Discovery Series/Quantity One 进入。

(3)从 File 下拉菜单中选择"ChemiDox XRS",打开图像采集窗口。

(4)选择相关应用(select application):

① 透射 MV(MV transillumination):针对 DNA EB 胶或其他荧光。

② 透射白光(white transillumination):针对透光样品如蛋白凝胶,X-光片。

③ 侧面白光(white epillumination):针对不透光样品或蛋白凝胶。

④ 化学发光(chemiluminescnece):不打开任何光源。

（5）单击"Live/Focus"按钮,激活实时调节功能。此功能有 3 个上下键按钮:"IRIS"(光圈),"ZOOM"(缩放),"FOCUS"(聚焦),可在软件上直接调节或在仪器面板上手动调节,调节步骤如下:

①调节"IRIS"至适合大小;

②点"ZOOM"将胶适当放大;

③调节"FOCUS"至图像最清晰。

（6）如是 DNA EB 胶或其他荧光,单击"Auto Expose",系统将自动选择曝光时间成像,如不满意,单击"Manual Expose",并输入曝光时间(s),图像满意后保存。

如是蛋白凝胶,接第(5)步直接将清晰的图像保存即可;如是化学发光样品,将滤光片位置换到 Chemi 位(仪器上方右侧),将光圈开到最大,输入 Manual Expose 时间,可对化学发光的弱信号进行长时间累积如 30 min,或单击"Live Acquire"进行多帧图像实时采集,在对话框内定义曝光时间长短,采集几帧图像,在采集的多帧图像中选取满意的进行保存。

（7）注意事项:

①请勿将潮湿样品长期放在暗箱内,以防腐蚀滤光片,更不要将液体溅到暗箱底板上,以免烧坏主板。

②使用后将平台擦干净,以防有水损坏 CCD;切胶时在平台上垫上保鲜膜,以防划损平台。

③仪器使用完后请及时关闭电源,特别是 ChemiDox XRS 的 CCD 电源。

④只有在进行化学发光实验时才需要提前打开 CCD 预热 30 min 再使用,其他操作无需预热。

十四、层析系统

随着生命科学研究进入后基因组时代,以蛋白质为主要对象的研究成为各实验室研究的主题,其中,对单个蛋白质的分离纯化是蛋白质研究的基础工作,也是非常重要的工作。对纯度均一蛋白质的研究是揭示生命规律的重要手段,也是新药研发的必要途径,因为只有获得一定量的蛋白质纯品,才能进行结构和功能的分析、物理化学参数测定、生物活性实验及毒理和药理实验等,乃至制备大量蛋白质纯品以用于诊断和治疗。

蛋白质分离纯化的重要问题是如何在纯化过程中保持温和的条件,从而保证在此过程中蛋白质的结构和活性不受影响。层析技术(chromatography)为蛋白质纯化提供了这样的条件,大都在室温或低温下操作,所用的流动相可以是与生理液相似的具有一定 pH 值、离子强度的缓冲水溶液,所用的填料表面修饰各种基团,可与蛋白质分子温和接触,从而保持了蛋白质分子的原有构象和生物活性。如图 5-3-30 所示是 Duo-Flow 层析系统仪器构造,层析系统以及各种分离纯化所需的填料和层析柱是保证纯化过程稳定性、重现性和自动化进行所必需的设备。

（一）原理

将一种混合物分成单个组分是一个熵减的过程,故外界必须要给此过程提供能量。如

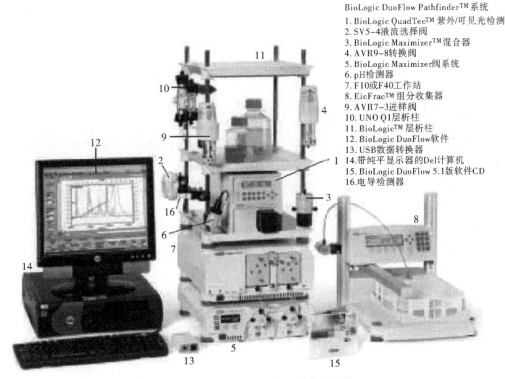

BioLogic DuoFlow Pathfinder™系统
1. BioLogic QuadTec™ 紫外/可见光检测
2. SV5-4液流选择阀
3. BioLogic Maximizer™混合器
4. AVR9-8转换阀
5. BioLogic Maximizer阀系统
6. pH检测器
7. F10或F40工作站
8. EicFrac™组分收集器
9. AVR7-3进样阀
10. UNO Q1层析柱
11. BioLogic™层析柱
12. BioLogic DuoFlow软件
13. USB数据转换器
14. 带纯平显示器的Del计算机
15. BioLogic DuoFlow 5.1版软件CD
16. 电导检测器

图 5-3-30   Duo-Flow 层析系统仪器构造

图 5-3-30 所示,完整的层析系统主要包含泵、各种阀门、层析柱、各种在位检测器和收集器。其主要过程是:由泵推动溶液;各种阀门控制溶液流向,或者进样,或者洗脱层析柱;样品经过层析柱并洗脱后,以样品各组分在流动相和固定相(层析介质)中的分配系数不同而保留不同,从而分开;不同组分经过各种在位检测器,如紫外检测器、电导检测器、pH 检测器等确定各组分的位置和浓度;最后各组分由收集器自动收集。

其中,泵是层析系统的心脏,用以推动溶液流动,Duo-Flow 的泵是双柱塞双泵,可提供精确稳定,双向变速可调的液流,并可根据层析柱的不同而提供不同的压力。检测器是层析系统的眼睛,必须具有足够的灵敏度。在层析中需要检测的指标有 pH、离子强度、紫外/可见光吸收值、折光度、荧光值等。

(二)用途

Duo-Flow™中高压层析系统可覆盖整个蛋白质纯化过程,是一台具有生物适用性、高压力、高流速的层析系统,用于全自动蛋白质和多肽的纯化。

(三)操作说明

1. 缓冲液配制

根据稀释倍数配制 Starting kits 溶液,例如 $10\times$ 需要稀释 10 倍等,以去离子水稀释。配制后以 $0.45/0.22\ \mu m$ 滤膜过滤,推荐真空抽滤。将各泵进液管分别浸没到相应的溶液中,对于 10、40 和 QuadTec 系统,A 泵管浸没到 A 液中,B 泵管浸没到 B 液中,对于 Maximizer 和 Pathfinder 系统,A1,A2,B1 和 B2 管分别浸没到相应的溶液瓶中。

2. 泵及其管道的灌注(priming)

如图 5-3-31 所示。

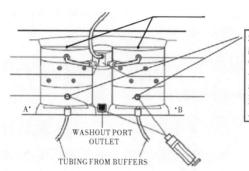

将针筒插入A泵的Priming口,如图所示,逆时针旋转Priming接头1圈,用针筒将A液抽出管道,第一次抽出的大部分是管道和泵的空气,将旋转接头顺时针旋紧,拔出针筒,打掉针筒中的溶液,再如上述操作一次,直到泵和管道充满溶液;然后按上述操作灌注B泵及其管道。

图 5-3-31 泵及其管道的灌注

3. 系统管道冲洗(purge)

在程序 Manual 界面的 workstation Valves 控制栏,将进样阀切换到 P 位,如图 5-3-32 所示。

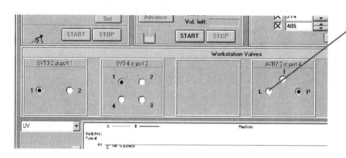

切换到P位,然后以泵最高流速,F10泵头以10 mL流速100% A液,F40以40 mL流速100% A液冲洗柱前管道。冲洗0.5~1 min,按Stop结束,将该阀门切换到L位。

图 5-3-32 系统管道冲洗

4. 装柱

在 Manual 界面将流速设定为 1 mL/min,100% A,压力限设为 700 psi,按"Start",注意这时缓冲液将从 AVR7-3 进样阀的 4 号口的管线流出,可用废液瓶接该溶液;将 MNO Q1 柱两端接头旋下,注意柱外壁所标的流速方向,按正确方向接到进样阀 4 号口管线上,用 0.5~1 min 缓慢旋紧(至少 0.5 min,使溶液赶走柱内螺纹口处的气泡并使溶液溢出),发现缓冲液流出柱尾时,将检测器前的管线旋紧连接到柱子上,溶液将从组分收集器的 waste 口的管线流出,注意各接头是否漏液,Manual 状态栏下的柱压力是否正常。

5. 柱平衡

在 Manual 界面将流速设定为 4 mL/min,100% A,按泵控制栏下的"Set"按钮确定。观察 Manual 界面状态栏色谱图紫外吸收基线和电导值(Maximizer 和 Pathfinder,还要观察 pH 值),到基线平衡,电导值和 pH 值稳定时,点击 MV(或 QuadTec)控制栏界面的"zerobaseline"按钮将基线调到 0 AM。

6. 编辑方法

在 Setup 界面设置此次所编辑的方法要用到的系统组件和功能,其中软件默认的是

MV 检测器、电导和 AVR7-3 进样阀。如果是 QuadTec 检测器,必须双击"MV Detector"将该检测器改为 QuadTec 并设定检测波长;如果该程序要用到组分收集器,必须点击左边"Fraction Collection"按钮,在弹出的窗口中选择收集器类型,试管架和检测延迟体积(从紫外检测器出口到收集器的溶液体积,以使收集器所收组分的管号与色谱图上的管号对应);Setup 设置后,点击工具栏的"Protocol"按钮,进入方法的 Protocol 界面。

7.方法运行

方法的 Setup 和 Protocol 编辑后,点击工具栏的"Run"按钮,在弹出的窗口上输入运行名称,一般为当日日期或时间等,按"OK"进入运行界面。

8.数据处理

(1)色谱图峰标记:点击工具栏的"Browser"按钮入数据编辑界面,按目录树结构选择所要编辑的色谱图,双击打开进入 Postrun 界面,点击工具栏的"Tags"按钮,在弹出的窗口点"OK"回到色谱图界面,将鼠标移到所要标记的峰尖,则峰按点击顺序标记。

(2)色谱图输出:点击工具栏的"Browser"按钮进入数据编辑界面,选择所要编辑的色谱图,双击打开进入 Postrun 界面,点击菜单栏的"File",在下拉菜单中选择"Print Report",在弹出窗口下方的"Printer Type"选择"color",点击"OK"确定;重新点击菜单栏的"File",在下拉菜单中选择"Export Chromatogram Image",在弹出窗口中选择保存色谱图的位置,按"确定"。找到色谱图的位置,该色谱图可粘贴到 Word 上并进行编辑。

最后点击该窗口右方的"Compare Traces"按钮,进入 Compare 界面,点击工具栏的"Overlay"按钮,则所选择的色谱图叠加,可进行比较。

十五、基因测序仪

(一)原 理

将基因组 DNA 样品随机打断,然后把片段各自连接在磁珠上,每个磁珠都各自置于平板的一个小孔中以该片段为模板进行 PCR 反应。如果发生 A-T、C-G 的碱基配对反应,就会释放焦磷酸,在 ATP 硫酸化酶和荧光素酶的作用下,经过合成和化学发光反应,释放出光信号,实时被高灵敏度 CCD 捕获到。有一个碱基和测序模板进行配对,就会捕获到一分子的光信号;由此一一对应,就可以准确、快速地确定待测模板的碱基序列。

(二)用 途

国际上运用基因组测序技术在环境科学及微生物研究领域进行的工作主要集中在环境微生物多样性分析、微生物全基因组测序、新型未知微生物的发现和监控、微生物突变遗传分析、耐药性分析和基因分型研究等方面。运用基因组测序技术,对于复杂性疾病的早期检测和指导正确用药具有重要作用,随着其不断发展,必将给个性化诊疗带来革命性变革。

(三)操作说明

以 GS-Junior 基因测序仪操作为例,DNA 测序或片段分析的流程如下:

1.预清洗

前一次测序完成后,GS-Junior 仪器被置于待机状态。在开始正式的测序反应前,利用预清洗试剂洗涤 GS-Junior 的液体流路系统。开始测序程序后,将提示进入 Pre-wash 步骤,更换吸管及放入预清洗试剂,可开始预习程序。本步骤约持续 30 min。

2. 准备 PTP 板

在进行 GS-Junior 预清洗的同时,准备测序用 PTP 板及测序反应珠。利用 BBD 可辅助测序反应珠载入 PTP 板中:在清洁的 BBD 中装入新的 PTP,之后可通过 BBD 的上样孔,向 PTP 加入测序反应珠。此外,清洗各种反应珠,反应珠包括各种酶反应珠(提供反应酶)及包装珠(填充反应珠间的空隙),并按照一定比例混合各种反应珠,准备好后等待上样。

3. 上样及准备上机

本步骤中,将反应液装入 GS-Junior,控制程序将控制仪器吸取试剂,填充液体流路系统,并清洁 PTP cartridge,使仪器为正式测序做好准备。另外,按照一定顺序将不同的反应珠分别加入测序平板,PTP 的微孔中将分层铺有各种反应珠及带有 DNA 模板的测序珠,各层反应珠协同作用实现焦磷酸测序,此步骤后的 PTP 可放入 GS-Junior 测序仪中进行测序。

4. 开始运行

本步骤正式开始测序反应。按照测序控制程序提示,输入本次测序的信息并选择测序参数,将包含样品的 PTP 板放入 PTP cartridge,启动测序步骤,仪器便会根据设定好的顺序,吸取测序反应用的试剂实现 PTP 板上所有样品的同步测序。

5. 数据采集和处理

CCD 检测器把检测到的荧光信号转换为电信号,并把它传送给安装了 GS-Junior 数据处理工作站。工作站接收到信号后,用预先设置好的方式进行初步处理,并把这些数据存储在计算机的数据库里。

6. 自动数据提取和分析

接着,工作站会自动地从数据库中提取这些数据,并根据不同的运行模式,完成对样品 DNA 的碱基序列分析,然后按照设置好的数据质量过滤指标,滤除测序质量未达标的碱基,将序列结果及测序质量以文件的形式保存于计算机的硬盘中。

7. 结果

在分析好的文件中,样品中单个 DNA 分子的测序结果由一条序列独立表示,由 4 个碱基的排列组合表示。可以用数据处理工作站带有的 GS de Novo Assembler,GS Reference Mapper 及 GS Amplicom Variation Analyzer 软件打开查看结果,进行相关应用分析。

十六、质谱仪

1912 年英国科学家 Thomson(Joseph John Thomson)凭借对不同质量成分进行分离的方法证明了氖气是由两种同位素构成的,首次提出了质谱(质量谱)的概念,同时也首次实验证明了稳定同位素存在。在此后的 100 年中质谱分析及执行质谱分析的质谱仪有了划时代的发展,从一项只有在资深科学家实验室中才可能掌握的技术逐渐演变成了可以广泛使用的分析技术。

色谱与质谱的联用在质谱分析的发展中具有重要意义。从 1968 年开始气相色谱与质谱的联用(GC-MS)革命性地改变了对挥发性化合物的分析水平,20 世纪 80 年代高效液相色谱与质谱联用的实现,又促成了对非挥发性化合物分析水平的重大进步,从而实现了另一次飞跃。随之而来的技术发展也使早年主要用于小分子量化合物分析的质谱演变成可对极大分子量的生物大分子进行分析,21 世纪初已有报道显示了对完整病毒颗粒的质谱分析

（分子量约 40.5 MDa）。此外，在质谱的分辨率、准确度、灵敏度方面也完成了数个数量级的提高。

半个多世纪以前，质谱开始被应用于有机化学，并逐渐成为有机分析中最重要的手段之一。在医药领域中，最先用上质谱的是与有机化学密切相关的药物化学，成为在药物分析、药物代谢等方面的研究中必不可少的仪器，但是这还没有装备在以直接服务于临床、以常规分析为主的临床实验室中。最早进入临床实验室的质谱仪是 GC-MS，在 20 世纪 80 年代初 GC-MS 开始被引入临床实验室，主要用于分析尿液中的代谢物，以监测新生儿先天性代谢异常。大约 20 多年后，更为实用、高效、应用更为广泛的液相色谱串联质谱（HPLC-MS/MS）进入了临床实验室，成为临床实验室发展的潮流及日益重要的装备。另外，电感耦合等离子体质谱（ICP-MS）对体液中痕量元素的测定、最近发展起来的用于病原微生物检定的基质辅助激光解吸电离飞行时间质谱（MALDI-TOF-MS）等也开始愈来愈多地出现在临床实验室中。

（一）质谱分析的工作原理及质谱仪构造

质谱的工作原理是令带电的颗粒通过磁场，使得具有不同质荷比（m/z）的成分得到分离，从而实现对靶标分子的测定。质谱仪是进行质谱分析的仪器。质谱仪都是由实现如下基本功能的结构组成：

（1）将样品分子生成离子（离子源）。

（2）按照 m/z 的大小对离子进行分离（质量分析器）。

（3）对选定的离子进行破碎并在下一个质量分析器中再进行分离（串联质谱具有的功能）。

（4）将分离后的离子转变成电信号并测量其丰度（检测器）。

（5）处理信号、显示结果、控制仪器（电脑）。

（二）质谱在中心实验室中的主要应用

（1）治疗药物浓度检测（TDM）。

（2）与疾病相关体液成分的检测：如遗传代谢疾病相关的体液成分检测等。

（3）电感耦合等离子体质谱测定微量元素。

（4）病原微生物检测。

（三）操作流程

以 Waters ACQUITY UPLC H-Class_XEVO TQD 超高效液相质谱联用仪操作为例，操作流程如下：

1. 完整开机顺序

开氩气、氮气→开电脑主机→自动进样器→泵→柱温箱→检测器→质谱。注意：开电脑主机后等待 2~3 min，开自动进样器后，需要开机自检通过后再打开其他模块，质谱开启后需要等待 3~5 min 使得自检通过。

2. 抽真空

桌面上双击"Masslynx"图标，打开 Masslynx 软件，点击"Mass Tune"，选择"Vacuum"项下的"pump"开始抽真空。注意观察 Diagnostics 界面下 turbo speed（抽真空速度）要达到 80% 以上，压力在 $1.30-e^{-5}$ 左右。抽真空的状态至少 4 h 以上。

3.日常开机顺序

液相:灌注流动相和洗针液。

质谱:开气(开氮气)、电(开高压 operate)、流动相(设置流动相流速和比例)。

4.软件操作规范流程

如图 5-3-33 所示。

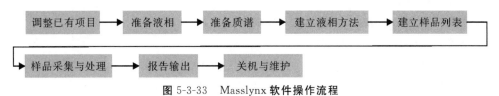

图 5-3-33　Masslynx **软件操作流程**

(1)调用已有项目。选择 C:\ Mass Data \ * * * * *.PRO 项目。

(2)准备液相。一般流程为:准备流动相→准备样品→灌注二元泵→灌注自动进样器→建立液相方法→平衡系统。

(3)准备质谱。一般流程为:计算化合物单同位素质量数→用 Intellistart 开始调谐→查看 Intellistart 中自动生成的质谱方法。

(4)建立液相方法。在液相方法编辑窗口(Inlet Method),单击 Inlet "![Inter icon]",编辑参数,单击"OK",选择 File→Save As 保存方法。单击"Load Method",平衡液相系统。

(5)建立样品列表:

1)在 Masslynx 主窗口,选择 File→New 建立一个空白的样品"Sample list"或打开一个已有的"Sample list"。Sample list 的使用与 Windows Excel 表格类似。

2)File Name 栏:输入文件名,如"training 001",建议以 3 位数字结尾。

3)File Text 栏:输入样品信息。

4)MS File 栏:选择质谱方法。

5)Inlet File 栏:选择液相方法。

6)Bottle 栏:输入样品瓶的位置。

7)Inject Volume 栏:输入进样体积。

8)可右键→Add,增加样品表的行数。

9)保存样品表:File→Save As,输入样品表名称,将样品表保存在项目的 sampledb 文件夹下,建议使用有规律的命名,如检测项目或操作人加年月。

(6)样品采集与处理。点击"![play icon]"开始进行图谱采集。

(7)报告输出。

(8)关机与维护

1)日常关机:完成实验后,应根据色谱柱的使用说明或维护指南,对色谱柱进行冲洗保存。一般如果流动相中有缓冲盐必须先将缓冲盐用高水相冲洗掉,再从高水相过渡到高有机相(如 95% 以上乙腈),冲洗 10 倍以上柱体积,停流速,关质谱:关高压(STANDBY)→等待去溶剂气温度降低至 100 ℃以下→关氮气。

2)彻底关机:①先完成日常关机;②泄真空:tune page→vacuum→vent→当涡轮分子泵转速降到 40 rpm 以下时,仪器会自动关闭机械泵电源;③退出软件,计算机关机;④关质谱电源→关所有 MPLC 电源;⑤关闭 MPS 电源。

5.使用注意事项

(1)使用后须认真履行使用登记制度,保存实验数据并填写仪器使用记录表。

(2)所有流动相都要求经 0.22 μm 过滤器过滤,水相在用前新配,并不得超过两天。样品必须使用 0.22 μm 的膜过滤。

(3)长时间待机,注意关闭 PDA 检测器的氘灯。

(4)氩气少开,不用时可以关掉。

(5)清洗锥孔时,要关闭高压和锥孔阀门,箭头向下(↓)即关闭,箭头向左(←)即打开。操作时必须全程佩戴无尘手套,清洗锥孔时,锥孔头要保持向上。

(6)要随时观察氮气的废液,满了就要倒掉;质谱的废液管不能放到废液的液面以下。

十七、酶标仪

酶标仪即酶联免疫检测仪,实际上就是一台变相的专用光电比色计或分光光度计。其工作原理是,光源灯发出的光波经过滤光片或单色器变成一束单色光,进入塑料微孔极中的待测标本后,该单色光一部分被标本吸收,另一部分则透过标本照射到光电检测器上。光电检测器将透射过待测标本后强弱不同的光信号转换成相应的电信号,电信号经前置放大、对数放大、模数转换等处理后,送入微处理器进行数据处理,转换成相应的浓度,最后由显示器和打印机输出结果。

酶标仪不能进行波长扫描,只能在固定波长的可见光范围内测定;可对化学物质及生命组分进行终点分析。

(一)普通酶标仪

图 5-3-34 为普通酶标仪,基本功能有两个:一是相当于分光光度计,能测定化合物含量或者细胞存活率等;二是基于免疫反应的 ELISA 分析,如 Bio-RadModel550 酶标仪。

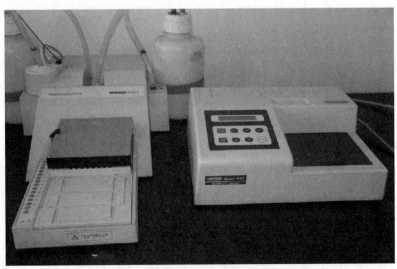

图 5-3-34　普通酶标仪

操作流程如下：

(1)接通电源,打开酶标仪开关。

(2)仪器开始自检(self disgonsis in progress)。

(3)按箭头光标到"Mode",设置参数。当仪器出现"set analysis mode"时,按"enter"确定。

(4)选择测定波长的类型。按箭头光标到□D/S,按"select"选中,"enter"确定。出现"□Dual/□Single",选择双波长,按"select"选中,"enter"确定。

(5)选择滤光波长。此酶标仪有 4 个波长(1∶405 nm;2∶450 nm;3∶490 nm;4∶630 nm),按箭头光标到"□Filt",按"select"选中,"enter"确定。光标出现在"Mes＝♯XRef＝♯Y",如按光标选择数字 3,即 490 nm 的测定波长,"enter"确定,再按"Next",到 Ref,按光标选择参考波长,如选数字 4,即为 630 nm,"enter"确定。

(6)选择是否混合。按箭头光标到"□Mix",按"select"选中,"enter"确定。出现"□yes/□No",如选择 No,按"select"选中,"enter"确定,说明样品不混合。

(7)返回原显示,出现 set analysis 的"□D/S□Filt□Mix",按"enter"出现 set analysis 的"Mode"。说明仪器已经达到测试状态。

(8)推开测定盖,将酶标板小心正确地放到测定槽内,合住盖。

(9)上好酶标仪专用的光敏打印纸。

(10)按"Start",开始测量吸光度,并自动打印测定结果。

(11)测定完成后,取出酶标板,合上盖,关仪器开关和电源,盖上防尘罩。

(二)多功能酶标仪

图 5-3-35 为全波长多功能酶标仪。

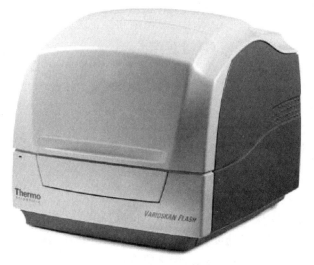

图 5-3-35　全波长多功能酶标仪

1.全波长多功能酶标仪的特点

(1)有比色杯或者微孔板(6、12、24、48、96 和 384 孔微孔板),测样量大。

(2)波长范围为 200～1 000 nm,有紫外可见光、荧光、偏振光等,波长最小变化可达到

1 nm，只要是有色溶液即可测定吸光度。

（3）可提供终点检测，动力学、单孔扫描和光谱扫描等测读模式。

（4）分析功能扩大。

2.酶标仪的工作环境

（1）仪器应放置在无强磁场和干扰电压的位置。

（2）仪器应放置在噪音低于 40 分贝的环境下。

（3）为延缓光学部件的老化，应避免阳光直射。

（4）操作环境温度应在 15～40 ℃之间，环境湿度在 15%～85%之间。

（5）操作时电压应保持稳定。

（6）操作环境空气应清洁，避免水汽、烟尘。

（7）保持干燥、干净、水平的工作台面，以及足够的操作空间。

3.操作方法

以 Thermo 多功能酶标仪为例：

（1）开机，点击"SkanIt REfor Varioskan flash 2.4.3"，进入分析系统。

（2）依次选择"new session""name""next"。

（3）选择酶标板，如"96 孔版"，"next"。

（4）选定文件夹，设定测定方法，如波长。

（5）"connect"连接仪器，放板（in），点击"save"，再点击"excute session"，开始读板，点击"Results"保存数据；观察结果，记录或保存。

（6）取板（out），断开连接（disconnect），关机。

（三）酶标仪操作注意事项

（1）反复研读试剂盒说明，熟悉操作步骤。

（2）保证加样的准确性。操作中须注意显色剂和终止液的准确加量，最好使用加样枪加样以保证比色时吸光度的准确性。枪头不要混用。

（3）洗涤时间一般按照说明书要求，起码洗涤 5 次，切记要把残液甩干。

（4）观察和判读吸光度结果应在 15 min 内完成，否则液体颜色会减退。

（5）待测生物样品要放在 4 ℃水浴上。

（6）显色液要现用现配，避光低温保存。

（7）注意购买抗体的保存。

十八、悬浮芯片系统

人类基因组计划（HGP）的完成和蛋白质组计划（HPP）的启动，使我们获得了数量巨大的基因和蛋白质信息，而要对如此庞大的信息进行全面的处理和研究，必须设计和利用更为高效的硬件和软件技术，建立新型、高效、快速的检测分析方法。生物芯片正是在这种背景下应运而生，其不仅在高通量基因测序、基因表达研究、蛋白质相互作用等方面发挥重要作用，也将在临床诊断中占据重要地位。液相芯片（liquichip）是新一代生物芯片技术，既能为后基因组时代科学研究提供强大的技术支持，又能提供高通量的新一代分子诊断技术平台。

图 5-3-36 是 Bio-Plex 悬液芯片系统示意图，Bio-Plex 悬液芯片系统将先进的软件包、

系统检验工具、微球耦联试剂和即用型细胞因子与磷酸化蛋白测试试剂整合在一起,使硬件、软件和检测试剂形成一个功能强大的芯片技术平台,大大提高了结果的精确性和可重复性,使用更加简便高效。该系统为蛋白与核酸研究人员提供了灵活的复合测试方案,可在单个样品中同时分析多达 100 个生物分子。利用 100 种不同颜色微球(xMAP 技术)标记生物分子配体,每个微球可耦联一个对应不同靶分子的特异反应物。反应物可以是酶底物、受体、抗原或者抗体。检测范围 0.2～3 200 pg/mL 或 1.95～32 000 pg/mL,自动的校正和校验工具可以保证样品间差异、板间差、系统间差异在 10% 以下,30 min 可以完成 96 个样品的检测并获得多达 10 000 个分析数据。多重检测获得的数据可以完全揭示生命分子的相互关系及信号传导途径。

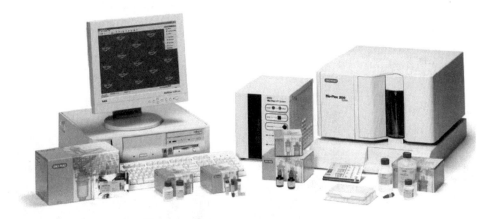

图 5-3-36　Bio-Plex 悬液芯片系统示意图

(一)技术原理

1.芯片原理

Bio-Plex 悬液芯片的核心技术是把微小的颗粒亦称微球(bead 或 microsphere)分别染成不同的荧光色,然后再把针对不同检测物的蛋白质或寡核苷酸探针以共价的方式吸附到不同颜色的微球上。微球直径为 5.6 μm,其制作过程按照严格的搭配比例掺入两种不同的红色分类荧光染料,根据不同比例可以把球形基质分为 100 种,每种标上不同的探针分子,从而可以对一个样本中多达 100 种不同的目的分子进行同步检测。

在液相蛋白芯片中,先把针对不同检测物的不同颜色微球混合,然后加入被检测物,在悬液中微球与被检测物特异性结合,并加上荧光标记。由于多种颜色微球可以放在同一反应体系中,所以可以同时对一份标本的上百个指标进行检测。在液相基因芯片中,待测核酸可在聚合酶链式(PCR)扩增中直接加入荧光标记,经过与微球反应后可进行检测。

2.检测原理

如图 5-3-37 所示,微球被鞘流液体传送系统排成单列通过两束激光,一束判定颗粒的颜色(分类激光)从而决定被测物的类型和性质(定性),另一束(报告激光)测定颗粒上的荧光标记强度,从而决定被测物的量(定量)。所得信号经过光电倍增管后经电脑处理,所得数据可以直接用来判断结果。两束激光分别分析微球上的荧光颜色(特异性)和杂交信号(敏感性),而且激光只分析颗粒一定半径的信息,所以检测特异性强,信噪比高,背景低。

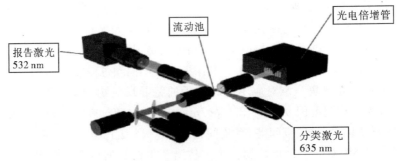

图 5-3-37　检测原理示意图

（二）结构组成

图 5-3-38 所示为 Bio-Plex 悬液芯片系统组件图。

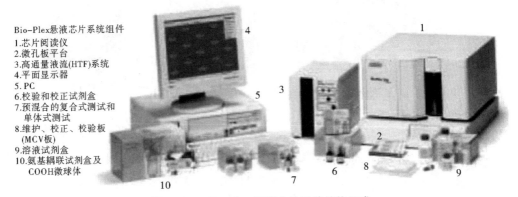

Bio-Plex悬液芯片系统组件
1.芯片阅读仪
2.微孔板平台
3.高通量液流(HTF)系统
4.平面显示器
5.PC
6.校验和校正试剂盒
7.预混合的复合式测试和
　单体式测试
8.维护、校正、校验板
　(MCV板)
9.溶液剂盒
10.氨基耦联试剂盒及
　COOH微球体

图 5-3-38　Bio-Plex 悬液芯片系统结构组成

（三）仪器操作规程

1.MCV 板介绍

MCV 板是用于维护（maintenance）、校正（calibration）和校验（validation）的操作板，大小与一般 96 孔板相同，如图 5-3-39 所示。左上角两小孔用于仪器校正（calibration），箭头所示的右边部分用于校验（validation）。仪器的每一步操作在屏幕上都由 MCV 板的黄色闪烁操作提示，所以在进行操作前必须在闪烁部分加入 MCV 板上提示的试剂。

2.开机

注意：如果没配高通量液流系统（HTF），在开机前必须确认鞘流液瓶的鞘流液已经充满（液位在上端出口下），废液瓶必须倾空，并确认两个瓶子与仪器连接完好。如果配有HTF 的机器，必须检查鞘流液桶的鞘流液是否足够。打开仪器电源，点击电脑桌面的 Bio-Plex Manager 按钮"![icon]"，进入软件界面。

3.启动（start up）和仪器预热（warm up）

点击工具栏上的启动（start up）按钮"![icon]"，在弹出的窗口中按照黄色闪烁提示将相应

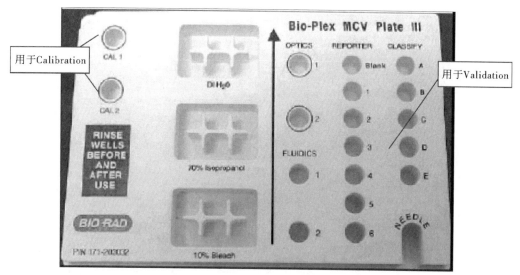

图 5-3-39 MCV 板

的试剂加入到 MCV 板中,如图 5-3-40 所示,点击该窗口下方的"Enter/Retract Plate"键,弹出微孔板平台,将 MCV 板平放在平台上,再按"Enter"按钮,将 MCV 板推进仪器中,最后按"OK"按钮确定,开始进行 start up。

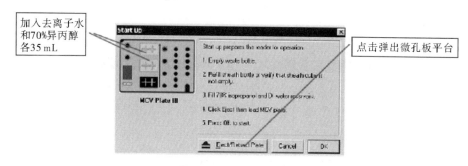

图 5-3-40 "启动"窗口

Start up 结束后,点击工具栏上的" "按钮,将 MCV 板取出,然后开始进行仪器预热,点击工具栏上的" "预热按钮,仪器开始自动预热,一般预热 30 min。

4. 校正(calibrate)

预热结束后进行仪器校正,点击工具栏上的" "校正按钮,屏幕弹出如图 5-3-41 所示的窗口。

输入用户名,选择 Calibrate kit 的批号(control number),CAL1 和 CAL2 的批号在 Calibrate kit 的瓶子上都有显示,点击该窗口上的"Add"按钮将该数据输入电脑,如果已经输好,只需选择即可。

注意:如果是 Bio-Plex Manager 4.1 或以下版本软件,在选择 CAL2 的批号时要确定当次检测的灵敏度范围,选择 High RP1(高灵敏度,0.2～3 200 pg)或 Low RP1(低灵敏度,1.

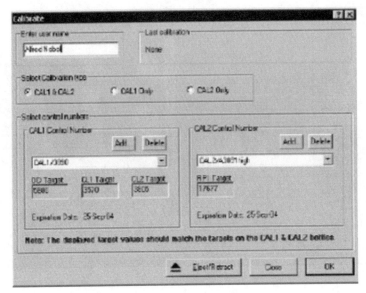

图 5-3-41　仪器校正窗口

95～32 000 pg)的 Control Number。

如果是最新的 Bio-Plex Manager 5.0 版软件,则无须在校正时选择灵敏度范围,而是在 Run 界面直接选择。

按"OK"确定,屏幕弹出 MCV 板提示窗口,如图 5-3-42 所示。

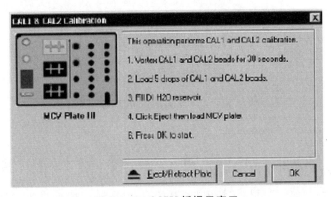

图 5-3-42　MCV 板提示窗口

加入黄色闪烁所提示的试剂,然后将 MCV 板推入仪器,按"OK"开始进行仪器校正。

注意:Calibrate kit 中的试剂 CAL1 和 CAL2 在加入前必须从 2～8 ℃恢复到室温,并进行漩涡混合 30 s 以上才能使用,每孔加入 5 滴,DI 水加入 3.5 mL。

5. 创建(protocol setting)和运行方法(run protocol)

点击工具栏的"New"按钮,屏幕即打开方法编辑(Protocol)窗口,如图 5-3-43 所示。

(1)输入方法的一般信息。

(2)选择分析样本。如图 5-3-44 所示,选择分析物后,按"Add All"将其移到选择栏中(Selected)。如果要增加分析物组合,点击"Add Panel"按钮,弹出窗口如图 5-3-45 所示。

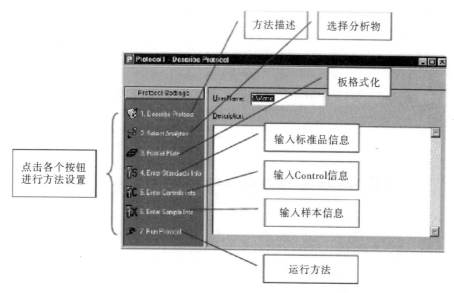

图 5-3-43 编辑窗口

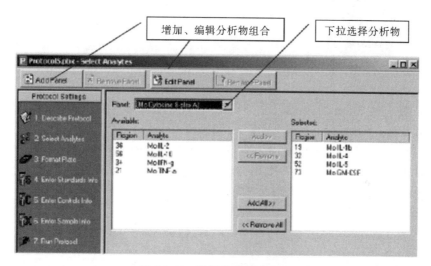

图 5-3-44 选择分析样本窗口

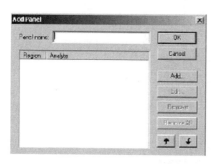

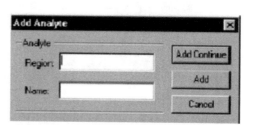

图 5-3-45 增加分析物组合窗口

输入该分析物组合名称,点击右边的"Add"按钮,弹出上面的右边窗口,将新的 kit 上的微球编码输入 Region 栏,把该微球对应的检测物名称输入到 Name 中,如果要继续增加分析物,点击"Add continue"按钮,如果编辑结束,则点击"Add"按钮,然后回到 Select Analytes 界面进行选择。

(3)板格式化,必须对板中各空的分析样本进行规定,以便仪器在读板中自动识别。点击"Format Plate"后,如图 5-3-46 所示。

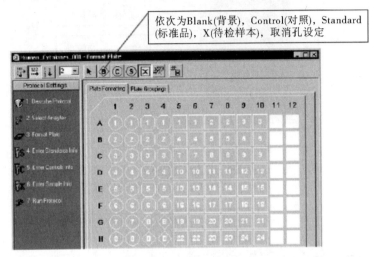

图 5-3-46 "Format Plate"窗口

左上角的 3 个按钮分别为:自动全部重复编码、自动横向重复和自动纵向重复,数字框为规定复孔数目。例如,标准品有 8 个,要做 2 复孔,则复孔选择 2,鼠标点击横向重复编码按钮,然后鼠标在屏幕所示的板上按标准品所加的位置进行拖动,如从 A1 孔拉到 H2 孔,即可得到如上图的格式,对待检样本、对照和背景也同样操作,如果不做复孔则复孔栏选 1。

(4)输入标准品信息,如图 5-3-47 所示。

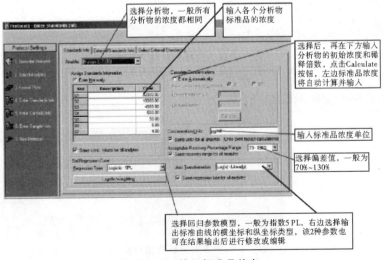

图 5-3-47 输入标准品信息

（5）输入对照样本信息（Control information）。如果此实验有对照样本,则该步必须进行编辑,如果没有对照样本,则该步骤可跳过,直接编辑（6）。如图 5-3-48 所示,选择分析物,输入对照样本的浓度和稀释倍数即可。

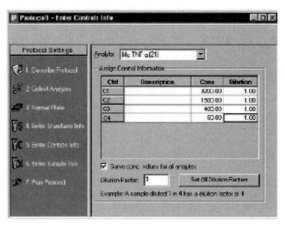

图 5-3-48　输入对照样本信息

（6）输入待检样本信息,如图 5-3-49 所示。方法编辑结束后可点击工具栏上的"保存"按钮,将方法保存到指定的文件夹中。

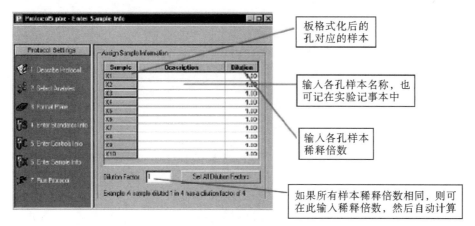

图 5-3-49　输入待测样本信息

（7）运行方法。将板推进仪器中,点击屏幕"Run Protocol"按钮,在该界面中选择每 region 100 beads 和 50 μL 样品大小,如果是 Bio-Plex Manager 5.0 或以上版本,还需选择检测灵敏度（高灵敏度范围:0.2～3 200 pg/mL 或低灵敏度范围:1.95～32 000 pg/mL）。然后点击右上角的"Start"按钮,屏幕则弹出要求是否自动保存结果,可选择该项,在继续弹出的窗口中选择运行结果要保存的文件夹,按"OK"后,则开始读板,读板过程如图 5-3-50 所示。

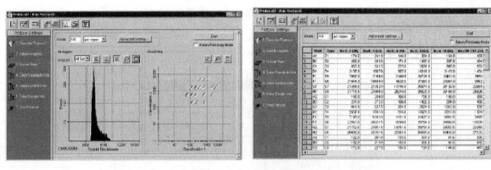

图 5-3-50　读板过程

6.结果分析

结果分析如图 5-3-51 所示。

点击此按钮,则自动形成Excel表格的报告

原始数据,为各孔的荧光值

报告表,含各孔的最终浓度

标准曲线图

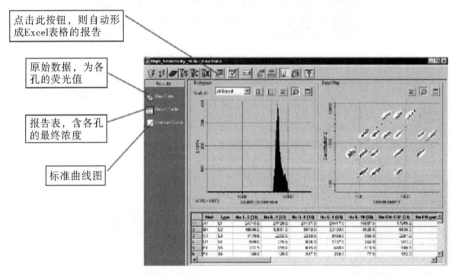

图 5-3-51　结果分析

7.系统管路清洗、关机

如果第一块板读完还要读第二块板,则需要先点击工具栏的"　　"(wash between plate)按钮,按照弹出窗口的提示在 MCV 板上加入相应的试剂,然后点"OK"开始清洗。

如果当天读板结束,要关机,则点击工具栏上的"　　"(shut down)按钮,仍按照屏幕提示进行操作,"shut down"结束后,激光关闭,先关闭电脑的 Bio-Plex Manager 程序,然后关闭机器电源。

(四)注意事项

(1)每次操作均应严格进行开机(start up),关机(shut down)和板间清洗(wash between plates)操作,以避免鞘流系统的管路堵塞。

(2)经常注意鞘流液瓶和废液瓶的液面,及时添加鞘流液和倒空废液。经常打开仪器的所有门观察是否漏液,如果漏液及时联系 Bio-Rad 工程师进行维修。

（3）如果仪器预热后闲置 4 h,则激光自动关闭,这时如果要读板必须重新预热;如果温度改变 2 ℃以上必须重新进行校准(calibration)。

（4）读板前的注意事项:

1）检查滤板是否平整。

2）目测平板待检孔是否充满缓冲液(buffer)。

3）平板在 1 100 rpm 室温摇床 30 s。

4）检查废液瓶是否倒空和鞘流液瓶是否充满。

（五）系统维护与保养

1. 系统校验(validation)

每月做一次,仪器搬动后也必须进行校验,检查并验证系统的光学系统、鞘流流路系统、报告激光和分类激光系统等。点击工具栏的校验按钮" ",在弹出的窗口中选择"Validation kit"的"Control Number",校验类型一般选择"All",点击"OK"确定,按照弹出的MCV 板提示,在 MCV 板中加入相应的试剂,如图 5-3-52 所示。

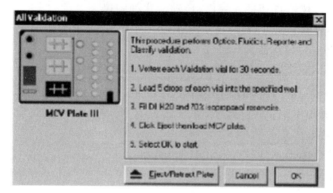

图 5-3-52　MCV 板提示窗口

注意:所有 Validation kit 中的试剂必须从 2～8 ℃恢复到室温,并进行漩涡混合 30 s 以上才能使用,每孔加入 5 滴,DI 水和 70％异丙醇每孔加入 3.5 mL。将 MCV 板推入仪器,开始进行校准。

查看校准结果:点击菜单栏的"View"菜单,选择"Validation Results",在弹出的窗口中查看结果。

2. 每月保养

清洁仪器外表,先用温和洗涤剂,后用 10％漂白液擦拭仪器外表;若机器长期不用,必须使机器的管路充满 20％乙醇,可用 20％乙醇代替鞘流液,然后进行板间清洗操作。

十九、流式细胞仪

流式细胞术(flow cytometry,FCM)是利用流式细胞仪对细胞等生物粒子的理、化及生物学特性进行分析的方法。它结合了单克隆抗体技术、激光技术、计算机技术、细胞化学和免疫化学技术。利用流式细胞仪可以对细胞等生物粒子的理化及生物学特性(细胞大小、DNA/RNA 含量、细胞表面抗原表达等)进行定量、快速、客观、多参数相关的检测。

流式细胞仪由 4 部分组成:(1)流动室及液流驱动系统;(2)激光光源及光束成形系统;(3)光学系统有信号检测与存储、显示、分析系统;(4)细胞分选系统,可用于检测淋巴细胞亚群,监测细胞免疫状态,确定白血病/淋巴瘤免疫分型,HLA 组织配型及 HLA 与某些疾病的关系,干/祖细胞的定量及成分分析及黏附分子、TCR 多态性检测,肿瘤癌基因及抑癌基因蛋白产物的检测,细胞内酶及耐药蛋白的分析等。

临床应用:疾病诊断,为疾病诊断提供直接的或支持诊断的依据;免疫调节如细胞因子/受体的相互作用,共刺激分子受体/配体的相互作用;发病机理,肿瘤的发病与机体的免疫力低下,以及信号传递障碍有关;药物/疫苗效果的评价;肿瘤生物治疗的时机选择以及效果监测;免疫状态评价如移植、放化疗等。

临床常用的流式细胞仪操作流程

(一)BECKMAN COMLTER EPICS XL 型流式细胞仪

1. 仪器开机

(1)开机之前,分别将鞘液盒及清洁液盒加满鞘液和清洁液,废液桶倒净。

(2)打开稳压电源。

(3)开启计算机,仪器自动进入程序,启动流式细胞仪。

(4)打开电源箱门,检查 WATER TRAP(水陷阱)、AIR FILTER(空气过滤器)、VACUUM FILTER(真空泵过滤器)。

(5)预热 30 min,仪器提示插入标本管。

(6)按" Protocol "选择需要的 Protocol(程序),进行光路与流路检测。

(7)在 QC-保养程序中记录。

2. 光路、流路校准

(1)将 FLOW-Check 液放在室温下 10 min。

(2)按" Protocol "选择需要的 Protocol(程序)。

(3)取 0.5 mL(15~20 滴)FLOW-Check 液放在塑料试管内。

(4)将试管放在进样台上,仪器自动取数至 5 000(FS)。

(5)核查 FS 及所有荧光信号(FL1、FL2、FL3、FL4)的 HPCV(半峰宽 CV)值,核对是否少于 2%,是否与以前的记录相符。

(6)如 FL1、FL2、FL3、FL4 荧光信号的 HPCV 值超过 2%,则应:

1)观察仪器是否预热≥20 min。

2)按主机上" PRIME "键,排除气泡干扰后重测。

3)在 Acquisition 状态栏下,选择 PANEL 中的 CLEANING-Panel,清洗机器后重测。

4)若以上处理后,HPCV 仍未达标,应进行光路调整。

3. 保养操作

(1)日常清洗。

1)准备清洗液:次氯酸钠即 5%次氯酸钠 1 mL+蒸馏水 1 mL 等量混匀;蒸馏水 5 mL。

2)在 Acquisition 状态栏下,选择 PANEL 中的 CLEANING-Panel。

3)按仪器提示,用次氯酸钠 1 次、蒸馏水 3 次依次放入标本台,仪器自动清洗。

(2)真空管清洗。

1)按" RUN "键,RUN 键指示闪烁。

2)真空清洗器内加入 5mL 双蒸水(黑色管)。

3)将清洗器放置于样品台上,水被吸入。

4)拿下清洗器,按"CLEANSE"键,当清洗循环结束,RUN 键指示灯亮,仪器显示 Cytometer Ready,RUN 灯亮。

(3)注意事项。

1)出现下述情况后必须立即进行清洗:

使用以下染料后如 PI、EB、AO、TO、Coriphosphine-0、FITC`Fura3、FiuoresceinDiacetate;使用以上染料,进行免疫分型前;如果有碎片或计数有明显增加。

2)连续工作 24 h 至少关机一次。

3)重新启动激光必须在仪器关闭 30 min 之后。

4)每 2~4 周清洗一次空气滤膜。

5)每月清洗鞘液盒一次。

6)每 60 天清洗清洁液盒一次。

4.关机操作

(1)完成日常清洗程序。

(2)完成真空管清洗。

(3)用 70%酒精清洗标本台。

(4)将有双蒸水的试管放在样品台上。

(5)在 Applications 状态中的,选择"EXIT"退出 system 软件

(6)若在 DOS 方式下开机,则在 C:\ XL 状态下键入"XLOFF";若在 WINDOWS 方式下开机,则返回 WINDOWS 界面,双击"XLOFF"图标。

(7)依次关闭计算机主机、打印机以及电源箱开关。

(8)关闭 UPS。

5.参数设置

(1)单色荧光分析的参数设置。

1)选择参数:在 Acquisition 状态栏下选择"SETUP SCREEN"下的"Protocol",于屏幕右下方用鼠标将需要的参数点成黄色,如 FS、SS、FL1 或 FS、SS、FL2 等。

2)选择参数后,可利用屏幕右上方的 USER Name 将所选择的信号改成用户需要的名词,如将"FL1 LOG"改为"FITC","FL2 LOG"改为"PE"等。

3)利用参数构建直方图:用鼠标将屏幕右上方的参数点亮,然后放在直方图的 X、Y 轴,创建需要的直方图。

4)设立分析区域:在 Acquisition 状态栏下选择"SETUP SCREEN"下的"RUN/REGION",单击鼠标左键,将需要设立分析区域的直方图放大,将屏幕右下的"REGION EDIT"改为"CREAT",在屏幕右侧选择分析区域类型,连续点击即可改变。

5)利用 GATING 建立直方图之间的关系:在设立分析区域的界面下,返回多张直方图显示状态。选择所需的分析区域,如 A,并将其点亮,放在所要 GATED 的直方图上方。

6)选择数据采集的停止方式、打印方式、存储方式。

7)存储分析参数:在 Acquisition 状态栏下选择"Protocol"下的"SAVE AS",给此分析

参数取名。

(2)双色荧光分析的参数设置。

1)选择参数:在 Acquisition 状态栏下选择" SETUP SCREEN "下的" Protocol ",于屏幕右下方用鼠标将需要的参数点成黄色,如 FS,SS,FL1,FL2。

2)选择参数后,可利用屏幕右上方的 USER Name 将所选择的信号改成用户需要的名词,如将 FL1 LOG 改为 FITC 或 FL2 LOG 改为 PE 等。

3)利用参数构建直方图:用鼠标将屏幕右上方的参数点亮,然后放在直方图的 X、Y 轴,创建需要的直方图。

4)设立分析区域:在 Acquisition 状态栏下选择" SETUP SCREEN "下的" RUN/REGION ",单击鼠标左键,将需要设立分析区域的直方图放大,将屏幕右下的" REGION EDIT "改为" CREAT ",在屏幕右侧选择分析区域类型,连续点击即可改变。

5)利用 GATING 建立直方图之间的关系:在设立分析区域的界面下,返回多张直方图显示状态。选择所需要的分析区域,并将其点亮,放在所要 GATED 的直方图上方。

6)选择数据采集的停止方式、打印方式、存储方式

7)存储分析参数:在 Acquisition 状态栏下选择" Protocol "下的"SAVE AS",给此分析参数取名。

(3)多色荧光分析的参数设置。

1)选择参数:在 Acquisition 状态栏下选择" SETUP SCREEN "下的" Protocol ",于屏幕右下方用鼠标将需要的参数点成黄色,如 FS、SS、FL1、FL2、FL3 等。

2)选择参数后,可利用屏幕右上方的 USER Name 将所选择的信号改成用户需要的名词,如将 FL1 LOG 改为 FITC,FL2 LOG 改为 PE 等。

3)利用参数构建直方图:用鼠标将屏幕右上方的参数点亮,然后放在直方图的 X、Y 轴,创建需要的直方图。

4)设立分析区域:在 Acquisition 状态栏下选择" SETUP SCREEN "下的" RUN/REGION ",单击鼠标左键,将需要设立分析区域的直方图放大,将屏幕右下的" REGION EDIT "改为" CREAT ",在屏幕右侧选择分析区域类型,连续点击即可改变。

5)利用 GATING 建立直方图之间的关系:在设立分析区域的界面下,返回多张直方图显示状态。选择所需要的分析区域并将其点亮,放在所要 GATED 的直方图上方。

6)选择数据采集的停止方式、打印方式、存储方式。

7)存储分析参数:在 Acquisition 状态栏下选择" Protocol "下的"SAVE AS",给此分析参数取名。

(4)细胞 DNA 周期及倍体分析参数设置。

1)选择参数:在 Acquisition 状态栏下选择" SETUP SCREEN "下的" Protocol ",于屏幕右下方用鼠标将需要的参数点成黄色,如 FS、SS、FL3、AUX(FL3 Peak)、RATIO、TIME 等。

①选择 AUX 参数时,须先将 SIG 点亮,并选择对数 FL3 Peak。

②选择 RATIO 对数时,须先将 MUN、DEN 点亮,并选择参数 AUX、FL3,然后再点亮

RATIO 参数。

2)选择参数后,可利用屏幕右上方的 USER Name 将所选择的信号改成用户需要的名词,如将"FL3 LOG"改为"PI"。

3)构建直方图,用鼠标将屏幕右上方的参数点亮,然后放在直方图的 X、Y 轴,创建需要的直方图。将所需要的分析直方图中"NO SAVE"改为"SAVE"。

4)设立分析区域:在 Acquisition 状态栏下选择" SETUP SCREEN "下的" RUN/REGION ",单击鼠标左键,将需要设立分析区域的直方图放大,将屏幕右下的" REGION EDIT "改为" CREAT ",在屏幕右侧选择分析区域类型,连续点击即可改变。

5)利用 GATING 建立直方图之间的关系:在设立分析区域的界面下,返回多张直方图显示状态。选择所需的分析区域并将其点亮,放在所要 GATED 的直方图上方。

6)在直方图的上方点击一下,将出现一个对话框"Enter Histgram Title",将所需要的标题写进即可。

7)选择数据采集的停止方式、打印方式、存储方式。

8)存储分析参数:在 Acquisition 状态栏下选择" Protocol "下的"SAVE AS",给此分析参数取名。

(5)细胞免疫表型绝对计数参数设置。

CD34＋细胞绝对计数的参数设置(ISHAGE 方案):

1)根据上面同样方法设门(ISHAGE 方案)。

2)在 Setup Screen 栏中选择" Statics ",将随 FLOW-COUNT 提供的微球应用浓度输入校准因子区域。

3)标记 3 管全血标本:Tube1（trol/45/34)加 10 μL CD45-FITC、10 μL CD34-PE;Tube2（45/34)加 10 μL CD45-FITC、10 μL CD34-PE;Tube3（trol/45/G1)加 10 μL CD45-FITC、10 μL IgG1-PE;三管都加 50 μL 全血标本,然后在 Tube1、Tube2 中加入 100 μL Stem Trol。混匀后室温避光 15 min,Q-Prep 溶血。

4)振荡混匀 Flowcount,加 100 μL Flowcount 到三反应管,注意不要带入气泡,并混匀,上机前必须重复振荡混匀一次。

5)上 FCM 分析,并计算各类 CD34＋细胞,包括内参照及全血标本。标本上机后,当 CAL 区域计数 FLOWCOUNT 达应用浓度以上,各区域统计数据中的 COUNT 将自动转换为各分析区域绝对计数,单位为细胞数/μL。Stem Trol 结果经标准化因子(100 μL/20 μL＝5)校正,与 Stem Trol 提供的标准值比较,差异在±15％以内通过。这样 Tube2 测得的 CD34＋细胞数为全血标本的绝对 CD34＋细胞数。

(6)数据分析。

1) DOS 状态下 SYSTEM 软件数据存储方式有两种。

①在 Acquisition 状态栏下选择" SETUP SCREEN "下的" Protocol ",于屏幕右下方用鼠标将"LIST SAVE OFF"改为"LIST SAVE ON",即这种数据保存方式为 LIST MODE,这种存储方式可重新进行设门分析。

②在 Acquisition 状态栏下选择" SETUP SCREEN "下的" Protocol ",将直方图中"NO SAVE"改为"SAVE",这种数据保存方式为 HISTGRAM,这种存储方式为单张直方

图存储,不可进行重新分析。

2）EXPO32 软件分析。

① WINDOWS 状态应用 EXPO32 分析软件,直接点击 EXPO32 分析软件快捷方式,软件即会显示所有用户。

②选择所需要的路径及密码,然后点击"NEXT"继续。

③直接点击"Finish"图标或已建立好的方案,开始运行 EXPO32 分析软件。

（二）BD FACSCalibur 流式细胞仪

图 5-3-53 所示为 BD FACSCalibur 流式细胞仪。

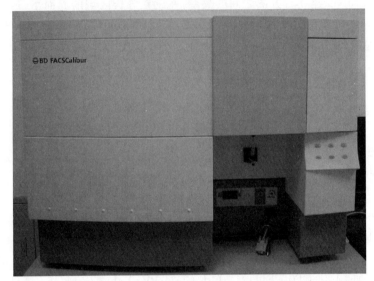

图 5-3-53　BD FACSCalibur **流式细胞仪**

1. 开机前检测

鞘液桶充满状态(3 L),盖紧黑盖,管路通畅,无扭曲,鞘液管路无气泡。

2. 开机

(1)打开稳压器和变压器的电源→打开仪器右方绿色电源开关→打开电脑以及显示器的电源开关→选择 Administrator 用户名,输入密码 BDIS。

(2)气压阀置于加压位置,并排除管路中气泡→做 Prime 1～2 次排除流动室中的气泡→等待机器预热 5～10 min 后可开始试验。

3. FACSComp 自动质控操作

(1)试剂准备(四色微球校正)。

1)取试剂盒中的 Unlabeled 和 APC 试剂,充分混匀,各加一滴到装 1 mL 纯净水的试管中,混匀,标记为"un＋APC"。

2)取 FITC、PE、PerCP、APC、Unlabeled 试剂,充分混匀,各加一滴到第二支装有 2 mL 纯净水的试管中,混匀,标记为"mix"。

3)上机进行仪器的校准。

（2）FACScomp 上机操作的具体步骤。

1）点击运行 FACScomp 软件。

2）在出现的"Sign In"窗口中输入操作者姓名、单位、领导姓名等相关信息，计算机将保存这些信息；单击"Accept"。

3）进入"Set Up"窗口，先看最左侧的 Assay selection 选项，在里面选中"Lyse/No Wash"。

4）在 Calibrite Beads Lot IDs 中，根据每种颜色的微球所对应的 Lot IDs，输入编号，此编号在 Calibrite Beads 试剂盒内（输入左边的批号信息）。

5）选做：在右侧的保存选项中文件会自动保存，路径 Facstation ＼ BD file ＼ FACS Comp ＼ DDMMYY，还可以单击"Location"改变文件保存路径。

6）其他的不要改动，直接单击"run"出现 PMT 视窗，然后准备好上样。

7）上第一管后单击"start"，仪器开始自动调节 PMT。完成后仪器会在窗口底部出现一行提示："PMTs set Successfully"，这时软件会暂停 5 s，然后自动进入下一个调节窗口（Comp 窗口）。

8）等跳到 Comp 窗口时，上第二管，单击"start"，仪器开始自动调节补偿并进行灵敏度测试。完成后仪器会给出提示，最后软件给出一个"Summary Report"。检查报告中的"Result"是否都通过（PASS），如果有的没有 PASS，检测原因（是否试剂过期；是否仪器管路或流动室不干净）。

9）打印报告，退出 FACScomp 软件。

10）计算机会自动把 FACScomp 测试结果保存在 FACStation HD→BD Files→Instrument Setting Files 文件夹中（Calib File. LNW），运行其他程序，调用这些结果就可以进行样本的检测。

注意事项：高速（HI）运行，速率不能低于 400 个/秒，低于时可以补一滴微球。

4. BD FACSCalibur CD4＋T 淋巴细胞计数和 MultiSET 免洗 CD4＋T 淋巴细胞亚群的绝对计数

（1）实验原理。

用已知总数的荧光微球 Beads 作标准内参，加入血中，再加入荧光抗体，应用流式细胞仪中的获取和分析软件，就可以得出血中 CD3、CD4、CD8 T 淋巴细胞的绝对数：

$$细胞(/\mu L)=\frac{获取细胞数×Beads 总数}{Beads 获取数×样本量}$$

（2）样本采集。

1）EDTA 真空采血管顺序编号。

2）用 2 mL EDTA 真空采血管采集静脉血 2 mL。

3）反复颠倒 8～10 次，充分混匀。

4）血样采集后，室温放置，24 h 之内处理、检测。

（3）操作步骤。

1）取 TruCount 管，顺序编号。

2）取 20 μL 抗体加入到 TruCount 管中（注意：加样枪头尽量靠近铁网，但不要接触，以免枪头吸出计数用微球）。

3)用反向加样法在 TruCount 管中加入 50 μL 充分混匀的抗凝全血。

注意:使用反向加样法加取血样;另外,加样枪头应尽量靠近铁网。

4)涡旋混匀,室温(20～25 ℃)避光放置 15 min。

5)加入 450 μL 1×FACS 溶血素。

6)涡旋混匀,室温(20～25 ℃)避光放置 15 min。

7) 24 h 内上机。

(4) MultiSET 软件操作。

1)点击进入 MultiSET 软件。

2)在出现的"Sign In"窗口中输入操作者姓名、单位、负责人姓名等信息,计算机将保存这些信息,单击"Accept"。

3)进入"Set Up"窗口,在"Data Source"对话框中选择"From Cytometer:Acquisition and Analysis";在"Automatic Saving Options"中选择"Data File""Laboratory Report" "Physician Report",软件会自动保存数据和报告文件,文件的默认路径 Facstation \ BD file \ Multiset \ DDMMYY 文件夹。

4)单击"Accept",进入"FACSComp"窗口,可单击"Skip FACSComp"跳过此程序。

5)进入"Test Prefs"窗口,在"LOT ID"中输入试剂批号、TruCount 管批号和微球总数(标在包装袋上),单击"Accept"。

6)进入"Samples"窗口,在表格中输入相应的 Patient Name、ID、Case Number(可输可不输)和 Panel(CD3/CD4/CD8 TruCOUNT)。

7)在窗口最上方的"Cytometer"的下拉菜单中,单击"Instrument Setting",在出现的新对话框中单击"Open";打开此路径下 Facstation \ BD file \ Instrument Setting \ Calibur. LNW 文件,再点击"Set""Done"。

8)上样,单击"Run Tests",等图像稳定 1～2 s,单击"Acquire"。

9)获取完成后,进入实验室报告(Lab Report)窗口,单击"Continue"。

10)进入医生报告(Phy Report)窗口。

11)点击"Next",继续上第二管样品。等所有样品检测完,试验结束,单击"Quit",退出 MultiSET 软件。

5. 关机

(1)用 3 mL 1%稀释漂白剂作样品,以"HI＋RUN" 5 min。

(2)将样品换成 3 mL 蒸馏水,先将样品托打到旁位,观察液面下降 1 mL,充分冲洗外管,再将样品托打回中间,以"HI＋RUN" 10 min。

(3)将仪器设成 LO＋STANDBY 状态 2～5 min,让激光充分冷却。

(4)关仪器,关电脑,关电压转换器以及稳压器,关无线鼠标电源。

(5)放置盛有 1 mL 蒸馏水的试管于样品支撑架上。

6. 日常维护

清洗液的选择:

(1)FACS Clean Fluid:流式细胞仪的常规清洗用液,直接使用,可有效去除仪器管路内的样本、染料等造成的污染。

(2)漂白剂——NaClO 溶液,流式细胞仪的常规清洗用液(所需终浓度为有效氯 1%,目前市场上的漂白剂有效氯浓度多为 5%～10%）。0.45 μm 滤膜过滤后备用。

(3)FACS Rinse Fluid：流式细胞仪的清洗液，直接使用，可有效去除仪器管路内积聚的蛋白成分。

(4)蒸馏水：为了防止管路内残留有清洗液，形成结晶或造成管路接口的腐蚀，在使用清洗液清洗完毕后，一定要用蒸馏水再次冲洗管路。0.45 μm 滤膜过滤后备用。

7.每月维护

流式细胞仪使用一段时间后，在鞘液管路、废液管路和流动池中会有残留的碎片、污染物等，因此，需要定期清洗管路，要求至少每个月做一次，如果处理样本量很大，或经常使用附着性染料(如 PI、AO 等)，则需要增加管路清洗频率。

清洁管路时使用含有效氯(NaClO)浓度为 1% 的稀释漂白剂。注意用漂白剂清洗管路完毕后，必须换蒸馏水，再次冲洗管路，以防止管路有漂白剂残留。

(1)在仪器减压后，取下鞘液筒，倒空。如有必要，应清洗鞘液筒。

(2)将鞘液滤器短路，使鞘液桶中的液体不流经滤器，直接沿鞘液管路进入流动池。

(3)鞘液桶中倒入 1～2 L 稀释漂白剂(注意不能使用原浓度)。

(4)上样管中加入 3 mL 稀释漂白剂。

(5)流速选择 HI 档，RUN 运行 20～30 min。

(6)鞘液桶用蒸馏水清洗干净，再加入蒸馏水 1～2 L。

(7)取下有漂白剂的上样管，换上有 3 mL 蒸馏水的上样管。

(8)流速选择 HI 档，RUN 运行 20～30 min。

(9)鞘液桶中换成鞘液，重新安装好鞘液滤器管路。

(10)流动池 PRIME 两遍，PRIME 结束后，仪器自动回复到 STANDBY 状态。

(11)上样管中加入蒸馏水，RUN 运行 5 min。

(12)仪器进入 STANDBY 状态，可以进行样本检测。

(三)BD FACSCanto Ⅱ 流式细胞仪操作流程

图 5-3-54 所示为 BD FACSCanto Ⅱ流式细胞仪。

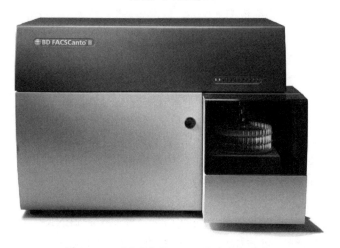

图 5-3-54 BD FACSCanto Ⅱ流式细胞仪

1.开机前检测:废液桶倒空,充满 1 L 漂白剂(有效氯浓度 10%);管路通畅,无扭曲。

2.开机

(1)打开稳压器和 UPS 的电源→打开仪器右方绿色电源开关(将同时启动仪器、液流车、激光电源)→打开电脑以及显示器的电源开关→在登录对话框中输入密码:BDIS。

(2)登陆 Diva 软件或 Canto 软件→点击 OK→启动液流(Cytometer→Fluidics Startup),此过程大约需要 7 min。

(3)检查鞘液、废液、关机液、清洗液状态是否处于绿色。

(4)做日常开机清洗(Cytometer→Cleaning Modes→SIT＋Clean Flow Cell＋ De-gas Flow Cell)。

3.Canto 临床软件应用

(1)日常质控(7 Color Setup Beads)。

1)准备 7 Color Setup Beads:取一支 BD FACS 7 色校准微球管,加稀释液(B 液)至刻度线(约 1 mL),充分混匀。

2)按每日开机程序打开流式仪主机和电脑,打开 FACS Canto 临床软件并登陆,启动液流。

3)选择 Cytometer→Setup→Standard Setup。

4)在"Setup Lot Information"对话框中点击"New Lot ID"。

5)输入相应的微球批号及失效日期,并点击"OK"。

6)按照 7 色校准微球包装内卡片上的信息,分别输入在 Targets Value 以及 Spectral Overlap Factors,输入完毕后点击"Next"。

7)仪器显示"Save Setup Beads Lot Info"对话框,点击"Yes"。

8)选择"Run Setupin Manual Mode",点击"Next"。

9)充分摇匀微球样本管,将废液吸引臂推到最左边,上样,点击"OK"。

10)校准过程自动进行,待软件出现对话框提示取下样本管时,取下样本管。

11)如校准成功,仪器显示"Setup Completed Successfully",报告将以 PDF 格式自动存储在 C 盘 BD Canto Software→Setup Reports 文件夹中。

(2)6 色免洗淋巴细胞亚群检测。

1)在流式管中加入 50 μL 充分混匀的抗凝血。

2)加入 20 μL 抗体(CD3＋/CD8＋/CD45＋/CD4＋/CD16＋/CD56＋/CD19＋),涡旋混匀,室温避光孵育 15～20 min。

3)取出加入 450 μL 1×溶血素,充分混匀,避光放置 10～12 min。

4)24 h 内上机检测。上机步骤如下:

①双击桌面快捷图标,启动 Canto 临床分析软件。

②在出现的"Logging In"窗口输入用户名及密码,然后点击"Login"。

③软件进入"Worklist"(工作表)窗口。

④在 Name 栏输入患者姓名,在 ID 栏输入患者住院 ID(必填),在 Case Number 栏输入病例号,点击 Panel 栏,在下拉菜单中选择实验组合"6 color TBNK"。

⑤如需输入试剂批号,可点击窗口最上方的菜单栏"Tools",在下拉菜单中选择"Lot ID",在弹出的对话框中点击"MultiSET"标签,在对应窗口输入试剂批号,点击"OK"。

⑥点击窗口最上方的菜单栏"View",在下拉菜单中选择"Detectors""SpectralOverlay""Threshold""Status",则对应出现电压、补偿、阈值、状态 4 个窗口。

⑦将第一管样本充分混匀,上样,确认工作表最左边的指示箭头指向待测样本,点击"Run"按钮,弹出对话框询问是否需要保存工作表,点击"Yes",并选择储存路径。软件出现"Load Tube"提示框,点击"OK"。

⑧软件显示获取页面,并出现细胞。如果显示细胞位置不合适,可点击暂停按钮,然后点击优化按钮,即可调整 SSC 电压、阈值或补偿。调整完毕继续点击"Run"按钮,进行数据获取。

⑨软件默认获取 2 500 个 Lym 细胞。获取完成后,出现提示,取下样本管。

⑩此时显示实验报告,并倒计时 10 s 预览报告。可点击"Pause",进入分析报告窗口,双击任何一张图,可以进行手动圈门。设定完毕后点击"OK",分析结果自动更改,并生成实验报告。

⑪点击"Continue",继续检测其他样本,或退出软件。

(3) HLA-B27 检测分析。

1)在试管上对应每一个样本做好识别标志。

2)加 30 μL 抗体(CD3/HLA-B27)到试管中。

3)将 50 μL 充分混匀的抗凝血加到进样管底部,确保 WBC 浓度在 $(3.5 \sim 9.4) \times 10^3$ WBC/μL 之间,低速混匀 3 s,室温避光孵育 15～20 min。

4)每管加入 2 mL 1× 溶血素,低速混匀,避光室温孵育 10 min,不要超过 12 min。

5)随后室温 300×g 离心 5 min,去上清。

6)每管加入 2 mL PBS 洗液,低速混匀,室温 300×g 离心 5 min,去上清。

7)涡旋混匀,每管加入 300～500 μL 含 1%～2% 多聚甲醛的 PBS 来固定细胞,低速混匀,固定 30 min。

8)24 h 内上机检测。上机步骤如下:

①双击桌面快捷图标,启动 Canto 临床分析软件。

②在出现的"Logging In"窗口输入用户名及密码,然后点击"Login"。

③软件进入"worklist"(工作表)窗口。

④取 HLA-B27 试剂盒中的 HLA-B27 Calibration Beads 试剂,混匀,加 2 滴到装有 1 mL 鞘液的试管中,混匀,待测。

⑤在"Cytometer"菜单下,选择 Setup→HLA-B27 Setup。

⑥在出现的对话框中,输入正确的 Bead Lot ID、Reagent Lot ID 及其 Suffix 值。这些参数分别决定了 FL1 PMT 的标准和 Decision Marker 的位置,对于结果非常重要,不可弄错。

⑦点击"Start",出现提示上样对话框,手动上样后点击"OK"。

⑧仪器开始自动校准 FITC PMT,完成后仪器会在窗口底部提示"Setup Completed Successfully"。报告将自动以 PDF 文件储存在 C 盘 Program Files→Common Files→BD→Setup Results 文件夹中。

⑨点击"Finish",校准结束,进入样本检测环节。

⑩在 worklist 中,Name 栏输入患者姓名,在 ID 栏输入患者住院 ID(必填),在 Case

Number 栏输入病例号,点击 Panel 栏,在下拉菜单中选择实验组合"HLA-B27"。

⑪将第一管样本充分混匀,上样,确认 worklist 最左边的指示箭头指向待测样本,点击"Run"按钮,弹出对话框询问是否需要保存 worklist,点击"Yes",并选择储存路径。软件出现"Load Tube"提示框,点击"OK"。

⑫软件显示获取页面,并出现细胞。软件以中速获取细胞,默认获取 2 000 个 Lym 细胞或 250 s 后自动停止。

⑬获取完成后,出现提示,取下样本管。

⑭此时显示实验报告,并倒计时 10 s 预览报告。可点击"Pause",点击"Re-Gate",可以进行手动圈门。设定完毕后点击"OK",分析结果自动更改,并生成实验报告。

⑮点击"Continue",继续检测其他样本,或退出软件。

4. Diva 科研软件应用

(1)样本制备。

1)确定基准线(define base line):3 滴 CS&T 微球+500 μL DI 水。

2)每日优化仪器状态(check performance):1 滴 CS&T 微球+350 μL DI 水。

3)目标值重设(target value reset):1 滴 CS&T 微球+350 μL DI 水。

(2)微球信息导入。

1)在"Cytometer"菜单下,打开"CS&T"选项。

2)在出现的窗口右侧,选择仪器配置(select configuration)。

3)在 Tools 菜单下,选择 Beads Lots→Import,导入已下载的微球信息文件(BD 官网下载),点击"OK"。

(3)定义基线(define base line)。

1)初次使用 CS&T 时应做这步。如已有 Baseline,跳过此步。

2)在"Setup Control"窗口中,选择"Define Base Line",选择手动上样或自动上样。

3)确认微球(beads)信息及仪器配置(cytometer configuration)无误后,点击"Run"。仪器将自动完成检测和设置过程。

4)仪器收集完信息后,将会显示 PMTVs 的调整结果报告。

5)点击"Continue Setup"。仪器完成目标值设置后,将显示"Target Value Result"报告,再点击"Continue Setup"。

6)仪器显示最终的设置报告(cytometer baseline report)。

(4)每日优化仪器状态(check performance)。

1)在"Setup Control"窗口中,选择"Check Performance",选择手动上样或自动上样。

2)确认 Beads 信息及仪器配置(cytometer configuration)无误后,点击"Run"。仪器将自动完成检测和设置过程。

3)仪器完成检测和调整后,会出现一个提示框"是否查看报告"。若要查看设置报告,点击"View Report";若要直接结束设置,点击"Finish"。

(5)重设目标值(reset target value)。

1)在更换不同批号的 CS&T 微球时应做这步。

2)在"Setup Control"窗口中,选择"Reset Target Value",选择手动上样或自动上样。

3)确认仪器配置(cytometer configuration),选择新、旧微球的 ID(需预先导入)。确认无误后,点击"Run"。

4)上旧微球样品,点击"Run"。

5)等待仪器提示放入新微球样品,上新微球样品,点击"Continue"。

6)等待仪器出现提示框"是否查看报告"。若要查看设置报告,点击"View Report";若要直接结束设置,点击"Finish"。

5.关机

(1)在"Browser"面板中指定任意一管 Tube,Tube 中盛有 3 mL 1%稀释漂白剂作样品,高速跑样 5 min。

(2)换 DI 水,高速跑样至少 5 min,然后取下样本管。

(3)关闭液流(Cytometer→Fluidics Shutdown),此过程大约需要 5 min。

(4)退出软件,关闭计算机。

(5)关闭仪器总电源。

(6)关闭稳压电源。

6.日常保养和每月维护

(1)日常保养。

1)清洗流动室:

①选择 Cytometer→Cleaning Modes→Clean Flow Cell。

②根据提示,在上样架上放一支装有约 3 mL 有效氯浓度 0.5%~1%漂白液的试管,点击"OK"。

③仪器将利用清洗液对进样管和流动室进行清洗。清洗完成后,清洗液留在进样管和流动室中,直至开启液流或关机后用清洗液清洗流动室。

2)清洗进样针:选择 Cytometer→Cleaning Modes→SIT。

3)排除流动室气泡:选择 Cytometer→Cleaning Modes→De-gas Flow Cell。

(2)添加鞘液、清洗液及关机液。

1)选择 Cytometer→Standby,仪器进入待机状态,液流停止。

2)从液流车上拔下感应器和液路管道:要拔出感应器,应将连接器逆时针旋转然后往外拔;要拔出液路管道,应快速按下分离结合处的金属夹子。

3)旋开方形容器的盖子。

4)将整套盖子取出,放在旁边。

5)向方形容器中加入正确的液体。

6)将盖子放回并拧紧。

7)将感应线和液体管道重新连接到液流车上:轻旋感应线和液体管道至重新对齐连接标志,然后往里推,就可以将感应器连接;连接液路管道式,推快速接头,听到"咔嗒"声,就可以将液路管道连接。

8)选择 Cytometer→Connect,仪器转入连机状态后,在仪器框底部显示"System is Ready"。

9)执行清洗,选择 Cytometer→Clean Modes→Prime after Tank Refill。

10)在检查框选择刚刚添加的液体名字,点击"OK"。

11)等待相应液路清洗完成,排除液路中的空气。

12）点击"OK"确认。

（3）倒空废液桶。

1）选择 Cytometer→Standby，仪器进入待机状态，液流停止。

2）将废液桶的感应器和液路连线从液流车上分别拔出。

3）拧下废液桶盖子（大盖子），倒空漂白剂处理过的废液桶。为延长废液桶盖子寿命，应尽量避免弄湿盖子。

4）在清空的废液桶（10 L 容积）中加入约 1 L 的漂白剂（有效氯浓度 10%）。

5）盖紧盖子。

6）将感应器和液路接头连到各自的接口上。

7）选择 Cytometer→Connect，仪器转入连机状态后，在仪器框底部显示"System is Ready"。

（4）每月维护（长冲洗）。

1）保证液流车中 cleaning 液、鞘液、Shutdown 液液面水平合适，倒空已满的废液桶。

2）选择 Cytometer→Clean Modes→Long Clean，出现要求确认的对话框，点击"OK"。

3）此时开始用 Cleaning 液清洗仪器内部的鞘液管道。清洁完成后，再用关机液清洗一遍。一旦 Long Clean 开始运行，不可中断，此过程约 1.5 h。

4）清洁完成后点击"OK"。选择关机或继续（Cytometer→Fluidics Startup）。

（四）BD FACSAria Ⅱ 流式细胞仪

图 5-3-55 所示为 BD FACSAria Ⅱ 流式细胞仪。

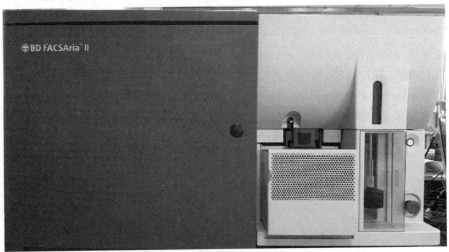

图 5-3-55　BD FACSAria Ⅱ流式细胞仪

1. 开机

（1）开启稳压器。

（2）检查各个试剂桶的状态，若需添加或清空，及时处理。

（3）开启电脑，登录系统后，按下仪器左侧的绿色电源开关，开启仪器左侧的激光（按需开启，蓝色激光必须开启），打开 DIVA 软件，等待仪器与电脑连接。连接完毕，软件显示绿色的"connected"。

(4)在菜单"Cytometer"下方,点击"Fluidics Startup"。

1)确认将液路和气路管道从酒精桶断开,连接到鞘液桶,完成后点"Done"。

2)确认闭环喷嘴插入流动室,完成后点"Done",会出现右侧窗口,提示液流开启进行中。

3)移去闭环喷嘴,完成后点"Done"。

4)插入工作喷嘴。

5)点击"OK",完成整个过程。

(5)打开液流。如果液流不稳或者抖动,将液流关闭,10 s后再开,排除气泡。

2. 4色TBNK检测

(1)样品预处理。

1)将每个病人的样本管标为A管和B管,A管加入20 μL CD3＋/CD8＋/CD45＋/CD4＋试剂,B管加入20 μL CD3＋/CD16＋/CD56＋/CD45＋/CD9＋试剂。

2)分别向A、B两管中加入混匀的50 μL抗凝血。

3)混匀,避光,室温孵育15 min。

4)溶血:分别向A、B两管中加入450 μL 1×BD Multitest IMK kit lysing solution,避光,室温孵育15 min。

5)在BD FACSDiva中选择4 Color TBNK,按顺序上样。

(2)检测流程。

1)确认蓝(blue)及红(red)激光已开启并预热超过30 min。

2)在软件界面左侧"Browser"面板下,打开4C TBNK文件夹。在"Experiment"菜单中选择"New Experiment",在窗口中选择"4C TBNK Template",将实验模板名称改为当前日期,将样品(specimen)名称改为样本名称。激活T管。

3)上样T细胞样本,点击"load",调整流速至7。根据信号调整FSC/SSC的电压,使信号处于易于观察的位置。点击"Record Data"至自动停止。点击"Unload",取下样本。

4)上样B/NK细胞样本。点击"load",调整流速至5。根据信号调整FSC/SSC的电压,使信号处于易于观察的位置。点击"Record Data"至自动停止。点击"Unload",取下样本。

5)"Duplicate without data"上一个样本的样品,重复3,4步。

6)依次检测其他样本。

7)检测完毕后,Ctrl＋鼠标左键逐个选中各样品,鼠标右键选择"Apply panel analysis",窗口中选择"4C TBNK analysis"。

8)将Worksheet切换为Normal worksheet,可以观察所有样本结果,根据信号情况作适当调整。输出PDF图。

3. HLA-B27检测流程

(1)预处理。

1)按照要求,分别向已编好号的试管中加入30 μL A液。

2)分别向试管中加入混匀的50 μL抗凝血。

3)混匀,避光,室温孵育15～20 min

4）溶血：样本中加入 2 mL 1×BD FACS Lysing Solution，混匀，避光，室温孵育 10～12 min（不要超过 12 min）。

5）室温离心，300×g,5 min。

6）弃上清，保留 50 μL 液体。重悬。

7）加入 2 mL PBS 溶液，混匀，室温离心，200×g,5 min。

8）弃上清，保留 50 μL 液体。重悬。

9）加入 0.25 mL PBS 溶液，混匀。

10）上样检测。

（2）检测流程。

1）确认蓝色（blue）激光已经开启并预热超过 30 min。

2）在软件界面左侧 Browser 面板下，打开 HLA B27 文件夹，选择 HLA B27 实验。新建一 specimen，并将 specimen 名称改为当前日期，将 specimen 下第一只管（tube）名称改为"control"。

3）将试剂盒内微球震荡混匀后，取一滴于上样管中，加入 200 μL PBS。

4）上样微球。移动 P1 门的位置，使 P1 门圈住主微球群。

5）调整 FITC 电压，使数据框中 P1 的 FITC Median 值约为微球 Suffix 值×1 000。点击"Record Data"保存数据。

6）依次上样，并将各管名称改为样本姓名。

7）样本数据框中，P1 的 FITC Median 值大于 147 000（试剂 Suffix 值×1 000）的为阳性，反之为阴性。

4.封闭抗体检测

（1）预处理。

标本采集，使用促凝管抽取女性患者静脉血 2 mL，同时用 EDTA-K$_2$ 抗凝真空采血管抽取其配偶静脉血 2 mL。女性患者外周血 2 500 rpm 离心 5 min 取血清备用。操作过程如下：

1）染色和固定细胞。

2）标本管编号 A，取两只流式专用管 A1，A2。

3）A1、A2 管各加入 CD3－FITC/CD8－PE/CD45－PreCP/CD4－APC 20 ML。

4）A1、A2 管中再各加入患者配偶全血 100 mL，混匀。

5）分别在 A1、A2 管中加入女性患者血清和正常男性 AB 型血清 100 μL，混匀，置室温，避光孵育 20 min。

6）加入 FACS Lysing 溶血液 2.0 mL，置室温，避光孵育 10 min。

7）300 g 离心 5 min，弃上清液。

8）PBS 洗涤细胞两次，300 g 离心 5 min，弃上清液。

上机检测，分析结果，打印实验报告。

（2）检测流程。

1）确认蓝色（blue）及红色（red）激光已开启并预热超过 30 min。

2）在软件界面左侧 Browser 面板下，打开 FBKT 文件夹。在"Experiment"菜单中选择"New Experiment"，在窗口中选择"TBNK Template"，将实验模板名称改为当前日期，将

Specimen 名称改为样本名称,激活 Tmale 管。

3)上 Tmale 细胞样本,点击"load",调整流速。根据信号调整 FSC/SSC 的电压,使信号处于易于观察的位置。点击"Record Data"至自动停止,点击"Unload",取下样本。

4)上 T female 细胞样本,点击"load",调整流速。根据信号调整 FSC/SSC 的电压,使信号处于易于观察的位置。点击"Record Data"至自动停止,点击"Unload",取下样本。

5)"Duplicate without data"上一个样本的 specimen,用于下一样本检测。

6)重复 3)、4)步骤依次检测其他样本。

7)检测完毕后,Ctrl＋鼠标左键逐个选中各 specimen,鼠标右键选择"Apply panel analysis",窗口中选择"FBKT analysis"。

8)将"Worksheet"切换为"Normal worksheet",可以观察所有样本结果,根据信号情况作适当调整。输出 PDF 图。

5.无菌清洗操作流程

(1)打开 Cytometer→Cleaning Modes→Prepare for Aseptic Sort。

(2)在弹出的对话中,每按照提示操作完一步,均点击"Done"。

1)试剂桶无菌处理。

①鞘液桶灭菌:可高温高压灭菌,亦可酒精消毒,高温灭菌时注意取下液面感应器,并倒入无菌过滤的 PBS 或生理盐水。

② DI 桶灭菌后,装入 2 L 无菌水,并加入 6mL BD FACSClean 液。

③ BD FACSClean 桶灭菌后加入 2 L BD FACSClean 液。

④ Ethanol 桶灭菌后加入 70％乙醇。

⑤更换 0.2 μm 鞘液滤器。

2)安装密闭喷嘴,点击"完成"。

3)将漂白水桶液流管与 DI 液流端口相连,点击"完成"。

4)将两个液流管复位,点击"完成"。

5)将鞘液液流管(不包括滤器)与液流车侧面的液流输出端口相连,点击"完成"。

6)将鞘液液流管从液流车上断开,并装入新的无菌 0.2 μm 滤器,点击"完成"。

7)将旧的鞘液滤器取下,安装装有无菌滤器的鞘液液流管,点击"完成"。

8)若要接着进行分选实验,点击下图的第一个"Run";若要终止实验、关闭系统并清洗流动室,点击第二个"Run",分选前注意用 Clean 液和无菌水高速冲洗上样针。

6. BD FACSAria Ⅱ 流式细胞仪分选流程

(1)清洗偏转板,并擦干黏附的水滴。

(2)调整侧液流:调整小激光,使偏转液流窗的亮点最亮。在右侧断点液流窗底部调整 Ampl 值,使断点位于第 2 至第 3 滴。将 gap、drop1 的实测值输入左边对应的文本框中,最后点击"sweet spot"(锁定监视)。打开偏转板的电压(votage)、测试液流(test sort),确认测试液流稳定后将其关闭。

(3)打开 Browser 中的"Accudrop drop delay"实验,激活 tube,并展开左侧十字,双击"sort layout"。上样管中加一滴 Accudrop beads,加 PBS 至 0.5 mL,上样,调整上样速度为 600～2 000 。

(4)打开偏转板电压,点击"sort layout"左下方的"sort",在跳出的提示中选择"cancel",

打开偏转液流窗的"optical filter",调整左侧液流的角度,使两个亮点落入各自方框内。

(5)打开"Auto Delay",点击"Start Run",自动计算完成后点击"Exit",卸下样本。

(6)安装分选收集装置,打开分选仓,在软件中打开废液抽屉(waste drawer),观察测试液流是否进入收集管中,若有偏差,调整偏转板电压。完成后关闭分选仓,关闭电压,分选条件设置完成。

(7)重新建立一个实验模板,按照实验要求选择参数,调整电压、阈值、补偿等设置,先上阴性对照确定阴性信号的位置[调整至图的左侧(直方图)或图的左下角(散点图)],再上样品,圈选要分选的信号群。卸下样本,在 Sort 菜单中打开"New sort layout",将分选门添加至 sort layout 面板中,分选模式改为 purity。

(8)在分选收集装置中放入带有培养基的收集管,打开偏转板电压,点击"sort",在跳出的提示中选择"OK",开始分选。如需保存实验数据,注意点击"Record data"。

7.关机

(1)实验完毕,关闭激光,Clean 液、双蒸水分别高速冲洗上样针 5 min。

(2)取下工作喷嘴,换上闭环喷嘴。关机操作方法如下。

1)每日关机:关闭液流。放一支装有 3 mL 无菌水的上样管在上样台上,执行"Clean flow cell"三次。

2)长关机:执行"Cytometer"菜单中"Fluidics Shutdown"。

① Ethanol 桶中装入 3 L 70%乙醇。

②从流动室上移去喷嘴,完成后点"Done"。

③插入闭环喷嘴,完成后点"Done"。

④将鞘液桶的液流管和气管分别连接到酒精桶上,点"Done"。

⑤放上一管 3 mL 无菌水,完成后点"Done"。

⑥提拉鞘液桶上的拉环,使鞘液桶泄压。

⑦清洗完成后,按提示,点"OK"。

(3)取下闭环喷嘴,用无菌水冲洗,放入喷嘴架中。

(4)退出 Diva 软件,关闭电脑,关闭仪器电源,喷嘴超声清洗 1 min 后保存于无菌水中。

8.日常维护

仪器外壳可用 70%的酒精清洁。注意事项:务必在切断电源、关机状态下进行清洁工作。

9.校正

(1)例行校正:流式细胞仪的校正至少每年 1 次。

(2)故障校正:故障进行维修后,需要校正。

(3)校正后验收:校正后,实验室负责人对各项指标进行核实,达标后方可验收。

10.应急处理

(1)当有污染物溅到仪器表面,可用湿的软布或其他材料来清洁,必要时可用中性肥皂水擦拭。

(2)出现故障后使用者及时通知仪器工程师并告知实验室负责人。

11.注意事项

(1)外接电源电压必须匹配,并要求有良好的接地线。

（2）主机的放置一定要注意通风良好,至少要保证左右两侧 30 cm 的通风空间,保证实验室室温低于 30 ℃。

二十、PCR 仪

PCR(聚合酶链式反应)是一种用于放大、扩增特定的 DNA 片段的分子生物学技术,它可看作是生物体外的特殊 DNA 复制。PCR 的最大特点,是能将微量的 DNA 大幅增加。把 DNA 在体外 95 ℃高温时会变性成单链,低温(经常是 60 ℃左右)时引物与单链按碱基互补配对的原则结合,再调温度至 DNA 聚合酶最适反应温度(72 ℃左右),DNA 聚合酶沿着磷酸到五碳糖($5'\sim3'$)的方向合成互补链。基于聚合酶制造的 PCR 仪实际就是一个温控设备,能在变性温度、复性温度、延伸温度之间很好地进行控制。

简单地说,PCR 就是利用 DNA 聚合酶对特定基因做体外或试管内 In Vitro 的大量合成,基本上它是利用 DNA 聚合酶进行专一性的连锁复制。目前常用的技术,可以将一段基因复制为原来的 100 亿至 1 000 亿倍。根据 DNA 扩增的目的和检测的标准,可以将 PCR 仪分为普通 PCR 仪、梯度 PCR 仪、原位 PCR 仪以及实时荧光定量 PCR 仪 4 类。

（一）PCR 仪的分类

1.普通的 PCR 仪

把一次 PCR 扩增只能运行一个特定退火温度的 PCR 仪,叫传统 PCR 仪,也叫普通 PCR 仪。如果要做不同的退火温度需要多次运行。主要是做简单的,对目的基因退火温度的扩增,主要应用于科学研究、教学、医学临床、检验检疫等机构。

2.梯度 PCR 仪

一次性 PCR 扩增可以设置一系列不同的退火温度条件(温度梯度),通常有 12 种温度梯度,这样的仪器就叫梯度 PCR 仪,如图 5-3-56 所示。因为被扩增的不同 DNA 片段,其最适退火温度是不同的,通过设置一系列的梯度退火温度进行扩增,从而一次性 PCR 扩增,就可以筛选出表达量高的最适退火温度,进行有效的扩增。主要用于研究未知 DNA 退火温度的扩增,这样节约成本的同时也节约了时间。主要用于科研、教学机构。梯度 PCR 仪在不设置梯度的情况下也可以做普通 PCR 扩增。

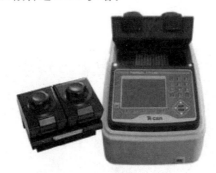

图 5-3-56　梯度 PCR 仪

3.原位 PCR 仪

原位 PCR 仪是用于细胞内靶 DNA 定位分析的细胞内基因扩增仪,如病原基因在细胞的位置或目的基因在细胞内的作用位置等,可保持细胞或组织的完整性,使 PCR 反应体系渗透到组织和细胞中,在细胞的靶 DNA 所在的位置上进行基因扩增,不但可以检测到靶 DNA,又能标出靶序列在细胞内的位置,于分子和细胞水平上研究疾病的发病机理、临床过程及病理的转变有重大的实用价值。

4. 实时荧光定量 PCR 仪

在普通 PCR 仪的基础上增加一个荧光信号采集系统和计算机分析处理系统,就成了荧光定量 PCR 仪。其 PCR 扩增原理和普通 PCR 仪扩增原理相同,只是 PCR 扩增时加入了利用同位素、荧光素等进行标记的引物,使用引物和荧光探针同时与模板特异性结合扩增。扩增的结果通过荧光信号采集系统实时采集信号并连接输送到计算机分析处理系统得出量化的实时结果输出,这种 PCR 仪叫作实时荧光定量 PCR 仪(qPCR 仪)。荧光定量 PCR 仪有单通道、双通道和多通道。当只用一种荧光探针标记的时候,选用单通道,有多种荧光标记的时候用多通道。单通道也可以检测多种荧光标记的目的基因表达产物,因为一次只能检测一种目的基因的扩增量,需多次扩增才能检测完不同的目的基因片段的量。该仪器主要用于医学临床检测、生物医药研发、食品行业、科研院校等机构。

(二)常用 PCR 仪操作流程

1. Bio-Rad S1000 PCR 仪,如图 5-3-57 所示。

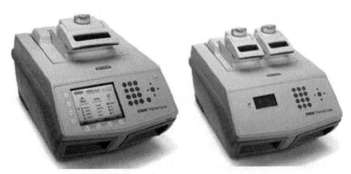

图 5-3-57　Bio-Rad S1000 PCR 仪

(1)程序的运行。

1)接通仪器电源,打开仪器开关,仪器自检后,显示主菜单,如图 5-3-58 所示。

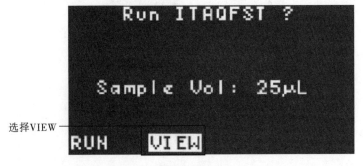

图 5-3-58

2)在 PCR 管中加入样品,把管子放入仪器中,关上盖子,开始实验,如图 5-3-59 所示。

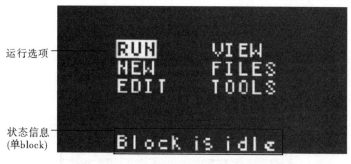

图 5-3-59

3)检查主菜单中状态是否为"Block is idle",选择"RUN"。然后选择需要运行的程序,点击"ENTER"确定选择并继续,如图 5-3-60 所示。

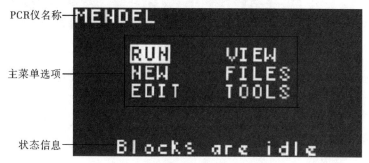

图 5-3-60

注意:当仪器安装了双 48 反应模块时,当两个模块均为闲置状态时,状态信息才显示"Blocks are idle"。

4)选择运行的程序:点击箭头键选择一个文件夹,然后点击向右箭头键选择此文件夹中的文件,选择"MAIN"文件夹可选择预设程序,点击"ENTER"确定并继续,如图 5-3-61 所示。

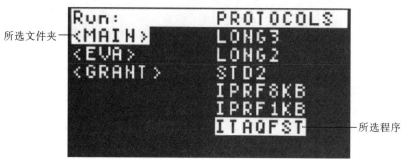

图 5-3-61

注意:运行中的程序是不能进行编辑的,程序中的改动将在下一次此程序运行时被应用。

5)选择运行模块(双 48 模块形式):点击箭头键选择"BLOCK A"或"BLOCK B",点击

"ENTER"继续。

6)输入样品体积:输入 1～50 μL（使用 Calculated mode）或输入 0 μL（使用 Block mode）。

7)选择 VIEW 键预览运行的程序:点击向右箭头键选择"VIEW",点击"ENTER"确定进行程序预览,点击"ENTER"向下翻页来预览程序,在程序最后一步再次点击"ENTER"返回,如图 5-3-62 所示。

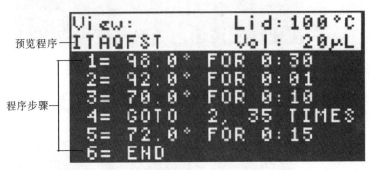

图 5-3-62

8)选择"RUN"开始运行:选择"RUN",点击"ENTER"开始运行。

9)程序运行时的监测(可选操作):程序运行开始后,点击"SCREEN"键可在下面 3 个屏幕之间切换。

①运行屏幕:程序开始运行后,在屏幕的最下面一行将显示运行状态,点击"SCREEN"键可显示"Running"屏幕,如图 5-3-63 所示。

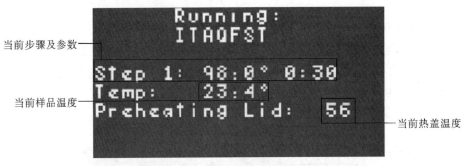

图 5-3-63

②图形屏幕:此屏幕可显示每一步的目标温度。

③"Time Remaining"屏幕:此屏幕显示到程序结束的剩余时间。

10)浏览"Protocol complete"屏幕:程序结束后,将显示"Protocol complete"屏幕,浏览此屏幕后,点击"ENTER"返回主菜单。

11)浏览"LASTRUN"屏幕(可选操作):返回主菜单后点击"SCREEN"键可浏览 LAST RUN。注意:运行双 48 模块时,再次点击"SCREEN"键可浏览每一个 Block 的 LAST RUN。

12)点击"SCREEN"键返回主菜单。

13)暂停和继续运行:点击"PAUSE"键可暂停运行,再次点击"PAUSE"可继续程序运行。

14)跳过一步：当需要跳过的一步正在运行时，点击"ENTER"键，然后点击向左或向右键选择"Yes"或"No"，然后点击"ENTER"确定选择。

15)终止程序运行：点击"CANCER"键并选择"YES"，点击"ENTER"确定选择，屏幕将会显示"PROTOCOL CANCELLED"屏幕，再次点击"ENTER"可返回主菜单。

16)用 INCUBATE 键进行样品孵育：点击"INCUBATE"键，选择"YES"或"NO"后点击"ENTER"确定，输入 0～100 ℃之间任一数值设定孵育温度，点击"ENTER"键开始孵育，点击"CANCEL"键可终止孵育。

2. 程序的创建和编辑

(1)选择"NEW"创建新的程序文件：点击主菜单中的"NEW"，然后点击"ENTER"确定，如图 5-3-64 所示。

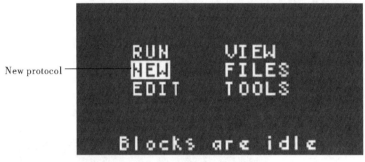

图 5-3-64

(2)命名新程序：输入程序的名称，点击"ENTER"。

(3)输入热盖温度(可选操作)：输入热盖温度，点击"ENTER"确定。

(4)输入样品体积：输入样品体积后点击"ENTER"确定。

(5)输入程序中的温度步骤：点击箭头键选择步骤类型，选择"TEMP"输入温度步骤，选择"GRAD"输入梯度温度步骤，点击"ENTER"继续。注意：程序的第一步必须是 TEMP 或 GRAD 步骤，输入目标温度(0～100 ℃)，点击"ENTER"继续；输入维持时间(0:01～18:00:00)，点击"ENTER"，选择"YES"，"NO"或"OPTION"确定，取消或增加更多参数设置，如图 5-3-65所示。

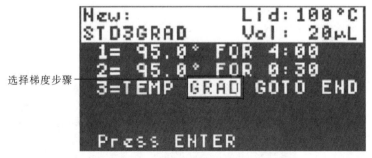

图 5-3-65

(6)输入梯度温度步骤(可选操作)：点击箭头键选择"GRAD"并输入梯度温度，点击"ENTER"确定。选择"YES"，"NO"或"OPTION"，更改或预览及增加维持时间，如图

5-3-66所示。

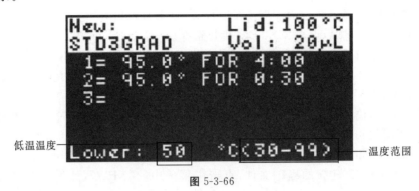

低温温度 —— 温度范围

图 5-3-66

(7)继续编辑程序步骤:重复第(5)步,继续输入温度。

(8)输入 GOTO 步骤(可选操作):点击箭头键选择"GOTO",点击"ENTER"继续,输入GOTO 重复中的第一步的步骤数,点击"ENTER"继续。输入循环次数(1~9 999),点击"ENTER"继续。选择"YES"或"NO"确定设置或返回此步更改 GOTO 步骤参数,如图5-3-67所示。

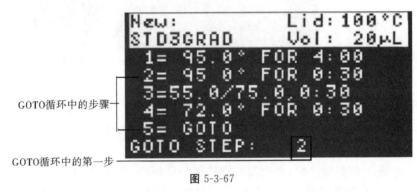

GOTO循环中的步骤

GOTO循环中的第一步

图 5-3-67

(9)输入程序中的剩余步骤。

(10)输入程序结束步骤:点击箭头键选择"END"键,点击"ENTER"继续,选择"YES"或"NO"确定设置。

(11)在已有文件夹中保存新编辑的程序文件:点击箭头键从文件夹列表中选择一个文件夹进行保存,或保存在 MAIN 文件夹中,点击"ENTER"确定保存并返回主菜单,如图5-3-68所示。

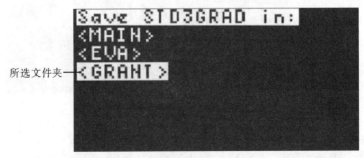

所选文件夹

图 5-3-68

(12)增加 INC(在各循环中恒定的改变某一步的目标温度)、EXT(延长每个循环的维持时间)、RATE(改变升降温速率)和 BEEP(仪器在达到目标温度后发出警报声)参数的温度步骤,如图 5-3-69 所示。

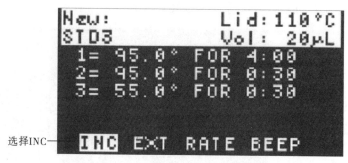

图 5-3-69

1)温度步骤中增加 INC 参数:点击箭头键选择"OPTION",点击"ENTER"继续;选择 INC,点击"ENTER"继续;点击数字键输入参数,需要设定每个循环中降低温度时可输入负值(点击"CANCEL(－)"键),点击"ENTER"继续;点击"Yes"或"No"确定设置或改变参数,如图 5-3-70 所示。

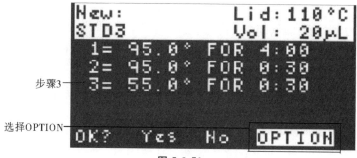

图 5-3-70

2)在温度步骤中增加 EXT 维持时间:选择"OPTION",点击"ENTER";选择"EXT",点击"ENTER";输入参数、减少时间的设定可通过点击"CANCEL(－)"键进行,点击"ENTER"继续;选择"Yes"或"No"进行设置确定或重新设置,如图 5-3-71 所示。

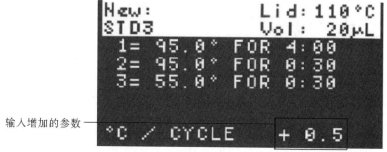

图 5-3-71

3)改变升降温速率 RATE:选择"OPTION",点击"ENTER"继续;选择"RATE",点击"ENTER";输入参数(℃/s),点击"YES"或"No"确定设置或重新设置参数。

4)在温度步骤中增加 BEEP：选择"OPTION"，点击"ENTER"；选择"BEEP"，点击"Yes"或"No"，然后点击"ENTER"。

（13）对已经保存的程序进行编辑。

1)在主菜单中选择"EDIT"，点击"ENTER"，如图 5-3-72 所示。

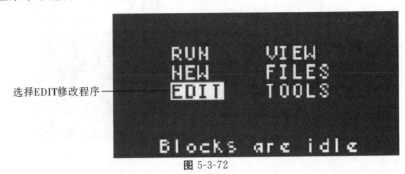

选择EDIT修改程序——

图 5-3-72

2)从文件夹中选择某个程序，对该程序可进行如下编辑：修改此程序的默认热盖温度（可选）；改变默认样品体积（可选）；选择某个步骤进行编辑；选择可编辑的方法，如 INS，DEL，EDIT，OPTION；插入一个步骤（可选）；删除一个步骤（可选）；对某一步骤进行编辑（可选）；在某一步骤中增加额外的参数。在编辑进行完成后，选择程序的最后一步，选择"END"，点击"ENTER"。

3. 程序文件及文件夹的管理

在主菜单中点击"FILES"按钮可打开文件夹进行文件及文件夹的管理，在文件及文件夹选项中会出现以下相应的选项。

（1）COPY/MOVE：拷贝或转移某个已经存在的程序至另一个文件夹处。

（2）DELETE：删除程序。

（3）RENAME：重命名程序。

（4）NEW：创建一个新文件夹。

（5）SECURE：所保护的文件只有在输入密码后才能被删除或编辑。

（6）DELETE：删除文件夹及其中的所有内容。

（7）RENAME：重命名文件夹。

4. 日常维护

仪器外壳、PCR 反应槽可用 70％的酒精清洁。

注意事项：务必在切断电源、关机状态下进行清洁工作。

5. 校正

（1）例行校正：PCR 仪的校正至少每年 1 次。

（2）故障校正：故障进行维修后，需要校正。

（3）校正后验收：校正后，中心实验室负责人对各项指标进行核实，达标后方可验收。

6. 应急处理

（1）当有污染物溅在仪器表面或底盘有了灰尘，均可用湿的软布或其他材料来清洁。必要时可用中性肥皂水擦拭。

（2）出现故障由使用者及时通知仪器工程师并告知中心实验室负责人。

7. 注意事项

（1）外接电源电压必须匹配，并要求有良好的接地线。

（2）主机的放置一定要注意通风良好，至少要保证左右两侧 30 cm 的通风空间，保证实验室室温低于 30 ℃。

（3）如果实验样品较少，一般放置于样品槽中间。

（二）Eppendorf Mastercycler 梯度 PCR 仪

Eppendorf Mastercycler 梯度 PCR 仪如图 5-3-73 所示。

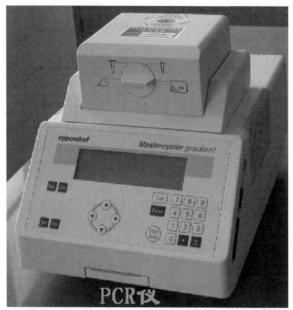

图 5-3-73 Eppendorf Mastercycler **梯度** PCR **仪**

1.仪器描述

样品槽可放置 0.2 mL PCR 管（12×8），0.5 mL PCR 管（11×7）及 96 孔板。将样品放入样品槽后，将热盖上的旋钮按顺时针方向旋至对应的管型处使其紧闭。

2.开机

打开机器后部的主开关。

3.设计程序

（1）常规 PCR 反应。

出现主菜单后，按 standard 或 new 方式编制要运行的 PCR 程序，在输入预变性的温度及时间、变性的温度及时间、退火的温度及时间、延伸的温度及时间、Sock 的温度后，按"start/stop"键开始启动运行当前程序。

如果设计程序时选择了 CNTRL/TUBE 命令，则程序启动后需要输入反应管的相应型号和样品体积。

1）按"SEL"键选择反应管的型号，按"ENTER"键确认。

2）输入溶液体积，按"ENTER"键确认。

3）当程序运行时，按"Opt"键可以显示大概的运行时间和预期结束的时间。

（2）梯度 PCR 反应。

开机后按照常规 PCR 反应设置程序，按控制面板上的四个方向选择键将闪烁的光标移至程序退火这一步的数字序号处（一般为 3），按住控制面板上的"OPTIONS"键，则进入温度梯度程序设计。

按方向选择键将光标移至 G＝0.0°(输入数值范围 0～12),一旦输入这个数值,即对样品槽的每一列设定了不同的温度,预设的温度在样品槽的中间,沿着样品槽从左至右温度依次升高。用 0.2 mL 的管可设置 12 个不同的温度,用 0.5 mL 的管则可设置 11 个不同的温度。在 Option/Gradient 中查看温度分布,反应槽最高温度不能超过 99 ℃。

(3)其他参数设置及说明。

1) T 输入温度、循环次数以及相关选项。

2) ±0.0 ℃温度变异量(±0.0 ℃):每一个循环温度增加或减少的量。必须注意温度不能超过 99 ℃。例如,变异量是＋0.1 ℃,25 个循环,则起始温度不能超过 96.5 ℃。先输入数值,然后输入加减号。＋:温度上升;－:温度下降。

3) ±0.00 时间变异量(±s):输入每个循环时间的增加或减少(最大为 1 min)

4) R＝3.0 ℃/s Ramp(K/S)代表了一个循环曲线的升降温速率。这个值越高,则加热或降温就越快。允许值范围:0.3～3.0 K/S。

5) ±0.0 ℃/s Ramp increment (±s):输入升降温速率的变异量。该速率不能超过 3 K/S,因此,如果起始速率为 0.3,变异量为 0.1,则最大循环次数为 27 个。

4. 程序运行

程序设计好后可直接按控制面板上的"start"键运行,如果设计程序时选择了 CNTRL/TUBE 命令,则程序启动后需要输入反应管的相应型号和样品体积。

1)按"SEL"键选择反应管的型号,按"ENTER"键确认。

2)输入溶液体积,按"ENTER"键确认。

3)当程序运行时,按"Opt"键可以显示大概的运行时间和预期结束的时间。

4) Lid 用来确定热盖的温度。允许值为 0～110 ℃。

启动时,NOWAIT 无须热盖温度,程序直接启动。

WAIT 程序直到热盖达到预设的温度才启动。

5. 关机

程序运行结束后,按"Exit"退出原程序,关闭机器后部的开关。注意:

(1)Sock 时,温度应设为 10 ℃,时间不要超过 30 min。温度过高,时间过长,易导致仪器的损坏。

(2)操作时,要严格遵守以上原则,及时记录仪器运行的情况。

(三)英国 Thermo Hybaid 原位 PCR 仪

英国 Thermo Hybaid 原位 PCR 仪如图 5-3-74 所示。

1. 原位 PCR 步骤

(1)预处理。

1)切片常规脱蜡。

2) 0.2 mol/L HCl 处理 10 min。

3) 5 μg/mL 蛋白酶 K 消化组织 37 ℃ 10 min。

4) Nase 消化组织 37 ℃ 30 min。

5)梯度酒精脱水,室温干燥。

(2)原位扩增。

1)切片滴加特异性序列引物 30 μL PCR 扩增反应液,覆盖硅化盖玻片,石蜡油封边。

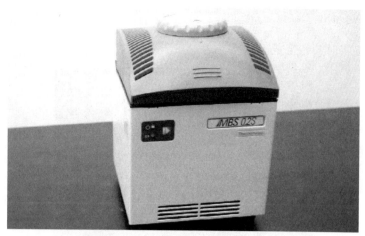

图 5-3-74　Thermo Hybaid 原位 PCR 仪

2）PCR 热循环：94 ℃，1 min；55 ℃，1 min；72 ℃，1.5 min，共 25～30 个循环，72 ℃延伸 10 min。

3）氯仿洗去盖玻片，4％多聚甲醛后固定 10 min，梯度酒精脱水，干燥。

（3）原位杂交。

1）加地高辛标记探针的杂交液，98 ℃变性 10 min，－20 ℃退火 5 min，42 ℃杂交过夜。

2）杂交后用 2×SSC 洗涤 10 min，3 次，1×SSC 洗涤 10 min，3 次。

3）缓冲液洗涤 10 min，3 次。

4）加碱性磷酸酶标记的羊抗地高辛抗体复合物，37 ℃，2 h。

5）缓冲液洗涤 5 min，3 次。

6）NBT、BCIP 暗处显色，镜下控制，终止显色。

7）常规脱水：透明、封固。

2. 原位 RT-PCR 步骤

（1）预处理。

1）蛋白酶 K（0.3 mg/mL）54 ℃消化 20 min，蒸馏水洗。

2）95 ℃加热 3 min，灭活残存的蛋白酶。

（2）原位扩增。

1）在有 RNA 酶抑制剂存在的条件下，用随机六聚物进行逆转录反应。

2）用热启动法进行 PCR 扩增：标本加热至 75 ℃时加上反应液，覆以盖玻片，四周用指甲油密封，然后将温度升至 95 ℃，2 min，再将热循环仪设定为 95 ℃，45 s，55 ℃，1 min 和 75 ℃，45 s，共 26 次循环。

3）扩增结束后，在 80 ℃烤 15～30 min。

（3）原位杂交。

1）杂交前标本 95 ℃加热 3 min。

2）加上杂交液，湿盒内 50 ℃过夜；杂交液组成：25％硫酸葡聚糖，2×SSC，50％甲酰胺，0.33 mg/mL 变性的鲑鱼精子 DNA，每 0.5 mL 杂交液内含生物素标记探针 1 ng。

3）扩增的 β-肌动蛋白和 IL-6 用 DAKO 检测试剂盒 K600（链霉卵白素，生物素标记的碱性磷酸酶和硝基四氮唑蓝）检测，阳性反应呈紫色。

（四）cobas z 480 实时荧光定量 PCR 仪

cobas z 480 实时荧光定量 PCR 仪如图 5-3-75 所示。

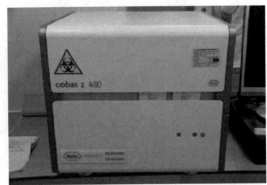

图 5-3-75　cobas z 480 实时荧光定量 PCR 仪

1. 开机

（1）打开 cobas z 480 仪器。

（2）打开电脑。

（3）登录 Windows 7 系统（用户名：operator，密码：LC480）。

（4）双击图标"▨"，打开 cobas z 480 UDF 软件，输入用户名、密码后登陆。

注意事项：打开仪器后，将有一个仪器自动初始化的过程：Sample Loader 自动出来一次，并复位。

2. 运行一次 PCR 实验

（1）PCR 程序的设定。

1）打开软件后，自动进入界面，如图 5-3-76 所示。

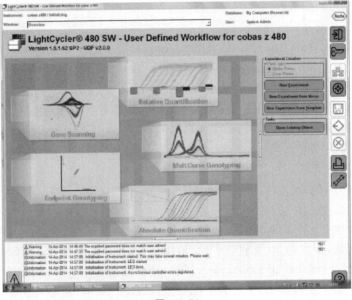

图 5-3-76

2）点击软件主界面中的"New Experiment"，进入程序设定界面，如图 5-3-77 所示。

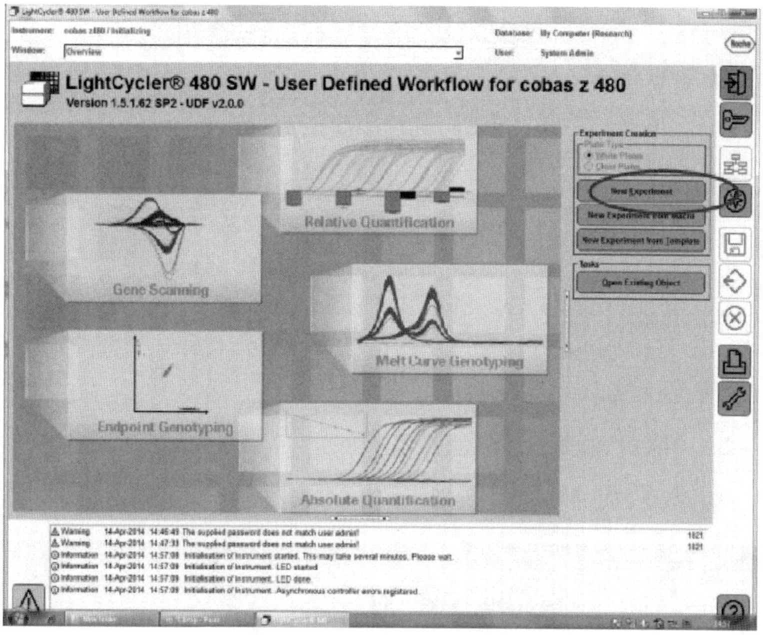

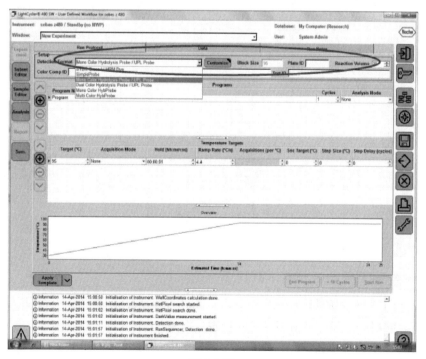

图 5-3-77

3）根据实验所用的检测模式选择"Detection Format"，"Block Type"，"Plate ID，(optional)"和"Reaction Volume"，如图 5-3-78 所示。

图 5-3-78

①从"Detection Format"的下拉框中选择分析模式，如图 5-3-79 所示。

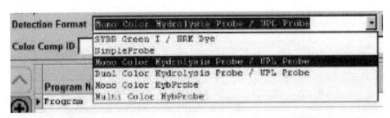

图 5-3-79

有 SYBR Green I/HRM Dye，Simple Probe，Mono Color Hydrolysis Probe/UPL Probe，Dual Color Hydrolysis Probe/UPL Probe，Mono Color Hyb Probe，Multi Color Hyb Probe 这几种分析模式。

②[Customize]：模块中选择合适的滤片组合。

③选择合适的模块，如图 5-3-80 所示。

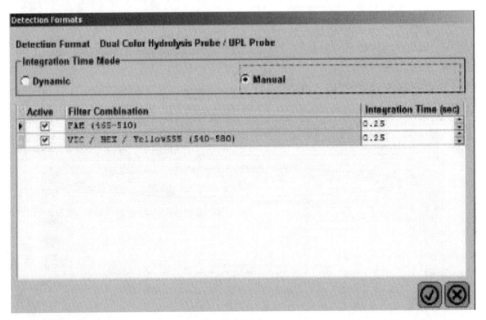

图 5-3-80

④[Plate ID 02400549]：Optional，可以手工输入或通过扫描仪扫描。

⑤[Reaction Volume 1]：输入反应体积 10~100 μL。

4)定义 PCR 程序中的每个步骤（Program Name）及循环数（Cycles）和分析模式（Analysis Mode）。利用"＋"和"－"增加或删除步骤。

5)设定每个步骤的温度、时间、变温速率及信号获取模式，利用"＋"和"－"增加或删除步骤。

Ramp Rate（℃/s）   Heating up   Cooling down

  1.0～4.4 ℃/s   1.0～2.2 ℃/s

  设定降温速率时的注意事项:96 模块目标温度在 50 ℃ 及以上,变温速率为 2.2 ℃/s;目标温度低于 50 ℃,变温速率为 1.5 ℃/s。

  注意事项:如图 5-3-81 所示,屏幕下方的 Overview 一栏中,将同步出现温度变化的曲线,并以绿色圆点标识荧光的获取位置。

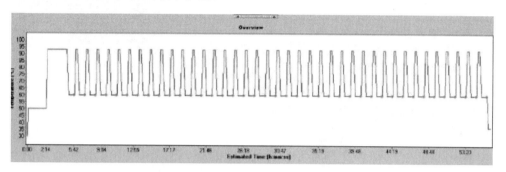

图 5-3-81

  (2)样本的编辑。

  1)点击"Subset Editor" 进行亚组编辑,如图 5-3-82 所示。

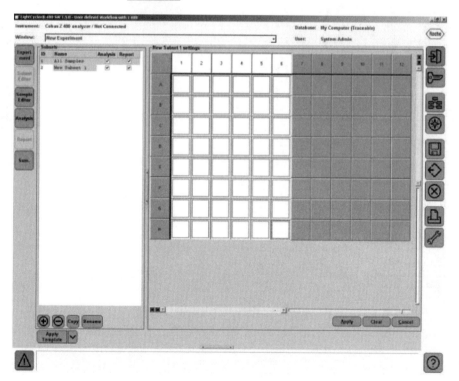

图 5-3-82

①点击"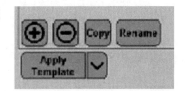"，命名一个亚组，拖动鼠标选定区域后点击"Apply"确认；取消选定区域时，先点击"Clear"再点击"Apply"完成。

②使用"Copy""Rename""Delete"模块复制，重命名或删除一个亚组，如图 5-3-83 所示。

注意事项：

a. 编辑时可用 Ctrl C 和 Ctrl V 进行复制和粘贴。

b. 可使用"Property Editor"功能进行亚组样品信息的快速编辑。

图 5-3-83

c. 样品信息的编辑可在程序运行前、运行中或结束后进行。

2）点击"Sample Editor" 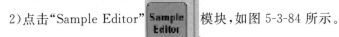模块，如图 5-3-84 所示。

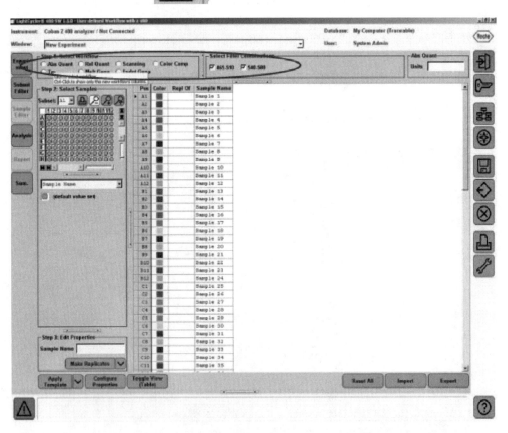

图 5-3-84

3）选择检测类型，如图 5-3-85 所示。

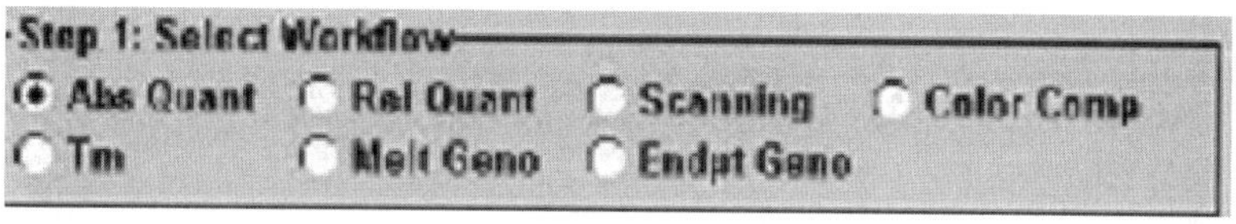

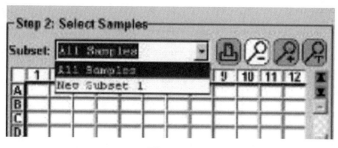

　　　图 5-3-85

4）选择要进行检测的子集，如图 5-3-86 所示。

图 5-3-86

5）选择以将要进行的分析命名的样品列表，输入相应的样品信息，如图 5-3-87 所示。

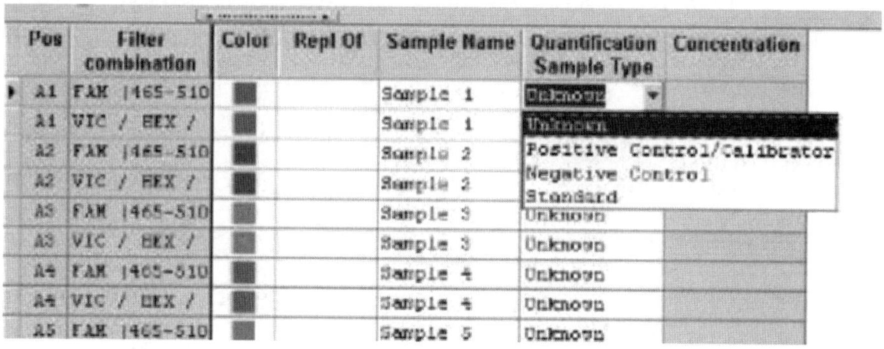

图 5-3-87

Sample Type

Abs Quant：unknown，positive control/Calibrator，negative control，standard。

Rel Quant：target unknown，target calibrator，target standard，target negative，reference unknown，reference calibrator，reference standard，reference negative。

Color comp：water，选定的检测通道。

（3）程序的运行。

1）点击"Experiment" Experiment 模块，回到程序设定界面。

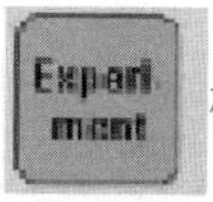

2）如果已经加载样本，则窗口右下方的"Start Run"为可点击状态，点击即开始运行。若未加载样本，则该模块显示为灰色，只有在加载样本后才变成激活状态，如图 5-3-88 所示。

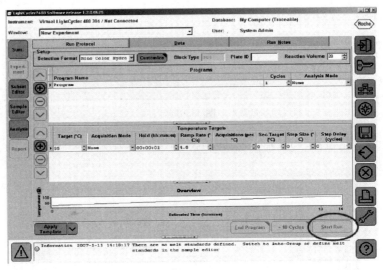

图 5-3-88

3)结果保存窗口自动跳出,输入文件名并选择一个合适的路径保存。

4)自动进入程序运行界面。

注意事项:程序运行过程中可随时中止当前的"program"进入下一个"program",或者以 10 的倍次增加循环数,如图 5-3-89 所示。

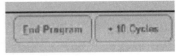

图 5-3-89

(4)实验结果的分析。

1)点击左侧"Analysis" 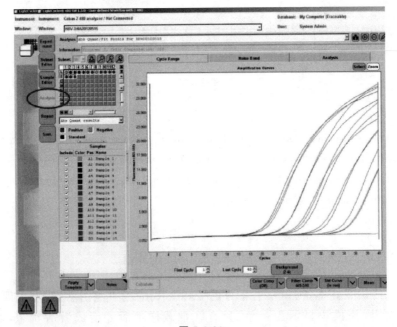 模块,如图 5-3-90 所示。

图 5-3-90

2）在"Creat new analysis"下拉框中选择分析的类型并双击：Abs Quant/2nd Derivative Max，Abs Quant/Fit Points，Color Compensation，Endpoint Genotyping，Gene Scanning，Melt Curve Genotyping，Advanced Relative Quantification 或 Tm Calling，如图 5-3-91 所示。

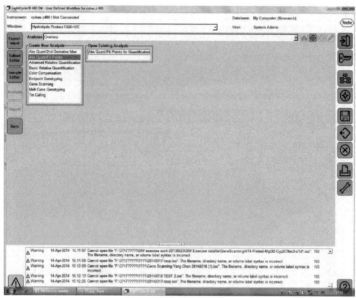

图 5-3-91

3）在跳出的对话框中从各下拉框中分别选定分析范围、分析模式和分析程序，并可命名该分析。

4）分析。

①绝对定量分析：自动法（2nd Derivative Maximum 二次最大导数法）点击"Calculate"查看结果，如图 5-3-92 所示。

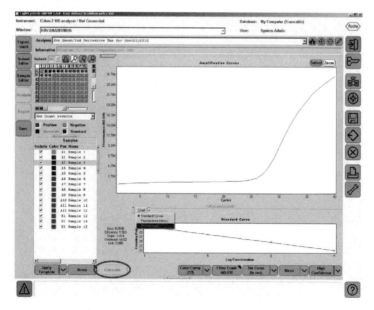

图 5-3-92

②绝对定量分析：手动法（Fit Points）。

a. 选定分析范围，默认为第一个至最后一个循环。

b. 点击"Noise Band"，调整噪音线位置，推荐采用"Noise band（Fluro）"。方法以上下移动噪音线位置的方式调整，调整时遵循以下四条原则：在阴性线之上；与所有曲线相交；相交在平滑区；符合上述三条原则的情况下，噪音线的位置尽可能地低。

c. 点击"Analysis"进行结果分析，点击"Calculate"进行 Cp 值及标准曲线计算，如图 5-3-93所示。

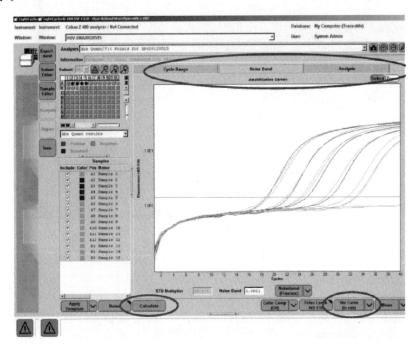

图 5-3-93

③相对定量分析

a. 在跳出的对话框中选择合适的选项：推荐在"Auto Pair"选择框前打勾。

b. 如果是在同一 RUN 中包含有 Reference，则直接进入后一界面；如果 Reference 和 Target 不在同一块板上运行，则调用外部 Reference 数据后进入后一界面。

c. 结果图中默认扩增效率为"2"；如果要进行效率校准的相对定量分析，并且 relative standard 包含在本实验中，点击"Calculate"进行标准曲线的计算。

d. 可分别点击"Target""Reference""Paring""Charts""Result"模块查看目标基因，参考基因，配对（如果在 c1 中没有选择 Auto Pair，则在此模块中进行手动配对），图表和最后相对定量的结果，如图 5-3-94 所示。注意：点击"Result"，"Paring"或"Charts"模块中任意一个"Calculate"就可得到计算结果。

（5）结果报告。

1）保存实验数据后，在链接有打印机的情况下，"Report"模块变成激活状态。

2）点击"Report"。

3）在树形文件夹（folder）中选择报告所需的内容。

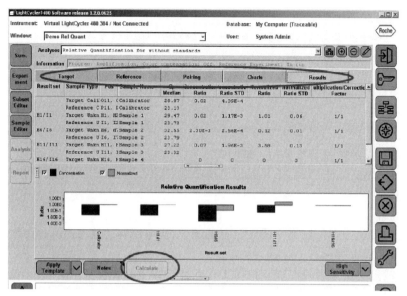

图 5-3-94

4)点击"Generate"产生报告并打印。

3. 数据管理及模块化操作

(1)历史数据的处理。

1)查看:选择窗口右侧的"Navigator" 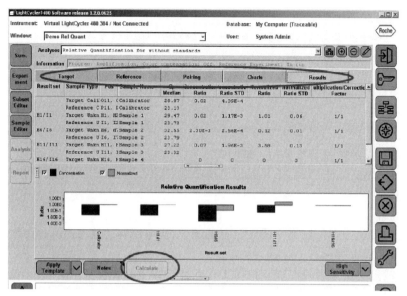,在树形文件夹中选择需要打开的文件名,双击或点击下方的"Open"打开文件。

2)数据的导入和导出:选择窗口右侧的"Navigator",利用窗口下方的"Import""Export""Batch import""Batch export"分别完成单个文件的导入、导出及多个文件的同时导入、导出。

(2)应用"Template"和"Macros"简化实验流程。

1) 模板(template)

"Analysis""Report""Experiment""Sample Editor""Subset Editor"界面的左下方,有一"Apply Template"的模块,点击其下拉框,出现"Save As Template"模块,点击该模块,跳出一个保存路径的对话框,输入文件名,选择合适的路径并确认,则相应界面的 Template 成功保存。应用某一 Templet,则点击"Apply Template",在跳出的对话框中选择相应的文件名并确认即可。

2) 宏(macros)

"Sum"界面中点击"Save as macro",在跳出的对话框中输入文件名,选择合适的路径并确认。应用某一 Macros,则点击"Overview" ,选择所需的 Macros 文件并点击"Run macros"。

4. 用户管理

(1)建立新的帐号。

(2)点击"Tools" 。

（3）点击"User Access"文件夹中的"Users and Groups"。

（4）点击"New"增加用户，并设定用户名、密码并选择用户等级。

5.日常维护

仪器外壳、热循环模块及热盖可用70％的酒精清洁。

注意事项：务必在切断电源，关机状态下进行清洁工作。

6.校正

（1）例行校正：PCR仪的校正至少每年1次。

（2）故障校正：故障进行维修后，需要校正。

（3）校正后验收：校正后，临床基因扩增检验学实验室负责人对各项指标进行核实，达标后方可验收。

7.应急处理

（1）当有污染物溅在仪器表面或底盘有了灰尘，均可用湿的软布或其他材料来清洁。必要时可用中性肥皂水擦拭。

（2）出现故障由使用者及时通知仪器工程师并告知中心实验室负责人。

8.注意事项

（1）外接电源电压必须匹配，并要求有良好的接地线。

（2）主机的放置一定要注意通风良好，至少要保证左右两侧30 cm的通风空间，保证实验室室温低于30 ℃。

二十一、全自动核酸分离纯化系统

全自动核酸提取系统根据磁珠分离原理对核酸进行吸附、洗涤、洗脱；由于磁珠具有顺极磁性，在磁场存在情况下可被磁铁吸附，从而达到与提取液分离的效果，便于自动化，易于操作，可实现高通量核酸纯化，适用于大量标本的核酸分离，且可避免人为因素的手动提取操作误差，广泛应用于血液筛查等高成本、高通量样本检测项目。

（一）MagNA Pure LC 2.0 全自动核酸分离纯化系统

图5-3-95所示为MagNA Pure LC 2.0全自动核酸分离纯化系统仪。

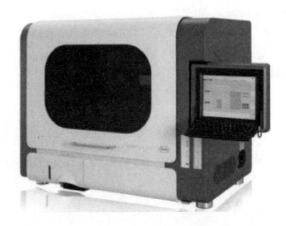

图 5-3-95　MagNA Pure LC 2.0 全自动核酸分离纯化系统仪

1.实验前准备

装嘴(吸嘴区 1~6),注意不得出现遗漏,吸嘴架位置必须放置正确;废物区安放垃圾袋。耗材准备过程采用无粉乳胶手套,建议实验前一天完成。

2.样本录入

打开全自动核酸提取仪分析系统软件,点击"打开模板"打开流程设置模板,双击样本区打开样本录入界面,按照标本类型、样本数量、检测项目以及标准品或对照品进行样本录入(建议总样本数量为 4 的倍数,且同时检测 3 个项目以上样本放置于样本板中间部位,即样本放置板 D-M 横排),并依次对应编入标本编号以及标准品或对照品。

3.试剂区设置

双击试剂区打开界面,点击"根据样本选择反应液",系统自动根据样本录入数计算设置;同时提示建议配制量以及配制方法。

4.流程设置

双击流程界面进入流程管理,根据总检测项目样本数目选择流程">48 人份"或"≤48人份"。

5.试剂耗材准备

按照系统样本录入计算的各项目总检测数目配制 A 液(磁珠 0.1 μL/人份:整支 A 液添加 2.4 μL,分装支根据剩余人份数计算,分装 A 液体积后按 0.1 μL 磁珠/150 μL A 液添加),按照各项目检测数目(试剂区提示的建议配制量以及配制方法)配制反应缓冲液;根据样本录入后全自动核酸提取分析系统界面振摇区以及 PCR 板区域显示分别放置 48 孔板、八联管。试剂使用前应充分室温解冻,涡旋混匀。

6.关闭安全门

确定耗材、试剂、样本已放入核酸提取仪指定区域,包括样本区、处理区(振摇区)、吸嘴区、试剂区、PCR 板区以及废弃物处理区。进入安全柜设置,点击"门全关",关闭安全柜门。

7.运行

点击"运行",进入监控界面。提取过程中须定时对废物处理区垃圾袋进行松动,避免堵塞。

8.设置温度

运行结束后,PCR 扩增管封盖,闪动离心。点击"运行 PCR"进入"全自动医用 PCR 分析系统"界面,点击"导入工作站选孔",进入"设置温度"界面设置温度。

循环条件设置如下:

DNA:95 ℃ 2 min(预变性);95 ℃ 15 s;58 ℃ 50 s(30 s 后读荧光);40 个循环。

RNA:42 ℃ 1 800 s;95 ℃ 2 min(预变性);95 ℃ 15 s;58 ℃ 50 s(30 s 后读荧光);40 个循环。

保存文件后将闪动后 PCR 扩增管转入 PCR 仪内,点击"开始读"进行 PCR 扩增,PCR运行结束后进入"结果分析"界面分析检测结果。

9.处理全自动核酸提取仪

实验运行结束后处理废弃物,退嘴区用 84 消毒液喷洒消毒,并进入"安全柜设置"界面打开紫外照射消毒 30 min。

10.结果判断

详见各试剂盒说明书。

11.注意事项

(1)在实验前,应详细阅读试剂盒使用说明书。

(2)全自动核酸提取分析系统运行前,应确保样本区、吸嘴区、试剂区、PCR板区、振摇区(处理区)的试剂、耗材或者样本摆放正确,避免提取过程受到影响。

(3)应将样本视为潜在的传染性标本,实验操作后,工作台面必须进行彻底清洁消毒,与样本有接触的所有材料在丢弃前均应高温灭活,防止污染环境。

(4)工作站定期使用10%次氯酸、70%酒精或紫外线交替处理,退嘴区使用消毒液进行区域喷洗。

(5)工作站运行过程中建议定时松动废物收集处垃圾袋,避免废物过多堵塞导致退嘴不成功,影响核酸提取过程。

(二) Cobas 4800 系统

图 5-3-96 所示为 Cobas 4800 系统仪。

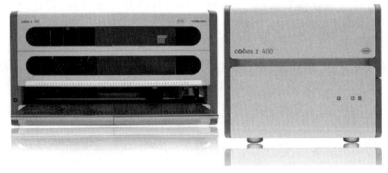

图 5-3-96 Cobas 4800 系统仪

1.系统启动

(1)启动 4800 系统仪器:依次打开 cobas z 480、heater/shaker unit(加热/振荡器)、cobas x 480 的开关。

(2)打开电脑及软件:电脑自动进入 Windows XP 系统,双击桌面的"cobas® 4800 software"按钮打开软件,在弹出的登录对话框中,输入用户名及密码(如用户名:Labmanager 密码:00labMGR),点击"OK"。

(3) cobas x 480 仪器维护

选择"Overview"确认 cobas x 480 的维护状态,如果周维护到期,则根据软件提示进行周维护(weekly maintenance);如果日维护到期,则根据软件提示进行日维护(daily maintenance),如图 5-3-97 所示。

2.样本及试剂耗材准备

(1)样本准备。

将待测样本从冰箱取出,放置到生物安全柜室温平衡至少 30 min。如果需将样本转移至二级导管,先将样本充分混匀且保证体积至少为 0.5 mL,建议转移 1.5 mL。将样本放置到相应的样本架,条码朝外侧,方便仪器扫描。

(2)试剂、耗材准备。

将检测所需的洗液、样本制备试剂、样本提取试剂、阴性质控、阳性质控从冰箱取出,室

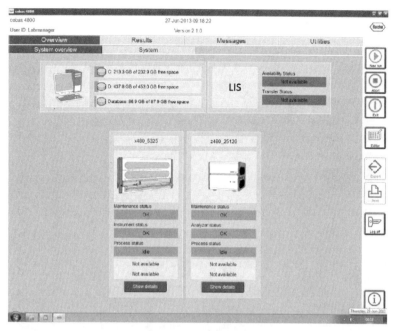

图 5-3-97　仪器维护

温平衡至少 30 min。将检测所需的 CO-RE Tips 200 mL 的试剂容器、50 mL 的试剂容器、核酸提取板、扩增检测板、封口膜提前准备好。

3.样本核酸提取

(1)开始"New run"。

1)点击"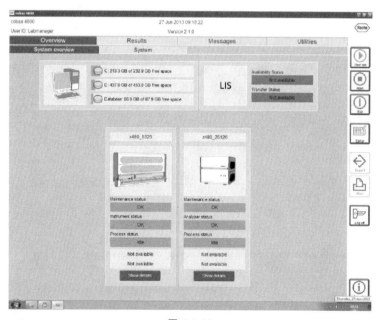

图 5-3-98

2）"Workflow type"选择"Full"，"test"类型选择"HPV"，如图 5-3-99 所示。

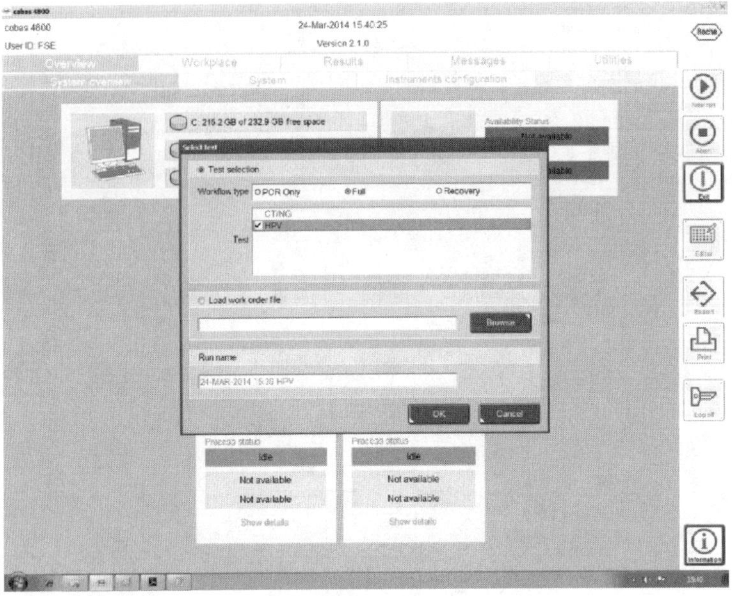

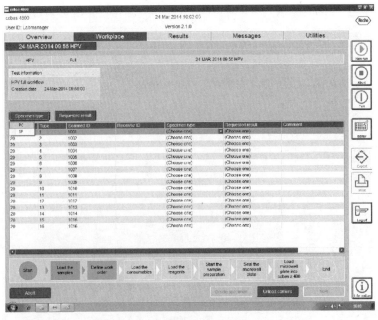

图 5-3-99

3）点击"OK"。

（2）上载样本。

1）在生物安全柜中打开样本管盖，将样本架上载到 cobas x 480 的 17～34 轨道，点击"Load Samples"，点击"Specimen Type"选项卡，选择样本类型为"PC 或者 SP"，如图5-3-100所示。

图 5-3-100

2）点击"Requested Result"选项卡选择"HPV High Risk Panel ＋ Genotyping"，然后点击"Next"，如图 5-3-101 所示。

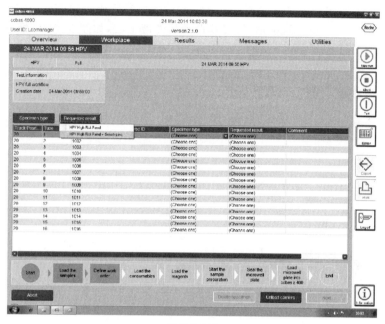

图 5-3-101

（3）上载耗材。

根据软件提示把核酸提取板、扩增检测板和足够量的 Tip 放于对应的架子上，将装载耗材的架子上载于 cobas x 480 的对应轨道，点击"Load Consumables"，仪器自动上载耗材，如图 5-3-102 所示。

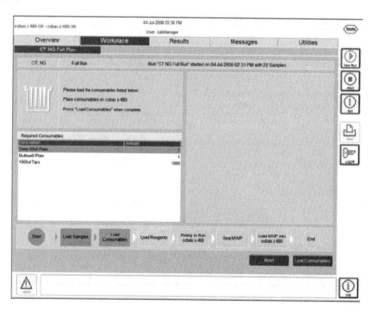

图 5-3-102

（4）上载试剂。

1）洗液（WB）的上载：扫描洗液瓶子的条码→扫描 200 mL 试剂容器的条码→将 WB 倒入扫描过的试剂容器中→将试剂容器插入 200 mL 试剂容器托架的 4 号位置→将托架放置到轨道 48～49，点击"Load Reagents"，仪器自动将洗液上载，如图 5-3-103 所示。

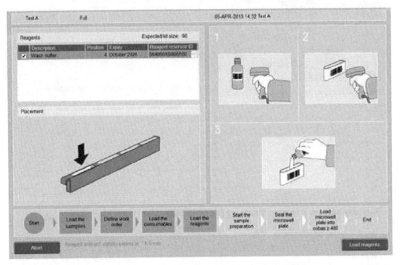

图 5-3-103

2）瓶装试剂的上载：扫描洗脱液（EB）瓶子的条码→扫描 50 mL 试剂容器的条码→将 EB 倒入扫描过的试剂容器中→将试剂容器插入 50 mL 试剂容器托架的 5 号位置。重复以上步骤，将关联好的 SDS、lysis buffer、MGP 试剂分别插入 50 mL 试剂容器托架的 2 号、3 号、4 号位置。将此托架放置到轨道 50，点击"Load Reagents"，仪器自动将试剂上载，如图 5-3-104 所示。

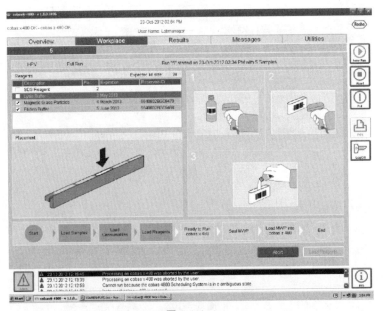

图 5-3-104

3)管装试剂的上载:将管装试剂的盖子打开,按表5-3-5所示将试剂放置在24孔架相应的位置,条码朝右,将此试剂架插入轨道51,点击"Load Reagents",仪器自动将管装试剂上载。

表 5-3-5　试剂与 24 孔架

Position	Reaget
1～13	Notused
14	Cobas® 4800 PK 0.9 mL
15	Notused
16	Cobas® 4800 HPV (＋)C 0.5 mL
17	Cobas® 4800 (－) C 0.5 mL
18～22	Notused
23	Cobas® 4800 HPV MMX 0.5 mL
24	Cobas® 4800 HPV Mg^{2+}/Mn 1.0 mL

(5)开始运行。

1)点击"Start Run",运行 cobas x 480 进行样本制备,屏幕的右上方显示提取结束,如图 5-3-105 所示。

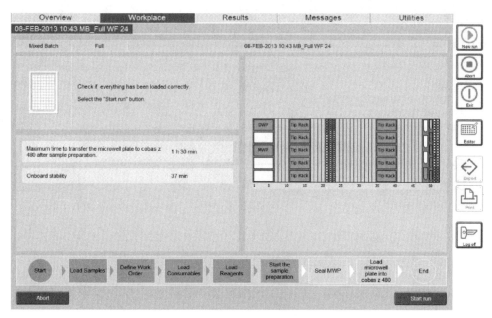

图 5-3-105

2)点击"Sample Prep Results"查看样本制备结果,如图 5-3-106 所示。

3)点击"Unload"退出耗材架及试剂架,如图 5-3-107 所示。

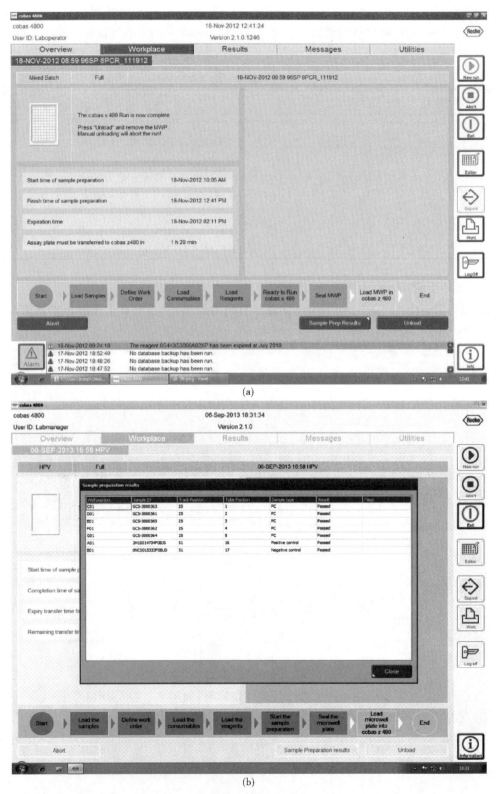

(a)

(b)

图 5-3-106

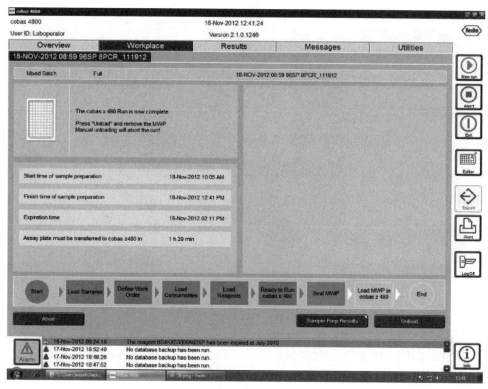

图 5-3-107

4. 扩增和检测

(1)取出微孔板,封膜,并用梳子使之平整,撕去封膜两端白色边缘,如图 5-3-108 所示。

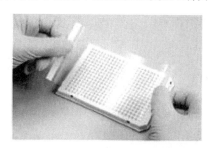

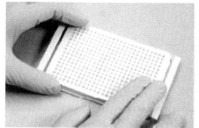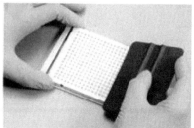

图 5-3-108

（2）点击 cobas 4800 软件上的"next"按钮。

（3）上载微孔板，如图 5-3-109 所示。

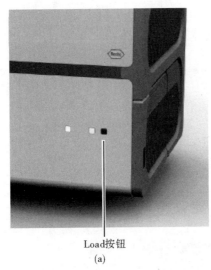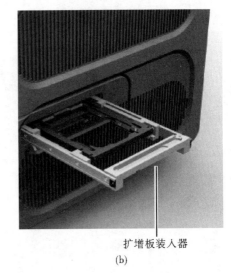

Load按钮

(a)

扩增板装入器

(b)

图 5-3-109

1）点击 cobas z 480 的"Load"按钮。

2）将微孔板置于装入器上方。

3）再次点击"Load"，扩增检测开始。

5. 结果检查及数据导出

（1）点击"Show Results"，查看及接收结果，如图 5-3-110 所示。

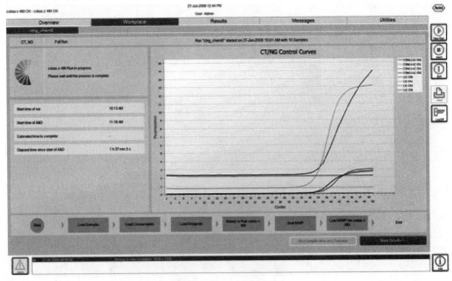

图 5-3-110　接收结果

（2）选择结果，点击右边工具栏"print"打印报告，如图 5-3-111 所示。

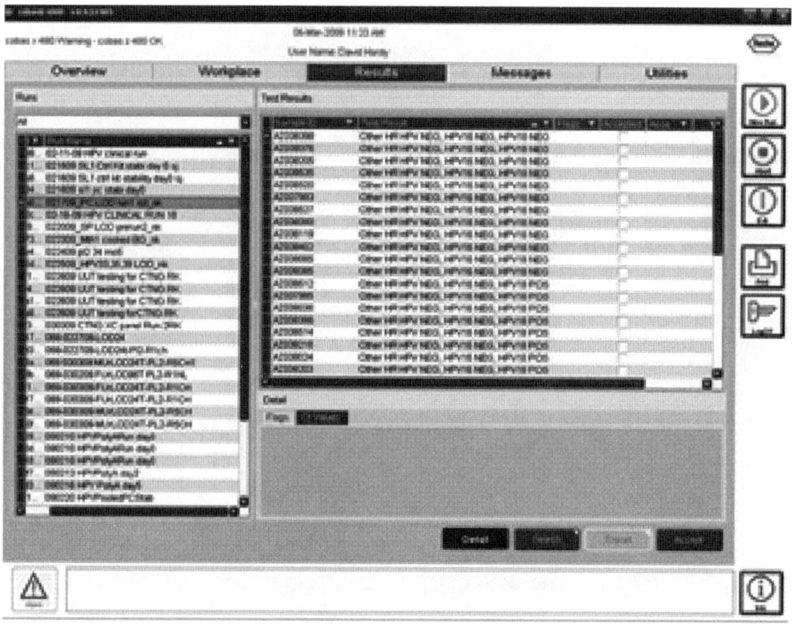

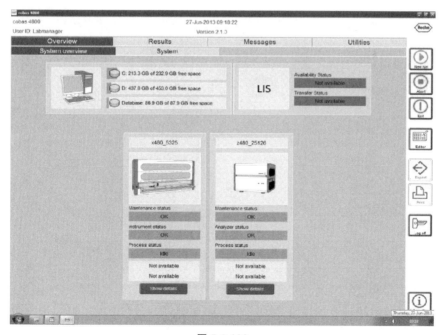

图 5-3-111　打印报告

6. "Recovery"运行

（1）点击" "，如图 5-3-112 所示。

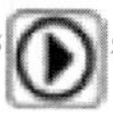

图 5-3-112

（2）"Workflow type"选择"Recovery"，"test"类型选择"HPV"，然后点击"OK"，如图5-3-113所示。

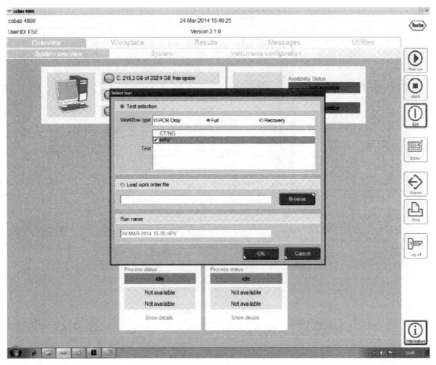

图 5-3-113

（3）选择需要"Recovery"的"Run"，如图5-3-114所示，然后做如下动作：

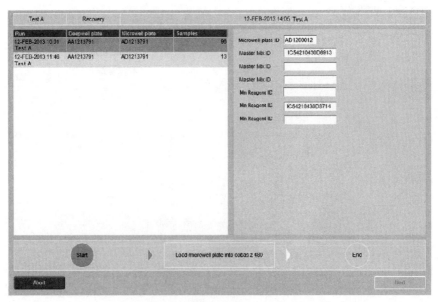

图 5-3-114

1)在 MWP ID 位置扫描新的 microwell plate 条码。

2)在 Master Mix ID 位置扫描新的 master mix 条码。

3)在 Mn Reagent ID 位置扫描新的 Mn Reagent 条码。

4)然后点击"NEXT"。

(4)打印微孔板(microwell plate)信息,然后点击"NEXT",如图 5-3-115 所示。

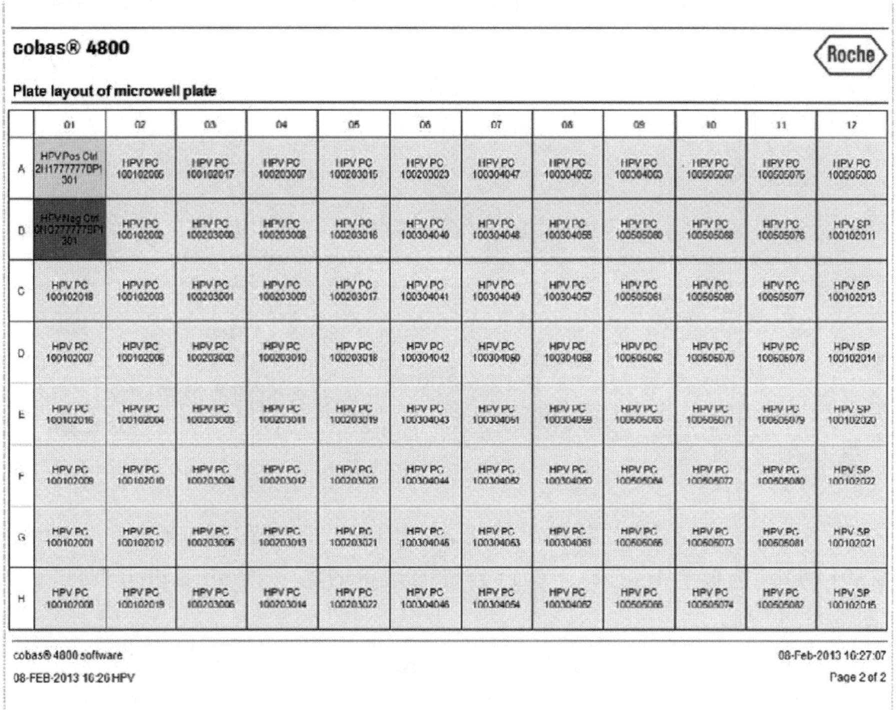
cobas® 4800

Roche

Plate layout of microwell plate

	01	02	03	04	05	06	07	08	09	10	11	12
A	HPV Pos Ctrl 2H17777770P1 301	HPV PC 100102005	HPV PC 100102017	HPV PC 100203007	HPV PC 100203015	HPV PC 100203023	HPV PC 100304047	HPV PC 100304055	HPV PC 100304063	HPV PC 100505067	HPV PC 100505075	HPV PC 100505083
B	HPV Neg Ctrl 0NO7777775P1 301	HPV PC 100102002	HPV PC 100203000	HPV PC 100203008	HPV PC 100203016	HPV PC 100304040	HPV PC 100304048	HPV PC 100304056	HPV PC 100505060	HPV PC 100505068	HPV PC 100505076	HPV SP 100102011
C	HPV PC 100102018	HPV PC 100102003	HPV PC 100203001	HPV PC 100203009	HPV PC 100203017	HPV PC 100304041	HPV PC 100304049	HPV PC 100304057	HPV PC 100505061	HPV PC 100505069	HPV PC 100505077	HPV SP 100102013
D	HPV PC 100102007	HPV PC 100102006	HPV PC 100203002	HPV PC 100203010	HPV PC 100203018	HPV PC 100304042	HPV PC 100304050	HPV PC 100304058	HPV PC 100505062	HPV PC 100505070	HPV PC 100505078	HPV SP 100102014
E	HPV PC 100102016	HPV PC 100102004	HPV PC 100203003	HPV PC 100203011	HPV PC 100203019	HPV PC 100304043	HPV PC 100304051	HPV PC 100304059	HPV PC 100505063	HPV PC 100505071	HPV PC 100505079	HPV SP 100102020
F	HPV PC 100102009	HPV PC 100102010	HPV PC 100203004	HPV PC 100203012	HPV PC 100203020	HPV PC 100304044	HPV PC 100304052	HPV PC 100304060	HPV PC 100505064	HPV PC 100505072	HPV PC 100505080	HPV SP 100102022
G	HPV PC 100102001	HPV PC 100102012	HPV PC 100203005	HPV PC 100203013	HPV PC 100203021	HPV PC 100304045	HPV PC 100304053	HPV PC 100304061	HPV PC 100505065	HPV PC 100505073	HPV PC 100505081	HPV SP 100102021
H	HPV PC 100102008	HPV PC 100102019	HPV PC 100203006	HPV PC 100203014	HPV PC 100203022	HPV PC 100304046	HPV PC 100304054	HPV PC 100304062	HPV PC 100505066	HPV PC 100505074	HPV PC 100505082	HPV SP 100102015

cobas® 4800 software　　08-Feb-2013 10:27:07

08-FEB-2013 10:26 HPV　　Page 2 of 2

图 5-3-115

7. 手动配制 PCR 体系

(1)加入 240 μL Mn 到 MMX 的瓶子里。

(2)手动颠倒混匀试剂,不需要振荡。

(3)转移 25 μL Master Mix 工作液至 PCR 板的反应孔。

(4)将需要重做实验的核酸提取板放置到磁珠分离板上。

(5)手动将核酸提取板的 25 μL 核酸提取液一一对应转移至 PCR 扩增板的反应孔位,确保不要将磁珠转移到 PCR 扩增板。

(6)密封 PCR 扩增板。

(7)采用板式离心机以 1 500×g 的速度离心 5 s。

(8)把 PCR 扩增板放入仪器,自动开始运行。

8. 数据分析

(1)在扩增结束后,点击"Show Results"按钮,如图 5-3-116 所示。

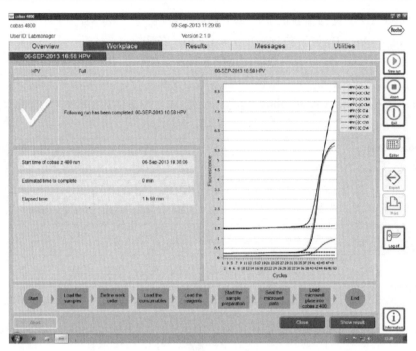

图 5-3-116

（2）按下 cobas z 480 仪器的"Load"按钮，取出 PCR 扩增板，丢弃。

（3）在"Result"选项卡下，选择需要做分析的运行的名字，点击右边工具栏"print"打印结果，如图 5-3-117 所示。

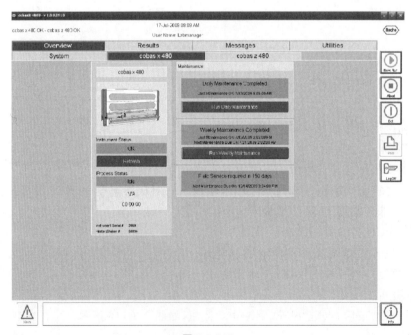

图 5-3-117

9. Cobas x 480 仪器维护

(1)日保养(daily maintenance),每日工作之前做 15 min。

进入 cobas 4800 "Overview"界面,选择日保养。打开仪器的前盖,按照软件提示顺次进行仪器清洁保养:合上前盖,单击"OK",日保养结束。

1)日维护包含以下内容:

①关机重启 cobas® 4800 系统。

②确认仪器平台是否干净。

③清空垃圾桶,废液桶以及清洁针尖挡板。

④ cobas x 480 自动检测移液管的气密性。

⑤ cobas x 480 自动校正液面检测功能。

2)日维护需注意:

①每做一次有效期为 24 h。

② 75%乙醇喷在纸巾上,按照系统提示,擦拭台面,重点擦拭轨道凹凸不平容易积尘处,尽量不擦到黑线和塑胶部分;同时仔细观察台面有无异常现象,如小部件松动、液滴泄漏、可疑污渍等。

③若有严重污染,须将 0.5%次氯酸钠喷于纸巾擦拭,再用 75%乙醇喷在纸巾上擦去残留的次氯酸钠。

④用 75%酒精按一个方向擦拭垃圾袋上方金属条,注意不能污染金属条背面;将套有垃圾袋的铁圈平行拿起,不要污染到仪器内部的其他位置。

⑤更换垃圾袋。

(2)周保养(weekly maintenance), 15 min。

每周工作结束后,关机前进行保养。进入 cobas 4800 "Overview"界面,选择周保养。按照系统提示操作。

1)每周至少用去离子水清洁一次 cobas x 480 的平台表面,如果有标本溢出,需要用 70%酒精来清洁。

2)每周至少清洁一次仪器配套使用的所有架子:先用去离子水擦一遍,再用酒精擦一遍。

10. Cobas z 480 仪器维护

cobas z 480 分析仪的普通维护:用 70%的酒精清洁外壳、热循环模块以及热循环模块的盖子。

11. 注意事项

(1)开机顺序:必须按 cobas z 480→heater/shaker unit→cobas x 480→cobas 480 软件,否则仪器易损坏。

(2)在拔掉加热器/振荡单元电源插头之前,务必关闭该单元的开关,以免仪器损坏。

(3)关机的顺序:cobas x 480→cobas z 480→heater/shaker unit,退出 cobas 4800 软件。

(4)cobas® PCR Cell Collection Media 和 PreservCyt 溶液收集的宫颈样本必须保存在 2~30 ℃的环境中,从收集之日开始保存 6 个月的时间。Sure Path 保存液收集到的宫颈样本必须保存在 2~8 ℃的环境中,从收集之日开始保存 4 周的时间。

(5)二级导管放置到 24 孔样本架,如果是样本收集原管,则放置到 12 孔样本架。

(6) MMX 和 Mg/Mn 试剂不需要平衡：扩增检测试剂不需要事先平衡至室温,可直接从冰箱取出上载至仪器。

(7) MGP 和质控混匀充分,建议 MGP 涡旋混匀。

(8)其他试剂不需要混匀：其他试剂为均质液体,不需要进行涡旋振荡或手动振荡混匀,否则容易产生气泡或体积不够等导致试剂吸取的错误。

(9)每次实验准备 1 个 200 mL 试剂容器,4 个 50 mL 试剂容器,1 块核酸提取板,1 块扩增检测板,1 块封口膜。

(10)在点击“New run”按钮的时候,cobas z 480 仪器一定要开机,否则不能进行“New run”。

(11)深孔板的条码和托架条码都要朝右,微孔板的条码要背对操作者。

(12)耗材上载的对应轨道。

1)深孔板和微孔板托架：1～6 轨道。

2)左侧 cor-tip 载架：11～16 轨道。

3)右侧 cor-tip 载架：35～40 轨道。

上载顺序：板子托架→左侧 cor-tip 载架→右边 cor-tip 载架。

(13)关联试剂时须遵循扫描试剂条码→扫描试剂容器条码→倾倒试剂的原则。

(14)倾倒试剂：要纵向倾倒试剂,以免洒出。

(15)当 WB 洗液条码被扫描,操作者必须在 1 h 内点击“Start”按钮进行样品制备。倒计时将显示在“Workplace”选项卡。

(16)核酸制备结束后,须在 1.5 h 内转移至 cobas z 480。

第六章

中心实验室基本实验技术和实验方法

实验一　哺乳动物基因组 DNA 的提取

一、原理

在 EDTA 存在的情况下,用蛋白酶 K 消化真核细胞或组织,用去污剂 SDS 溶解细胞并使蛋白变性,然后用酚抽提,可以得到哺乳动物基因组 DNA。用此方法制备的 DNA 长度一般为 100～150 kb,可用作 PCR 反应的模板,也可用于构建 λ 噬菌体的基因组文库以及 Southern 分析。

二、材料、设备及试剂

（一）材料

（1）1.5 mL 离心管。

（2）一次性无菌滤器。

（3）10 mL 注射器。

（4）鼠肝。

（5）三羟甲基氨基甲烷（Tris）。

（6）十二烷基硫酸钠（SDS）。

（7）乙二胺四乙酸二钠（EDTA）。

（8）蛋白酶 K。

（9）RNaseA。

（10）DNA Marker。

（二）设备

微量移液器（0.5～10 μL，5～50 μL，20～200 μL，100～1 000 μL）、高压蒸汽灭菌锅、台式高速冷冻离心机、玻璃匀浆器、制冰机、双稳恒流电泳仪、琼脂糖水平电泳槽、微波炉、恒温水浴锅、凝胶成像系统。

（三）试剂

(1) 5 mol/L NaCl。

(2) 0.5 mol/L Tris-Cl (pH8.0)。

(3) 0.5 mol/L EDTA-Na₂(pH8.0)。

(4) 3 mol/L NaAc (pH5.2)。

(5) 10 mg/mL 蛋白酶 K,配好后过滤灭菌,分装后—20 ℃保存。

(6)组织匀浆液:100 mmol/L NaCl, 10 mmol/L Tris-Cl (pH8.0), 25 mmol/L EDTA-Na₂(pH8.0)。

(7)酶解液:200 mmol/L NaCl, 20 mmol/L Tris-Cl (pH8.0), 50 mmol/L EDTA-Na₂ (pH8.0), 200 μg/mL 蛋白酶 K,1％ SDS。

(8)无 DNA 酶的 RNA 酶:将 RNaseA 溶于 10 mmol/L Tris-Cl (pH7.5)、15 mmol/L NaCl 溶液中,浓度 10 mg/mL,煮沸 15 min 以降解 DNA 酶,冷却至室温,分装后—20 ℃保存。

(9)酚：氯仿：异戊醇＝25：24：1(体积比)。

(10)氯仿：异戊醇＝24：1(体积比)。

(11) TE 缓冲液:10 mmol/L Tris-Cl (pH8.0), 1 mmol/L EDTA (pH8.0),高压灭菌后储存于 4 ℃冰箱中。

(12) TBE 缓冲液(5×):称取 Tris 54 g,硼酸 27.5 g,并加入 0.5 mol/L EDTA 20 mL,调 pH8.0,定容至 1 000 mL。

(13)上样缓冲液(6×):0.25％溴酚蓝,40％(w/v)蔗糖水溶液。

注:以上各组分体积根据实验样本量计算得出。

三、操作步骤

(1)取 0.2 g 鼠肝,用冰冷的生理盐水冲洗 2 次,在冰浴上研磨至无明显组织块存在。

(2)将匀浆移至 1.5 mL 离心管中,5 000 rpm 4 ℃离心 1 min,弃上清。

(3)向沉淀中加入 0.4 mL 无菌去离子水,吹散后再加入等体积酶解液,轻轻混匀后55 ℃水浴处理 12 h。

(4)加入 RNaseA 至终浓度 200 ug/mL,37 ℃水浴处理 1 h。

(5)加入等体积酚或氯仿或异戊醇抽提一次,10 000 rpm 4 ℃离心 10 min。

(6)吸出水相,加入等体积氯仿或异戊醇,10 000 rpm 4 ℃离心 10 min。

(7)小心吸出上层含 DNA 的水相,加 1/10 体积的 NaAc,轻轻充分混匀,加入 2.5 倍体积的无水乙醇,置于—20 ℃ 2 h。

(8)取出后平衡至室温,12 000 rpm 离心 15 min,弃上清,75％预冷乙醇洗涤一次,再以12 000 rpm 离心 15 min,室温干燥,加入 50 μL TAE 缓冲液,于 4 ℃振荡过夜至 DNA 完全溶解,即可得到动物基因组 DNA。

(9)琼脂糖凝胶电泳观察结果:以 0.6％浓度的琼脂糖凝胶进行电泳分析,电泳结束后在凝胶成像系统下分析结果。

实验二　PCR 基因扩增

一、原理

多聚酶链式反应(polymerase chain reaction，PCR)的原理类似于 DNA 的天然复制过程。待扩增的 DNA 片断两侧和与其两侧互补的两个寡核苷酸引物，经变性、退火和延伸若干个循环后，DNA 扩增 2^n 倍。

1. 变性

加热使模板 DNA 在高温下(94 ℃)变性，双链间的氢键断裂而形成两条单链，即变性阶段。

2. 退火

使溶液温度降至 50～60 ℃，模板 DNA 与引物按碱基配对原则互补结合，即退火阶段。

3. 延伸

溶液反应温度升至 72 ℃，耐热 DNA 聚合酶以单链 DNA 为模板，在引物的引导下，利用反应混合物中的 4 种脱氧核苷三磷酸(dNTP)，按 5'→3'方向复制出互补 DNA，即引物的延伸阶段。

上述 3 步为一个循环，即高温变性、低温退火、中温延伸 3 个阶段。从理论上讲，每经过一个循环，样本中的 DNA 量应该增加一倍，新形成的链又可成为新一轮循环的模板，经过 25～30 个循环后，DNA 可扩增 10^6～10^9 倍。

典型的 PCR 反应体系由如下组分组成：DNA 模板、反应缓冲液、dNTP、$MgCl_2$、两个合成的 DNA 引物、耐热 Taq DNA 聚合酶。

二、材料、设备及试剂

（一）材料

(1) DNA 模板。

(2) 4 种 dNTP。

(3) 引物 1，引物 2。

(4) Taq DNA 聚合酶。

(5) 琼脂糖。

(6) DNA Marker。

(7) PCR 管，吸头。

（二）设备

PCR 热循环仪，微量移液器(0.5～10 μL，5～50 μL，20～200 μL，100～1 000 μL)，双稳恒流电泳仪，琼脂糖水平电泳槽，微波炉，凝胶成像系统。

（三）试剂

（1）10×PCR 缓冲液：500 mmol/L KCl，100 mmol/L Tris-Cl（pH8.3，室温），15 mmol/L MgCl$_2$，0.1％明胶。

（2）4 种 dNTP 混合物：每种各 1 mmol/L。

（3）Taq DNA 聚合酶：1 U/μL。

（4）DNA 模板：10 pmol/μL。

（5）引物溶液浓度：10 pmol/μL。

三、操作步骤

（一）配制混合液

在 200 μL PCR 管中配制 20 μL 反应体系液，反应物体积详见表 6-2-1。

表 6-2-1　反应物体积

反应物	体积/μL	反应物	体积/μL
dd H$_2$O	12.5	10×PCR 缓冲液	2.5
1 mmol/L dNTP	2.0	25 mmol/L MgCl$_2$	1.5
引物一	1.0	引物二	1.0
模板 DNA	3	Taq DNA 聚合酶	1.5

上述反应物混匀，加入 25 μL 石蜡油。

（二）按下述程序进行扩增

（1）94 ℃预变性 5 min。

（2）94 ℃变性 1 min。

（3）52 ℃退火 1 min。

（4）72 ℃延伸 1 min。

（5）重复步骤 2～4，35 次。

（6）72 ℃延伸 10 min。

（三）琼脂糖凝胶电泳

配制 2％琼脂糖凝胶，取 10 μL 扩增产物电泳，保持电流 40 mA，电泳结束后，用凝胶成像系统观察结果。

实验三　质粒 DNA 的提取、酶切与电泳鉴定

一、原理

把一个有用的目的 DNA 片段通过重组 DNA 技术，送进受体细胞中去进行繁殖和表达

的工具叫载体(vector)。细菌质粒是重组 DNA 技术中常用的载体。

质粒(plasmid)是一种染色体外的稳定遗传因子,大小从 $1\sim200$ kb 不等,为双链、闭环的 DNA 分子,并以超螺旋状态存在于宿主细胞中。质粒主要发现于细菌、放线菌和真菌细胞中,它具有自主复制和转录能力,能在子代细胞中保持恒定的拷贝数,并表达所携带的遗传信息。质粒的复制和转录要依赖于宿主细胞编码的某些酶和蛋白质,如离开宿主细胞则不能存活,而宿主即使没有它们也可以正常存活。质粒的存在使宿主具有一些额外的特性,如对抗生素的抗性等。F 质粒(又称 F 因子或性质粒)、R 质粒(抗药性因子)和 Col 质粒(产大肠杆菌素因子)等都是常见的天然质粒。

质粒在细胞内的复制一般有两种类型:紧密控制型(stringent control)和松弛控制型(relaxed control)。前者只在细胞周期的一定阶段进行复制,当染色体不复制时,它也不能复制,通常每个细胞内只含有 1 个或几个质粒分子,如 F 因子。后者的质粒在整个细胞周期中随时可以复制,在每个细胞中有许多拷贝,一般在 20 个以上,如 Col E1 质粒。在使用蛋白质合成抑制剂——氯霉素时,细胞内蛋白质合成、染色体 DNA 复制和细胞分裂均受到抑制,紧密型质粒复制停止,而松弛型质粒继续复制,质粒拷贝数可由原来 20 多个扩增至 1 000～3 000 个,此时质粒 DNA 占总 DNA 的含量可从原来的 2% 增加至 40%～50%。

利用同一复制系统的不同质粒不能在同一宿主细胞中共同存在的原理,当两种质粒同时导入同一细胞时,它们在复制及随后分配到子细胞的过程中彼此竞争,在一些细胞中,一种质粒占优势,而在另一些细胞中另一种质粒却占上风。当细胞生长几代后,落于下风的质粒将会丢失,因而在细胞后代中只有两种质粒的一种,这种现象称为质粒的不相容性(incompatibility)。但利用不同复制系统的质粒则可以稳定地共存于同一宿主细胞中。

质粒通常含有编码某些酶的基因,其表型包括对抗生素的抗性,产生某些抗生素,降解复杂有机物,产生大肠杆菌素和肠毒素及某些限制性内切酶与修饰酶等。

质粒载体是在天然质粒的基础上,为适应实验室操作而进行人工构建的质粒。与天然质粒相比,质粒载体通常带有一个或一个以上的选择性标记基因(如抗生素抗性基因)和一个人工合成的含有多个限制性内切酶识别位点的多克隆位点序列,并去掉了大部分非必需序列,使分子量尽可能减少,以便于基因工程操作。大多质粒载体带有一些多用途的辅助序列,这些用途包括通过组织化学方法肉眼鉴定重组克隆、产生用于序列测定的单链 DNA、体外转录外源 DNA 序列、鉴定片段的插入方向、外源基因的大量表达等。一个理想的克隆载体大致应有下列一些特性:(1)分子量小、多拷贝、松弛控制型;(2)具有多种常用的限制性内切酶的单切点;(3)能插入较大的外源 DNA 片段;(4)具有容易操作的检测表型。常用的质粒载体大小一般在 1～10 kb 之间,如 pBR322、pUC 系列、PgEM 系列和 pBluescrpt(简称 pBS)等。

碱裂解法提取质粒是根据共价闭合环状 DNA(covatently closed circlar DNA,简称 cccDNA)与线性染色体 DNA 在拓扑学上的差异来分离的。当 pH 值在 12.0～12.5 这一范围内,线性 DNA 双螺旋结构就会因变形而解开。尽管 cccDNA 的氢键也会断裂,但两条互补链彼此相互盘绕,仍会紧密的结合在一起。这时当加入 pH4.8 的高盐缓冲液醋酸钠恢复 pH 至中性时,cccDNA 的两条互补链可以迅速而准确地复性,而线性染色体 DNA 因双链已彼此完全分开,复性就不会那么准确而迅速,从而缠绕形成网状结构。通过离心,染色体 DNA、SDS-蛋白质复合体、大分子 RNA 都会被沉淀,从而得到质粒 DNA。

DNA 分子在琼脂糖凝胶中泳动时有电荷效应和分子筛效应。DNA 分子在高于等电点的溶液中带负电荷,在电场中向正极移动。由于糖-磷酸骨架在结构上的重复性质,相同数量的双链 DNA 几乎具有等量的静电荷。因此它们能以同样的速度向正极方向移动。在一定的电场强度下,DNA 分子的迁移速度取决于分子筛效应,即 DNA 分子本身的大小和构型。具有不同的相对分子质量的 DNA 片断泳动速度不一样,可进行分离。DNA 分子的迁移速度与其相对分子质量的对数值成反比关系。凝胶电泳不仅可分离不同的相对分子质量的 DNA,也可以分离相对分子质量相同但构型不同的 DNA 分子。如我们得到的质粒 DNA,有 3 种构型:共价闭合环状 DNA(cccDNA),开环质粒 DNA(open circular DNA,ocDNA),线状 DNA(Linear DNA,LDNA)。这三种构型的质粒 DNA 分子在凝胶电泳中的迁移率不同,因此电泳后呈三条带,cccDNA 泳动最快,其次为 LDHA,最慢的为 ocDNA。

二、材料、设备及试剂

(一)材料

(1)葡萄糖。

(2)三羟甲基氨基甲烷(Tris)。

(3)氢氧化钠。

(4)十二烷基磺酸钠(SDS)。

(5)乙二胺四乙酸二钠(EDTA-Na$_2$)。

(6)醋酸钾。

(7)冰醋酸。

(8)Tris 饱和酚(pH7.8)。

(9)氯仿。

(10)异戊醇。

(11)无水乙醇。

(12)氨苄西林(Amp)。

(13)蔗糖。

(14)溴酚蓝。

(15)硼酸。

(16)琼脂糖。

(17)溴化乙锭(EB)。

(18)DNA Marker。

(19)含 pUC19 质粒的大肠杆菌 DH5α。

(20)10 μL 吸头、200 μL 吸头、1 000 μL 吸头。

(21)1.5 mL EP 管,离心管架。

(二)设备

微量移液器(0.5~10 μL,5~50 μL,20~200 μL,100~1000 μL),隔水式恒温箱,恒温振荡摇床,超净工作台,高压蒸汽灭菌锅,台式高速冷冻离心机,涡旋振荡仪,琼脂糖水平电泳槽,微波炉,恒温水浴锅,凝胶成像系统,恒温培养箱,制冰机,双稳恒流电泳仪。

（三）试剂

(1) LB 液体培养基(Luria-Bertani):称取胰蛋白胨(bacto-typtone) 10 g,酵母提取物(Yeast-extract) 5 g, NaCl 10g,溶于 800 mL 去离子水中,用 NaOH 调 pH 至 7.5,加去离子水至总体积 1 L,121 ℃高压蒸气灭菌 20 min。

(2)氨苄西林(Ampicillin, Amp)母液:配成 100 mg/mL 水溶液,－20 ℃保存备用。

(3)溶菌酶溶液:用 10 mmol/L Tris-Cl (pH8.0)溶液配制成 10 mg/mL,并分装成小份(如 1.5 mL),保存于－20 ℃,每一小份一经使用后便丢弃。

(4) 3 mol/L NaAc (pH5.2):50 mL 水中溶解 40.81 g NaAc・3H$_2$O,用冰醋酸调 pH 至 5.2 加水定容至 100 mL,分装后高压蒸汽灭菌,储存于 4 ℃冰箱。

(5)溶液Ⅰ:50 mmol/L 葡萄糖,25 mmol/L Tris-CI (pH8.0), 10 mmol/L EDTA (pH8.0),溶液Ⅰ可成批配制,每瓶 100 mL,高压蒸汽灭菌 15 min,储存于 4 ℃冰箱中。

(6)溶液Ⅱ:0.2 mol/L NaOH (临用前用 10 mol/L NaOH 母液稀释),1％SDS。

(7)溶液Ⅲ:5 mol/L KAc 60 mL,冰醋酸 11.5 mL,H$_2$O 28.5 mL,定容至 100 mL,并高压蒸汽灭菌。溶液终浓度为:K$^+$ 3 mol/L,Ac$^-$ 5 mol/L。

(8) RNA 酶 A 母液:将 RNA 酶 A 溶于 10 mmol/L Tris-Cl (pH7.5), 15 mmol/L NaCl 中,配成 10 mg/mL 的溶液,于 100 ℃加热 15 min,使混有的 DNA 酶失活。冷却后用 200 μL PCR 管,分装成小份保存于－20 ℃。

(9)酚:氯仿:异戊醇＝25：24：1(体积比)。氯仿可使蛋白变性并有助于液相与有机相的分开,异戊醇则可起消除抽提过程中出现的泡沫。酚和氯仿均有很强的腐蚀性,操作时应戴手套。

(10) TE 缓冲液:10 mmol/L Tris-Cl (pH8.0), 1 mmol/L EDTA (pH8.0)。高压灭菌后储于 4 ℃冰箱中。

(11) TBE 缓冲液(5×):称取 Tris 54 g,硼酸 27.5 g,并加入 0.5 mol/L EDTA 20 mL,调 pH8.0,定容至 1 000 mL。

(12)上样缓冲液(6×):0.25％溴酚蓝,40％(w/v)蔗糖水溶液。

三、操作步骤

（一）细菌的培养和收集

将合有 pUC19 质粒的大肠杆菌 DH5α 菌种接种到 LB 液体培养基(含 50 ug/mL Amp)中,37 ℃振荡培养过夜。

（二）质粒 DNA 少量快速提取

(1)取 1.5 mL 培养液倒入 1.5 mL 离心管中,4 ℃下 12 000 g 离心 30 s。

(2)弃上清,将管倒置于滤纸上数分钟,使液体流尽。

(3)菌体沉淀重悬浮于 100 μL 溶液Ⅰ中(需剧烈振荡),室温下放置 10 min。

（4）加入新配制的溶液Ⅱ 200 μL，盖紧管口，温和颠倒离心管数次.以混匀内容物（千万不要振荡），冰浴 5 min。

（5）加入 150 μL 预冷的溶液Ⅲ，盖紧管口，并倒置离心管，温和振荡 10 s，使沉淀混匀，冰浴中 15 min，4 ℃ 12 000 g 离心 15 min。

（6）上清液移入另一离心管中，加入等体积的酚：氯仿：异戊醇（25：24：1），反复混匀，4 ℃ 12 000 g 离心 5 min。

（7）将水相移入另一离心管中，加入 2 倍体积的无水乙醇，振荡混匀后室温放置 10 min，然后 4 ℃ 12 000 g 离心 10 min。

（8）弃上清，将管口敞开倒置于滤纸上使所有液体流出，加入 1 mL 70%乙醇洗沉淀一次，4 ℃ 12 000 g 离心 10 min。

（9）吸除上清液，将管倒置于滤纸上使液体流尽，真空干燥 10 min 或室温干燥。

（10）将沉淀溶于 20 μL TE 缓冲液（pH8.0，含 20 ug/mL RNaseA）中，储于－20 ℃冰箱中。

（三）酶切

（1）将灭菌的 200 μL PCR 管编号，用微量移液器取 5 μL DNA 溶液，加入 1 μL 酶切缓冲液，EcoRⅠ酶 1 μL（2u），无菌水补至总体积 10 μL，用手指轻弹管壁使溶液混匀，使溶液集中在管底。使用限制性内切酶时应尽量减少其离开冰箱的时间，以免活性降低。

（2）混匀反应体系后，将离心管置于适当的支持物上（如插在泡沫塑料板上），37 ℃水浴保温 3 h，使酶切反应完全。

（3）加入凝胶上样缓冲液（6×）2 μL，准备进行琼脂糖凝胶电泳。

（四）琼脂糖凝胶电泳

1.缓冲液的配制
取 5×TBE 缓冲液 20 mL 加水至 200 mL，配制成 0.5×TBE 稀释缓冲液，待用。

2.胶液的制备
按照被分离的 DNA 的分子量大小，决定凝胶中琼脂的百分含量，如表 6-3-1 所示。

表 6-3-1　凝胶中琼脂的百分含量

琼脂糖凝胶浓度/%	线性 DNA 的有效分离范围/bp
0.3	5 000～60 000
0.6	1 000～20 000
0.7	800～10 000
0.9	500～7 000
1.2	400～6 000
1.5	200～4 000
2.0	100～3 000

称取 0.3 g 琼脂糖，置于 100 mL 锥形瓶中，加入 30 mL 0.5×TBE 缓冲液，放入微波炉里加热至琼脂糖全部溶化，取出摇匀，此为 1%琼脂糖凝胶液。加热过程中要不时摇动，使附于瓶壁上的琼脂糖颗粒进入溶液。加热时应盖上封口膜，以减少水分蒸发。

3.胶板的制备

将有机玻璃胶槽两端分别用橡皮膏紧密封住。将封好的胶槽置于水平支持物上,插上样品梳子,注意观察梳子齿下缘应与胶槽底面保持 1 mm 左右的间隙。向冷却至 50～60 ℃的琼脂糖胶液中加入 Hydragen 溶液使其终浓度为 0.5 ug/mL。将琼脂糖小心地倒入胶槽内,形成均匀的胶层。倒胶时的温度不可太低,否则凝固不均匀,速度也不可太快,否则容易出现气泡。待胶完全凝固后拨出梳子,注意不要损伤梳底部的凝胶。小心取下橡皮膏,放入电泳槽中,然后向槽内加入 0.5×TBE 稀释缓冲液至液面恰好盖过胶板上表面。因边缘效应样品槽附近会有一些隆起,阻碍缓冲液进入样品槽中,所以要注意保证样品槽中应注满缓冲液。

4.加样

取 10 μL 酶解液与 2 μL 6×Loading buffer 混匀,用微量移液枪小心加入样品槽中。若 DNA 含量偏低,则可依上述比例增加上样量,但总体积不可超过样品槽容量。每加完一个样品要更换枪头,以防止交叉污染,注意:上样时要小心操作,避免损坏凝胶或将样品槽底部凝胶刺穿。

5.电泳

加完样后,合上电泳槽盖,立即接通电源。控制电压保持在 60～80 V,电流在 40 mA 以上。当溴酚蓝条带移动到距凝胶前沿约 3 cm 时,停止电泳。

6.观察和拍照

用凝胶成像系统观察电泳结果并拍照。

7.DNA 酶切片段大小的测定

与 DNA Marker 作比对,可大概得出片段大小范围。

实验四　重组 DNA 分子的构建、筛选与鉴定

一、原理

质粒具有稳定可靠和操作简便的优点。如果要克隆较小且结构简单的 DNA 片段(≤10 kb),质粒要比其他任何载体都要好。在质粒载体上进行克隆,从原理上说是很简单的,先用限制性内切酶切割质粒 DNA 和目的 DNA 片段,然后在体外使两者相连接,再用所得到重组质粒转入细菌,即可完成。但在实际工作中,如何区分插入有外源 DNA 的重组质粒和无插入而自身环化的载体分子是较为困难的。通过调整连接反应中外源 DNA 片段和载体 DNA 的浓度比例,可以将载体的自身环化限制在一定程度之下,也可以进一步采取一些特殊的克隆策略,如载体去磷酸化等来最大限度地降低载体的自身环化,还可以利用遗传学手段如 α 互补现象等来鉴别重组子和非重组子。

外源 DNA 片段和质粒载体的连接反应策略有以下几种。

1.带有非互补突出端的片段

用两种不同的限制性内切酶进行消化可以产生带有非互补的粘性末端,这也是最容易克隆的 DNA 片段。一般情况下,常用质粒载体均带有多个不同限制酶的识别序列组成的多克隆位点,因而几乎总能找到带有与外源 DNA 片段末端匹配的限制酶切位点的载体,从

而将外源片段定向地克隆到载体上。也可在 PCR 扩增时,在 DNA 片段两端人为加上不同酶切位点以便与载体相连。

2.带有相同的粘性末端

用相同的酶或同尾酶处理可得到这样的末端。由于质粒载体也必须用同一种酶消化,亦得到同样的两个相同粘性末端,因此在连接反应中外源片段和质粒载体 DNA 均可能发生自身环化或几个分子串连形成寡聚物,而且正反两种连接方向都可能有。所以,必须仔细调整连接反应中两种 DNA 的浓度,以便使正确的连接产物的数量达到最高水平。还可将载体 DNA 的 5'磷酸基团用碱性磷酸酶去掉,最大限度地抑制质粒 DNA 的自身环化。带5'磷酸的外源 DNA 片段可以有效地与去磷酸化的载体相连,产生一个带有两个缺口的开环分子,在转入 E.coli 受体菌后的扩增过程中缺口可自动修复。

3.带有平末端

由产生平末端的限制酶或核酸外切酶消化产生,或由 DNA 聚合酶补平所致的片段。由于平末端的连接效率比粘性末端要低得多,故在其连接反应中,T4DNA 连接酶的浓度和外源 DNA 及载体 DNA 浓度均要高得多。通常还须加入低浓度的聚乙二醇以促进 DNA 分子凝聚成聚集体的物质以提高转化效率。

特殊情况下,外源 DNA 分子的末端与所用的载体末端无法相互匹配,则可以在线状质粒载体末端或外源 DNA 片段末端接上合适的接头(linker)或衔接头(adapter)使其匹配,也可以有控制地使用 E.coli DNA 聚合酶 I 的 klenow 大片段部分填平 3'凹端,使不相匹配的末端转变为互补末端或转为平末端后再进行连接。

本实验所使用的载体质粒 DNA 为 pUC19 质粒,转化受体菌为大肠杆菌 DH5α 菌株。由于 pUC19 质粒上带有氨苄西林抗性基因(Ampr)和 β-半乳糖苷酶基因(lacZ)基因,故重组子的筛选采用 Amp 抗性筛选与 α-互补现象筛选相结合的方法。

因 pBS 带有 Ampr 基因而外源片段不带该基因,故转化受体菌后只有带有 pUC19 质粒 DNA 的转化子才能在含有 Amp 的 LB 平板上存活下来;而只带有自身环化的外源片段的转化子则不能存活,此为初步的抗性筛选。

pUC19 质粒上带有 β-半乳糖苷酶基因(lacZ)的调控序列和 β-半乳糖苷酶 N 端 146 个氨基酸的编码序列。这个编码区中插入了一个多克隆位点,但并没有破坏 lacZ 的阅读框,不影响其正常功能。大肠杆菌 DH5α 菌株带有 β-半乳糖苷酶 C 端部分序列的编码信息。在各自独立的情况下,pUC19 和 DH5α 编码的 β-半乳糖苷酶的片段都没有酶活性。但在 pUC19 和 DH5α 融为一体时可形成具有酶活性的蛋白质。这种 lacZ 基因上缺失近操纵基因区段的突变体与带有完整的近操纵基因区段的 β-半乳糖苷酶阴性突变体之间实现互补的现象叫 α-互补。由 α-互补产生的 LacZ 细菌较易识别,它在生色底物 X-gal(5-溴-4-氯-3-吲哚-β-D-半乳糖苷)存在下被 IPTg(异丙基硫代-β-D-半乳糖苷)诱导形成蓝色菌落。当外源片段插入到 pUC19 质粒的多克隆位点上后会导致读码框架改变,表达蛋白失活,产生的氨基酸片段失去 α-互补能力,因此在同样条件下含重组质粒的转化子在生色诱导培养基上只能形成白色菌落,由此可将重组质粒与自身环化的载体 DNA 分开。

二、材料、设备及试剂

(一)材料

(1)胰蛋白胨。

（2）酵母提取物。

（3）氯化钠（NaCl）。

（4）氨苄西林（Amp）。

（5）氯化钙（CaCl$_2$）。

（6）二甲基甲酰胺。

（7）ECoR I 酶。

（8）T4DNA 连接酶。

（9）大肠杆菌 DH5α。

（10）λDNA。

（11）pUC19 质粒。

（12）培养皿。

（13）接种针。

（14）玻璃涂布棒。

（15）试管。

（16）酒精灯。

（二）设 备

微量移液器（0.5～10 μL，5～50 μL，20～200 μL，100～1 000 μL），隔水式恒温培养箱，恒温振荡摇床，超净工作台，高压蒸汽灭菌锅，台式高速冷冻离心机，双稳恒流电泳仪，琼脂糖水平电泳槽，微波炉，恒温水浴锅，凝胶成像系统。

（三）试 剂

（1）LB 液体培养基（Luria-Berani）：称取胰蛋白胨（bacto-typtone）10 g，酵母提取物（Yeast-extract）5 g，NaCl 10 g，溶于 800 mL 去离子水中，用 NaOH 调 pH 至 7.5，加去离子水至总体积 1 L，121 ℃高压蒸汽灭菌 20 min。

（2）LB 固体培养基：每升 LB 培养基中加入 12 g 琼脂，121 ℃高压蒸汽灭菌 20 min。

（3）X-gal 储液（20 mg/mL）：用二甲基甲酰胺溶解 X-gal 配制成 20 mg/mL 的储液，避光储存于－20 ℃。

（4）IPTg 储液（200 mg/mL）：在 800 μL 蒸馏水中溶解 200 mg IPTg 后，用蒸馏水定容至 1 mL，用 0.22 μm 滤膜过滤除菌，分装于 200 μL PCR 管并储于－20 ℃。

（5）含 X-gal 和 IPTg 的筛选培养基：在事先制备好的含 50 g/mL Amp 的 LB 平板表面加 40 mL X-gal 储液和 4 μL IPTg，用无菌玻棒将溶液混匀，置于 37 ℃下放置 3～4 h，使培养基表面的液体完全被吸收。

（6）3 mol/L KAc 溶液（pH5.2）。

三、操作步骤

（一）连接反应

（1）取新的经灭菌处理的 0.5 mL 离心管，编号。

（2）在灭菌的离心管中，加入 pUC19 质粒 1 μL（2 ug/μL），2 μL 酶切缓冲液，1 μL

(2U) EcoR Ⅰ 酶,无菌双蒸水 15 μL,至反应混合物总体积为 20 μL,离心混匀,37 ℃反应 3 h。

（3）在另一无菌离心管中加入 λDNA 1.5 μg,加入 1 μL 酶切反应液,1 μL (2U) EcoR Ⅰ 酶,用无菌双蒸水补到 10 μL, 37 ℃反应 3 h。

（4）反应完毕后吸取 2 μL 酶解液做琼脂糖凝胶电泳分析。

（5）分别将余下的酶解液加入 1/10 体积的 3 mol/L KAc (pH5.2)溶液,再加入 2 倍体积的无水乙醇,−20 ℃冰箱保存 2 h 以充分沉淀 DNA。12 000 rpm 4 ℃离心 15 min,弃上清,加 70%乙醇洗涤沉淀物,再离心,弃上清,真空干燥或室温干燥后,加入 5 μL TE 缓冲液。

（6）将酶切后的两个 DNA 片段混于一管,加入 1 μL T4DNA 连接酶缓冲液,1 μL T4DNA 连接酶,14 ℃保温 14 h。

同时做两组对照反应,其中对照组一只有质粒载体而无外源 DNA 片段;对照组二只有外源 DNA 片段没有质粒载体。

（二）E. coli DH5α 感受态细胞的制备及转化

每组连接反应混和物各取 2 μL 转化大肠杆菌 DH5α 感受态细胞,具体方案见实验一。

（三）重组质粒的筛选

（1）每组连接反应转化原液取 100 μL 用无菌玻棒均匀涂布于筛选培养基上,37 ℃培养半小时以上,直至液体被完全吸收。

（2）倒置平板于 37 ℃继续培养 12～16 h,待出现明显而又未相互重叠的单菌落时拿出平板。

（3）放于 4 ℃数小时,使显色完全。不带有 pUC19 质粒 DNA 的细胞,出于无 Amp 抗性,能在含有 Amp 的筛选培养基上成活。带有 pUC19 载体的转化子由于具有 β-半乳糖苷酶活性,在 X-gal 和 IPTg 培养基上为蓝色菌落。带有重组质粒的转化子由于丧失了 β-半乳糖苷酶活性,在 X-gal 和 IPTg 培养基上均为白色菌落。

（四）酶切鉴定重组质粒

用接菌针挑取白色单个菌落接种于含 Amp 50 μg/mL 的 5 mL LB 液体培养基中,37 ℃下振荡培养 12 h。提质粒 DNA 直接电泳,同时以 pUC19 质粒做对照,插入片段的重组质粒电泳时迁移率较 pUC19 慢。再用与连接末端相对应的限制性内切酶进一步进行酶切检验。

实验五　λ 噬菌体 DNA 提取

一、原理

λ 噬菌体是最早使用的克隆载体,λ 噬菌体的基因组是一长度约为 50 kb 的双链 DNA 分子,它在宿主细胞内有两种生活途径,其一是裂解生长,环状 DNA 分子在细胞内多次复制,合成大量噬菌体基因产物,装配成噬菌体颗粒,裂解宿主菌再进行下一次感染;其二是溶源性生长,即感染细胞内的 λ 噬菌体 DNA 整合到宿主菌染色体 DNA 中与之一起复制,并遗传给子代细胞,宿主细胞不裂解。平板培养时,裂解生长形成噬斑;液体培养时,裂解生长使菌液中宿主菌最后全部被裂解而释放出大量的噬菌体颗粒。经过改造的 λ 噬菌体克隆位点可插入几到几十 kb 的外源 DNA。许多 cDNA 和基因组文库是以 λ 噬菌体作为克隆载体构建的。因此,在经文库筛选得到目的基因后,需要利用 λ 噬菌体裂解生长的特点,培养获得大量的噬菌体颗粒,并提取 λ 噬菌体 DNA 来开展进一步的工作。

二、试剂

(1) LB 液体培养基:胰化蛋白胨(细菌培养用)10 g,酵母提取物(细菌培养用)5 g,NaCl 10 g,加 ddH$_2$O 至 1 000 mL,完全溶解,分装小瓶,15 lbf/in^2 高压灭菌 20 min。

(2) 1.5%琼脂 LB 固体培养基:称取 1.5 g 琼脂粉放入 300 mL 锥形瓶,加 100 mL LB 培养液,15 lbf/in^2 高压灭菌 20 min,稍冷却,制备平皿。

(3) 20%麦芽糖:麦芽糖 20 g,加 ddH$_2$O 至 100 mL,0.22 μm 滤膜过滤。

(4) SM 液:NaCl 5.8 g,MgSO$_4$ · 7H$_2$O 2 g,1 mol/L Tris · CL (pH7.5) 50 mL,2%明胶 5 mL,加 ddH$_2$O 至 1 000 mL。15 lbf/in^2 高压灭菌 20 min。

(5) RNase A 10 mg/mL, TE 配制,沸水浴 15 min,分装后贮存于 −20 ℃。

(6) DNase I 10mg/mL, TE 配制,分装后贮存于 −20 ℃。

(7) PEG 8000。

(8) 10%SDS。

(9) EDTA:0.5 mol/L pH8.0。

(10)苯酚:氯仿:异戊醇(25∶24∶1)。

(11)异丙醇。

(12)无水乙醇、70%乙醇。

三、操作步骤

(一)λ 噬菌体平板培养

(1)用 SM 液 10 倍梯度稀释 λ 噬菌体原种。

(2)取 0.1 mL 梯度稀释后的 λ 噬菌体到一消毒微量离心管中离心,加 0.2 mL 新鲜培养的宿主菌,加麦芽糖(0.2%),MgSO$_4$(10 mmol/L),37 ℃温育 20 min,使噬菌体颗粒吸附于细菌。

(3)取熔化(47 ℃)0.7%琼脂 LB 固体培养基 3 mL 与上述管混匀,立即倒入预备(2~4 天)的含凝固 1.5%琼脂 LB 固体培养基的平板内,轻轻晃动平板使均匀分布。

(4) 37 ℃培养 6~8 h 后,观察噬斑形成。

(5)用剪去部分头部的吸头挖取单个噬斑到 0.5 mL 的 SM 液中,加 0.05 mL 氯仿,震荡,37 ℃温育 10 min。

(6)重复(1)~(4),获得单个噬斑滴度。

(二)λ 噬菌体液体培养

(1)取 2 mL 新鲜培养的宿主菌,离心,倒上清,再加入 0.4 mL LB 培养基重悬,加 λ 噬菌体 0.1 mL(新鲜获得的单个噬斑,依滴度使之与宿主菌比约 1:500～1 000)。

(2)加麦芽糖(0.2%),MgSO₄(10 mmol/L),37 ℃温育 20min,使噬菌体颗粒吸附于细菌。

(3)加到 100 mL LB 液体培养基中,加麦芽糖(0.2%),MgSO₄(10 mmol/L),37 ℃振荡培养 9～12 h 后可见裂解发生。

(4)加 0.1 mL 氯仿,37 ℃继续振荡培养 10～20 min。

(三)λ 噬菌体 DNA 提取

(1)将上述裂解液转移至离心管,8 000×g 离心 10 min,去细菌碎片,取上清液。

(2)加 RNase A、DNase Ⅰ 至 1 μg/mL,37 ℃温育 30 min。

(3)加 9.3 g PEG 8 000,5.8 g NaCl,摇匀至溶解,冰浴 1 h 或 4 ℃过夜。

(4)4 ℃ 10 000×g 离心 20 min,去上清液。

(5)加 2 mL SM 液,充分洗溶管壁及沉淀,移到新微量离心管,加 20 μL 10% SDS、20 μL 0.5 mol/L EDTA,68 ℃水浴 15 min。

(6)加等体积苯酚:氯仿:异戊醇(25:24:1),混匀,12 000×g 离心 5 min,取上层液到一新微量离心管,加等体积氯仿:异戊醇(24:1),混匀,12 000×g 离心 5 min。

(7)取上清液到一新微量离心管,加等体积异丙醇,混匀,−20 ℃ 1 h,4 ℃ 12 000×g 离心 10 min,去上清液。

(8)1 mL 预冷的 70%乙醇洗涤沉淀 1～2 次,4 ℃ 8 000×g 离心 7 min,弃上清,将沉淀在室温下晾干。

(9)沉淀溶于 20 μL TE,−20 ℃保存备用。

四、注意事项

(1)用于裂解的噬菌体、宿主菌应为新鲜培养获得,裂解好,裂解噬菌体收获量大。

(2)液体培养裂解时,如到培养时间时裂解尚未发生,可适当提高培养温度或加大摇震速度。

(3)RNase A、DNase Ⅰ 消化不全,DNA、RNA 可粘走部分噬菌体。

(4)苯酚/氯仿抽提时,注意 PEG、蛋白质等杂质污染,它们会影响限制性内切酶切割。

实验六 聚合酶链反应—单链构象多态性(PCR-SSCP)分析

一、原理

聚合酶链反应—单链构象多态性分析(Single Strand Conformation Polymorphism Analysis of Polymerase Chain Reaction Products)的基本程序为:首先 PCR 扩增特定靶序列,然后将扩增产物变性为单链,进行非变性聚丙烯酰胺凝胶电泳。在不含变性剂的中性聚丙烯酰胺凝胶中电泳时,DNA 单链的迁移率除与 DNA 链的长短有关外,更主要的是取决于DNA 单链所形成的构象。在非变性条件下,DNA 单链可自身折叠形成具有一定空间结构的构象。这种构象由 DNA 单链碱基决定,其稳定性靠分子内局部顺序的相互作用(主要为氢键)来维持。相同长度的 DNA 单链其顺序不同,甚至单个碱基不同,则所形成的构象不同,电泳迁移率也不同。PCR 产物变性后,单链产物经中性聚丙烯酰胺凝胶电泳,靶 DNA 中若有单碱基置换,或数个碱基插入或缺失等改变时,因迁移率变化会出现泳动变位,从而可将变异 DNA 与正常 DNA 区分开。

二、试剂

(1) PCR 相关试剂。

(2) α-^{32}P-dCTP。

(3) 30％聚丙烯酰胺(29:1):丙烯酰胺 29 g、甲叉双丙烯酰胺 1 g,溶于 100 mL ddH$_2$O 中,4 ℃保存。

(4) 10％过硫酸胺配制方法:1 g 过硫酸胺,溶于 10 mL ddH$_2$O 中,4 ℃保存(可用数周)。

(5) TEMED(N,N,N',N'-四甲基乙二胺)。

(6) 5×TBE 缓冲液:Tris 碱 54 g、硼酸 27.5 g、0.5 mol/L EDTA (pH8.0) 20 mL,加 ddH$_2$O 至 1 000 mL。

(7) 变性上样液:95％甲酰胺、0.03％二甲苯青、0.05％溴酚蓝、20 mmol/L EDTA (pH8.0)。

三、操作步骤

(一)PCR 扩增

反应总体积为 10 μL,在 0.5 mL 微量离心管中加入下列反应成分:

10×buffer	1 μL
dNTPmix	70 μmol/L
DNA 模板	100 ng
引物及 Taq DNA 酶	依实验设计要求按比例加入
α-^{32}P-dCTP	0.1 μL
ddH$_2$O	10 μL

按实验设计循环参数进行扩增,获取扩增产物。

(二)聚丙烯酰胺凝胶电泳

1.电泳槽玻璃板的处理

用洗涤剂清洗玻璃板,自来水反复冲净洗涤剂,双蒸水冲洗 3 次,晾干,95％乙醇擦拭,自然干燥。用棉签沾取硅烷溶液 Sigmacote 涂于玻璃的贴胶面上,5～10 min 后再用软纸擦拭除去多余的 Sigmacote 溶液。在两块玻璃内的两侧放好衬条对齐,用固定夹夹紧两块玻璃,并用玻璃胶带封边。

2.制胶

按照被分离 DNA 片段的大小、含量及玻璃板、衬条的大小决定凝胶的浓度与体积,一般来讲使用 5％～8％的凝胶较为合适。轻轻摇匀配制的胶液于真空抽气(开始时要缓慢)除气泡,加 35 μL TEMED 至聚丙烯酰胺混合液中,混匀。用 10 mL 玻璃吸管或 50 mL 注射器吸取胶液,将玻璃模具倾斜成 60°角,缓慢注入两玻璃板间的空隙中,直至灌满模具,立即插入相应的点样梳(勿使梳齿下带进气泡,并且不要将梳齿全部插入胶内,留约 2 mm梳齿于玻璃板上端,以免拔梳时把胶孔拔断)。由于凝胶在聚合过程中有回缩,所以应小心添加些胶液于梳子处,水平放置,室温聚合 1 h。将封口玻璃胶带掀去,放入电泳槽,凹型玻璃贴紧电泳缓冲液槽,用大号固定夹固定住两侧。在上下电泳槽内灌入 1×TBE 电泳缓冲液,小心取出点样梳,用槽内的缓冲液反复冲洗点样孔,以去除可能存在的未聚合的聚丙烯酰胺和气泡。

3.扩增产物的处理

将 PCR 扩增产物与变性上样液按 1∶5 的比例加入 0.5 mL 微量离心管中,混匀。样品上胶前应 98 ℃变性 10 min,再立即冰浴骤冷。取约 3~5 μL 变性样品(根据点样孔的大小决定上样量),以微量加样器上样(上样时要注意不要有气泡冲散样品,而且速度要快,时间长了样品易于扩散)。

4.电泳

电泳槽接上电极(上槽接负极,下槽接正极),开启电源,根据扩增片段的大小及电泳槽和凝胶的大小,决定电泳的电压及电泳时间。通常室温下以 1~5 V/cm 电泳。

5.剥胶

电泳结束后,倒弃电泳缓冲液,取下电泳玻璃板,用塑料楔子从玻璃板底部一角小心分开玻璃,凝胶应附着在一块玻璃上,切去凝胶左上角,作为点样顺序标记。剪一张与玻璃同样大小的滤纸,严密覆盖于凝胶上,顺一个方向将凝胶缓慢取下,用保鲜膜盖于胶面并包好,避免膜和胶之间产生气泡或皱折,将凝胶固定在 X 线片夹中。

6.放射自显影

在暗室中将 X 线片贴于胶面,盖严片夹,用黑布将 X 线片夹包裹,置-70 ℃放射自显影。曝光时间根据同位素的强度而定,约 1~10 d。

7.冲洗胶片

从-70 ℃取出 X 线片夹,在暗室内迅速取出 X 线片,立即显影,以免使 X 线片上出现过多的冷凝水(如果想再得到一张放射自显影影像,可立即在片夹中装一张新 X 线片并尽快放回到-70 ℃继续显影。如果来不及再加入新片即已出现冷凝水则应使样品凝胶和 X 线片夹都恢复到室温,并擦去冷凝水后再装入新的 X 线片)。依次按以下程序操作进行显影:

X 线片显影液显影	1~5 min
水洗	1 min
定影液定影	5 min
流动水冲洗	15 min

所有使用液的温度应以 18~20 ℃为宜。

四、注意事项

1.核酸片段的大小

用于 SSCP 分析的核酸片段越小,检测的敏感性越高。对于<200 bp 的片段,SSCP 可发现其中 70%的变异;对于 300 bp 左右的片段则只能发现其中 50%的变异;而>500 bp 的片段,则仅能检出 10%~30%的变异。因此,<300 bp,尤其是 150 bP 左右的核酸片段更适

于 SSCP 分析。对于>400 bp 的 PCR 产物就需要设法进一步处理,可以用限制性酶消化 PCR 产物,产生<400 bp 的 DNA 片段,再进行 SSCP 分析。

2.游离引物

游离引物可能同 PCR 产物结合而改变其泳动率,即使游离引物量为 6 nmol/L 都有明显影响。因此,应尽可能除去游离引物。可以采用不对称引物扩增方法,尽可能消耗多余的引物。也可以运用过柱或磁性球方法纯化 PCR 产物,或者是稀释 PCR 产物,减少游离引物的干扰。

3.低浓度变性剂

凝胶中加入低浓度的变性剂,如 5%～10%甘油、5%尿素或甲酰胺、10%二甲亚砜 (DMSO)或蔗糖等有助于提高敏感性,可能是因为轻微改变单链 DNA 的构象,增加分子的表面积,降低单链 DNA 的泳动率。但有些变异序列却只能在没有甘油的凝胶中被检出。因此,对同一序列使用 2～3 种条件做 SSCP,可能提高敏感性。

4.电泳温度

一般认为保持凝胶内温度恒定是 SSCP 分析最关键的因素,温度有可能直接影响 DNA 分子内部稳定力的形成及其所决定的单链构象,从而影响突变的检出。室温下电泳适于大多数情况,但由于在电泳时温度会升高,为确保电泳温度相对恒定,应采取以下措施:减少凝胶厚度,降低电压,有效的空气冷却或循环水冷却等。

5.凝胶的长度

可用测序板进行 SSCP 分析,凝胶板长度在 40 cm 以上。

6.凝胶浓度及厚度

凝胶浓度很重要,一般使用 5%～8%的凝胶,凝胶浓度不同,突变带的相对位置也不相同,如果在进行未知突变种类的 SSCP 分析时,最好采用两种以上凝胶浓度,这样可以提高突变种类的检出率。凝胶的厚度对 SSCP 分析也很重要,凝胶越厚,背景越深,在上样量较多的前提下,凝胶越薄越好。

7.假阴性

一般认为,如没有污染,PCR-SSCP 分析不存在假阳性结果,但可能出现假阴性结果,后者是由于点突变引起的空间构象变化甚微,迁移率相差无几所致,尤其是点突变发生在扩增片段的两端时。如果有阳性和阴性对照,结果可以重复确定的突变带是可信的,如果没有阳性对照,应经测序来确定其是否为突变带。由于 PCR-SSCP 的不足之处主要是可能检出假阴性结果,应通过设置阳性对照,摸索电泳条件,假阴性结果在很大程度上是可以避免的。但对未知基因变异的检测,假阴性结果就难以百分之百地消除。

8.结果分析

单链凝胶电泳时,互补单链迁移率不同,一般形成两条单链带。PCR 产物进行单链凝胶电泳之前,通过加热变性产生单链,如变性不彻底,残留双链亦可形成一条带。因此, PCR-SSCP 分析结果至少显示三条带。但是,由于一种 DNA 单链有时可形成两种或多种构象,检出三条或四条单链带就不足为奇。

实验七　逆转录-聚合酶链反应

一、原理

逆转录-聚合酶链反应（Reverse Transcription-Polymerase Chain Reaction，RT-PCR）的原理：提取组织或细胞中的总RNA，以其中的mRNA作为模板，采用Oligo(dT)或随机引物利用逆转录酶反转录成cDNA，再以cDNA为模板进行PCR扩增而获得目的基因或检测基因表达。RT-PCR使RNA检测的灵敏性提高了几个数量级，使一些极为微量RNA样品分析成为可能。该技术主要用于：分析基因的转录产物、获取目的基因、合成cDNA探针、构建RNA高效转录系统。

二、反转录酶的选择

1. Money鼠白血病病毒（MMLV）反转录酶

有较强的聚合酶活性，RNA酶H活性相对较弱。最适作用温度为37 ℃。

2. 禽成髓细胞瘤病毒（AMV）反转录酶

有较强的聚合酶活性和RNA酶H活性。最适作用温度为42 ℃。

3. Thermus thermophilus、Thermus flavus等嗜热微生物的热稳定性反转录酶

在Mn^{2+}存在下，允许高温反转录RNA，以消除RNA模板的二级结构。

4. MMLV反转录酶的RNase H^-突变体

商品名为Super Script和Super Script Ⅱ。此种酶较其他酶能将更大部分的RNA转换成cDNA，这一特性允许其从含二级结构的、低温反转录很困难的mRNA模板合成较长cDNA。

三、合成cDNA引物的选择

1. 随机六聚体引物

当特定mRNA由于含有使反转录酶终止的序列而难于拷贝其全长序列时，可采用随机六聚体引物这一不特异的引物来拷贝全长mRNA。用此种方法时，体系中所有RNA分子全部充当了cDNA第一链模板，PCR引物在扩增过程中赋予所需要的特异性。通常用此引物合成的cDNA中96%来源于rRNA。

2. Oligo(dT)

是一种对mRNA特异的方法。因绝大多数真核细胞mRNA具有3'端Poly(A^+)尾，此引物与其配对，仅mRNA可被转录。由于Poly(A^+)RNA仅占总RNA的1%～4%，故此种引物合成的cDNA比随机六聚体作为引物而得到的cDNA在数量和复杂性方面均要小。

3. 特异性引物

最特异的引发方法是用含目标RNA的互补序列的寡核苷酸作为引物，若PCR反应用两种特异性引物，第一条链的合成可由与mRNA 3'端最靠近的配对引物起始。用此类引

物仅产生所需要的 cDNA,导致更为特异的 PCR 扩增。

四、试剂

(1) RNA 提取试剂。

(2)第一链 cDNA 合成试剂盒。

(3) dNTPmix:含 dATP、dCTP、dGTP、dTTP 各 2 mmol/L。

(4) Taq DNA 聚合酶。

五、操作步骤

1. 总 RNA 的提取

见相关内容。

2. cDNA 第一链的合成

目前试剂公司有多种 cDNA 第一链合成试剂盒出售,其原理基本相同,但操作步骤不一。现以 GIBICOL 公司提供的"Super Script™ Preamplification System for First Strand cDNA Synthesis"试剂盒为例。

(1)在 0.5 mL 微量离心管中,加入总 RNA 1～5 μg,补充适量的 DEPC H_2O 使总体积达 11 μL,在管中加 10 μmol/L Oligo (dT)$_{12～18}$ 1 μL,轻轻混匀,离心。

(2) 70 ℃加热 10 min,立即将微量离心管插入冰浴中至少 1 min。然后加入下列试剂的混合物:

10×PCR buffer	2 μL
25 mmol/L $MgCl_2$	2 μL
10 mmol/L dNTPmix	1 μL
0.1 mol/L DTT	2 μL

轻轻混匀,离心。42 ℃孵育 2～5 min。

(3)加入 Superscript Ⅱ 1 μL,在 42 ℃水浴中孵育 50 min。

(4)于 70 ℃加热 15 min 以终止反应。

(5)将管插入冰中,加入 RNase H 1 μL,37 ℃孵育 20 min,降解残留的 RNA。−20 ℃保存备用。

3. PCR

(1)取 0.5 mL PCR 管,依次加入下列试剂:

第一链 cDNA	2 μL
上游引物(10 pmol/L)	2 μL
下游引物(10 pmol/L)	2 μL
dNTP(2 mmol/L)	4 μL
10×PCR buffer	5 μL
Taq 酶(2 u/μL)	1 μL

(2)加入适量的 ddH_2O,使总体积达 50 μL。轻轻混匀,离心。

(3)设定 PCR 程序:在适当的温度参数下扩增 28～32 个循环。为了保证实验结果的可靠与准确,可在 PCR 扩增目的基因时,加入一对内参(如 G_3PD)的特异性引物,同时扩增内参 DNA,作为对照。

(4)电泳鉴定:琼脂糖凝胶电泳,紫外灯下观察结果。

(5)密度扫描、结果分析:采用凝胶图像分析系统,对电泳条带进行密度扫描。

六、注意事项

(1)在实验过程中要防止 RNA 的降解,保持 RNA 的完整性。在总 RNA 的提取过程中,注意避免 mRNA 的断裂。

(2)为了防止非特异性扩增,必须设阴性对照。

(3)内参的设定:主要为了用于靶 RNA 的定量。常用的内参有 G_3PD(甘油醛-3-磷酸脱氢酶)、β-Actin(β-肌动蛋白)等。其目的在于避免 RNA 定量误差、加样误差以及各 PCR 反应体系中扩增效率不均一、各孔间的温度差等所造成的误差。

(4)PCR 不能进入平台期,出现平台效应与所扩增的目的基因的长度、序列、二级结构以及目标 DNA 起始的数量有关。故对于每一个目标序列出现平台效应的循环数,均应通过单独实验来确定。

(5)防止 DNA 的污染:

1)采用 DNA 酶处理 RNA 样品。

2)在可能的情况下,将 PCR 引物置于基因的不同外显子中,以消除基因和 mRNA 的共线性。

实验八 酵母 tRNA 的制备(苯酚法)

一、原理

转移 RNA (tRNA)为低相对分子质量的 RNA,相对分子质量约 $2.5×10^4$ 左右。在细胞的生理 pH 下呈可溶状态。利用酵母菌制备 tRNA 可不破碎细胞直接以水饱和的中性苯酚抽提使细胞通透性发生改变放出 tRNA,而大分子核酸仍留在细胞内,经离心去除菌体的抽提液并除去蛋白质、多糖等物质。以乙醇沉淀出 tRNA。

本试验采用苯酚法抽提 tRNA,并通过 DEAE 纤维素柱纯化,除去少量 DNA、大分子 RNA、蛋白质、多糖等杂质,最后得到各种氨基酸专一性 tRNA 的混合物。

二、材料、设备及试剂

(一)材料

(1)苯酚。

(2)醋酸钾(KAc)。

(3)工业乙醇。

(4)无水乙醇。

(5) 95%乙醇。

（6）乙醚。

（7）氯化钠（NaCl）。

（8）氢氧化钠（NaOH）。

（9）盐酸（HCl）。

（10）三乙醇胺（TEA）。

（11）皂土。

（12）新鲜面包酵母。

（13）洗脱瓶。

（14）离子交换柱 60 cm×1.8 cm。

（15）乙二胺乙基（DEAE）纤维素。

（二）设备

电动搅拌器，离心机，部分收集器，紫外分光光度计。

（三）试剂

（1）DEAE 纤维素：称取 20 g 1.0 mmol/L DEAE，先以 0.5 mol/L 的氢氧化纳 300 mL 浸泡 12 h，边浸泡边搅拌，离心弃上清后水洗至中性，弃去水层。

（2）三乙醇胺先以浓 HCl 调至 pH7.4，然后稀释成 1 mol/L 作为贮液，用时稀释。

（3）分别配制每升含 0.1 mol、0.2 mol、1 mol 氯化钠的 0.1 mol/L TAE 缓冲液（pH7.4）各 500 mL。

三、操作步骤

（1）取 100 g 新鲜面包酵母，加入 150 mL 蒸馏水，搅拌成糊状，再加入 200 mL95％苯酚（改变细胞通透性，变性蛋白），搅拌 1 h 后，放置于冰箱中过夜。

（2）4 000 rpm 离心 15 min，小心吸出下层酚相，每升加 20 g 醋酸钾和 2 L 工业乙醇使 tRNA 沉淀，放置于冰箱中过夜。

（3）4 000 rpm 离心 15 min，弃上清，用 95％乙醇洗涤沉淀，4 000 rpm 离心 15 min，弃上清，将沉淀用乙醚洗一次，4 000 rpm 离心 15 min，弃上清，将沉淀溶于 10 mL 0.1 mol/L TEA 缓冲液中，加入 0.01 g 皂土，1 g 氯化钠，冰浴下静置 1 h，4 000 rpm 离心 15 min，将上清液用 0.1 mol/L TEA 缓冲液稀释 10 倍，过 DEAE 纤维素柱（事先以每升含 0.1 mol 氯化钠的 0.1 mol/L TEA 缓冲液平衡）。

（4）以每升含 0.2 mol 的 NaCl 的 TEA 缓冲液洗涤，至流出液的 OD＜0.05 为止。

（5）以每升含 1 mol 的 NaCl 的 TEA 缓冲液洗脱，分别收集测定其 OD260，取其峰值部分液体，加入 2 倍体积 95％的乙醇，置于冰箱中过夜。

（6）4 000 rpm 离心 15 min，弃上清，以 67％乙醇、95％乙醇、无水乙醇、乙醚各洗一次，4 000 rpm 离心 15 min，弃上清，将所得沉淀真空干燥，即得酵母 tRNA。

（7）应用聚丙烯酰胺凝胶电泳检测 tRNA。

实验九　DNA 序列测定

一、原理

目前基于焦磷酸发光的第二代高通量长片段测序技术在国际医学研究领域已经得到普遍的应用。其原理为:将基因组 DNA 样品随机打断,然后把片段各自连接在磁珠上,每个磁珠都各自置于平板的一个小孔中,以该片段为模板进行 PCR 反应。如果发生 A-T、C-G 的碱基配对反应,就会释放焦磷酸,在 ATP 硫酸化酶和萤光素酶的作用下,经过合成和化学发光反应,释放出光信号,实时被高灵敏度 CCD 捕获到。有一个碱基和测序模板进行配对,就会捕获到一分子的光信号;由此一一对应,就可以准确、快速地确定待测模板的碱基序列。

目前国际上利用焦磷酸发光原理的第二代高通量长片段基因组测序技术在医学研究中进行的工作主要包括以下 6 大类。

(一)目标区域测序

1. 工作原理

利用芯片探针杂交的原理捕获基因组中和疾病相关的区域,然后对捕获产物进行测序和突变分析。

2. 应用特点

人类基因组全序列测序工作完成和全基因组关联分析(GWAS)的成果,使得目前对具体的某种疾病研究无须进行病人的全基因组测序,而只须针对和疾病相关的基因和区域进行测序分析。相对于全基因组测序,目标区域测序有 3 大优点:

(1)节省人力、财力和时间。

(2)专注于感兴趣的区域,数据分辨率高。

(3)剔除了基因组中不相关区域的数据,大大减小了数据分析的难度。

目前最新的目标区域测序可以把人类基因组中所有的外显子一次性捕获下来进行测序分析突变,或者是一次性捕获基因组中 50 mol/L 左右的目标区域。

(二)PCR 扩增产物测序

1. 工作原理

设计引物 PCR 扩增和肿瘤相关的基因外显子,然后对 PCR 产物进行测序和突变分析,如图 6-9-1 所示。

2. 应用特点

在病变组织中,同一个病变基因外显子的序列具有多种突变形式,而这些突变形式的差异往往和疾病的易感性、致病性、耐药性等特性具有重要关系。利用 PCR 扩增产物测序技术可以检测到病变组织中的某个或者若干个病变基因外显子中的各种突变形式,并报告各种突变发生的频率。目前针对医学上许多常见疾病基因突变和信号通路的研究分析,如 k-Ras、EGFR 和 B-Raf 突变均有大量成熟的研究文献报道。

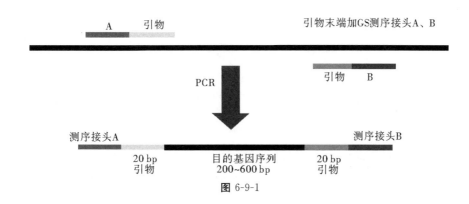

图 6-9-1

（三）转录组测序

1. 工作原理

提取病变组织中的总 RNA，反转录为 cDNA，然后对 cDNA 进行测序和突变分析。

2. 应用特点

外显子只占人类基因组约 1%，却是各种致病突变集中发生的区域。而且在外显子上发生的突变会直接导致蛋白质水平的变化，和疾病显型具有较直接的关系。通过转录组测序，可以得到大量全长的 cDNA 序列，从而可以准确地鉴定新的疾病相关基因和这些基因中发生的各种突变，并鉴定外显子在转录翻译过程中发生的剪切连接变异。另外通过高通量测序读取基因数目的差异，还可以鉴定组织在不同发育阶段下疾病相关基因表达量的变化。

（四）病原体检测

1. 工作原理

从组织中提取 DNA，进行基因组测序，与软件和数据库中的基因组序列进行比对，检测组织中是否含有病原体的基因组序列。

2. 应用特点

病原体基因组序列和组织中的人类基因组序列相比，含量一般都较少，因此做此类检测工作必须要求高通量的仪器，一次可以获得较多的序列片段。另外，能否准确鉴定病原体，还要求序列比对的特异性要比较高，因此获得的序列片段越长，其比对特异性越佳。所以进行此类工作，必须要求仪器同时能满足高通量和长度长的特点。

（五）病原体微生物全基因组测序

1. 工作原理

从组织中提取 DNA，进行基因组测序，通过序列比对去除宿主的 DNA 序列，然后进行病原体微生物的基因组组装。

2. 应用特点

基因组组装是否完整，和测序的片段长度具有直接的关系，对操作人员的生物信息学背景以及大型运算电脑也有较高要求。结合医院的具体特点，较宜选用长片段测序平台，以减少对生物信息学和大型运算电脑的要求。

（六）病原体微生物多样性分析

1. 工作原理

从组织样品中提取 DNA,或者扩增 16S RNA V3、V6 可变区域,然后直接进行测序,在公共数据库中进行基因组序列比对确定样品中的微生物种类,通过每个种类所获得的测序片段数目差异来判断各种微生物在群落中的丰度。

2. 应用特点

人体中寄生着大量的微生物群落,如肠道、口腔等环境。目前已经有大量的医学研究证明,这些微生物群落和人类一些复杂性的疾病具有密切的关系,微生物的种类以及每种微生物在群体中的丰度差异等可能和疾病的易感性和发病机理都有密切的关系,如据研究报道肝癌的发病和肝炎病毒的侵袭具有密切的关系。

二、材料、设备及试剂

（一）材料

(1) 2 mL 和 50 mL 的离心管。
(2) 托盘。
(3) PTP 板。
(4) 50% 乙醇。
(5) 10% Tween-20。
(6) Zeiss 湿巾。

（二）设备

小型高速离心机,GS Junior 机器,加样枪。

（三）试剂

(1) GS Junior Titanium 系列的试剂盒。
(2) GS Junior Titanium 系列的 emPCR 试剂盒。
(3) GS Junior Titanium Sequencing Kit 试剂盒。
(4) 配套的 GS Junior Titanium Pico Titer Plate Kit 试剂盒。

三、DNA 酶解、DNA 测序或片段分析的流程

（一）清洗

前一次测序完成后,GS Junior 仪器处于待机状态。在开始正式的测序反应前,利用预清洗试剂洗涤 GS Junior 的液体流路系统。开始测序程序后,将提示进入 Pre-wash 步骤,更换吸管及放入预清洗试剂,可开始预习程序。本步骤持续约 30 min。

（二）清洗准备 PTP 板

在进行 GS Junior 预清洗的同时,准备测序用 PTP 板及测序反应珠。利用珠沉积装置

(bead deposition device,BDD)可辅助测序反应珠载入 PTP 板中:在清洁的 BDD 中装入新的 PTP,之后可通过 BDD 的上样孔,向 PTP 加入测序反应珠。此外,清洗各种反应珠,反应珠包括各种酶反应珠(提供反应酶)及包装珠(填充反应珠间的空隙),并按照一定比例混合各种反应珠,准备好后等待上样。

（三）上样及准备上机

本步骤中,将反应液装入 GS Junior,控制程序将控制仪器吸取试剂,填充液体流路系统,并需清洁 PTP 盒(PTP cartridge),为正式测序做好准备。另外,按照一定顺序将不同的反应珠分别加入到测序平板,PTP 的微孔中将分层铺有各种反应珠及带有 DNA 模板的测序珠,各层反应珠协同作用实现焦磷酸测序,此步骤后的 PTP 可放入 GS Junior 测序仪中进行测序。

（四）开始运行

本步骤正式开始测序反应。按照测序控制程序提示,输入本次测序的信息并选择测序参数,将包含样品的 PTP 板放入 PTP 盒,启动测序步骤,仪器便会根据设定好的顺序吸取测序反应用的试剂,实现 PTP 板上所有样品的同步测序。

（五）数据采集和处理

CCD 检测器把检测到的荧光信号转换为电信号,并把它传送给安装了 GS Junior 的数据处理工作站。工作站接收信号后,用预先设置好的方式进行初步处理,并把这些数据存贮在计算机的数据库里。

（六）自动数据提取和分析

最后,工作站会自动地从数据库中提取这些数据,并根据不同的运行模式,完成对样品 DNA 的碱基序列分析,然后按照设置好的质量过滤指标滤除测序质量未达标的碱基,序列结果及测序质量以文件的形式保存于计算机的硬盘中。

（七）结果

样品中单个 DNA 分子的测序结果,在分析好的文件中,由一条序列及 4 个碱基的排列组合表示。可以用数据处理工作站带有的 GS De Novo Assembler,GS Reference Mapper 及 GS Amplicom Variation Analyzer 软件查看结果,进行相关应用分析。

四、操作步骤

（一）实验准备

1.样本准备

样本必须经过 GS FLX Titanium 或 GS Junior Titanium 系列的试剂盒建库处理,随后必须经过 GS FLX Titanium 或 GS Junior Titanium 系列的 emPCR 试剂盒进行扩增。

2.试剂准备

上机需准备 GS Junior Titanium Sequencing Kit 试剂盒以及配套的 GS Junior Titanium Pico Titer Plate Kit 试剂盒。一个 GS Junior 机器只能容纳一个单分区的 PTP 设备。

3. 测序试剂准备

(1)一个 GS Junior Titanium Sequencing Kit 试剂盒包括 3 个部分：

1)测序试剂盒及酶(-20 ℃保存)。

2)测序用缓冲液(常温保存)。

3)测序用 Packing Beads 和 Supplement CB (4 ℃保存)。

(2)在上机之前,需要进行以下步骤：

1)打开测序试剂盒及酶试剂盒,取出 2 mL 和 50 mL 的离心管,将 2 mL 的离心管放在冰上解冻。

2)握住包含 10 个管的试剂盒,用室温的自来水将托盘填满,注意不要将整个试剂盒淹没,保持其直立并避光保存。

3)将托盘放回包装盒,将 50 mL 的管放在托盘中解冻。

4)翻转 50 mL 离心管和试剂盒三次以混合试剂。

5)当所有试剂都解冻后,将试剂盒与 50 mL 管放在 4 ℃环境下。

6)将 Packing Beads 和 Supplement CB 从冰箱取出放在冰上。

7)从缓冲液试剂盒中取出 Buffer CB、Pre-wash Buffer 的瓶子、Buffer 吸管、试剂吸管及 Pre-wash 试剂盒,置于室温中。

(二)预清洗

1. 预清洗准备

在 GS Junior 正常连续使用的情况下,仪器会保持待机状态。上一次运行用到的 PTP 板会残留在机器的 PTP 仓门中。如果机器中没有 PTP 板,需要在进行预清洗之前置入一个已使用过的 PTP 板。

(1)打开 GS Junior 控制主机,点击 GS Junior Sequencer 图标打开运行窗口,点击状态栏中的"Operator",选择用户名进行登录,如图 6-9-2 所示。

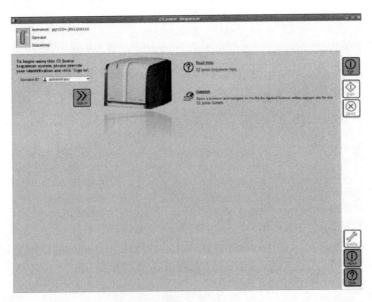

图 6-9-2

（2）点击窗口右边的"Start"按钮，如图 6-9-3 所示。

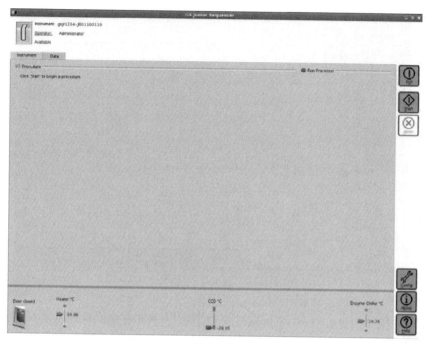

图 6-9-3

（3）在弹出的"Instrument Procedure"窗口中选择"Sequencing"后点击"Next"按钮，如图 6-9-4 所示。

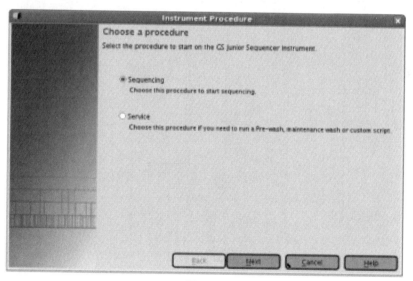

图 6-9-4

（4）点击"Proceed"按钮，如图 6-9-5 所示。

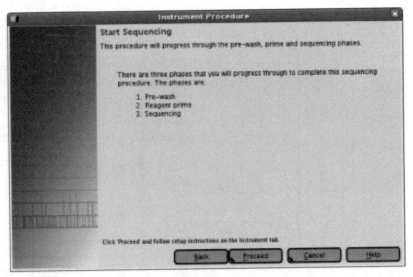

图 6-9-5

（5）在 GS Junior Sequencer 运行窗口中将出现当前版本介绍及接下来要进行的操作，如图 6-9-6 所示。

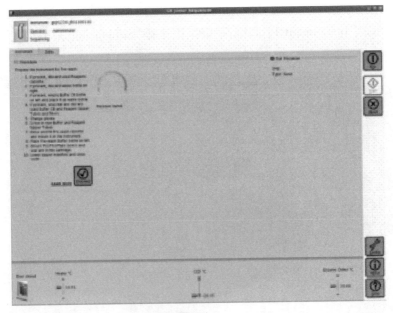

图 6-9-6

（6）打开机器盖子完全抬升起吸管盖。

（7）将大的 Buffer 吸管和小的试剂吸管分别旋入滤芯，如图 6-9-7 所示。

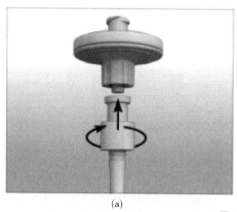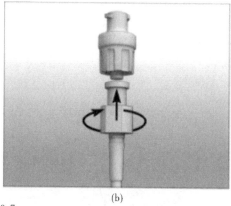

(a)　　　　　　　　　　　　　　　　(b)

图 6-9-7

（8）将旋好的吸管和滤芯挨个旋入吸管盖，用手指旋紧，如图 6-9-8 所示。

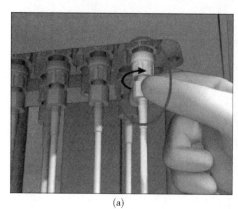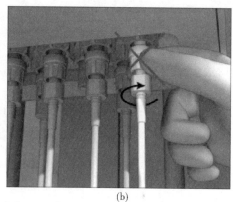

(a)　　　　　　　　　　　　　　　　(b)

图 6-9-8

（9）打开 GS Junior Sequencing Kit Buffer box 中预清洗的试管匣，如图 6-9-9 所示。

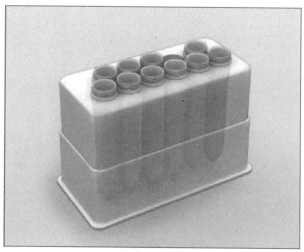

图 6-9-9

（10）用纯水清洗试管两次。

（11）将预清洗缓冲液倒入试管,直至液面离试管口约 1 cm。

（12）将预清洗用的试管匣放入仪器,有空位的位置朝内,以保证所有吸管都可插入试管;缓冲液瓶放在左侧,如图 6-9-10 所示。

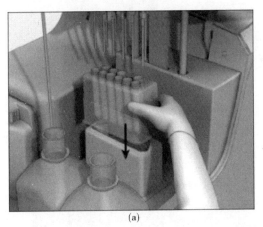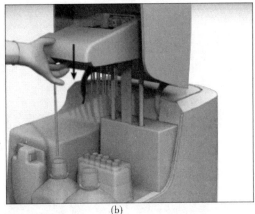

(a)　　　　　　　　　　　　　　　(b)

图 6-9-10

（13）缓缓放下吸管盖合上机器。

2.预清洗运行

合上机器后,软件的界面显示如图 6-9-11 所示。

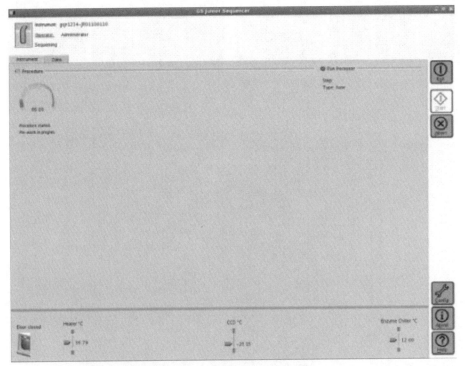

图 6-9-11

Pre-wash 预清洗将会持续约 30 min。结束后窗口会提示需要准备的机器及试剂,详细操作步骤也会在窗口中显示,如图 6-9-12 所示。

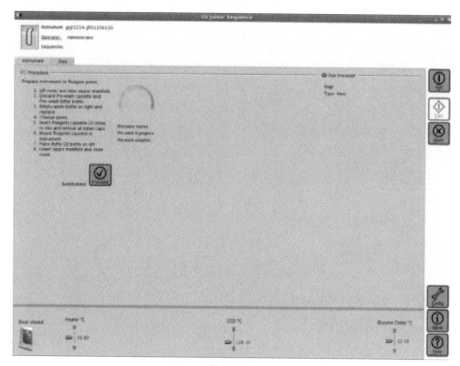

图 6-9-12

(三)PTP 板准备

1. Bead Buffer 2 (BB2)准备

(1)向 Buffer CB 瓶中添加 6.6 mL Supplement CB,颠倒瓶子 10 次以充分混合。

(2)利用 50 mL 的血清移液管(serological pipette)转移 40 mL 的 Buffer CB 到一个干净的 50 mL 离心管内并置于冰上。

(3)将三磷酸腺苷双磷酸酶(Apyrase)管放在小型高速离心机上以 9300 ×g (1 000 rpm)转速离心 5 s 后向 50 mL 管中添加 6.5 μL Apyrase,标注为 BB2 (Bead Buffer 2)。轻轻颠倒管子 10 次以混匀后,放置在冰上。

2. PTP 板及 BDD 准备

(1)从 GS Junior Titanium Pico Titer Plate Kit 中取出 PTP 板,保持封条在托盘上方。

(2)将 PTP 板的 6 位数字 IDs 和 bar codes 输入仪器运行软件窗口。

(3)去除托盘上的垫圈,用 Sparkleen 溶液浸泡并轻轻晃动 30 s 对 PTP 板进行清洁,再用纯水进行彻底漂洗后放置在纸巾上自然风干。

(4)用软短毛刷和 Sparkleen 溶液清洗 BDD,再用纯水进行彻底漂洗后放置在纸巾上自然风干。

(5)戴上手套,保证托盘在正前方,一只手持 PTP 板的托盘,另一只手取出 PTP 板,注意不要碰到 PTP 板的平面,只能夹住两侧边缘。

(6)将 PTP 板放入 BDD 中,将二者有缺口的角对齐。

(7)将清洗过风干后的上样夹放在 PTP 板上,对齐有缺口的角。

(8)将 BDD 的上盖放在 BDD 上,对齐两个孔。

(9)合上 BDD 的固定夹,当听到"咔嚓"声后说明该系统已密封成功,如图 6-9-13 所示。

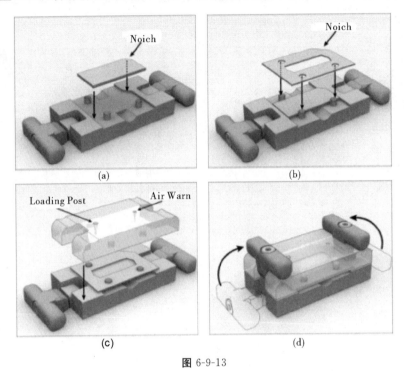

图 6-9-13

(10) BDD 的盖子上有两个孔,大孔为上样孔,小孔为气孔。从上样孔中缓缓注入 350 μL BB2 溶液到 PTP 板中,将 BDD 放入离心机以 1620 $\times$ g(以 Eppendorf 5430 为例 4013 rpm)的转速离心 5 min,如图 6-9-14 所示。

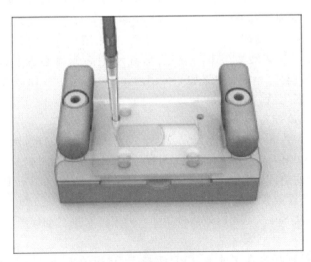

图 6-9-14

3.磁珠准备

（1）GS Junior 系统包含 4 种磁珠，每一种磁珠都有特定的制备流程。这些磁珠需要分层次按顺序加入 PTP 板中，见表 6-9-1，第一层先放，第四层后放。

表 6-9-1 磁珠种类分层

磁珠层数	磁珠种类
第一层	Enzyme Beads Pre-layer
第二层	DNA and Packing Beads
第三层	Enzyme Beads Post-layer
第四层	PPiase Beads

1）向 Packing Beads 管中加入 1 mL BB2 并进行高速离心。

2）用 1 mL BB2 清洗三次 Packing Beads 并用 9300 ×g（10000 rpm）的速度进行离心，每次清洗 5 min，充分地清洗磁珠直至获得全部沉淀。小心地去除上清液，不要吸到珠子。

3）3 次清洗过后，加入 200 μL BB2，高速振荡使磁珠重新悬浮于溶液中，将试管放于冰上。

（2）携带酶的磁珠与携带 PPiase 的磁珠可同时进行清洗，确保更换枪头以避免混淆两种磁珠。

1）向携带酶的磁珠管与携带 PPiase 的磁珠管中各加入 1 mL BB2 中速离心混合，使用磁珠浓缩机（magnetic particle consentrator，MPC）进行回收，等待 30 s。反转 MPC 几次再等待 30 s，小心去除上清液并从 MPC 中移除试管。

2）用 1 mL BB2 对两种磁珠进行 3 次清洗，如上离心及收集磁珠。

3）3 次清洗过后，向携带酶的磁珠中加入 400 μL BB2，向携带 PPiase 的磁珠中加入 410 μL BB2，进行中速振荡使磁珠重新悬浮于溶液中，将试管放于冰上。

4）准备两个新的 1.7 mL 离心管，标注为"Enzyme Pre-layer"和"Enzyme Post-layer"，中速振荡后置于冰上，见表 6-9-2。

表 6-9-2

试剂	BB2	磁珠	总量
Enzyme Pre-layer	300 μL	110 μL	410 μL
Enzyme Post-layer	180 μL	230 μL	410 μL

（3）制备 DNA 及 Packing Beads 混合物：

1）从混匀器中取出 DNA Beads 的离心管。

2）将 DNA Beads 放在高速离心机上以 9300 ×g（10000 rpm）的转速离心 10 s。

3）去除上清液中的 BB2，保留 50 μL BB2 在离心管。

4）将聚合酶（polymerase）和聚合酶辅助因子（polymerase cofactor）离心管放在高速离心机上以 9300 ×g（10000 rpm）的转速离心 5 s。

5）向 DNA Beads 中添加以下试剂：

① 40 μL Polymerase。

② 20 μL Polymerase Cofactor。

③ 65 μL BB2。

6）将混合溶液进行 5 s 低速振荡后置于混匀器上，室温下放置 10 min。

7）混匀结束后，对 Packing Beads 的离心管进行高速振荡。

8）向 DNA 混合溶液中加入 175 μL Packing Beads，低速振荡后置于混匀器上，室温下放置 5 min。

（四）铺板及仪器准备

磁珠均通过向 BDD 上的大孔注射悬浮液进入 PTP 板中，随后进行离心使磁珠进入 PTP 板上的孔底部，这个步骤将针对以下 4 层磁珠（第一层：Enzyme Beads Pre-layer；第二层：DNA and Packing Beads；第三层：Enzyme Beads Post-layer；第四层：PPiase Beads）重复 4 次：

1．第一层磁珠铺设

（1）取出制备好的 BDD，从大孔吸出 BB2，尽量吸净。

（2）低速震荡第一层的 Enzyme Beads Pre-layer 5 s。

（3）迅速吸取 350 μL 悬浮液通过上样孔注入 PTP 板中，连续匀速注入，切勿回吸。

（4）以 1620 ×g（4013 rpm）的速度离心 5 min。

2．Buffer CB 准备

（1）取出 Buffer CB 的瓶子。

（2）高速振荡二硫苏糖醇（DTT）离心管 5 s，吸取 1 mL DTT 注入 Buffer CB 的瓶子。

（3）倒置 Substrate TW 离心管 10 次以混合。

（4）使用移液管将 44 mL Substrate TW 注入 Buffer CB。

（5）倒置瓶子 10 次以充分混合。

3．第二层磁珠铺设

（1）从离心机上取出 BDD。

（2）从大孔吸出 BB2，尽量吸净。

（3）从混匀器上取出 DNA 和 Packing Beads 的混合溶液。

（4）以 9300 ×g（10000 rpm）的转速进行 5 s 离心。

（5）抽吸 5 次以混合。

（6）迅速吸取 350 μL 悬浮液注入 PTP 板，离心管中尽量无液体残留。

（7）以 1620 ×g（4013 rpm）的速度离心 10 min。

4．GS Junior 机器准备

（1）打开 GS Junior 仪器顶盖，抬升吸管盖。

（2）移除 Pre-wash 的试剂盒及瓶子。

（3）清理右侧的废液罐。

（4）更换手套。

（5）颠倒 Sequencing Kit 试剂盒 20 次以混匀。

（6）小心去除吸管盖确保吸管盖不要碰到其他吸管避免交叉污染。

（7）将测序试剂盒安放进仪器。

（8）将 Buffer CB 瓶放在左侧。

（9）缓缓降低吸管盖，保证吸管浸入试剂管及 Buffer CB 的瓶子。

（10）关上仪器舱门。

（11）点击"Proceed"启动仪器，将会进行 5 min 的启动过程。

（12）启动完成后，向 GS Junior 运行窗口中输入 IDs 及 bar codes（条形码）信息，如图 6-9-15所示。

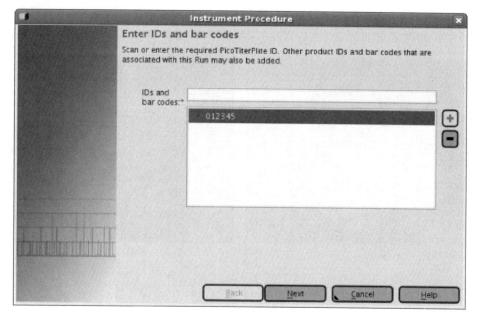

图 6-9-15

5.第三层磁珠铺设

（1）将试剂盒放进仪器后更换手套。

（2）从离心机上移除 BDD。

（3）使用移液枪从 BDD 中尽可能多地将第 2 层的上清液从气孔中吸出。

（4）中速振荡 Enzyme Beads Post-layer 5 s 获得均一的悬浮液。

（5）快速吸取 350 μL 悬浮液注入 PTP 板中。

（6）以 1620 ×g（4013 rpm）的速度离心 10 min。

6．GS Junior 机器 PTP 舱准备

（1）机器启动完成后，软件界面窗口会检测到并显示已启动完成。

（2）按住两侧的闩向外向下拉开机器的照相机舱门，如图 6-9-16 所示。

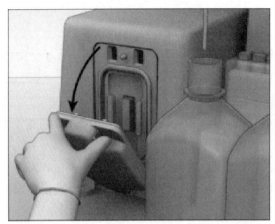

图 6-9-16

（3）按住 PTP 外框并抬起，之后移除上一次运行残留的 PTP 板，如图 6-9-17 所示。

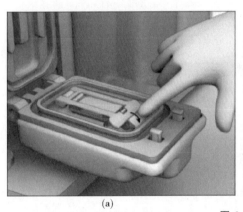
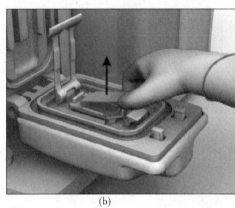

(a)　　　　　　　　　　　　　　　　　　　(b)

图 6-9-17

（4）用干净的纸巾包住密封圈后小心移除。

（5）更换手套。

（6）用 50％的乙醇浸湿擦镜纸（Kimwipe），擦拭仓匣表面去除残留磁珠及试剂，随后任其自然风干，如图 6-9-18 所示。

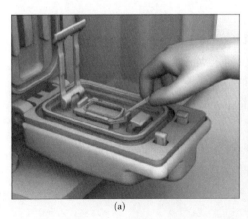
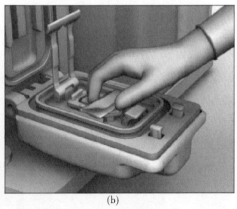

(a)　　　　　　　　　　　　　　　　　　　(b)

图 6-9-18

（7）放置新的密封圈，如图 6-9-19 所示。

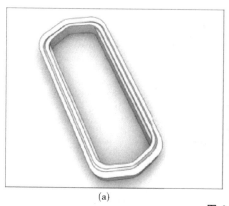
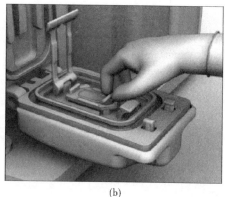

（a）　　　　　　　　　　　　　　（b）

图 6-9-19

（8）用 10％的自行配置的 Tween-20 浸湿擦镜纸对 PTP 仓匣表面进行擦拭。

（9）用新的 Zeiss 湿巾纸轻轻擦拭照相机表面。

（10）任电荷耦合元件（CCD）表面自然风干。

7. 第四层磁珠铺设

（1）从离心机上移除 BDD。

（2）使用移液枪从 BDD 中尽可能多地将第 3 层的上清液从气孔中吸出。

（3）中速振荡 PPiase Beads 5 s 获得均一的悬浮液。

（4）快速吸取 350 μL 悬浮液注入 PTP 板中。

（5）以 1620 ×g（4013 rpm）的速度离心 5 min。

（五）上机测序

1. 软件设置

（1）在软件窗口输入 IDs 及 bar codes 信息，结束机器启动过程。

（2）输入 6 位数字 PTP 板的 ID，以及其他试剂及耗材的 ID，之后输入自定义的本次运行名称及组别，点击"Next"，如图 6-9-20 所示。

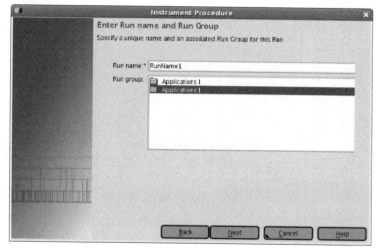

图 6-9-20

（3）进入新的对话框后，可选择需要加样运行的循环数后点击"Next"，如图 6-9-21所示。

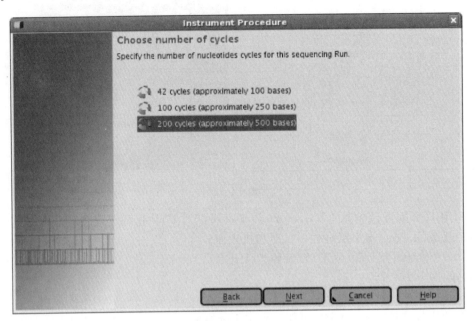

图 6-9-21

（4）进入新的对话框后，选择运行样本的类型后点击"Next"，如图 6-9-22 所示。

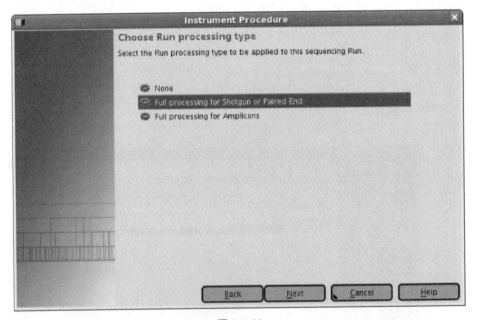

图 6-9-22

（5）新的对话框中可设置是否需要进行备份，选择后点击"Next"。仪器默认为进行备份操作，将会在运行结束后自动进行备份，如图 6-9-23 所示。

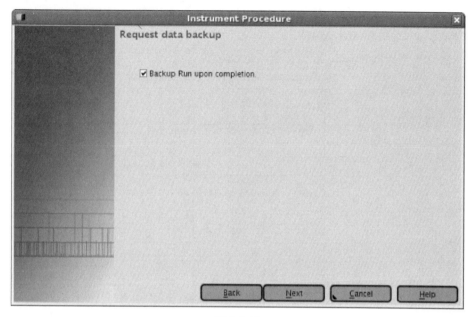

图 6-9-23

（6）可在新弹出的对话框中输入一些备注，完毕后点击"Next"，如图 6-9-24 所示。

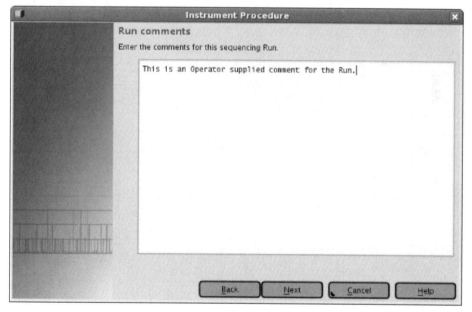

图 6-9-24

（7）最终对话框中会显示本次运行所设参数的信息，确认点击"Proceed"，如图 6-9-25 所示。

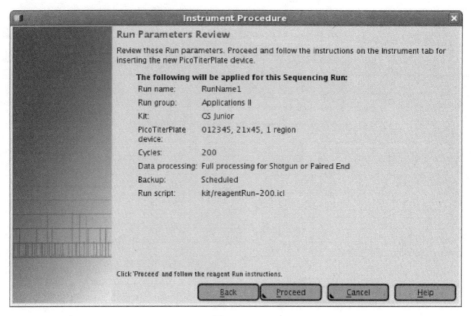

图 6-9-25

（8）设置完毕后软件会返回之前的操作界面，如图 6-9-26 所示。

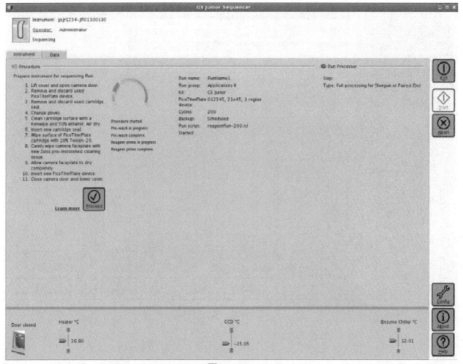

图 6-9-26

2. PTP 板上机

(1)从离心机中取出 BDD。

(2)使用移液枪从 BDD 中尽可能多地将第 4 层的上清液从气孔中吸出。

(3)打开 BDD 的上盖,轻轻去除密封圈,手持 PTP 板的两侧,从 BDD 中取出 PTP 板。

(4)将 PTP 板轻轻放入板匣内,正面朝下保持液流会进入孔中,缺口对齐仓门相应位置。

(5)关上 PTP 外框,保证被门卡紧。

(6)用擦镜纸擦拭 PTP 板的背面。

(7)关上照相机仓门,放下机器的顶盖,如图 6-9-27 所示。

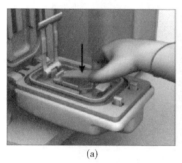 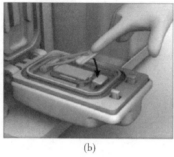 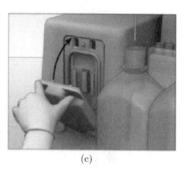

(a) (b) (c)

图 6-9-27

(8)在 GS Junior 操作软件界面中点击"Proceed"后开始运行,软件会监控运行的状况并直接显示在界面中,如图 6-9-28 所示。

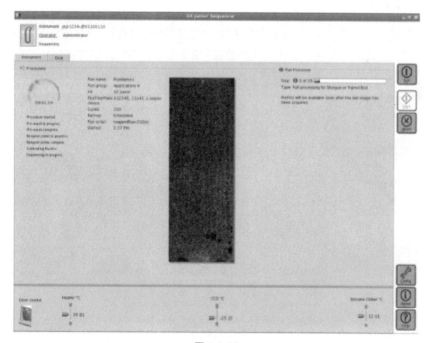

图 6-9-28

（9）当测序运行完毕时，软件控制界面会提示结束信息，点击"OK"按钮后即可进行新一轮测序实验，如图 6-9-29 所示。

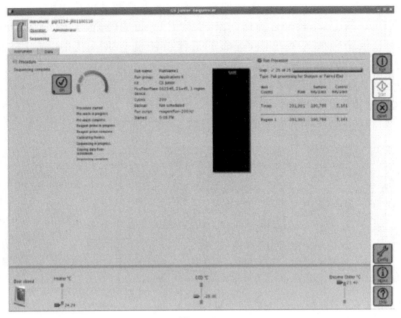

图 6-9-29

六、测序后清理

上机测序结束后，尽量在 3 天内移除吸管、滤芯以及试剂盒与瓶子。

（1）在软件窗口输入 IDs 及 bar codes 信息，结束机器启动过程。

（2）移除并丢弃试剂盒与右侧的废液瓶，如图 6-9-30 所示。

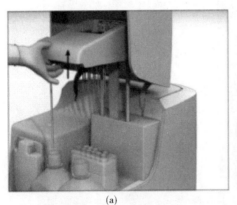
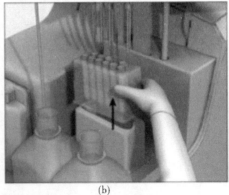

(a)   (b)

图 6-9-30

（3）清空左侧的 Buffer CB 并放在右侧，用作下一轮实验的废液瓶。

（4）旋出用过的试剂吸管和 Buffer 吸管并丢弃，如图 6-9-31 所示。

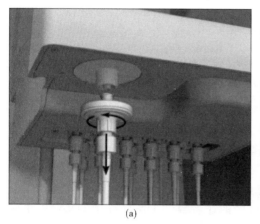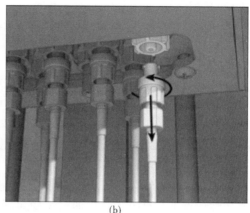

图 6-9-31

实验十　DNA 的分子杂交

一、原理

由于 DNA 的分子杂交具有高度的灵敏性和特异性,检测水平可达 pg 级,因而被广泛地应用于克隆基因筛选、酶切图谱制作、基因组中特定基因序列的定性和定量以及基因突变分析和疾病诊断等诸多领域,在分子生物学的发展中起着非常重要的作用。

核酸分子杂交实质上是双链核酸的变性和具有同源序列的两条核酸单链的复制过程。其基本原理是:通过一定的方法标记某一已知核酸片段,将其作为探针(Probe),在适当的条件下,单链探针与其同源性靶核酸单链按照碱基互补原则退火形成双链,这样,检测探针标记物的同时也就检测了与探针互补的同源核酸的存在。因为这一杂交过程具有高度的特异性,且探针的检测方法又具备高度的灵敏性,因此核酸分子杂交被广泛地应用于各种 DNA 和 RNA 的检测。杂交可以直接在细胞内进行,称为细胞原位杂交,也可以将核酸分离纯化后在体外进行。由于液相中的核酸探针很难进入凝胶与凝胶中的核酸直接进行杂交,所以目前最常用的体外核酸杂交技术是将待测序列片段结合到一定的固相支持物上,然后与存在于液相中标记的核酸探针进行杂交,这一过程称为膜上印迹杂交。检测 DNA 的膜上印迹杂交称为 Southern Blot,检测 RNA 的膜上印迹杂交称为 Northern Blot。

Southern Blot 一般包括 DNA 酶切电泳、印迹、固定、杂交、检测等步骤。即 DNA 分子经限制性内切酶切割后,利用琼脂糖凝胶电泳将酶切片段按分子量大小分离,经原位变性,采取一定的方法将变性的单链 DNA 转移并固定于固相支持膜上。转移过程中,各 DNA 片段的相对位置保持不变。用标记的 DNA 或 RNA 探针与靶 DNA 杂交,洗去多余探针,经放射性自显影或显色反应确定同源靶序列在膜上的位置。固定于膜上的 DNA 与探针的杂交反应是一个多相反应,复性反应的速度以及杂交体的稳定性决定于反应的灵敏度和特异性。除膜上 DNA 本身的含量和探针的含量、大小以及靶 DNA 与探针之间的互补程度等内部因素外,杂交过程主要受到离子强度、pH 值、杂交液的黏度等外部条件的影响。可以通过下述经验方程式来估计杂交的 Tm 值：

$$Tm=81.5+16.6\lg M+0.41(G+C)\%-500/n-0.61(\%甲酰胺)$$

其中，Tm——溶解温度；

M——离子强度；

n——探针的复杂性（没有重复序列时，复杂性即为探针的长度，单位为 bp）。

注：该方程仅适用>50 bp 的探针。

通常情况下，杂交温度应低于 Tm 15～25 ℃，当杂交的离子强度为 5×或 6×SSC（1×SSC 为 0.15 mol/L NaCl＋0.015 mol/L 枸橼酸钠）时，杂交温度在有 50%的甲酰胺时为 42 ℃，无甲酰胺时为 68 ℃。

为减少非特异性杂交反应，在杂交前应进行预杂交。将非特异性 DNA 位点及膜上的非特异性位点进行封闭。常用的封闭物包括变性的非特异性 DNA（鲑精 DNA、小牛胸腺 DNA 等）和高分子化合物（Denhardt，BIotto 等）两类。

杂交后的最终洗脱温度一般应低于 Tm 值 5～12 ℃，对于多数杂交体系而言，最典型的终洗膜离子强度为 0.1×SSC，55 ℃洗膜。

探针的检测主要有放射自显影和显色检测等方法。放射自显影利用放射性射线 X 光片上的成影作用来检测杂交信号，用于放射性同位素标记探针的检测。显色检测用于各种非放射性核酸探针的检测，主要包括偶联反应和显色反应两个步骤。耦联反应通过抗原-抗体免疫反应或生物素-抗生物素蛋白亲和反应而与显色体系耦联；显色反应通过连接在抗体或抗生物素蛋白上的显色物质（如酶、荧光素等）进行杂交信号的检测。使用地高辛标记的探针进行分子杂交，通过碱性磷酸酶酶联免疫法检测地高辛，其显色原理如下：

$$BCIP\rightarrow(BCI)n+Pi+H+H^{+}+NBT\rightarrow蓝色化合物。$$

二、材料、设备及试剂

（一）材料

（1）gAPDH PCR 片段。

（2）pUC/gAPDH。

（3）DNA/Hind Ⅲ。

（4）dNTP 混合物（含 Dig-11-Dutp）。

（5）Klenow 酶。

（6）无水乙醇（-20 ℃预冷）。

（7）抗地高辛标记酶联抗体（抗体-Dig-Ap）。

（8）6×上样液。

（9）六联体随机引物。

（10）限制性内切酶 EcoR Ⅰ。

（11）10×EcoR Ⅰ Buffer。

（12）EP 管。

（13）吸头。

（14）NC 膜（硝酸纤维素膜）。

（15）杂交袋。

(16)滤纸。

(17)烧杯。

(18)三角瓶。

(19)大培养皿。

(20)量筒。

(二)设备

电泳仪,电泳槽,干燥箱,恒温水浴箱,封口机,电转移装置,微波炉,移液器。

(三)试剂

(1) 5×TBE:Tris 5.40 g (0.45 mol/L),硼酸 2.75 g (0.44 mol/L),0.5 mol/L EDTA (pH8.0) 2 mL (10 mmol/L),ddH_2O 定容至 100 mL。

(2) 20×SSC:NaCl 17.52 g (3 mol/L),枸橼酸钠 8.82 g (0.3 mol/L),10 mol/L NaOH 调 pH 至 7.0,ddH_2O 定容至 100 mL。

(3) 10% SDS:SDS 10 g,ddH_2O 定容至 100 mL。

(4) 10%十二烷基肌氨酸钠(N-lauroylsarcosine):十二烷基肌氨酸钠 10 g,ddH_2O 定容至 100 mL。

(5) 变性液:5 mol/L NaOH 4 mL (0.2 mol/L), 1 mol/L Tris-Cl (pH7.6) 15 mL (0.15 mol/L)。

(6) TS 溶液:1 mol/L Tris-Cl (pH7.6) 10 mL (0.1 mol/L), 5 mol/L NaCl 3 mL (0.15 mol/L),ddH_2O 定容至 100 mL。

(7) 1×blocking(1%封阻液):封阻剂 2 g,TS 溶液 200 mL,临用前 50~70 ℃预热 1 h 助溶。

(8) TSM 缓冲液(1 mol/L):Tris-Cl (pH9.5) 10 mL (0.1 mol/L), 5 mol/L NaCl 2 mL(0.1 mol/L), 1 mol/L MgCl 25 mL (50 mmol/L),ddH_2O 定容至 100 mL。

(9)预杂交液:20×SSC 25 mL(5×),10% SDS 0.2 mL (0.02%),10%十二烷基肌氨酸钠 mL(0.1%),封阻剂 1 g(1×),TS 溶液 20 mL,ddH_2O 定容至 100 mL。

(10)杂交液(临用前配制):预杂交液 50 mL,变性探针 50 μL。

(11)显色液:NBT 135 μL,BCIP 105 μL,TSM 30 mL。

(12) 4 mol/L LiCl:LiCl-H_2O 24.28 g,ddH_2O 定容至 100 mL。

三、操作步骤

(一) DNA 酶解

pUC/gAPDH DNA 10 μg,10×buffer 6 μL,限制性内切酶(24 u/ μL) 3 μL,ddH_2O 定容至 60 μL, 37 ℃,3~4 h。

(二)琼脂糖电泳

1.制胶

琼脂糖 1 g,0.5×TBE 100 mL,置微波炉中融化,冷却至 50~60 ℃, 10 mg/mL

Hydragene 3 μL,混匀,灌胶。

2.样品处理

取 EP 管两支,编号管 1、管 2,分别加入试剂,详见表 6-10-1。

表 6-10-1　样品处理

EP 管号	Gapdh PCR 管	pUC/GAPDH 酶解 DNA	6×上样液	ddH$_2$O
1	3 μL	—	2 μL	10 μL
2	—	13 μL	2 μL	—

3.上样及电泳

每孔加样 15 μL,60 V,电泳 1～2 h。

（三）印迹转移

（1）剪取一张比电泳凝胶稍大的 NC 膜,剪去一角以确定位置,浸泡于 0.5×TBE 中 15 min。同时剪取 6～10 张同 NC 膜等大的滤纸浸泡于 0.5×TBE 中。

（2）将 3～5 张浸泡过的滤纸平铺于石墨电极下板（阳极）上,用玻璃管滚动排除气泡,使滤纸接触完全、平整。

（3）按同样的方法,将浸泡后的 NC 膜铺在滤纸上,使 NC 膜的光泽面朝上（若为进口 NC 膜两面皆可用）。

（4）将琼脂糖凝胶切去一角作为标记。小心地转移到 NC 膜上,凝胶去角的一侧同 NC 膜去角的一侧对齐,并使点样孔朝上。然后在凝胶上层铺盖 3～5 张浸湿的厚滤纸,排除气泡。

（5）盖上电极板（阴极）,下板接正极,上板接负极,15 V 恒压（电流约 0.8 Ma/cm^2 胶）,电转移 3 h 左右。

（四）变性固定

（1）取出电转移后的 NC 膜,用手提式紫外灯检查转移情况,若 NC 膜上可见 Hydragene 荧光,而电泳凝胶无荧光,说明转移较完全。

（2）用滤纸吸干 NC 膜。铺两只一次性塑料手套于台面上,一只手套点上 1 mL 变性液,另一只手套间隔点上两个 1 mL 中和液。

（3）NC 膜光面朝上,将 NC 膜平铺于变性液上。注意不要让变性液流到 NC 膜的光面,变性 5 min。

（4）用相同的方法将 NC 膜平铺在中和液上,中和两遍,每遍 5 min。

（5）将膜夹在两张干燥滤纸间,80 ℃烤 1～2 h,必要时可将膜封于塑料袋中,4 ℃或 −20 ℃干燥保存。

（五）探针标记

1.模板 DNA 片段的制备

通过 PCR、质粒酶切等,分离纯化模板 DNA,总量应达到 1 μg。

2.建立标记反应

在微量离心管中加入下列溶液:

模板 DNA 或回收片段	1 μL(含 DNA 约 0.2 μg)
ddH$_2$O	14 μL

沸水浴加热 5 min,冰浴急冷 5 min

六联体随机引物	2 μL
dNTP 混合物(含 dig-11-dUTP)	2 μL
Klenow 酶	1 μL

混匀,离心数秒,37 ℃水浴,4~20 h 后加入

0.2 mol/L EDTA	1 μL

立即混匀,再加入

4 mol/L LiCl	2.5 μL
无水乙醇(-20 ℃预冷)	75 μL

混匀,-20 ℃放置 1~2 h 后,4 ℃,12 000 rpm 离心 10 min,弃上清,沉淀晾干 20 min,然后加入 50 μL TE 溶液溶解,-20 ℃保存。

（六）预杂交(30 cm^2 NC 膜)

(1)将膜浸入 5×SSC 中 2 min,然后将膜放入干净的塑料袋中,各边至少保留 0.5 cm 空隙,用热压机封边,留一边加液体。

(2)将预杂交液事先在 50 ℃预热,然后将 10 mL 预杂交液加入杂交袋中,尽量排除袋中的气泡,用封口机封口。

(3) 50 ℃预杂交 1 h 以上,不时摇动。

（七）杂交(30 cm^2 NC 膜)

(1)取出杂交袋,剪去一角去除预杂交液或换用新的杂交袋,然后加入 5 mL 杂交液及 5 μL 变性探针,排除气泡后封口。

(2)杂交袋放入 50 ℃水浴中杂交过夜(至少 6 h)。

（八）洗膜

(1) 2×SSC, 0.1% SDS 50 mL,室温,5 min×2 次。

(2) 0.1×SSC, 0.1% SDS 50 mL, 55 ℃, 15 min×2 次。

（九）免迹酶联检测(以 30 cm^2 膜为例)

1.偶联反应
(1)用 TS buffer 洗膜 2 min,室温。
(2)用 1×blocking buffer 50 mL 洗膜 30 min,室温,轻摇。
(3)用 TS buffer 按 1∶1 000 稀释抗体-Dig-Ap 至 750 mU/mL,将膜封入杂交袋,加入 5 mL 稀释抗体,轻摇 50 min。
(4)用 TS buffer 50 mL 洗膜,10 min×2 次,室温,轻摇,除去未结合的抗体。

2.显色反应
(1)用 TS buffer 20 mL 平衡膜 2 min。
(2)将膜装入杂交袋中,加入 5 mL 显色液,排除气泡后封口,避光 30 min 左右(5~960 min),当出现颜色时不要晃动。

（3）取出滤膜,用 50 mL TE 洗膜 5 min,终止反应。

（4） 80 ℃烤干或紫外交联仪烘干保存。

四、注意事项

（1）选择适当的酶切,使目的片段在 0.5～10 kb 范围内较为理想。片段过小,DNA 会因扩散而使杂交带模糊,且 300 bp 以下的片段不能牢固地结合于 NC 膜;片段过大,则影响印迹转移及杂交速度。在一些情况下,需分离大片段 DNA,进行杂交时,可在电泳分离后经 HCl 脱嘌呤,碱基降解成小片段,再进行转移。

（2）预杂交时,预杂交液要充足;水浴保温时,塑料袋要拉平,否则影响杂交本底。

（3）避免直接加入浓缩的 DNA 探针,以防止局部背景过深。

（4）洗膜很重要,洗膜液量要足够,洗膜时间可以根据经验延长或缩短,因为洗不干净易出现本底。

（5）操作过程中应尽量防止气泡产生。如果印迹转移过程中凝胶与 NC 膜之间夹带有气泡,气泡部位将产生高阻抗点而形成低效印迹区;如果杂交袋中封存有气泡,气泡部位杂交反应和显色反应均受影响。

（6）国产 NC 膜外观洁白均匀.湿膜正面呈光泽,标有红色 NC 记号。

（7）烤膜的温度不要超过 90 ℃,温度太高将导致 NC 膜变脆。

（8）杂交液也可以加去离子甲酰胺至 50% 进行杂交,但封阻试剂的浓度也应相应增加到 5%,杂交温度为 42 ℃。

（9）封阻剂难以快速溶解,应提早 1 h 且加热到 50～70 ℃助溶。

（10）显色反应过程中应避光,且一旦加入反应液就应使之尽快浸泡均匀,平放静置不动,绝不能振荡或搅拌,以免杂交点、带发生显色位移。此外,每张膜最好单独显色,防止膜重叠导致膜间带、点之间相互污染。

实验十一　RNA 的分子杂交

一、原理

RNA 杂交分析主要用于定性鉴定或定量测定基因的转录情况以及有关疾病的临床诊断,是研究基因表达及调控的分子生物学手段之一,主要在转录水平检测基因的表达情况,如基因是否转录,转录物的丰度及其大小等。其灵敏度高,含量占总 mRNA 的 0.001% 以下的组分也能检测出来。RNA 杂交也有滤膜杂交和原位杂交之分。探针既可以是 DNA 也可以是 RNA。RNA 的转移可以通过毛细管法、真空转移法和电转移法进行,转移缓冲液可以是高盐溶液或碱溶液,各种方法均有其优缺点。

溶液中的 RNA 或凝胶中的 RNA 很难直接与探针进行杂交,因此必须把 RNA 转移到一固相支持物上,然后进行杂交实验。直接将 RNA 溶液变性,点样于固相支持膜上的 RNA 杂交分析称为 RNA 斑点杂交或 RNA 狭缝杂交;将 RNA 溶液进行变性电泳,然后通过适当的方法(虹吸转移、电转移、真空转移)转移至固相支持膜上的 RNA 杂交分析称为 Northern 印迹杂交(Northern Blot),包括 RNA 变性电泳、印迹转移、固定、杂交及检测等步骤。RNA 斑点杂交及 Northern 印迹杂交均可用于基因组中特定基因及其表达的定性或定量研究。比较而言,点杂交简单迅速,可在一张膜上同时进行多个样品的检测,而且对于核酸粗提样品的检测也能取得较好的效果,但其特异性不高,且无法测定所测基因的分子量。有关分子杂交的基本原理见 Southern Blot。

二、材料、设备及试剂

（一）材料

（1）鼠肝 RNA。

（2）10×MOPS。

（3）20×SSC。

（4）10％ SDS。

（5）Hydragene。

（6）37％甲醛。

（7）上样液。

（8）甲酰胺。

（9）0.1％ DEPC 水。

（10）琼脂糖。

（11）EP 管。

（12）吸头。

（13）一次性手套。

（14）杂交袋。

（15）NC 膜。

（16）厚滤纸。

（17）X 光片。

（18）烧杯。

（19）锥形瓶。

（20）大平皿。

（21）量筒。

（22）抽滤瓶。

（23）镊子。

（24）剪刀。

（二）设备

电泳仪,点杂交抽滤加样器,干燥箱,真空泵,恒温水浴箱,封口机,电转移装置,紫外交联仪,X 光片夹,微量移液器。

（三）试剂

（1）5×TBE:Tris 5.4 g,硼酸 2.75 g, 0.5 mol/L EDTA（pH8.0）2 mL, DEPC 水定容至 100 mL。

(2) 50×Denhardt(邓哈特溶液)：Fico 1400(聚蔗糖) 1 g(1％)，PVP(聚乙烯吡烷酮) 1 g(1％)，BSAV 1 g(1％)，ddH₂O 定容至 100 mL。

(3) 10 mg/mL 鲑精 DNA (salmon sperm DNA, ssDNA)：鲑精 DNA 0.5 g，ddH₂O 定容至 50 mL，超声法或用注射器反复抽打，将 DNA 打断，煮沸后分装，−20 ℃保存。

(4) 1 mol/L 磷酸钾缓冲液(pH7.0)：1 mol/L K_2HPO_4 61.5 mL，1 mol/L KH_2PO_4 38.5 mL。

(5)预杂交液：20×SSC 25 mL (5×SSC)，50×Denhardt 10 mL (5×Denhardt)，1 mol/L PBS(pH7.0) 5 mL (50 mm PBS)，10％ SDS 2 mL (0.2％ SDS)，10 mg/mL 变性鲑精 DNA 5 mL (500 μg/mL 鲑精 DNA)，甲酰胺 50 mL(50％)，ddH₂O 3 mL。

(6)杂交液(10 mL)：ddH₂O 1.2 mL，20×SSC 2.5 mL(5×)，50×Denhardt 1 mL (5×)，1 mol/L PBS (pH7.0) 0.2 mL (20 mm)，10 mg/mL 鲑精 DNA 0.1 mL (100 μg/mL)，甲酰胺 5 mL (50％)。

(7)探针标记试剂盒(Promeg 公司 Primer-a-gene 试剂盒)：Control DNA、dATP、dGTP、dCTP、dTTP、5×buffer(含随机引物六联体)、Klenow 片段、无 RNase 水、BSA。

三、操作步骤

(一) Norhern Blot

1. RNA 甲醛变性电泳

(1)配胶：琼脂糖 1 g，10×MOPS 10 mL，0.1％ DEPC 水(或高压灭菌双蒸水)72 mL，微波加热 2 min，使之溶解；冷却至 60 ℃左右加入 37％甲醛 18 mL，微波加热 2 min 溶解后，灌胶。

(2)样品处理：甲酰胺 10 μL，37％甲醛 3.5 μL，10×MOPS 2 μL，RNA 溶液 4.5 μL，混匀，68 ℃温育 15 min，冰浴 15 min，加入 10×上样液 2 μL 混匀。

(3)电泳：电泳槽中加入 1×MOPS 至恰好浸没凝胶约 1 mm 左右，每孔加入 10～20 μL 样品，60 V 电泳 2 h，0.5 μg/mL Hydragene 溶液中浸泡 20 min，DEPC 水(或高压灭菌双蒸水)中浸泡 0.5～4 h，紫外灯下观察 RNA 分离情况，比较 28S rRNA 和 18S rRNA 的含量。

2. RNA 印迹转移(半干式电转移)

(1)剪取一张比电泳凝胶稍大的 NC 膜，剪去一角以确定位置，蒸馏水浸润后浸泡于 0.5×TBE 中 15 min。同时剪取 4～6 张同 NC 膜等大的滤纸浸泡于 0.5×TBE 中。

(2)将 2～3 张浸泡过的滤纸平铺于石墨电极板上(阳极)，用玻璃管滚动驱除气泡，使之接触完全、平整。

(3)按同样的方法，将浸泡后的 NC 膜铺在滤纸上，使 NC 膜的光面向上。

(4)小心将琼脂糖凝胶(切去一角以确定方向)转移到 NC 膜上，然后在凝胶上部逐层铺盖 2～3 张浸湿的厚滤纸，驱除气泡。

(5)盖上电极板(阴极)，下板接正极，上板接负极，15 V(电流约为 0.8 Ma/cm² 胶)，电转移 2 h。

3.固定

(1)取出电转移后的 NC 膜，用手提式紫外灯观察转移情况，若 NC 膜上有荧光而电泳凝胶中无荧光,说明转移较完全。

(2)将 NC 膜铺于滤纸上,有荧光的一面向上,在紫外交联仪中照射 5 s。

4.探针标记

(1) DNA 模板 1 μL (10～100 ng)、ddH$_2$O 29 μL, 95～100 ℃,5 min,冰浴 5 min。

(2) 5×标记缓冲液 10 μL, dNTP(A/T/G) 2 μL, 乙酰化 BSA 2 μL, 混匀。

(3) Klenow 片段 1 μL (5 U),α-^{32}P-dCTP (10 μg/μL) 5 μL, 混匀,室温 2 h。

(4) 0.5 mol/L EDTA 1 μL。

(5)取 1 mL 用液闪仪计数,并计算 cpm。使用前 95～100 ℃,5min,冰浴中放置。

5.杂交

(1)预杂交(30 cm^2 膜)。

将烘干的滤膜放入杂交袋中,加入 10 mL 预杂交液,尽量排除其中的气泡,用封口机将口封实。放置 42 ℃水浴中保温 1～2 h,必要时可延长至 12～16 h。保温过程中不时将杂交袋摇动几次,以排除其中残存的少量气泡。

(2)杂交。

1)按 1～2 ng/mL 计算,将变性后的探针以(3～4)×10^6 cpm/mL 加入到 5 mL 杂交液中,混匀。

2)取出杂交袋,剪去一角,去除预杂交液或换用新的杂交袋,然后加入杂交液及探针。排除气泡后封口。

3)将杂交袋放入 42 ℃水浴中杂交过夜。

(3)洗膜。

取出杂交袋,剪开,弃去杂交液,然后取出滤膜,迅速按下列步骤洗膜(注意一定不要使滤膜干燥):

1) 2× SSC, 0.5% SDS 50 mL 室温 5 min。

2) 2× SSC, 0.1% SDS 50 mL 室温 15 min。

3) 0.1× SSC, 0.1% SDS 50 mL 37 ℃ 30 min。

4) 0.1× SSC, 0.1% SDS 50 mL 55 ℃ 30 min。

用同位素监测器检测,直至在无 DNA 区域检测不出放射信号为止,在室温下用 0.1× SSC 漂洗 NC 膜,滤纸吸去多余液体。

6.放射自显影检测

(1)滤纸吸干 NC 膜,室温下自然干燥 10 min,用保鲜膜包好 NC 膜。

(2)暗室中按"增感屏—X 光片—样品—增感屏"的次序将样品夹入 X 光片夹,—20 ℃曝光。

(3)显影 1～2 min,定影 10 min(暗室中操作)。

(二)点杂交或狭缝杂交(dot and slot blot)

(1)将 NC 膜在水中润湿后,置 20×SSC 中浸泡 1 h,同时用 0.1 mol/L NaOH 清洗加样器,然后用高压灭菌水洗净。

(2)将两张预先用 20×SSC 湿润的滤纸铺在抽滤加样器的下半部分的上面,将浸泡的 NC 膜贴在加样器上半部分的底部,NC 膜的光面朝向加样孔的进口。小心排除气泡,安装好加样器,接通真空泵。

(3)在加样孔中装满 10×SSC,开启真空泵至液体抽干,重复操作一次。

(4)样品处理:RNA 10 μL(10~20 ng),甲酰胺 20 μL,37%甲醛 7 μL,20×SSC 2 μL,68 ℃,15 min 后,冰浴中放置,再加入 20×SSC 80 μL。

(5)关闭真空泵,按 10 μL、20 μL、80 μL/孔往加样孔中加入处理后的样品,加样时注意加在样品孔的中央并避免气泡产生。真空抽滤至干,然后再用 10×SSC 抽滤二次。

(6)真空抽滤 5 min,使 NC 膜干燥。

(7)取下 NC 膜,室温下自然干燥,然后 80 ℃烘烤 2 h(或紫外交联仪照射 5 min)。

(8)探针标记。

1)模板 DNA 片段的制备。通过 PCR、质粒酶切等,分离纯化模板 DNA,总量应达到 1 μg。

2)建立标记反应。在微量离心管中加入下列溶液:模板 DNA 或回收片段 1 μL(含 DNA 约 0.2 μg),ddH₂O 14 μL,沸水浴加热 5 min,冰浴急冷 5 min,六联体随机引物 2 μL,dNTP 混合物(含 Dig-11-dUTP) 2 μL,Klenow 酶 1 μL,混匀,离心数秒,37 ℃水浴,4~20 h 后加入 0.2 mol/L EDTA 1 μL 立即混匀。再加入 4 mol/L LiCl 2.5 μL,无水乙醇(−20 ℃ 预冷) 75 μL 混匀,−20 ℃放置 1~2 h 后,4 ℃,12 000 rpm 离心 10 min,弃上清;沉淀晾干 20 min,然后加入 50 μL TE 溶液溶解,−20 ℃保存。

(9)预杂交(30 cm² NC 膜)。

1)将膜浸入 5×SSC 中 2 min,然后将膜放入干净的塑料袋中,各边至少保留 0.5 cm 空隙.用热压机封边,留一边加液体。

2)将预杂交液事先在 50 ℃预热、然后将 10 mL 预杂交液加入杂交袋中,排除气泡,用封口机封口。

3) 50 ℃预杂交 1 h 以上,不时摇动。

(10)杂交(30 cm² NC 膜)。

1)取出杂交袋,剪去一角去除预杂交液或换用新的杂交袋,然后加入 5 mL 杂交液及 5 μL 变性探针,排除气泡后封口。

2)杂交袋放入 50 ℃水浴中杂交过夜(至少 6 h)。

(11)洗膜。

1) 2×SSC,0.1% SDS 50 mL,室温,5 min×2 次。

2) 0.1×SSC,0.1% SDS 50 mL,55 ℃ 15 min×2 次。

(12)免疫酶联检酶(以 30 cm² NC 膜为例)。

1)偶联反应。

①用 TS buffer 洗膜 2 min,室温。

②用 1×blocking 50 mL 洗膜 30 min,室温,轻摇。

③用 TS buffer 按 1:1 000 稀释抗体-Dig-Ap 至 750 mU/mL,将膜封入杂交袋,加入 5 mL 稀释抗体轻摇 50 min。

④用 TS buffer 50 mL 洗膜,10 min×2 次,室温,轻摇,除去未结合的抗体。

2)显色反应。

①用 TS buffer 20 mL 平衡膜 2 min。

②将膜装入杂交袋中,加入 5 mL 显色液,排除气泡后封口(5 min~16 h),当出现颜色时不要晃动。

③取出滤膜,用 50 mL TE 洗膜 5 min,终止反应。

④ 80 ℃焙干或紫外交联仪烘干保存。

四、注意事项

（1）Northern Blot 的关键是防止 RNA 降解，因此配制原液的水均须用 DEPC 预处理。

（2）RNA 变性是否完全对转移是否完全十分重要，转移后的滤膜不必用低盐洗涤，以避免膜上 RNA 丢失。

（3）NC 膜呈乳白色，有些有正反两面，正面光滑（标有 NC 记），操作时应正面接触样品。

（4）点杂交时应加样在孔的中央，以避免产生空心的样点。斑点印迹为圆形，而狭缝印迹为线状，一般说来，圆点更为清晰，定量更为准确。条件不允许时，可采用手工直接点样，将核酸变性后用微量加样器或枪式取液器点样于干燥 NC 膜上，少量多次，以样点直径不超过 1 cm 为宜。

（5）杂交的特异性取决于杂交条件和洗膜条件，常在洗膜时严格控制条件。

（6）产生可检测杂交信号所需的核酸量取决于样品与探针的互补程度、探针大小和比活性以及膜上结合的 DNA 量的多少。

实验十二　蛋白质的分子杂交

一、原理

蛋白质印迹免疫分析又称 Western Bloting，是以某种抗体作为探针，使之与附着在固相支持物上的靶蛋白所呈现的抗原部位发生特异性反应，从而对复杂混合物中的某些特定蛋白质进行鉴别和定量，这一技术将蛋白质凝胶电泳分辨率高与固相免疫测定特异性强的特点结合起来，是一种重要的蛋白质分析测试手段。

蛋白质印迹免疫分析的过程包括蛋白质经凝胶电泳分离后，在电场作用下将凝胶上的蛋白质条带转移到硝酸纤维素膜上，经封闭后再用抗待检蛋白的抗体作为探针与之结合，经洗涤后，再将滤膜与二级试剂——放射性标记的辣根过氧化物酶或碱性磷酸酶偶联抗免疫球蛋白抗体结合，进一步洗涤后，通过放射自显影或原位酶反应来确定抗原-抗体-抗原抗体复合物在滤膜上的位置及丰度。

硝酸纤维素膜以其对蛋白质的吸附作用强，对蛋白质活性影响小，不需预先活化等优点成为蛋白质印迹免疫分析中最常用的固相支持物，封闭剂则以脱脂奶粉最为物美价廉，可与通常使用的所有免疫学检测系统兼容，用来封闭膜上可能结合非相关蛋白质的位点，降低非特异性结合，加入适量的去污剂（如 Tween-20）有助进一步减少非特异性结合。

本实验以在原核细胞中诱导表达的 Gst-鸡生肌素（Myogenin）融合蛋白作为待检蛋白，将诱导后的菌体蛋白经 SDS-PAGE 电泳后，以鼠抗鸡生肌素单克隆抗体作为一抗，碱性磷酸酶偶联的羊抗鼠 IgG 作为二抗，对其中的生肌素表达进行检测。

二、材料、设备及试剂

（一）材料

（1）TEMED(N,N,N',N',-四甲基乙二胺)。

（2）BCIP(5-溴-4-氯-3-吲哚-磷酸)。

（3）蛋白分子量标准。

（4）诱导前菌体蛋白。

（5）诱导后菌体蛋白。

（6）鼠抗鸡生肌素单克隆抗体。

（7）碱性磷酸酶偶联的羊抗鼠IgG。

（8）塑料吸头。

（9）1.5 mL EP管。

（10）Whatman滤纸。

（11）硝酸纤维素膜。

（12）琼脂糖凝胶。

（13）玻璃平皿。

（14）小烧杯。

（二）设备

电泳仪,垂直板电泳槽,恒温摇床,电转移装置,封口机,微量加样器,可调式取液器。

（三）试剂

（1）30％丙烯酰胺储存液(Acr：Bis＝29：1)。

（2）10％ SDS溶液。

（3）10％过硫酸铵溶液。

（4）0.5 mol/L Tris-Cl (pH6.8)。

（5）1.5 mol/L Tris-Cl (pH8.8)。

（6）1 mg/mL二硫苏糖醇(DTT)。

（7）电极缓冲液:1.44％甘氨酸,0.3％ Tris,0.1％ SDS。

（8）2×蛋白质上样缓冲液:4％ SDS,20％甘油,100 mmol/L Tris-Cl (pH6.8),2％溴酚蓝。

（9）电转阳性缓冲液Ⅰ:0.3 mol/L Tri,20％甲醇。

（10）电转阳性缓冲液Ⅱ:25 mmol/L Tris,20％甲醇。

（11）电转阴性缓冲酸:0.04 mol/L甘氨酸,0.5 mmol/L Tris,20％甲醇。

（12）TBS:150 mmol/L NaCl,50 mmol/L Tris-Cl (pH7.5)。

（13）封闭液:TBS＋5％脱脂奶粉＋0.1％ Tween-20。

（14）碱性磷酸酶缓冲酸(TSM):100 mmol/L NaCl,5 mmol/L MgCl,100 mmol/L Tris-Cl (pH9.5)。

（15）NBT(氮蓝四唑)溶液。

(16)染色液:0.25 g 考马斯亮蓝,4 mL 甲醇,45 mL ddH$_2$O,10 mL 冰乙酸。

(17)脱色液:45 mL 甲醇,45 mL ddH$_2$O,10 mL 冰乙酸。

三、操作步骤

(一)样品的 SDS-PAGE 电泳分离

1. 准备装置

安装垂直板电泳装置,用琼脂糖凝胶封住底边。

2. 制备丙烯酰胺凝胶

(1) 10%分离胶。

30%丙烯酰胺储存液 3.33 mL、ddH$_2$O 4.0 mL、1.5 mol/L Tris-Cl(pH8.8)2.5 mL、10% SDS 0.1 mL、10%过硫酸铵 0.1 mL 混匀后加入 5 μL TEMED,立即混匀。灌入安装好的垂直夹层玻板中至距离梳子底部 0.5 cm 处,立即在胶液上面加盖一层双蒸水。静置,待分离胶聚合后(约 20 min),去除水相,配制浓缩胶。

(2) 5%浓缩胶。

30%丙烯酰胺储存液 0.63 mL、ddH$_2$O 3.0 mL、0.5 mol/L Tris-Cl (pH6.8) 1.25 mL、10%过硫酸 0.05 mL 再加入 3 μL TEMED,立即混匀,灌入垂直夹层玻板中至玻璃板顶端,插入梳子,避免混入气泡,静置。待胶聚合后拔去梳子,用电极液冲洗加样孔。

3. 样品处理

取两支 EP 管,分别加入诱导前菌体蛋白和诱导后菌体蛋白各 20 μL,再各加入 20 μL 2×上样缓冲液和 4 μL DTT,充分混匀,煮沸 3 min,短暂离心。

4. 上样

按表 6-12-1 顺序在各泳道加入样品。

表 6-12-1 **上样顺序与对应样品**

左侧孔道	1	2	3	4	5	右侧孔道
1×上样缓冲液	诱导前菌体蛋白	诱导后菌体蛋白	蛋白质分子量标准	诱导前菌体蛋白	诱导后菌体蛋白	1×上样缓冲液
20 μL	20 μL	20 μL	20 μL	20 μL	20 μL	20 μL

5. 电泳

以 7~8 V/cm 电压电泳至溴酚蓝条带距离胶底部 1 cm 处,断开电源。

(二)蛋白质转移

(1)取下胶板,小心去除一侧玻璃板,切去浓缩胶和分离胶无样品部分,将凝胶分成两半,含分子量标准的部分用考马斯亮蓝染色。

(2)精确测量剩余胶的大小,按该尺寸剪取一张硝酸纤维素膜和六张滤纸。

(3)硝酸纤维素膜用三蒸水浸润后,在阳极缓冲液Ⅱ中浸泡 3 min。

(4)在半干式电转移槽中从阳极到阴极按下列顺序依次安放:

1)阳极缓冲液Ⅰ浸湿的滤纸 2 张。

2)阳极缓冲液Ⅱ浸湿的滤纸 2 张。

3)硝酸纤维素膜。

4)凝胶。

5)阴极缓冲液浸湿的滤纸 2 张。

(5)接通电源,按 0.8 mA/cm 转移 2 h。

(三)封闭

将转移后的滤膜在 TBS 中漂洗一下,放入装有封闭液的平皿中,封闭液室温封闭 2 h。

(四)一抗结合

(1)将滤膜放入杂交袋中,封好三面。

(2)按 0.1 mL/cm² 加入封闭液和 1:1 000 稀释的鼠抗鸡生肌素单克隆抗体。

(3)杂交袋封严后,置 4 ℃水平摇动过夜。

(五)二抗结合

(1)剪开杂交袋,取出滤膜,用封闭液漂洗三次,每次 5 min。

(2)再次将滤膜放入杂交袋中,封好三面。

(3)按 0.1 mL/cm² 加入封闭液和 1:20 000 稀释的碱性磷酸酶偶联羊抗鼠 Ig G。

(4)将杂交袋封严后,置室温水平摇动 1 h。

(六)显色反应

(1)取出滤膜,用 TBS 漂洗 3 次,每次 5 min。

(2)将滤膜放入碱性磷酸酶缓冲液中短暂漂洗。

(3)配制显色液:碱性磷酸酶缓冲液 10 mL、BCIP 35 μL、NBT 45 μL。

(4)将滤膜和显色液封入塑料袋中,置暗处反应,待显色反应达到最佳程度时,取出滤膜用双蒸水漂洗,终止反应,对照分子量标准分析结果,晾干后封入塑料袋保存。

四、注意事项

(1)制备丙烯酰胺凝胶时,注意防止凝胶渗漏。

(2)胶转膜后应在膜上标记正反面及电泳方向。

(3)显色液临用前新鲜配制。

实验十三　原位杂交技术(in situ hybridization,ISH)

一、原理

利用核酸分子单链之间有互补的碱基序列,将有放射性或非放射性的外源核酸(即探针)与组织、细胞或染色体上待测 DNA 或 RNA 互补配对,结合成专一的核酸杂交分子,经一定的检测手段将待测核酸在组织、细胞或染色体上的位置显示出来。RNA 原位核酸杂交又称 RNA 原位杂交组织化学或 RNA 原位杂交。该技术是指运用 cRNA 或寡核苷酸等探针检测细胞和组织内 RNA 表达的一种原位杂交技术。其基本原理是:在细胞或组织结构保持不变的条件下,用标记的已知的 RNA 核苷酸片段,按核酸杂交中碱基配对原则,与待测细胞或组织中相应的基因片段相结合(杂交),所形成的杂交体(Hybrids)经显色反应后在光学显微镜或电子显微镜下观察其细胞内相应的 mRNA、rRNA 和 tRNA 分子。

二、操作步骤

(一)质粒的转化和扩增

1. 制备 XL1-Blue 感受态细菌

(1)取 400 μL XL1-Blue 菌种加入到含 200 mL LB 培养基的锥形瓶中,37 ℃、100 rpm 培养 4 h,10 000 rpm 离心,倒置,以冰冷的 0.1 mol/L CaCl$_2$ 重悬细菌,冰浴 30 min,10 000 rpm离心,弃上清,倒置,再加 4 mL(含 15% 甘油)冰冷的 CaCl$_2$ 重悬细菌,分装(200 μl/tube),−80 ℃保存。

(2)转化:在冰浴中将 1 管 XL1-Blue 感受态菌解冻,将浓度为 2 ng/μL 的质粒 DNA 4 μL加入到 80 μL 感受态菌中。

(3)轻轻摇匀,冰浴 30 min。

(4) 42 ℃热激 90 s,然后迅速冰浴 2 min。

(5)加入 LB 培养液(无氨苄西林)0.8 mL,在 37 ℃,100 rpm 水浴孵育 60 min。

(6)取 200 μL 菌液铺于琼脂板上(涂有 X-Gal(20 mg/mL)-IPTG(200 mg/mL)的 LB-氨苄西林 50 mg/mL,1 μL/mL 培养基),待菌液全部被吸收后,倒置平板于 37 ℃培养 12~16 h。

2. 鉴定和挑选含重组质粒的菌落

(1)用无菌牙签挑取单菌落,接种到 10 mL 含氨苄西林的 LB 培养液的离心管中,于 37 ℃,200 rpm 培养 2 h,取 1 mL 于 Eppendorf 离心管,加 50 μL 10 mmol/L EDTA(pH8.0)。

(2)加入 50 μL 新配置的 0.2 mol/L NaOH、0.5% SDS、20% 蔗糖溶液后,振荡 30 s。

(3)在 70 ℃温育 5 min,然后冷却到室温。

(4)加 1.5 μL 4mol/L KCl 和 0.5 μL 含 0.4% 溴酚蓝染液,振荡 30 s 后,冰浴 5 min。

(5) 12 000 rpm,4 ℃离心 3 min,以除去细菌碎片。

(6)制备 1% 的琼脂糖凝胶(含 EB 0.5 μg/mL),取 50 μL 上清液加入到样品孔中,其中一孔加入中等分子量 DNA Marker。恒压 50 V,进行电泳。

(7)当溴酚蓝迁移到凝胶全长的 2/3~3/4 时,停止电泳,在紫外灯下检查质粒 DNA 分子量的大小是否与转入质粒相符。

3. 质粒的扩增和纯化

(1)用无菌牙签分别挑取单个白色菌落移入含 30 mL LB-氨苄西林(50 μg/mL)培养液的聚丙烯管中,于 37 ℃,200 rpm 培养 3 h。

(2)将菌液转入含 70 mL LB-氨苄西林培养液的 250 mL 锥形瓶中,37 ℃,200 rpm 培养过夜(12~16 h),培养液浑浊。

(3)菌液中加入氯霉素液(34 mg 氯霉素溶于 1 mL 乙醇,100 mL 菌液加入 0.5 mL 氯霉素溶液,终浓度为 170 μ/mL),37 ℃,200 rpm 培养 12~16 h。

(4)将培养的细菌倒入 50 mL 的离心管中,6 000 rpm,4 ℃离心 15 min,沉淀细菌。

(5)弃净上清液,用 2 mL 预冷的溶液Ⅰ,悬浮菌体沉淀,剧烈振荡,于室温静置 5 min。

(6)加入新配制的溶液Ⅱ 4 mL,快速用手晃动 10 s,颠倒数次后,于室温静置 10 min。

(7)加入预冷的溶液Ⅲ 3 mL,温和振荡 10 s,于冰上静置 10 min,出现白色絮状沉淀。

(8) 6 000 rpm,4 ℃离心 15 min,保留上清。

(9)将上清(若带细菌残片,则再次离心)移入另一 50 mL 的离心管中,加入 0.6 倍体积的异丙醇混匀,于室温静置 10 min(或−20 ℃ 4 h,或 4 ℃过夜,可使核酸沉淀)。

(10) 12 000 rpm,4 ℃离心 15 min,回收核酸。小心弃去上清,倒置离心管使残留上清液流尽。

(11)于室温用 70%的乙醇洗涤沉淀物和管壁,室温 12 000 rpm,离心 15 min,充分弃去乙醇,于室温将离心管倒置在纸巾上,使最后残余的痕量乙醇挥发殆尽。

(12)用 500 μL TE (pH8.0)溶解核酸沉淀,转移至 1.5 mL Eppendorf 管中。

(13)加入用冰预冷的 5 mol/L 的 LiCl 溶液 600 μL,充分混匀,12 000 rpm,4 ℃离心 15 min以沉淀高分子量的 RNA。

(14)将上清转移到另一 1.5 mL Eppendorf 管中,加等量异丙醇,充分混匀,于室温静置 10 min。

(15) 12 000 rpm,4 ℃离心 15 min,回收核酸。小心弃去上清,倒置离心管使残余上清液流尽。

(16)于室温用 70%的乙醇洗涤沉淀物和管壁,室温 12 000 rpm 离心 15 min,充分弃去乙醇,于室温将离心管倒置在纸巾上,使最后残余的痕量乙醇挥发殆尽。

(17) 加入 400 μL 含无 DNA 酶的 RNA 酶(20 μg/mL)的 TE 缓冲液(pH8.0)溶解沉淀,将溶液转移到另一 1.5 mL Eppendorf 管中,室温放置 1.5 mL Eppendorf 管中 30 min。

(18)加入 400 μL 13% (v/v)的 PEG 8000-NaCl(1.6 mol/L),混匀,4 ℃ 12 000 rpm 离心 5 min 回收质粒 DNA,弃去上清。

(19)加入 400 μL TE 缓冲液(pH8.0)溶解沉淀,再分别用等体积的 Tris 饱和酚、酚:氯仿:异戊醇(25:24:1)和氯仿各抽提一次。

(20)将水相(上清)移入另一 1.5 mL Eppendorf 管中,加入 0.1 倍体积(约 50 μL)3 mol/L的醋酸钠(pH5.2)和 2 倍体积(大约 1 mL)的无水乙醇,充分混匀后于 4 ℃放置 30 min。

(21)于 4 ℃ 12 000 rpm 离心 5 min 回收沉淀的质粒 DNA。尽可能弃去上清,敞开管口,置工作台上使残留的痕量乙醇挥发殆尽。

(22)加入 400 μL 处于 4 ℃的 70%乙醇,稍加振荡,漂洗沉淀,4 ℃ 12 000 rpm 离心 2 min。

(23)吸去上清,室温敞开管口,直到乙醇完全挥发。

(24)用 100 μL TE 缓冲液(pH8.0)溶解沉淀。

(25)取 4 μL 溶液 1:100 稀释后,测定其 OD260、OD280,以确定质粒 DNA 的纯度和浓度。OD260/OD280 对 DNA 而言其值大约为 1.8,高于 2.0 则可能有 RNA 污染,低于 1.8则有蛋白质污染。DNA 浓度＝OD260×0.05×稀释倍数(μg/ μL)。

(26)质粒 DNA 溶液于−20 ℃保存待用。

（二）cRNA 探针的标记

1.线性化

将质粒 DNA,用相应的限制性内切酶线性化,通过琼脂糖凝胶电泳以确保完全线性化。

2.纯压

线性化后的 DNA 按"质粒的纯化"步骤 19～24 进行纯化,作为 cRNA 探针标记的模板,用相应的 RNA 聚合酶合成地高辛标记的反义和正义 RNA 探针。

3.体外转录

(1)在冰上将下列试剂各加入一支 1.5 mL 无 RNA 酶的 Eppendorf 管中。

DEPC 处理的三蒸水	8 μL
质粒 DNA 模板 0.05 μg/ μL	1 μL
10×NTP 地高辛标记混合物 1×	2 μL
0.1 mol/L DTT 溶液 10 mmol/L	2 μL
5×转录缓冲液 1×	4 μL
RNase 抑制剂 2U/μL	1 μL
RNA 聚合酶 2U/μL	2 μL
反应体系总体积	20 μL

(2)加入上述各试剂后,混匀,短暂离心后在 37 ℃孵育 2 h。

(3)加入 2 μL 无 RNA 酶的 DNA 酶Ⅰ (10 U/μL),37 ℃孵育 15 min 降解模板 DNA。

(4)加入 0.2 mol/L EDTA (pH8.0)溶液 2 μL 终止反应。

(5)加入 2.5 μL 的 4 mol/L LiCl 和 7.5 μL 冷的无水乙醇,混匀,−20 ℃放置 2 h。

(6) 12 000 rpm 离心 15 min,弃上清,小心地用 50 μL 冷的 70%乙醇洗涤沉淀。

(7)室温下稍干燥,溶于 100 μL DEPC 处理过的三蒸水中,混匀分装,−20 ℃下保存备用。

（三）原位杂交

1.冰冻切片与杂交前预处理

(1)将样品从 −80 ℃取出,用 OCT 包埋,在 −23 ℃(切片机腔体温度)平衡至少 30 min。将包埋好的样品固定在样品头上,切 10 μm 厚的连续组织切片,平铺于涂有多聚赖氨酸(1 mg/mL)的玻片上(玻片预先经 180 ℃干烤 6 h),保存于−70 ℃冰柜备用。

(2)冰冻切片经室温干燥 10 min 后,在 4%的多聚甲醛-PBS(pH7.4)固定 10 min。

(3)活跃的 DEPC-PBS(未高压的 0.1% DEPC-1×PBS 溶液)洗 2 次,每次 5 min。

(4)在 0.2 mol/L 的盐酸中作用 10 min 后,重复步骤 4(杂交信号检测)。

(5)在切片上滴加蛋白酶 K (0.1 μg/mL), 37 ℃孵育 15 min,重复步骤 4(杂交信号检测)。

(6)经 0.1 mol/L TEA(三乙醇胺)作用 5 min 后,再在新配制的 0.25% AA/0.1 mol/L TEA(乙酸酐/三乙醇胺,pH8.0)中乙酰化 10 min。

(7)5×SSC 中平衡 15 min。

2.杂交

(1)在脱水后的玻片上滴加预杂交液(约 100 μL/玻片),置于放有湿盒液(50%甲酰胺 v/V,0.3 mol/L NaCl,1 mmol/L EDTA,10 mmol/L Tris-Cl, pH8.0)的湿盒中,55～58 ℃

下的烘箱中预杂交 2 h。

(2)甩掉预杂交液,地高辛标记的反义或正义 cRNA 探针(浓度 1～2 ng/ μL)经 70 ℃ 变性 10 min,置冰上 1 min,玻片上滴加预杂交液(约 60 μL/玻片),覆盖 parafilm 膜,放湿盒 中在 48～58 ℃下杂交 18～30 h。

3.杂交后处理

(1)取出玻片,小心去掉 Parafilm 膜,甩掉杂交液,用 52 ℃预热的 5×SSC 洗 30 min。

(2)在无 DNA 的 RNA 酶 A(20 μg/ mL)溶液中 37 ℃下孵育 30 min。

(3)分别依次用 52 ℃预热的 2×SSC,1×SSC 和 0.1×SSC 洗 2 次,每次 30 min。

4.杂交信号检测

(1)在缓冲液 A(0.1 mol/L Tris-HCl pH7.5,0.15 mol/L NaCl)中平衡 5 min。

(2)在玻片上滴加碱性磷酸酶的抗地高辛抗体(1∶500～1∶2 000 稀释于含 0.5％阻断 液的缓冲液 A 中),室温反应 2 h。

(3)用缓冲液 A 洗 2 次,每次 15 min。

(4)在缓冲液 B(0.1 mol/L Tris-HCl,0.1 mol/L NaCl,0.05 mol/L MgCl$_2$,pH9.5)中 平衡 5 min。

(5)硝基四氮唑蓝(NBT)和 5-溴-4-氯-3-吲哚氧磷酸盐(BCIP)溶于缓冲液 B 中,每 mL 缓冲液 B 含有 4.5 μL NBT 和 3.5 μL BCIP。在玻片上滴加混合染液在湿盒中显色过夜。

(6)充分显色后,用 EDTA(1 mmol/L EDTA,pH8.0)洗 15 min 终止反应。

(7)在 95％乙醇中浸泡 1 h 以除去非特异的背景。

(8)用蒸馏水洗 15 min 除去可能存在的结晶体。

(9)脱水、透明,用中性树胶封片。

(10)充分干燥后在显微镜下观察、照相。

三、注意事项

(1)采用冻存管包装的试剂,请在开盖前稍加离心,以免试剂损失。

(2)增效液含有低毒性试剂,请小心操作!

(3)缓冲液 B 按顺序混合配制、避光,配制后应现用。

(4)使用过的二甲苯,应相应延长脱蜡时间,以保证脱蜡完全。

(5)严禁让切片在杂交和染色过程中出现干涸现象。

(6)杂交液用量务必与盖玻片规格匹配,否则容易出现非特异背景。我们建议 18 mm ×18 mm 的盖玻片对应 25 μL 的探针。

(7)如果间质细胞出现非特异着色,很可能是杂交后操作过程中出现干片或杂交后冲洗 不充分所引起。

实验十四　大肠杆菌感受态细胞制备及转化

一、原理

在自然条件下,很多质粒都可通过细菌接合作用转移到新的宿主内,但在人工构建的质粒载体中,一般缺乏此种转移所必需的 mob 基因,因此不能自行完成从一个细胞到另一个细胞的接合转移。如需将质粒载体转移进受体细菌,需诱导受体细菌产生一种短暂的感受态以摄取外源 DNA。

转化(transformation)是将外源 DNA 分子引入受体细胞,使之获得新的遗传性状的一种手段,它是微生物遗传、分子遗传、基因工程等研究领域的基本实验技术。转化过程所用的受体细胞一般是限制修饰系统缺陷的变异株,即不含限制性内切酶和甲基化酶的突变体(R-,M-)。它可以容忍外源 DNA 分子进入体内并稳定地遗传给后代。受体细胞经过一些特殊方法(如电击法,$CaCl_2$ 等化学试剂法)的处理后,细胞膜的通透性发生了暂时性的改变,成为能允许外源 DNA 分子进入的感受态细胞(compenent cells)。进入受体细胞的 DNA 分子通过复制,表达实现遗传信息的转移,使受体细胞出现新的遗传性状。将经过转化后的细胞在筛选培养基中培养,即可筛选出转化子(transformant,即带有异源 DNA 分子的受体细胞)。目前常用的感受态细胞制备方法是 $CaCl_2$ 法,制备出的感受态细胞暂时不用时,可加入占总体积 15% 的无菌甘油于 -70 ℃ 保存(半年),因此 $CaCl_2$ 法使用更广泛。

为了提高转化效率,实验中要考虑以下几个重要因素。

1. 细胞生长状态和密度

不要用经过多次转接或储存于 4 ℃ 的培养菌,最好从 -70 ℃ 或 -20 ℃ 甘油保存的菌种中直接转接用于制备感受态细胞的菌液。细胞生长密度以刚进入对数生长期时为好,可通过监测培养液的 OD600 来控制。DH5α 菌株的 OD600 为 0.5 时,细胞密度在 5×10^7 个/mL 左右(不同的菌株情况有所不同),这时比较合适。密度过高或不足均会影响转化效率。

2. 质粒量和浓度

用于转化的质粒 DNA 应主要是超螺旋态 DNA(cccDNA)。转化效率与外源 DNA 的浓度在一定范围内成正比,但当加入的外源 DNA 的量过多或体积过大时,转化效率就会降低。1 ng 的 cccDNA 可使 50 μL 的感受态细胞达到饱和。一般情况下,DNA 溶液的体积不应超过感受态细胞体积的 5%。

3. 试剂的质量

所用的试剂,如 $CaCl_2$ 等均需是高纯度的,并用超纯水配制,最好分装保存于干燥的阴暗处。

4. 防止杂菌和杂 DNA 的污染

整个操作过程均应在无菌条件下进行,所用器皿,如离心管、tip 头等最好是新的,并经高压灭菌处理,所有的试剂都要灭菌,且注意防止被其他试剂、DNA 酶或杂 DNA 所污染,否则均会影响转化效率或导致杂 DNA 的转入,为以后的筛选、鉴定带来不必要的麻烦。

本实验以 E. coliDH5α 菌株为受体细胞,并用 $CaCl_2$ 处理,使其处于感受态,然后与 pUC19 质粒共保温,实现转化。由于 pUC19 质粒带有氨苄西林抗性基因(Ampr),可通过 Amp 抗性来筛选转化子。如受体细胞没有转入 pUC19,则在含 Amp 的培养基上不能生长。能在 Amp 培养基上生长的受体细胞(转化子)肯定已导入了 pUC19 质粒。转化子扩增后,可将转化的质粒提取出,进行电泳、酶切等进一步鉴定。

二、材料、设备及试剂

(一)材料

(1)大肠杆菌 DH5α 菌株。

(2) pUC19 质粒 DNA。

(3) 氯化钙($CaCl_2$)。

(4) 胰蛋白胨。

(5) 酵母提取物。

(6) 氯化钠(NaCl)。

(7) 氨苄西林(Amp)。

(8) 50 mL 离心管。

(二)设备

恒温摇床、电热恒温培养箱、台式高速离心机、超净工作台、分光光度计、微量移液枪。

(三)试剂

(1) LB 液体培养基(Luria-Bertani):称取胰蛋白胨(bacto-typtone) 10 g,酵母提取物 (Yeast-extract) 5 g, NaCl 10 g,溶于 800 mL 去离子水中,用 NaOH 调 pH 至 7.5,加去离子水至总体积 1 L, 121 ℃ 高压蒸汽灭菌 20 min。

(2) LB 固体培养基:每升 LB 培养基中加入 12 g 琼脂, 121 ℃ 高压蒸汽灭菌 20 min。

(3) 氨苄西林(Amp)母液配成 100 mg/mL 水溶液,-20 ℃ 保存备用。

(4) 含 Amp 的 LB 固体培养基:将配好的 LB 固体培养基高压灭菌后冷却至 60 ℃ 左右, 加入 Amp 储存液,使终浓度为 50 μg/mL,摇匀后铺板。

(5) 0.05 mol/L $CaCl_2$ 溶液:称取 0.28 g $CaCl_2$,溶于 50 mL 去离子水中,定容至 100 mL,高压灭菌。

(6) 含 15% 甘油的 0.05 mol/L $CaCl_2$:称取 0.28 g $CaCl_2$(无水,分析纯),溶于 50 mL 去离子水中,加入 15 mL 甘油,定容至 100 mL,高压灭菌。

三、操作步骤

(一)受体菌的培养

从 LB 平板上挑取新活化的 E. coli DH5α 单菌落,接种于 3~5 mL LB 液体培养基中, 37 ℃ 下振荡培养 12 h 左右,直至对数生长期。将该菌悬液以 1:100~1:50 的比例接种于 100 mL LB 液体培养基中, 37 ℃ 振荡培养 2~3 h 至 OD600=0.5 左右。

(二)感受态细胞的制备($CaCl_2$ 法)

(1) 将培养液转入离心管中,冰上放置 10 min,然后于 4 ℃ 下 3 000 g 离心 10 min。

(2) 弃去上清,用预冷的 0.05 mol/L 的 $CaCl_2$ 溶液 10 mL 轻轻悬浮细胞,冰上放置 15~30 min 后, 4 ℃ 下 3 000 g 离心 10 min。

(3) 弃去上清,加入 4 mL 预冷含 15% 甘油的 0.05 mol/L 的 $CaCl_2$ 溶液放置几分钟,即成感受态细胞悬液。

(4) 感受态细胞分装成 200 μL 的小份,贮存于 -70 ℃ 可保存半年。

(三)转化

(1) 从 -70 ℃ 冰箱中取 200 μL 感受态细胞悬液,室温下使其解冻,解冻后立即置冰上。

（2）加入 pUC19 质粒 DNA 溶液（含量不超过 50 ng，体积不超过 10 μL），轻轻摇匀，冰上放置 30 min 后。42 ℃水浴中热击 90 s 或 37 ℃水浴 5 min，热击后迅速置于冰上冷却3～5 min。

（3）向管中加入 1 mL LB 液体培养基（不含 Amp），混匀后 37 ℃振荡培养 1 h.使细菌恢复正常生长状态，并表达质粒编码的抗生素抗性基因（Ampr）。

（4）将上述菌液摇匀后取 100 μL 涂布于含 Amp 的筛选平板上，正面向上放置半小时，待菌液完全被培养基吸收后倒置培养皿，37 ℃培养 16～24 h。同时做两个对照。

　1）对照组 1：以同体积的无菌双蒸水代替 DNA 溶液，其他操作与上面相同。此组正常情况下在含抗生素的 LB 平板上应没有菌落出现。

　2）对照组 2：以同体积的无菌双蒸水代替 DNA 溶液，但涂板时只取 5 μL 菌液涂布于不含抗生素的 LB 平板上，此组正常情况下应产生大量菌落。

（四）计算转化率

统计每个培养皿中的菌落数。

转化后在含抗生素的平板上长出的菌落即为转化子，根据此皿中的菌落数可计算出转化子总数和转化效率，公式如下：

$$转化子总数＝菌落数×稀释倍数×转化反应原液总体积/涂板菌液体积$$
$$转化频率（转化子数/每 mg 质粒 DNA）＝转化子总数/质粒 DNA 加入量（mg）$$
$$感受态细胞总数＝对照组 2 菌落数×稀释倍数×菌液总体积/涂板菌液体积$$
$$感受态细胞转化效率＝转化子总数/感受态细胞总数×100\%$$

实验十五　外源基因转染哺乳动物细胞

一、原理

基因的体外重组和表达体系中，应用动物细胞可表达并产生基因工程疫苗、活性蛋白和多肽等产品，使得人们能对真核细胞、组织以及生物体内基因的调控和蛋白质的功能进行更深入的研究。实验证明，用哺乳动物细胞作宿主的表达体系具有以下主要优点：①哺乳动物细胞能识别和除去外源基因中的内含子，剪接加工成成熟的 mRNA，这是原核细胞办不到的；②哺乳动物细胞表达的蛋白质在翻译后被加工的机会较多（加糖基化），可提高产品正确构型的概率，有可能被改造成类人体源型，加工后的蛋白质免疫原性好，为酵母型的 16～20 倍；③哺乳动物细胞易被重组 DNA 质粒转染，具有遗传稳定性和可重复性；④经转化的哺乳动物细胞可将表达的产物分泌到培养基中，其提纯工艺简单，成本低。

对外源基因转染方法的要求包括转移效率高，不影响细胞正常生理活动，低毒性，容易使用，重复性好，易获得稳定转化子。根据转染的机制不同可划分为化学转染法和物理转染法两大类。

化学转染法包括：①DEAE-葡聚糖法；②磷酸钙法；③人工脂质体法等。DEAE-葡聚糖法是最早应用的哺乳动物细胞转染试剂之一。DEAE-葡聚糖是阳离子多聚物，它与带负电的核酸结合后摄取细胞膜。应用 DEAE-葡聚糖进行转染成功地应用于瞬时表达的研究，但用于稳定转染却不是十分可靠。

磷酸钙法是磷酸钙共沉淀转染法,因为试剂易得、价格便宜而被广泛用于瞬时转染和稳定转染的研究。先将 DNA 和氯化钙混合,然后加入到 PBS 中慢慢形成 DNA 磷酸钙沉淀,最后把含有沉淀的混悬液加到培养的细胞上,通过细胞膜的内吞作用摄入 DNA。磷酸钙似乎还能通过抑制血清和细胞内的核酸酶活性而保护外源 DNA 免受降解。

人工脂质体法采用阳离子脂质体,具有较高的转染效率,不但可以转染其他化学方法不易转染的细胞系,而且还能转染从寡核苷酸到人工酵母染色体各种长度的 DNA 以及 RNA 和蛋白质。此外,脂质体体外转染同时适用于瞬时表达和稳定表达,与以往不同的是,脂质体还可以介导 DNA 和 RNA 转入动物和人的体内用于基因治疗。人工合成的阳离子脂质体与带负电荷的核酸结合后形成复合物,当复合物接近细胞膜时被内吞成为内体进入细胞质,随后 DNA 复合物被释放进入细胞核内。至于 DNA 是如何穿过核膜的,其机理目前还不十分清楚。

物理方法包括:①显微注射;②电穿孔;③基因枪等。

显微注射虽然费力,却是非常有效地将核酸导入细胞或细胞核的方法。这种方法常用来制备转基因动物,但不适用于需要大量转染细胞的研究。

电穿孔法常用来转染真核生物原生质体这样的常规方法不容易转染的细胞。电穿孔靠脉冲电流在细胞膜上打孔而将核酸导入细胞内。导入的效率与脉冲的强度和持续时间有关。

基因枪依靠携带了核酸的高速粒子而将核酸导入细胞内,这种方法适用于培养的细胞和在体的细胞。

本实验先准备用于转染的细胞(贴壁或悬浮培养细胞),然后应用脂质体转染的方法转染带有标记基因的质粒,经 48 h 后测定外源基因在转染细胞中的表达情况。

二、材料、设备及试剂

(一)材料

(1)插入了外源基因的表达载体。

(2)培养的细胞系。

(3)无菌水。

(4)高盐酚。

(5)酸性酚。

(6)小烧杯。

(7)塑料吸头。

(二)设备

二氧化碳培养箱,离心机,微量加样器。

(三)试剂

(1) Lipofectam 脂质体转染试剂。

(2) 25 mmol/L Tris-HCl。

（3）50 mmol/L EDTA。

（4）0.1 mol/L NaOH。

（5）1％ SDS。

（6）5 mol/L 乙酸钾。

（7）TE（pH8.0）。

（8）5 mol/L 乙酸铵。

（9）5 mol/L NaCl。

（10）PEg 沉淀溶液。

（11）RNase(无 DNase)。

（12）氯仿：异戊醇(24：1)。

（13）2 mol/L 乙酸钠。

（14）100％乙醇。

（15）70％乙醇。

三、操作步骤

（一）方法一

1.转染前的准备

(1)准备用于转染的 DNA。

用于转染的 DNA 的质量非常重要,通常质粒制备,氯化铯梯度离心或者柱层析来纯化 DNA,以排除 RNA、蛋白质和其他化学污染物。DNA 的纯度至少达到 A260：A280 大于 1.8。DNA 用乙醇沉淀后溶解在无菌双蒸水或 TE 中,调整浓度为 1 mg/mL,在转染时的用量依据转染的细胞和转染方法而定。

(2)质粒制备操作程序。

用以下经修改的碱裂解法制备用于转染的质粒 DNA。缓冲液中的 SDS 会溶解细胞膜,大量的染色体 DNA 被碱裂解,然后用乙酸钾沉淀出来。RNase A 和乙酸铵去除了 RNA,PEg 用于质粒 DNA 的进一步纯化,残存的蛋白质和寡糖被随后的高盐酚抽提去除,酸性酚抽提则去除了残留的染色体和带缺口的质粒 DNA。

1)含有质粒的 IL 过夜细菌培养液 6 000×g 离心 10 min。

2)用 50 mL 25 mmol/L Tris-HCl, 50 mmol/L EDTA (pH8.0)重悬细菌。

3)加 100 mL 新制备的 0.1 mol/L NaOH, 1％ SDS,反转混合 15 s,置冰上 15 min。

4)加 75 mL 冰冷的 5 mol/L 乙酸钾,轻轻混合后置冰上 5 min。

5）6 000×g 离心 15 min,然后将上清液用 4 层细纱布过滤。

6)加 135 mL 异丙醇,混合后置室温 30 min。

7）6 000×g 离心 15 min,弃上清液。

8)用 20 mL TE 溶解沉淀,加 20 mL 乙酸铵,冰上放置 20 min。

9）12 000×g 离心 10 min,将上清液转入一个新的离心管中。

10)加 80 mL 100％的乙醇到离心上清液中,冰上孵育 15 min, 12 000×g 离心 10 min。

11)用 2 mL TE 重新溶解沉淀,加 20 μL 10 mg/mL 的 RNase,37 ℃孵育 15 min。

12)加 600 μL 5 mol/L NaCl 和 650 μL 的 PEg 溶液,混合后在冰上放置 30 min,然后在

4 ℃ 12 000×g 离心 15 min,弃上清液,管子晾干。

13)用 1 mL TE 溶解沉淀,加等体积的氮仿/异戊醇抽提,6 000×g 离心 5 min。

14)将上层水相转移到新离心管中,加 NaCl 到 0.5 mol/L,加等体积的高盐酚抽提,6 000×g 离心 5 min,将水相转移到新离心管中。

15)加 2 倍体积的 100%乙醇,放置冰上 15 min 后,12 000×g 离心 10 min,弃上清液,倒置管子使残余液体流尽。

16)加 960 μL ddH$_2$O, 15 μL 5 mol/L NaCl 和 25 μL 2 mol/L 乙酸钠,再加等体积的酸性酚抽提,室温 6 000×g 离心 5 min,取水相。

17)加等体积氯仿/异戊醇抽提,6 000×g 离心 5 min,取水相。

18)加 2 倍体积的 100%乙醇,放置冰上 20 min 或－20 ℃过夜,6 000×g 离心 10 min,弃上清液。

19)用 70%的乙醇洗沉淀 1 次,6 000×g 离心 10 min,倾去液体,将沉淀真空抽干。

20)加 600 μL TE 溶解沉淀,用分光光度计在 260 nm 测定 DNA 的浓度,用 0.7%琼脂糖电泳测定质粒 DNA 的纯度和大小。

注释:氯化铯梯度离心和阴离子交换色谱。

氯化铯梯度离心并非总是必需的,该方法的实验步骤可在有关的文献中找到;阴离子交换色谱是目前最方便的纯化质粒的方法,但在转染实验中要选择好的色谱柱子,因为某些品牌的柱子会在制备的 DNA 中残留影响转染效率的物质。

2.准备用于转染的细胞

在转染以前必须很好地处理细胞,其中,胰蛋白酶消化是培养贴壁细胞的关键。以下程序有效地用于贴壁细胞的传代。

试剂准备:1×胰蛋白酶-EDTA 溶液(0.05%胰蛋白酶,0.5 mmol EDTA)。

(1)用不含钙镁的缓冲液,如 PBS 或 HBSS 制备胰蛋白酶消化液。工作液可以冷冻储存,但反复冻融会影响酶的活力,在 4 ℃可贮存 1 个月以上。

(2)吸去培养液,用 PBS 反复洗细胞 2 次,加少许胰蛋白酶消化液,以能覆盖单层细胞为宜。

(3)把培养皿放置在 37 ℃培养箱中,1~2 min 后细胞之间开始分离时取出。

(4)用手掌快速拍打培养皿的底部和边线,震动加速细胞从培养皿底部脱落

(5)当所有细胞都分离后加入含有血清的细胞培养基,并用吸管轻轻吹打细胞,待细胞完全分散后计数并传代。

3.瞬时表达和稳定表达

(1)瞬时表达。

瞬时表达通常在转染 48~72 h 后收获细胞,具体时间要根据实验设计、细胞类型、倍增时间和表达产物的特性来确定。基因产物的分析有时需要分离 RNA,有时需要分离蛋白质用于酶活性测定或免疫测定,因此收获细胞的方法也随之而不同,然后用相应的方法制备细胞抽提物用于测定。

(2)稳定转染。

稳定转染的目的是获得转染了 DNA 的单细胞克隆,因此需要从未发生转染的细胞中挑出已转染外源基因的细胞,通常使用药物筛选系统来达到此目的。

转染后细胞先培养在非选择性培养基中 1~2 d,然后消化细胞并在含筛选药物的培养基中传代。转染细胞在选择性培养基中生长 2~3 周后即可看到表达外源基因的克隆,不同

的克隆被消化后转入多孔板中扩大培养做亚克隆。

常用的药物抗性筛选标记有新霉素磷酸转移酶基因和潮霉素 B 磷酸转移酶基因,它们所编码的产物分别可以抵抗培养基中遗传霉素(G418)和潮霉素 B。另外的策略是利用代谢缺陷型的细胞,导入带有弥补这种缺陷的外源基因的载体。例如四氢叶酸还原酶(DH-FR)基因缺陷的 CHO 细胞只能在添加了相应核苷的培养基中才能生长,而转染了带有 DHFR 基因的质粒则可使细胞摆脱对培养基添加成分的依赖,另外的好处是当添加叶酸的竞争性类似物甲氨碟呤时可迫使外源基因的表达不断升高。当应用药物筛选系统时,使用的药物剂量对筛选效果十分重要,因此在实验设计时有必要测定不同细胞对特定浓度的药物的耐受性。

(二)阳离子脂质体转染法

1. Promega 脂质体转染试剂的组成成分

(1)Transfectam 试剂:十八烷基二酰氨基乙酰精胺[Dioctadecy lamidoglycyl spermine (DOGS)]。

(2)Transfast 试剂:N,N-2-羟基-N-甲基-2,3-十四烷酰丙基碘化胺[N,N[bis(2-hydroxyethyl)]-N-methyl-N[2,3di(tetrade canoyloxy) pfopyl] ammoniu miodide];L-二油酰磷脂酰乙醇胺[L-dioleoyl phosphatidyl-ethanolamne(DOPE)]。

(3)Tfx 试剂:N,N,N',N-四甲基-N,N'-二羟甲基-2,3-二油酰经基-1,4-二烷碘化铵 [N,N,N',N'-tetramethyl-N,N'-bis(2-hydrox-thyl)-2,3-dioleoytoxy-1,4-butanediammo-niumiodide];L-二油酰磷脂酰乙醇胺(DOPE)。

2. 使用阳离子脂质体转染试剂的优点

阳离子脂质体转染比其他方法有更大的灵活性。它可以转染较大的分子,既能用于体外转染又能用于体内转染,而且对其他方法不敏感的生殖细胞也很有效,是瞬时表达和稳定转染的理想试剂。

3. 影响转染效率的因素

细胞状态、密度、传代次数、污染以及 DNA 的质量和数量都是影响转染效率的重要因素。用于转染的质粒 DNA 必须没有蛋白质、RNA 和其他化学污染,乙醇沉淀的 DNA 按 $0.2~\mu g/mL$ 的浓度溶解在无菌水或 TE 中。由于不同的细胞和质粒 DNA 转染所用的量不同,因此,在实验开始以前需要进行优化实验条件。需要优化的参数主要有:脂质体与 DNA 的比例,转染 DNA 的总量,细胞接触脂质体的时间,是否存在血清等。

4. 应用脂质体 Transfast 和 Tfx 转染细胞的程序

(1)脂质体与 DNA 的比例。

脂质体所带正电荷与 DNA 所带负电荷相比应该相等或略多,使得复合物呈中型或带正电。Transfast 与 DNA 的比例应该在 2:1 到 4:1 之间,Tfx 与 DNA 的比例应在 1:1 到 2:1 之间,这个比例能使大多数细胞得到有效转染。

(2)DNA 的量。

DNA 量以多少为合适与 DNA 和细胞的种类有关,对贴壁细胞一般建议在 24 孔板中从 $0.25~\mu g$, $0.5~\mu g$, $0.75~\mu g$ 到 $1~\mu g$ DNA 的量开始转染。

(3)细胞转染时间。

通常 1 h 可以形成有效转染,不过在优化条件下可以从 30 min 到 4 h 之间观察细胞的形态,特别是不加血清时细胞更容易丧失活力。

（4）血清。

通常转染时要求无血清的条件，因为血清经常降低转染效率，这就对有些需要血清维持的细胞转染造成困难。Transfast 和 Tfx 可以在血清存在的条件下有效地转染细胞。

（5）一般转染程序。

1）用培养基稀释 DNA。

2）把适量脂质体加到 DNA 中，振荡混合。

3）在室温孵育混合物 10～15 min。

4）从培养的细胞上吸去培养基。

5）把脂质体和 DNA 混合物加到细胞表面，然后放回到 37 ℃。

6）1 h 后取出细胞，加入完全培养基养到能够分析表达情况为止。

（6）细胞传代。

细胞在转染 48 h 后收获时应该基本长满，因此转染时最多只能长到 50%～80%，通常在 24 孔培养板上每孔接种 5×10^4 个细胞，不同种类的细胞的数量会有些差别。

（7）脂质体试剂的贮存液。

1）转染前一天，待试剂达到室温后加入 400 μL 无菌水（终浓度为 1 mmol/L），在振荡器上混合 10 s，然后把离心管贮存于 -20 ℃。

2）使用前在室温融化后用振荡器混匀，使用后剩下的部分放回 -20 ℃。

（8）贴壁细胞转染程序。

1）在 60 mm 培养皿中转染的总体积是 2 mL。在无菌管中加入适量预热到 37 ℃ 的培养基，加 2.5～10 μg DNA（建议 5 μg）到培养基中振荡混匀，分别按 1：1 或 3：1 的量加入 Transfast 或 Tfx 脂质体试剂，立即振荡混匀。

2）混合物置室温 10～15 min。

3）从培养皿中吸出培养基。

4）加入 2 mg 脂质体和 DNA 的混合物，把培养皿重新放回到培养箱中孵育 1 h。

5）加入 4 mL 预热的含血清完全培养基，继续培养。

6）48 h 后收获细胞，检测报告基因的表达情况。

（9）悬浮细胞的转染程序。

1）转染前一天悬浮脂质体并冻存。

2）收集细胞 300 g 离心 5 min，用无血清培养基调整细胞浓度为 2×10^6 个/mL。

3）在无菌管中加适量培养基和 DNA，总体积为 0.5 mL，振荡混匀。再加入适量脂质体转染试剂，立即振荡混匀。

4）将脂质体和 DNA 混合物在室温放置 10～15 min。

5）在 6 孔板中每孔加入 0.5 mL 细胞悬液。

6）在每孔中加入 0.5 mL 脂质体 DNA 混合物，将培养板放回培养箱孵育 1 h。

7）孵育结束后每孔中加入 5 mL 预热的含有血清的完全培养基继续培养。

8）48 h 后收获细胞，分析报告基因的表达情况。

（10）稳定转染。

筛选稳定转染时需用不含抗性基因的质粒做对照。一般用 G418 进行筛选，其过程如下：

1）转染以前先通过预实验确定筛选用的药物浓度。

2）转染 48 h 后用胰蛋白酶消化细胞，按不同的稀释度接种在培养板中，加入含药物的培养基。

3）3～4 d 更换一次含筛选药物的培养基。

4）稳定转染的细胞逐渐形成抗性克隆,而对照细胞在 14 d 内会逐渐死亡。

5）将克隆挑到 96 孔板中继续用含抗性药物的培养基扩大培养。通常 G418 的用量为 $100～800$ mg/mL,不同批号的药物活性可能有所差别,大量的药物存在下还可以分裂 1～2 代,因此筛选效果可能数天后才能见到,有时需要 3 周。

(11)计算转染效率。

1）药物筛选后第 14 d 会形成转染细胞克隆。

2）准备细胞染色液(2％的亚甲基蓝溶解在 50％～70％的甲醇中)。

3）吸去细胞培养基。

4）加入细胞染色液到正好盖住细胞。

5）孵育 5 min。

6）吸去染色液,用冷的去离子水冲洗。

7）培养板在空气中晾干。

8）计算克隆数并与原来接种细胞数比较,即可得出转染效率。

5. 应用脂质体 Transfectam 转染真核细胞

(1)准备转染试剂。

按终浓度 2 mmol/L 重悬 Transfectam 在 100％的乙醇中,室温孵育至少 5 min。放置在 4 ℃贮藏过夜。

(2)无血清转染程序。

1）在 500 μL 无血清培养基(溶液 A)中加入 1～5 μg 质粒 DNA,振荡混合。

2）按每 μg 质粒 DNA 加 1.5～5 μL Transfectam 的比例将脂质体加到 B 溶液中,振荡混合。

3）立即混合溶液 A,B,然后直接加到细胞上,最后的体积是 1.0 mL。

4）混合物与细胞接触时间从 30 min 到过夜不等,通常从 2 h 开始实验。

5）孵育完成后加 4 mL 预热到 37 ℃的完全培养基继续培养。

6）48 h 后收获细胞,分析报告基因的表达情况。

(3)含血清的转染程序。

1）在一个无菌离心管中加 50 μL 150 mmol/L 的 NaCl 和 1～5 μg 质粒 DNA,振荡混匀(溶液 A)。

2）每 μg DNA 加 2.5～5 μL 脂质体振荡混合(溶液 B)。

3）混合 A,B,静置 10 min,加到细胞上。

4）将加了脂质体的细胞孵育 30 min 至过夜,一般 2 h。

5）孵育结束后每个培养皿中加 4 mL 含血清的完全培养基继续培养。

6）待 48 h 后收获细胞,分析表达情况。

(4)转染条件的优化。

1）可以按 1.5～5 μL/μg 的比例优化脂质体和 DNA 的比例,一般可以从 10 μL 脂质体加 5 μg DNA 开始。

2）加入 DNA 的总量在 1～10 pg 即可,增加 DNA 的量并不会显著增加转染效率。

3）转染时间从 30 min 到过夜不等,可根据不同的细胞和 DNA 加以调整。

（5）其他化学转染法。

磷酸钙和 DEAE-葡聚糖转染法可参考相应的资料，通常为了提高转染效率，有些细胞在转染前可用甘油或 DMSO 冲击细胞。

四、注意事项

（一）质粒的浓度和纯度

提取的质粒应该达到用于转染的纯度，然后根据测定值调整浓度为 1 mg/mL。控制细菌的裂解时间，增加酚抽提的次数一般可以排除蛋白的污染。氯化铯梯度离心可以获得高纯度的质粒 DNA，但比较耗时。选择离子交换色谱柱提取时要注意产品的质量。

（二）细胞的生长状态

用于转染的细胞既不能太少也不能过密，转染前调整细胞的生长状态和密度，以其达到铺满培养板的 50%～80% 为宜。

（三）瞬时转染的表达分析

瞬时转染后 48 h 可收获细胞，根据报告基因的不同来测定外源基因的表达情况。影响转染效率的因素很多，一般先从用于转染的质粒和细胞本身找原因，其他需要排除和优化的因素有很多，一般先从是否有血清存在、脂质体和 DNA 的量及比例、细胞接触脂质体的时间等找原因。

（四）稳定转染

稳定转染的细胞经过抗性药物筛选后可以形成克隆。不同的细胞应该对抗性筛选药物的浓度进行预实验确定，避免抗性药物的浓度过高或过低，引起抗性筛选时全部细胞死亡。

实验十六　真核基因在原核细胞中的表达

一、原理

运用真核基因在原核细胞中的表达技术，研究克隆基因表达的成果，对于某些研究领域有着重要的用途。首先有可能为揭示蛋白质结构与功能之间的关系提供新的研究手段。例如运用 DNA 技术，能够获得可在大肠杆菌细胞中进行有效表达的杂种干扰素。这样可以将这种蛋白质分子纯化出来，在体外进行生物学方面的研究。运用 DNA 技术还可以用来检测体外突变所产生的变异氨基酸在蛋白质多肽链中的位置，并测定出因这种改变对于酶催化功能的效应。在实际应用方面，基因克隆和表达技术也有着不可忽视的重要性。应用重组 DNA 技术产生的蛋白质，在医药卫生、食品工业等方面的应用价值及其前景也是十分诱人的。几乎所有生物科学领域都受到此项技术的影响。

随着功能基因组研究的不断深入,需要将大量已克隆的基因在原核细胞中获得高效表达进而研究这些基因产物的结构与功能。众所周知,大肠杆菌是现代分子生物学研究中最常用的材料之一,人类不但已经掌握了它的分子生物学和分子遗传学方面的大量资料,而且在其基因表达方面也有深入的了解,因此很自然大肠杆菌被选做表达外源基因的常用宿主细胞。

早期的研究工作表明,要使已克隆的外源基因能在细菌细胞中实现功能表达,就必须使基因置于宿主细胞的转录和翻译机制的控制之下。在大肠杆菌细胞中参与特定新陈代谢的基因,往往成簇集结成一个转录单位即操纵子,其中主要的控制片段是位于其起始部位的操纵序列和启动子。在基因表达过程中,操纵子先转录成多顺反子 mRNA,然后翻译出多肽分子。已克隆基因在大肠杆菌细胞中的表达,如同正常的基因表达程序一样,也包括 DNA分子的有效转录和 mRNA 分子的有效翻译这两个主要步骤,在某些情况下还涉及表达产物蛋白质分子的翻译后修饰问题。

越来越多的研究报告指出,不少已克隆基因事实上并不能够在新的遗传背景中实现表达。对此的一种解释认为,是由于从基因到表型的过程中有若干步骤发生障碍的缘故。一种功能蛋白的合成,不但取决于适当的基因转录及随后的 mRNA 有效翻译,而且在许多情况下,还同翻译后的加工和新生多肽的装配有关。在这过程中只要有一个步骤未能正确地进行,有关基因也就不能实现其功能表达。克隆序列的转录必须有一个能被宿主 RNA 聚合酶识别的启动子,而 mRNA 的有效翻译则必须有核糖体的结合位点。蛋白质翻译后修饰的一个共同特点是信号序列引导蛋白质分子穿过细胞膜。另一可能与蛋白质成功表达有关的现象是蛋白质的降解作用。已经知道的大肠杆菌中,凡是发生了无义突变的基因,它们所编码的短肽链在合成后不久就会被降解掉,与此相反野生型的蛋白质则十分稳定。可以设想如果外源蛋白质的分子构型或其氨基酸序列不能保护它们自己免受胞内蛋白酶的作用,则新生蛋白很快就会被迅速地降解掉。

本实验分 3 个部分:(1)表达载体构建点转化;(2)筛选与鉴定;(3)基因产物检测。

二、材料、设备及试剂

(一)材料

1. 菌株
大肠杆菌 JM109,DH5α 和 M15[pREP4]。

JM109,DH5α 用 LB 培养基,M15[pREP4]用含 25 μg/mL 卡那霉素的 LB 培养基培养。

2. 目的基因
水稻谷胱甘肽磷脂过氧化物酶(phospholipid hydroperoxide glutathione peroxidase,PHGPx)基因。即 RicPHGPx,用于扩增 RicPHGPx 基因的 PCR 上游引物序列为:5'-gTg-gATCCGATGACGATGACAAAATGGGGGCGGCGGAAT-3',其中 GGATCC 为外加的BamH Ⅰ识别位点,GATGACGATGACAAA 为肠肽酶识别位点,下游引物序列为:5'-CCCAAGCTTCTAATCCTCGAGCGCC-3',其中 AAGCTT 为外加的 Hind Ⅲ识别位点。

3. 表达载体
质粒 pQE30(德国 QIAGEN 公司产品)。

（二）设 备

小型离心机，PCR 仪，摇床，超净台，恒温水浴，电泳装置等。

（三）试 剂

（1）BamH Ⅰ和 Hind Ⅲ限制性内切酶。
（2）T4DNA 连接酶。
（3）IPTG。
（4）TaqDNA 聚合酶。
（5）PCR 产物纯化回收试剂盒。
（6）丙烯酰胺。
（7）双丙烯酰胺。

三、操作步骤

（一）插入片段的准备

（1）目的基因的 PCR 扩增。
（2）PCR 产物的回收与酶切（BamH Ⅰ与 Hind Ⅲ）。
（3）回收酶切片段。

（二）质粒 pQE30 的准备

（1）将质粒转化 JM109 感受态菌株，涂于 Amp 的平板，培养过夜。获得单菌落后挑菌于含 100 μg/mL Amp 的液体 LB 培养基中培养。提取质粒。
（2）对质粒进行双酶切（BamH Ⅰ与 Hind Ⅲ）。
（3）回收酶切后的大片段。

（三）表达载体的构建

（1）将目的基因与质粒片段连接。
（2）连接产物转化 JM109 菌株，涂于 Amp 的平板，培养过夜。获单菌落后挑取单菌落（一般 6～10 个，视转化效率而定）平板画线后含 100 μg/mL Amp 的 LB 培养基中培养，小量提取质粒用于筛选。
（3）筛选重组子：将提得的质粒分别进行 BamH Ⅰ与 Hind Ⅲ 的双酶切后用质量浓度为 0.8％琼脂糖凝胶电泳，同时点上目的基因的 PCR 产物作对照和 DNA 标志，判断是否筛得重组子。

（四）外源基因的诱导表达

（1）含有重组子的 JM109 菌株培养后提取质粒，并转化 M15（pREP4）感受态菌株。将转化后的细菌涂布于含有 Amp，Kan 的平板培养过夜。获得单菌落后挑取单菌落于 1 mL 含 100 μg/mL Amp 和 25 μg/mL Kan 的液体 LB 培养液中培养过夜。

（2）在过夜培养物中分别加入 4 mL LB 培养基，37 ℃振荡培养 1.0～1.5 h（OD600 值约为 0.5～0.7）。

（3）各取 100～150 μL 作对照样品后，加入 IPTG 至终浓度为 1 mmol/L，37 ℃振荡培养 4～5 h。

（4）各取样 100～150 μL，离心，收集菌体，加 10 μL 样品处理液至重悬菌液，100 ℃煮 5 min，12 000 rpm 离心 5 min，取上清液上样。

（5）用 SDS-PAGE 筛选能够表达外源基因的菌株。

四、注意事项

（一）载体与宿主菌的选择

对于载体的基本要求是，重组质粒有较高的拷贝数并可在菌体内稳定遗传。在构成表达载体的必需成分中，启动子是影响外源基因表达的关键因素。除了要求启动子是强启动子，可调控表达外，有的外源蛋白还对启动子有一定选择性，要尽量选择最合适的启动子。

宿主菌的选择首先要考虑能满足载体的基本要求，即能使载体稳定存在并有较高的拷贝数，然后考虑是否能适应外源蛋白的表达。某些特殊的启动子需要特殊的宿主菌。另一方面，选用蛋白酶相关基因缺失的菌株作为宿主，可减少产物降解，提高产率。

（二）密码子的使用

在不同种类的生物中，各种 tRNA 的含量是有很大区别的。由此产生了对密码子的偏爱性。一般来说，含有较高比例的稀有密码子的外源基因，其表达效率往往不高。密码子偏爱性通过翻译过程中 tRNA 的浓度对蛋白合成速度来进行限制。对那些偏爱性密码子，正确的氨基酸会很快被连接上；但对稀有密码子，要经过多次相互辨认才能找到正确的氨基酸。

解决方法有两种：一是改造目的基因上的稀有密码子但并不改变蛋白质的编码序列；二是通过改变表达编码稀有 tRNA 的基因，改变胞内 tRNA 的含量。

（三）mRNA 的影响

mRNA 的 5'端 ATg 附近的结构与外源基因表达水平明显相关。这些核苷酸的微小变化，往往会影响 mRNA 的二级结构，可导致表达效率发生 2 000 倍的巨大差异。这是因为碱基突变影响了 mRNA 5'端二级结构的形成，从而影响核糖体 30 s 亚基与 mRNA 的结合，造成了蛋白合成效率上的差异。因此，要提高表达效率，须对 ATg 附近的核苷酸进行分析，得出可能的二级结构，进行优化改造。一般认为，在 mRNA 起始区域无发夹结构或即使有类似的结构，而 SD 序列和起始密码子不被包裹在这一结构内部时，有利于翻译的起始。

mRNA 的一级序列也有一定影响。起始密码子应与 SD 序列有合适的距离，一般以 4～10 个核苷酸为佳。有的研究还发现，使用双顺反子 RBs 序列，即在外源基因及其相对较弱的 RBs 序列的上游附近插入一个很强的 RBs 序列，这样上游的翻译起始可以促进下游的 RBs 功能，使外源基因的表达效率得到提高。对应外源性 mRNA 的稳定性，也是影响表达效率的一个重要因素。特定 mRNA5'端非翻译区的一些能在 5'端形成保护性发卡结构的特殊序列已证明能延长一些 mRNA 的半衰期。mRNA3'端一些能形成茎环结构的序列也被证明能增进 mRNA 稳定性,但至今还没有发现在不同 mRNA 中的通用序列。

(四)表达条件的选择

表达条件包括培养液成分、温度、诱导与培养时间的长短等。一般来说,使用营养成分丰富的培养液,易于细菌的生长和表达。体外翻译系统中,理想的条件是含有适量的 Mg^{2+},K^+,NH,较高浓度的 Ca^{2+} 和多胺类以及充足的 ATP 和 GTP,在这种条件下,可以显著降低蛋白质合成中的错读。温度的影响有时也很重要,一般在 25~37 ℃诱导,外源蛋白易于以活性状态存在,在 37 ℃以上诱导,就容易形成包涵体。要选择合适的时间来诱导表达,细菌在对数生长期,即 A600 约为 0.6 时,生长状态良好,易于诱导合成外源蛋白。提前诱导菌体太少,外源蛋白产量低;诱导太迟细菌过老也不利于基因表达。诱导后的培养时间,随不同的表达载体或启动子而不同。对 Puc 和 Plac 等,一般仅需 2~3 h。PR,PL,PUP 等需时间较长。因此,必须结合外源蛋白的性质及表达载体的特点来选择适当的表达条件。

(五)包涵体的形成机制及克服措施

(1)包涵体形成的原因是复杂的,可归纳为以下几点。

1)二硫键的影响。

2)蛋白质本身性质的影响。

3)宿主菌及生长条件的影响。

(2)常用的克服或降低包涵体形成的措施有:

1)改造培养基,包括降低培养液的 pH 值,加入甘氨酸三甲基内盐和山梨糖以调节宿主菌的渗透压,加入不能代谢的糖类如蔗糖、棉籽糖等或使用丰富培养基。

2)共表达分子伴侣。

3)融合表达等。

实验十七　表达蛋白的 SDS-聚丙烯酰胺凝胶电泳分析

一、原理

细菌体中含有大量蛋白质,具有不同的电荷和分子量。强阴离子去污剂 SDS 与某一还原剂并用,通过加热使蛋白质解离,大量的 SDS 结合蛋白质,使其带相同密度的负电荷,在聚丙烯酰胺凝胶电泳(PAGE)上,不同蛋白质的迁移率仅取决于分子量。采用考马斯亮蓝快速染色,可及时观察电泳分离效果。因而根据电泳结果预计表达蛋白的分子量,可筛选阳性表达的重组体。

二、试剂

(1)30%储备胶溶液:丙烯酰胺(Acr)29.0 g,亚甲双丙烯酰胺(Bis)1.0 g,混匀后加

ddH$_2$O,37 ℃溶解,定容至 100 mL,棕色瓶存于室温。

（2）1.5 mol/L Tris-HCl（pH8.0）：Tris 18.17 g 加 ddH$_2$O 溶解,浓盐酸调 pH 至8.0,定容至 100 mL。

（3）1 mol/L Tris-HCl（pH6.8）：Tris 12.11 g 加 ddH$_2$O 溶解,浓盐酸调 pH 至 6.8,定容至 100 mL。

（4）10％ SDS：电泳级 SDS 10.0 g 加 ddH$_2$O 68 ℃助溶,浓盐酸调至 pH7.2,定容至 100 mL。

（5）10×电泳缓冲液（pH8.3）：Tris 3.02 g,甘氨酸 18.8 g,10％ SDS 10 mL 加 ddH$_2$O 溶解,定容至 100 mL。

（6）10％过硫酸铵（AP）：1 g AP 加 ddH$_2$O 至 10 mL。

（7）2×SDS 电泳上样缓冲液：1 mol/L Tris-HCl（pH6.8）2.5 mL,β-巯基乙醇 1.0 mL,SDS 0.6 g,甘油 2.0 mL,0.1％溴酚蓝 1.0 mL,ddH$_2$O 3.5 mL。

（8）考马斯亮蓝染色液：考马斯亮蓝 0.25 g,甲醇 225 mL,冰醋酸 46 mL,ddH$_2$O 225 mL。

（9）脱色液：甲醇、冰醋酸、ddH$_2$O 以 3∶1∶6 配制而成。

三、操作步骤

采用垂直式电泳槽装置。

（一）聚丙烯酰胺凝胶的配制

1. 分离胶（10％）的配制

ddH$_2$O	4.0 mL
30％储备胶	3.3 mL
1.5 mol/L Tris-HCl	2.5 mL
10％ SDS	0.1 mL
10％ AP	0.1 mL

取 1 mL 上述混合液,加 TEMED（N,N,N',N'-四甲基乙二胺）10 μL 封底,再加 TEMED 4 μL,混匀后灌入玻璃板间,以水封顶,注意使液面平整（凝胶完全聚合需 30～60 min）。

2. 积层胶（4％）的配制

ddH$_2$O	1.4 mL
30％储备胶	0.33 mL
1 mol/L Tris-HCl	0.25 mL
10％ SDS	0.02 mL
10％ AP	0.02 mL
TEMED	2 μL

将分离胶上的水倒去,加入上述混合液,立即将梳子插入玻璃板间,完全聚合需 15～30 min。

（二）样品处理

将样品加入等量的 2×SDS 上样缓冲液，100 ℃加热 3～5 min，离心 12 000 rpm×1 min，取上清作 SDS-PAGE 分析，同时将 SDS 低分子量蛋白标准品做平行处理。

（三）上样

取 10 μL 诱导与未诱导的样品加入样品池中，并加入 20 μL 低分子量蛋白标准品作对照。

（四）电泳

在电泳槽中加入 1×电泳缓冲液，连接电源，负极在上，正极在下，电泳时，积层胶电压 60 V，分离胶电压 100 V，电泳至溴酚蓝行至电泳槽下端停止（约需 3 h）。

（五）染色

将胶从玻璃板中取出，考马斯亮蓝染色液染色，室温 4～6 h。

（六）脱色

将胶从染色液中取出，放入脱色液中，多次脱色至蛋白带清晰。

（七）凝胶摄像和保存

在图像处理系统下将脱色好的凝胶摄像，结果存于软盘中，凝胶可保存于双蒸水中或 7% 乙酸溶液中。

四、注意事项

1. 实验组与对照组所加总蛋白含量要相等。

2. 为达到较好的凝胶聚合效果，缓冲液的 pH 值要准确，10% AP 在一周内使用。室温较低时，TEMED 的量可加倍。

3. 未聚合的丙烯酰胺和亚甲双丙烯酰胺具有神经毒性，可通过皮肤和呼吸道吸收，应注意防护。

实验十八　脉冲场凝胶电泳(PFGE)

一、原理

脉冲场凝胶电泳(PFGE)与常规电泳的不同之处在于，常规的电泳采用的是单一的均匀电场，DNA 分子经凝胶的分子筛作用由负极移向正极。而 PFGE 采用了两个交变电场，即两个电场交替开启和关闭，使 DNA 分子的电泳方向随着电场的变化而改变。正是因为电场方向的交替改变,才使大分子 DNA 得以分离。图 6-18-1 是根据 Carle 和 Olson 最初设计的正交场电泳装置(orth-ogonal field gel electrophoresis,OFA-GE)绘制的 PFGE 示意图。A、B 代表两个交替开启和关闭的电场。当 A 电场开启时,B 电场关闭,DNA 分子从 A 电场的负极(A—)向正极(A+)移动;当 B 电场开启时,DNA 分子改变原来的运行方向,在 B 电场中由负极向正极移动。这样,随着电场方向的交替变化 DNA 分子即呈"Z"字形向前移动。目前的理论和实验研究表明,当某一电场开启时,DNA 分子即顺着此电场的方向纵向拉长和伸展,以"蛇行"(reputation)的方式穿过凝胶

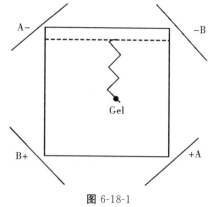

图 6-18-1

孔。如果电场方向改变 DNA 分子将必须先调转头来,才能沿着新的电场方向泳动。这样,随着电场方向反复变化,伸展的 DNA 分子必须相应地变化移动方向。可以想象,较小的分子能相当快速地适应这种变化,但大分子则需更多的时间来改变方向,而真正用于前移的时间相对减少,从而将不同大小的分子分开。此外还发现,当交替变化的两个电场方向的夹角大于 90°时,DNA 能较迅速地将其后端调转过来,在新的电场中成为泳动的前端。但另一方面,由于 DNA 分子是顺长度穿越凝胶孔的,当电场方向突然改变时,分子的两端可能同时伸入不同的凝胶孔,折为 U 形或 J 形结构而被阻隔下来。只有当新的前端移向更前方时,另一端才能被牵拉下来。因 DNA 分子具有很大弹性,当某一端挂在凝胶孔时,DNA 分子拉长,滑落下来后又收缩,并很快赶上前端。但当电场强度太大时,大分子 DNA 因带有均匀的电荷,电场力的作用将可能使同一 DNA 大分子的多个部位同时进入多个凝胶孔,结果被陷住而不再向前移动。这就是在分离酵母菌(S. pombe)染色体等大分子时要用低电场的原因。

二、分子生物学中的应用

PFGE 是一种非常有效的分子分型方法。在国外被广泛应用于很多菌种的分子流行病学研究中。能够用于分析菌株之间的相关性,协助追踪感染来源,在疫情控制方面可发挥重要的作用。具体表现在以下几个方面:

(1)研究菌株之间的遗传差异。

(2)从表面上散在分布的病例中寻找可能的联系,通过监测及时发现暴发。当今传染病暴发流行的性质发生了改变,即:暴发流行不再局限于某一地区,不再是一段相对集中的时间里,由同一污染源引起的暴发流行,而是由多个传染源. 在较长的时间段内,跨越省市甚至是国家的暴发流行。脉冲场凝胶电泳方法由于其自身优势而被广泛应用于追踪监测细菌传染性疾病的暴发流行,还有助于识别散发病例的传染源。

(3)可用于对已确认的暴发疫情进行传染源的追踪,从而有效预防疫情的再次发生。

(4)除了帮助流行病学调查外,细菌分型还能对病人的诊断和治疗提供线索,对连续继发性感染患者的病原体分离菌株进行 PFGE 分析可以区分是复发(单一菌株型)还是新的菌株引发的再感染。

(5)PFGE 也用于抗生素敏感株和多重耐药菌株的分子分型,如耐苯唑西林的金黄色

葡萄球菌和耐甲氧苯青霉素金黄色葡萄球菌(MRSA)。

(6)对生活环境中分离的菌株和病人中分离的菌株进行相关性分析。

(7) PFGE 还可用于其他领域,如百日咳抗原性变异和 PFGE 的相关性。

三、方法

(一)高分子量 DNA 琼脂糖凝胶块制备和加工

高分子量 DNA 琼脂糖凝胶块制备和加工:

(1)收集 10 mL 全血,加入 30 mL 细胞裂解液。置冰浴中至少 20 min 直至红细胞完全溶解。

(2) 2 000 rmp 离心 10 min,移去红色上清液,再次用细胞裂解液洗涤细胞,然后用 PBS 重悬细胞。

(3)稀释单细胞悬液并取一小份用 Neubauer 腔计数细胞。

(4)用 PBS 重悬细胞,以达到 40 μL PBS 中含 100 万个细胞比例(哺乳动物的 100 万个二倍体大约含有基因组 DNA 10 μg)。

(5)用 PBS 配制 2% 浓度低熔点琼脂糖溶液并保持在 50 ℃。

(6)将等体积(各 1 mL)细胞悬液与琼脂糖溶液于室温下混匀,立即倒入凝胶块模具中。

(7)静置 20 min 让琼脂糖固化,用无菌塑料杯(通常用作划菌)将凝胶块自模具中取出并置入蛋白酶缓冲液中,加入 2 mg/mL 的蛋白酶 K。

(8)将带有凝胶块的蛋白酶 K 缓冲液于 50 ℃保持 2~3 天。每个盛有 50 mL 蛋白酶缓冲液的 Falcon 管可容纳多达 100 个凝胶块。

(9)蛋白酶 K 消化后,可将凝胶块保留在此缓冲液或 0.5 mol/L EDTA 溶液中并保存于 4 ℃。

(10)此外,继续将凝胶块用高压消毒过的 TE 缓冲液冲洗数遍。

(11)将凝胶块放入装有 TE 及 0.04 mg/mL 苯甲基磺酰氟(PMSF)溶液的 Falcon 试管中,灭活残留的蛋白酶 K。

(12)室温下用 TE 溶液漂洗凝胶块数次,将凝胶块放入另一干净的试管,可直接用于酶切反应或用 0.5 mol/L EDTA (pH 8.0) 4 ℃保存凝胶块。

(13)若用 EDTA 保存凝胶块,取出后应用 TE 溶液室温下漂洗 30 min×2 次。

(二)大小标准物的制备

1.λ 多联体

(1)以 TE 缓冲液悬浮 λ 多联体(Boehringer MA 宝灵曼公司产品),浓度为 4 μg/40 μL。

(2)用等体积 TE 配制的 2% 低熔点琼脂糖(温度保持在 45 ℃)混匀。

(3)移去混合液注入预冷的凝胶块模具中。

(4)室温下用 TE 及 100 mmol/L NaCl 溶液温育 2 天。

2.酵母染色体

(1)从 YPD(酵母提取物,蛋白胨和葡萄糖)培养基平皿中挑选单一克隆加入 10 mL

YPD 预培养的肉汤中,30 ℃下剧烈振荡生长 24 h,然后加入 200 mL YPD 肉汤,剧烈振荡 24～48 h(产量大约 100 块)。

(2)4 000×g 转速,离心 10 min,然后用 50 mmol/L EDTA 或 10 mmol/L Tris-HCl (pH7.5)溶液悬浮。

(3)仍以 4 000×g 转速离心 10 min,再用 SCE [1 mol/L 山梨醇,0.1 mol/L 枸橼酸钠, pH5.8 及 10 mmol/L EDTA (pH7.5)]溶液重悬。

(4)取稀释后的细胞悬液用 Neubauer 腔计数。

(5)溶液短暂离心后,再用 SCE 重悬细胞,使 40 μL SCE 溶液中含 5×10^7 个细胞(相当于 80 μL 体积的模块中含有 5×10^7 个细胞)。

(6)溶液与 0.1 mg/mL 酵母蔗糖酶 100 T 和 100 mmol/L β-巯基乙醇混匀,37 ℃保温 15～30 min。

(7)细胞悬液与等体积的 SCE 配制的 2％低熔点琼脂糖凝胶混匀,保存在 50 ℃。

(8)将混合物移入预冷的凝胶块模具中。

(9)凝胶块用含 10 mmol/L 二硫苏糖醇的 SCE 溶液 37 ℃下振荡温育 1～2 h。

(10)将凝胶块移入蛋白酶缓冲液中,加入 2 mg/mL 蛋白酶 K,50 ℃温育 48 h。

(11)用 50 mmol/L EDTA 或 10 mmol/L Tris-HCl (pH7.5)溶液洗涤凝胶块 3 次,每次 20 min。

(12)凝胶块可用此混合液于 4 ℃保存或不用漂洗直接装载入凝胶中。

3.琼脂糖凝胶块中 DNA 的限制性内切酶消化

(1)应使用消毒溶液及戴无菌手套以免 DNA 降解。

(2)在 Falcon 试管中用 1×TE 溶液漂洗凝胶块 20 min×3 次,以去除 EDTA。

(3)混合:酶反应缓冲液(高、中或低盐缓冲液),100 mmol/L 亚精胺(只用于高盐缓冲液状态),10～20 单位的内切酶。20 单位的内切酶过夜就足以完全消化 10 μg DNA。

(4)设立一个除内切酶成分外含有混合物各组分的阴性对照,以检查是否有非特异性 DNA 降解。

(5)将琼脂糖凝胶块加入反应混合溶液中:通常用消毒过的手术刀或套环将凝胶块移入。

(6)若两种内切酶所需缓冲液条件一致,可以同时或先后用两种不同的酶进行消化(先用低盐缓冲液的酶消化,再调整盐浓度)。倘若首次消化的酶要求 50 ℃条件,在第二个酶消化时要换缓冲液。

(7)若要进行部分消化,则首先在同一温度和反应时间用 1:10 稀释的酶进行尝试。

4.凝胶电泳

(1)将 0.8％的琼脂糖在 0.25×TBE 中熔化后冷却至 50～60 ℃,立即注入凝胶框架中,并插入梳子。

(2)凝胶固化后小心地拔出齿梳,用 2 把无菌手术刀将 DNA 凝胶块上样。若用不同内切酶消化凝胶块,则取不同样品时应将手术刀片烧灼后冷却。将 DNA 大小标志物上样至凝胶的两旁。

(3)用 1％液态低熔点琼脂糖凝胶(0.25×TBE 配制)密封狭槽。

(4)若有气泡存在,用注射器驱赶气泡。

(5)一旦密封的低熔点琼脂糖已固化(大约 10 min),可将凝胶搁入腔室,并用电泳缓冲液覆盖过胶面。

(6)应设定合适的电压及转换时间并开始电泳。两个不同电泳方向的电流应相等。

(7)电泳结束后,凝胶用 0.25×TBE 配制成的 EB (0.4 μg/mL)染色。

(8)用泵自槽中排除缓冲液,续以双蒸水冲洗电泳槽。

(9)凝胶成像:DNA 在曝光的过程中可能会形成缺口。

(10)用 0.25 mol/L HCl 漂洗凝胶 30 min,让 DNA 脱嘌呤,且有利于转移。

(11)凝胶用碱(变性溶液中)变性 20 min,两次,续以中性溶液 1～5 min。

(12)采用标准 Southern 印迹方案将 DNA 转印至尼龙膜上。一般来说,印迹 PFGE 凝胶的时间较普通凝胶印迹时间长(约 48 h)。

四、电泳分类

1. InCert 琼脂糖

InCert 琼脂糖是兆碱基片断 DNA 制备获准使用的琼脂糖,是一种极为有用的用于制备脉冲场凝胶电泳染色体 DNA 样品的低胶凝温度琼脂糖。研究证实 InCert 琼脂糖凝胶可支持凝胶中染色体 DNA 的制备和限制性核酸内切酶消化。

(1)应用:脉冲场凝胶电泳。

(2)分析说明:胶凝温度(1.5%) 26～30 ℃;硫酸盐≤0.15%;凝胶强度(1.0%)≥400 g/cm²;熔化温度(1.5%)≤70 ℃;湿度≤10%;EEO(-Mr)≤0.10。

2. SeaKem Gold 琼脂糖

是一种高凝胶强度,低 EEO(电渗),标准胶凝温度的琼脂糖。这种遗传学术级别(Genetic Technology Grade,GTG)琼脂糖最适用于脉冲场凝胶电泳法(pulsed field gel electrophoresis,PFGE)快速分辨 Mb(megabase) (50 kb～10 Mb) DNA 和常规电泳方法分辨 1～50 kb 的 DNA 与 PCR 产物。因其低 EEO 特性,SeaKem Gold 琼脂糖中的 DNA 电泳迁移速度要显著地高于常规琼脂糖凝胶。PFGE 的跑胶时间依使用的缓冲液和琼脂糖浓度的不同可减少至原电泳时间的 50%。因其高凝胶强度,即使是使用低浓度(0.5%)的 SeaKem Gold 琼脂糖凝胶,操作处理依然很方便,从而允许在常规电泳中分离更大的 DNA 片断并减少 PFGE 中 DNA 分离的耗时。

(1)应用:脉冲场凝胶电泳;标准凝胶电泳分离大于 23kb 的 DNA 片断;Mb 大小 DNA 印迹。

(2)分析说明:胶凝温度(1.5%) 34.5～37.5 ℃;硫酸盐≤0.10%;凝胶强度(1.0%)≥1 800 g/cm²;凝胶强度(1.5%)≥3 500 g/cm²;湿度≤10%;EEO(-Mr)≤0.05。

五、结果解释

Tenover 等提出了有关菌株同源性的判别标准,按其电泳条带可分为:无差异,说明为相同菌株;有 1～3 条带的差异说明菌株间有相近关系,且只有单基因的改变;4～6 条带的差异说明菌株间可能有相近关系,表示出有两个独立基因的差异;如菌株间有 6 条带或更多条带差异,说明有三个或更多基因的变化,被视为无相关性。该标准只适合于少量的局部性基因的变化研究,有一定的局限性。

因为细菌的高变异性,判断是否是同一菌株时允许一定的变异存在,因此在解释 PFGE 结果时,将具有 85% 以上相同条带的菌株认为是相同的菌株,50% 以上的条带不相同时,菌株被认为流行病学不相关。另外还有一些研究者提出了不同的判断原则。如利用相关系数(CS)来评价不同菌株的基因型之间的关系。即 $CS=$ 两个细菌间相同的基因带数×2/两个细菌的基因带数的总和。$CS<0.85$ 时为不同型,$0.86 \leqslant CS < 0.99$ 时为相关,但是,两个细菌的基因带数相差 3 条以上也为不同型。此外还有应用不同的计算机分析软件进行结果判断的。BioNumerics (Version 4.0)数据库软件进行处理、识别图像条带。聚类图类型选择 UPGMA (Unweighted Pair group Method using Arithmetic averages)方法,条带位置差异容许度选择 1.0%,优化值选择 0.5%。

六、影响因素

PFGE 受很多因素的影响。

1.缓冲液的种类、浓度和温度

缓冲液中的离子浓度越低,电泳跑得越快。Buffer 缓冲液的温度影响整个电泳时间和结果,缓冲液的温度越低,电泳跑得越慢,得到的条带越细直,结果越理想。目前认为 14 ℃ 能得到最好的电泳带型。

2.电泳的脉冲角度

使用较小的角度,如 106° 来改善染色体 DNA 的分离状况;使用较小的角度,可以把电泳时间减少 50%;随着角度的减小,较大的片段分离得更好,更理想,较小的片段分离的效果降低。因此要根据分离片段大小来调整脉冲角度。

3.电泳的脉冲时间

脉冲时间就是电极在单一方向改变所需要的时间,如 30 s 的脉冲时间即为电极在单一方向受脉冲作用 30 s,然后在另一个方向作用 30 s。为了得到理想的 PFGE 图像,脉冲时间是最重要的参数。为了分离小片段的样本,通常缩短脉冲时间;为了分离大片段的样本,通常延长脉冲时间。

4.电泳过程中的电压梯度

电压梯度反映电场的强度(V/cm),大多数 CHEF 协议认为:对于 850 kb 左右的 DNA 片段,6 V/cm 的电压梯度最适宜;处理大于 3 Mb 的 DNA 时,使用 1.5~3 V/cm,以及一个较小的电泳角度;处理小于 250 kb 的 DNA 时,使用 9 V/cm,以及一个较小的电泳角度;调整脉冲时间以达到理想的电泳效果。

七、局限和不足

PFGE 也有很多局限和不足。

(1)耗时。随着 PFGE 方法的不断完善,部分菌属周期长的缺点已逐渐为一种快速 PFGE 方法(24~48 h)所克服。

(2)电泳带型易受人为等多种因素的影响,故需要较高的技术水平。

(3)并不是对所有情况都适合。Brain 等认为,PFGE 有时不能区分同一地区一段时间内的散发病例。这可能是由于这些病例来源于同一菌株的原因。

（4）不能同时优化胶的每个部分的条带分布。

（5）结果得到的是条带,而不是序列。

（6）不能确切地认为相同大小的条带就是相同的 DNA 片段。泳动距离相同的片段并不总是具有同源性的基因。因此,脉冲场凝胶电泳分析对于大小相似的片段分辨率不是很高。

（7）不同条带之间并不是无关的、相互独立的,而是互相联系的。

（8）一个酶切位点的变化可能引起不止一个条带的变化。

（9）PFGE 得到的亲缘关系只能起到一个指导作用,而不是真正意义上的种系发生量度。暴发可能由同种细菌的多个亚型引起,因此仅仅 PFGE 图谱的差异不能说明菌株不是来自共同的传染源。流行病学结论应该结合流行病学调查结果和其他分子分型资料才能最终确定疾病的传染源。

（10）有些菌种用 PFGE 是不可分的。C. Foucault 等发现对于有广泛基因重组现象的细菌,PFGE 并不是一个适宜的分子分型工具。

尽管如此,PFGE 分型技术在大肠杆菌 O157：H7 等细菌的分子生物学分析中还是得到了广泛的应用,也是目前最推崇的方法之一。在近几年里,许多实验室采用此方法进行流行病学分析,显示了其强大的功能和可应用性。

八、操作步骤

以鲍曼不动杆菌脉冲场电泳为例,操作步骤如下。

（一）生物安全警告

所操作菌种为条件致病菌,请按二级生物安全水平操作,转移和操作活菌时更要注意。处理大量菌株,请在生物安全柜中进行。以正确方式对接触培养物的塑料制品和玻璃制品进行消毒或丢弃。

开始操作之前,请阅读所有指导。把所有接触过细胞悬液或凝胶块的塑料制品、玻璃制品、吸管、小铲等当作污染材料,按照实验室的生物要求丢弃或消毒。可重复使用的制胶模具须在清洗前消毒;可丢弃的制胶模具及胶带和用来把凝胶块从样品孔中推出的小片,应该用 10% 漂白剂消毒 30 min 以上,然后清洗和重复使用。

（二）提前准备

从检测培养基上挑取单菌落,接种于营养琼脂平板(或相当的培养基)上培养;用同一个接种针/环,穿刺或接种于小螺帽管中半固体培养基,以保证必要时重复检测同一个克隆,37 ℃培养 14~18 h。

（三）第一天

（1）打开水浴摇床(54 ℃)、水浴箱(56 ℃)。

（2）用 TE 缓冲液(具体试剂配制方法见附件)制备 1% Seakem Gold：1% SDS 琼脂糖,以配制 25 mL 体积为例说明,方法如下：

1)准确称取 0.25 g SeaKem Gold agarose,放入 250 mL 的蓝色瓶内。

2)加入 22.5 mL TE 缓冲液,轻柔摇荡瓶子使琼脂均匀散开。

3)微松瓶盖,将玻璃瓶放于微波炉内高火加热 30 s,取出轻柔摇荡,再次加热 30 s,重复操作直至琼脂彻底溶解(无颗粒物、悬浮物,透光均一,无明显异常折光,无气泡)。

4)将溶解的 SeaKem Gold agarose 放入 56 ℃ (55~60 ℃均可)水浴箱内至少 15 min,再加入预热到 56 ℃的 10% SDS 溶液 2.5 mL,置于 56 ℃水浴箱中备用。

(3)在 Falcon 2054 管(或其他相当的管)上标记样品名称和空白对照;在 1.5 mL 微量离心管上标记好对应样品的名称。

(4)在 Falcon 2054 管中分别加入约 2 mL 细胞悬浮液 CSB(配制方法见附件)。

注:用来测定细菌浓度的容器不同加入 CSB 的量也不同。

(5)用 CSB 湿润棉签,从培养皿上刮取适量细菌,均匀悬浮于 CSB 中。通过加入 CSB 稀释或增加菌量提高浓度,调整细胞悬液浓度至指定范围。

用比浊仪(bioMerieux Vitek colorimeter)测其浓度,并调整浓度至 3.0~3.5 麦氏单位。

注:在 3.0~3.5 范围内细菌的浓度都可得到较满意的实验结果,但过大的浓度差距会造成同一块胶上的条带亮度差异,影响条带的识别。

(6)取 400 μL 细菌悬浮液于相应的 1.5 mL 微量离心管中,置于 37 ℃水浴中孵育 5 min。将剩余的细菌悬浊液置于冰上直到胶块制备完毕。

(7)从水浴箱中取出微量离心管,每管加入 20 μL 蛋白酶 K(储存液浓度 20 mg/mL)混匀,使其终浓度为 0.5 mg/mL,蛋白酶 K 置于冰上备用。

注:蛋白酶 K 的终浓度是指在加入 400 μL 琼脂后的浓度。

(8)加入 400 μL 的 1% Seakem Gold: 1% SDS 到上述装有 400 μL 细菌悬液的微量离心管内,用枪头轻轻混匀,避免有气泡产生(此时 1% Seakem Gold:1% SDS 需置于56 ℃水浴中)。

注:没有用完的 Seakem Gold agarose 可放于室温,并可重复使用 1~2 次。再溶时,加热时间缩短到每 10~15 s 一次,直至完全溶解。

(9)迅速将混合物加入模具,避免气泡产生,在室温下凝固 10~15 min。为节省时间也可以在 4 ℃下凝固 5 min。

(10)记录好模具内对应样品的名称。

(四)细菌的裂解

(1)在 50 mL 离心管上做好样品标记。

注:相同菌株的胶条可以同时放于同一个管中裂解,最多不要超过 4 条。

(2)配制细胞裂解液 CLB(配制方法见附件),然后向每 5 mL 细胞裂解液中加入 25 μL 蛋白酶 K(20 mg/mL),使其终浓度为 0.1 mg/mL,然后颠倒混匀。

注:蛋白酶 K 要置于冰上,配制好的蛋白酶 K/CLB 混合液也要置于冰上。建议配制总量后进行分装。

(3)每个离心管加入 5 mL 蛋白酶 K/CLB 混合液。

如果想使胶块平齐,可以用刀片削去模具表面多余的部分。打开可重复利用模具,用小铲将胶块推入上述裂解混合液中。保证胶块在液面下,而不在管壁上。

注:剩余的菌液以及其他使用过的器具应消毒并丢弃。可重复利用模具需要浸于泡腾片消毒液中 15 min,然后清洗干净。

(4)将离心管放在 54 ℃水浴摇床中孵育 2 h,转速约 130 rpm。确认水浴箱内液面高于离心管内裂解混合液的液面。

(5)将纯水和 TE 放在 50 ℃水浴箱中预热。

(五)清洗胶块

(1)调低水浴摇床的温度至 50 ℃。

(2)从水浴摇床中拿出装有胶条的离心管,盖上滤盖,轻轻倒掉 CLB,在实验台上轻磕管底使胶块落在管底。

注:可将离心管倒置在吸水纸上,尽量使管内液体排净。随后的操作中也如此。

(3)每管中加入 10 mL 预热的 TYPE ONE WATER。确保胶块在液面下而不在管壁或盖子上。

注:TYPE ONE WATER 是水质达到 18.2 mol/L 欧的纯水经高压灭菌后得到的,清洗胶块以及配置 TE 缓冲液时均需使用 TYPE ONE WATER。

(4)放回 50 ℃水浴摇床中,转速约 130 rpm,摇 10 min。

(5)倒掉水,用 TYPE ONE WATER 再洗一次。

(6)倒掉水,加入 10 mL 预热的 TE,在 50 ℃的水浴摇床中摇 15 min。

(7)倒掉 TE,用 TE 重复洗三次,每次 10～15 min。

(8)倒掉 TE,加入 10 mL TE,放在 4 ℃冰箱保存备用。

注:要确保胶块在液面下而不在管壁或盖子上。

(六)第二天:胶块内 DNA 的酶切

(1)在 1.5 mL 离心管上标记好相应的样品及 H9812 的名称。

注:H9812 为国际标准株,其 XbaI 酶切片断可用于分子量标准

(2)按照表 6-18-1 的比例配制缓冲液 M 的缓冲体系,并混匀。

表 6-18-1　缓冲液 M 的配制

试剂	μL/胶块	μL/11 胶块
纯水	160	1 760
Buffer M	20	220
BSA	20	220
总体积	200	2 200

注:缓冲液要置于冰上。不同试剂供应商,相同试剂供应商的不同酶切缓冲液是不通用的,所以应根据产品说明来配制缓冲体系,这里以 TaKaRa 为例。

(3)在每个 1.5 mL 微量离心管中加入 200 μL 缓冲液。

(4)小心地从 TE 中取出胶块放在干净的培养皿上。

(5)用刀片切下约 2 mm 宽的胶块放入 1.5 mL 微量离心管中。确保胶块在液面下面。

将剩余的胶块放回原来的 TE 中。

（6）将试管放在 37 ℃ 水浴中孵育 10～15 min。

（7）在用稀释缓冲液孵育的过程中，按照表 6-18-2 比例配制酶切反应体系，混匀。

表 6-18-2　酶切反应体系的配制

试剂	μL/胶块	μL/11 胶块
纯水	157	1 727
Buffer M	20	220
BSA	20	220
ApaI (15 U/μL)	3	33
总体积	200	2 200

注：将酶置于冰上，用后立即放在 −20 ℃ 保存。

（8）用枪头吸出缓冲液 M，避免损伤胶块。

（9）每管加入 200 μL 混合液，轻轻在实验台上磕管子的底部，确保胶块在液面的下面。

（10）在 37 ℃ 水浴中孵育至少 2 h。

（七）加样

（1）打开水浴箱，温度调至 55～60 ℃。

（2）配制 2 200 mL 的 0.5×TBE。

（3）用 0.5×TBE 配制 1‰ SeaKem Gold (SKG) 胶。

14 cm 宽电泳胶框（10～15 加样孔）：1.0 g SKG 胶溶于 100 mL 0.5×TBE 中。

21 cm 宽电泳胶框（≥15 加样孔）：1.5 g SKG 胶溶于 150 mL 0.5×TBE 中。

（4）熔化时，微波加热 60 s，混合；每隔 15～30 s 重复一次，直到胶完全熔化。放在 55～60 ℃ 水浴箱备用（温度至少平衡 30 min 以后使用）。

（5）调整梳子高度，使梳子齿与胶槽的底面相接触。用水平仪调整胶槽使其水平。

（6）从 37 ℃ 水浴中取出胶块，平衡到室温。

（7）用枪头吸出酶切混合液，避免损伤或吸出胶块。

（8）每管加入 200 μL 0.5×TBE，室温平衡 3 min。

（9）把梳子平放在胶槽上，把胶块加在梳子齿上。把标准菌株 H9812 上样在第 1、5、10 个齿上（10 齿梳子）或第 1、5、10、15 个齿上（15 齿梳子）。

（10）用吸水纸的边缘吸去胶块附近多余的液体，在室温下风干约 3 min。

（11）把梳子放入胶槽，确保所有的胶块在一条线上，并且胶块与胶槽的底面相接触。从胶槽的下部中央缓慢到入 100 mL 熔化的在 55～60 ℃ 平衡的 1‰ SKG。避免气泡的生成；如果有，用枪头消除。在室温下凝固 30 min。

（八）电泳条件

（1）确保电泳槽是水平的。如果不水平，调整槽底部的旋钮。

注：不要触碰电极。

（2）加入 2～2.2 L 0.5×TBE，关上盖子。

（3）打开主机和泵的开关，确保泵设在 −70（这时缓冲液的流速约 1 L/min）和缓冲液在管道中正常循环。

(4)打开冷凝机,确保预设温度在 14 ℃(缓冲液达到该温度通常约需要 20 min)。

(5)打开胶槽的旋钮,取出凝固好的胶,用吸水纸清除胶四周和底面多余的胶,小心地把胶放入电泳槽,关上盖子。

(6)设置电泳参数:Initial switch time＝5.0 seconds；Final switch time＝20.0 seconds,线性,电压 6 V/cm；电泳时间为 19 h；启动"Start Run"。

(九)第三天:图像的获取

(1)结束电泳,关机顺序为:冷凝机→泵→主机。

(2)取出胶,放在盛放 400 mL EB 溶液的托盘内。

注:EB 储存液浓度为 10 mg/mL,1∶10 000 稀释,即在 400 mL 水中加入 40 μL 储存液。EB 是强致畸剂,储存在棕色瓶中的 EB 稀释液可以用 10 次左右。废弃的 EB 溶液应妥善处理。可选用毒性小的 GelRed 染剂代替。

(3)将托盘放在摇床上摇 25～30 min。

(4)放掉电泳槽中的 TBE,用 2 L 纯水清洗电泳槽,并倒掉液体。

(5)戴上手套将用后的 EB 溶液小心倒入做有标记的棕色瓶中,在托盘中加入 400～500 mL 纯水,放在摇床上脱色 60～90 min,如可能每 20～30 min 换一次纯水。

(6)用 Gel Doc XR,Gel Doc 2000 或其他设备拍摄图像。

注:如果背景干扰分析,可进一步脱色 30～60 min,或者静止过夜脱色。

(7)转换"＊.1sc"文件为"＊.tiff"文件用于处理分析,用于 Bionumerics 软件分析。

实验十九　IEF12 双向电泳

一、原理

二维聚丙烯酰胺凝胶电泳技术结合了等电聚焦技术(根据蛋白质等电点进行分离)以及 SDS－聚丙烯酰胺凝胶电泳技术(根据蛋白质的大小进行分离)。这两项技术结合形成的二维电泳是分离分析蛋白质最有效的一种电泳手段。

通常第一维电泳是等电聚焦,在细管中($\varphi 1～3$ mm)加入含有两性电解质、8 mol/L 的脲以及非离子型去污剂的聚丙烯酰胺凝胶进行等电聚焦,变性的蛋白质根据其等电点的不同被分离。而后将凝胶从管中取出,用含有 SDS 的缓冲液处理 30 min,使 SDS 与蛋白质充分结合。

将处理过的凝胶条放在 SDS－聚丙烯酰胺凝胶电泳浓缩胶上,加入丙烯酰胺溶液或熔化的琼脂糖溶液使其固定并与浓缩胶连接。在第二维电泳过程中,结合 SDS 的蛋白质从等电聚焦凝胶中进入 SDS－聚丙烯酰胺凝胶,在浓缩胶中被浓缩,在分离胶中依据其分子量大小被分离。

这样各个蛋白质根据其等电点和分子量的不同而被分离、分布在二维图谱上。细胞提取液的二维电泳可以分辨出 1 000～2 000 个蛋白质,有些报道可以分辨出 5 000～10 000 个斑点,这与细胞中可能存在的蛋白质数量接近。由于二维电泳具有很高的分辨率,它可以直接从细胞提取液中检测某个蛋白。

二、用途

把蛋白质按照等电点的不同分开,再按照分子量不同分开,这样就可以把不同的蛋白质尽可能地分开,可以结合质谱对细胞进行蛋白质组的研究,研究不同细胞有哪些蛋白质表达的不同。

三、操作步骤

(1)打开电源,仪器进入自检,自检完成后进入主界面,如图 6-19-1 所示。

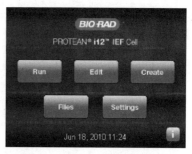

图 6-19-1

(2)在"setting"界面进行水化条件设置:水化时间一般为 12～16 h,水化温度一般为 18～20 ℃,水化电压为 50 V 等条件的设置。

(3)在"create"界面创建新的等电聚焦程序,以 7 cm 胶条为例:

水化	50 V		12～16 h(20 ℃)	主动水化
S1	250 V	线性	30 min	除盐
S2	500 V	快速	30 min	除盐
S3	4 000 V	线性	3 h	升压
S4	4 000 V	快速	20000 伏小时	聚焦
S5	500 V	快速	任意时间	保持

(4)在"edit"界面对原有等点聚焦程序进行修改编辑。

(5)在"files"界面查看已经保存的程序、数据。

(6)设置完成后点击"Run",选择不同的泳道所运行的程序,可在一次实验中,运行不同样品、不同 pH 梯度、不同聚焦条件的 12 个不同程序,如图 6-19-2所示。

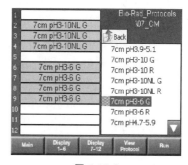

图 6-19-2

(7)继续点击右下角"Run",开始运行程序。

(8)聚焦过程中仪器自动采集并记录电压、电流等相关信息,可实时查看;聚焦完成后将胶条进行 SDS 电泳或冰箱冷冻保存备用。

四、Spot Cutter 切胶仪操作步骤

(一)切取前准备

(1)放好干净的 96 孔板(酶标板)。

(2)放好洗涤针头用的 eppendorf 管,装好干净的水,一般清洗一次即可。

（3）打开电脑。

（4）打开 Spot Cutter。

（二）"看"点切点的自由切取方式

（1）打开 PDQuest 软件，从"Identify"进入"Basic Excision Tool"打开切取窗口，如图 6-19-3所示。

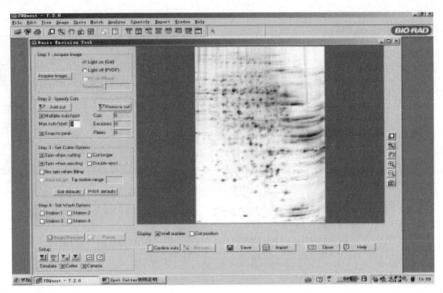

图 6-19-3

（2）第一步，摄取图像（Acquie Image）：如样品凝胶是可见光样品，如考染、银染，选择 "Light On（gel）"，如是杂交膜，如 PVDF 膜，选择"Light Off（PVDF）"，如是荧光样品如 Sypro Ruby，选择"UV On（Fluor）"，点击"Acquire Image"，仪器会自动打开相应的光源对样品进行成像，在窗口右边你可以看到所成的图像。

（3）第二步，自由选取要切取的点（Specify Cuts）："Add Cut"激活，即在图像上单击要切取的蛋白点，或用鼠标在大蛋白点上划一个矩形，软件会自动计算对该点切取几次。"Remove Cut"为撤销已选取的点。"Multiple Cuts/Spot"命令允许对一个大蛋白点进行多次切取。在选取第 1 个点时，会跳出"Enter Plate Information"窗口，可以在"Plate Name"栏中输入 96 孔板的名字，可以选择从哪一孔开始放蛋白点。"Starting Well"窗口右侧有一列工具栏，可对图像进行放大、移动、转化，方便对点的选取。

（4）第三步，设定切取参数（Set Cutter Options）：一般不需要进行特别修改，用默认设定即可。

（5）第四步，设定清洗位置（Set Washing Options）：如清洗的管放在位置 1，选择"Station 1"。

（6）点"Begin/Resume"，开始切取：如切取进行过程中想暂停切取，点"Pause"，重新点击"Begin/Resume"可继续切取。

（7）切取完成后，可点击"Confirm Cuts"确认切取情况，仪器会对样品再进行一次成像，可仔细检查所成的图像，看切取的情况。

实验二十 细胞原代培养、传代培养、冻存和复苏

一、原理

细胞培养可分为原代培养和传代培养。直接从体内获取组织细胞进行首次培养为原代培养;当原代培养的细胞增殖达到一定密度后,则需要做再培养,即将培养的细胞分散后,从一个容器以 1∶2 或其他比率转移到另一个或几个容器中扩大培养,为传代培养,传代培养的累积次数就是细胞的代数。

细胞冻存及复苏的基本原则是慢冻快融,实验证明这样可以最大限度地保存细胞活力。目前细胞冻存多采用甘油或二甲基亚砜(DMSO)作保护剂,这两种物质能提高细胞膜对水的通透性,加上缓慢冷冻可使细胞内的水分渗出细胞外,减少细胞内冰晶的形成,从而减少由于冰晶形成造成的细胞损伤。复苏细胞应采用快速融化的方法,这样可以保证细胞外结晶在很短的时间内即融化,避免由于缓慢融化使水分渗入细胞内形成胞内再结晶对细胞造成损伤。

二、实验方法

(一)材料

小鼠,生理盐水,100 mL 灭菌烧杯,15 mL 离心管,培养皿,滴管,无菌镊子,剪刀,筛网,泡沫板,大头针,酒精灯,培养瓶,培养液,PBS,0.25%胰酶,超净工作台,二氧化碳培养箱,倒置显微镜,显微镜,计数板,离心机,恒温水浴箱,冰箱(4 ℃,−20 ℃,−70 ℃),液氮罐,冻存管,冻存液,废液缸等。

(二)方法

1. 原代培养

(1)将孕鼠或新生小鼠拉颈椎致死,置 75%酒精泡 2~3 s,取出小鼠后沥干酒精,放入超净台内,固定在泡沫板上。

(2)用镊子提起皮肤,用解剖剪剪开一个横切口,将皮肤向上撕开,然后剪开肌肉等,暴露出腹腔,在左侧找到脾脏,用弯头眼科镊取出脾脏,置于无菌培养皿中。

(3)用生理盐水将取出的脾脏清洗多次,并剔除多余的组织。

(4)将筛网置于平皿中,脾脏置于筛网上,用弯头镊夹住,轻轻在筛网上进行碾磨,同时不停滴加不含血清的培养液冲洗。

(5)将碾磨好的细胞悬液吸入至离心管中,离心(1 000 rpm,5 min),吸去上清(去除血液等)。

(6)加入 10 mL 培养液,吹打混匀,取样计数。

(7)将稀释好的细胞悬液分装于培养瓶中,轻轻摇晃混匀,在培养瓶上面做好标志,注明

细胞、组别及日期。然后将培养瓶置于二氧化碳培养箱中培养。

2. 传代培养

(1)倒置显微镜下观察细胞形态,确定细胞是否需要传代。

(2)培养液瓶打开后,过酒精灯火焰,置酒精灯火焰周围。

(3)拿出直头滴管,套上橡皮吸头,过火,放入培养液瓶中。

(4)打开培养瓶,瓶口过火,将培养瓶内的培养液轻轻倒入废液缸,用 2～3 mL PBS 洗去残留的旧培养基。

(5)培养瓶中加入 0.25% 胰酶,用量以薄薄盖满一层为宜,37 ℃消化,倒置显微镜下观察到细胞收回突起变圆时立即翻转培养瓶,使细胞脱离胰酶,然后将胰酶倒掉,加入少量的含血清的新鲜培养基。

(6)取弯头滴管反复吹打细胞使其脱壁并分散,再根据分装瓶数补加一定量的含血清的新鲜培养基,制成细胞悬液,然后分装到新培养瓶中。盖上瓶盖,适度拧紧后再稍回转,以利于 CO_2 气体的进入,将培养瓶放回 CO_2 培养箱。

(7)对半贴壁培养细胞,不需胰酶,直接吹打,加入新鲜培养基,然后分装到各瓶中。

3. 冻存

(1)吸取传代后的细胞悬液,离心,去除培养液,加入冻存液,分装冻存管。冻存管内细胞数目一般为 $(5～10)\times10^6$ 个/mL,2 mL 冻存管中一般放入 1～1.5 mL 细胞。

(2)按步冻存。

方法一:标准的冻存程序降温速率为 $-1～-2$ ℃/min,当温度达 -25 ℃以下时,可增至 $-5～-10$ ℃/min;到 -100 ℃时,则可迅速浸入液氮中。

方法二:冷冻管置于已设定程序的降温机中,每分钟降低 1～3 ℃至 -80 ℃以下,再放入液氮长期保存。

4. 复苏

(1)取出冷冻管,立即放入 37 ℃水浴箱中快速解冻,轻摇冷冻管使其在 1 min 内全部融化,移入无菌操作台内。

(2)打开冻存管,将细胞悬液吸到离心管中。

(3)1 000 rpm 离心 10 min,弃去上清液。

(4)加适当培养液后将细胞转移至培养瓶中,37 ℃培养,第二天观察生长情况。

三、试验结果计算

(1)一只小鼠可获得 $(1～2.5)\times10^8$ 个脾细胞。

(2)细胞接种后一般几小时内就能贴壁,并开始生长,如接种的细胞密度适宜,5 d 到一周即可形成单层。

(3)一般情况,传代后的细胞在 2 h 左右就能附着在培养瓶壁上,2～4 d 就可在瓶内形成单层,需要再次进行传代。

四、注意事项

(1)取材要求新鲜,无菌,解剖小鼠时,注意不要损伤脾脏及其周围的脏器,尤其是肠道等,防止污染脾脏。

(2)冲洗脾脏时要尽量洗净血污,去除无用组织,并要防止组织干燥。

(3)碾磨后及时用清水冲洗筛网,防止组织、细胞阻塞网孔。

(4)计数前,注意吸尽平皿里的细胞,充分混匀,使细胞分散成单个细胞。

(5)实验操作应在操作台中央无菌区域内进行,勿在边缘非无菌区域操作。

(6)金属器械不能在火焰中烧过长时间,烧过的金属镊要待冷却后才能夹取组织,以免造成组织损伤。

(7)另外胶塞过火焰也不能过久,以免烧焦产生有毒气体,危害培养细胞。

(8)吸取过营养液后的吸管不能再用火焰烧灼,因残留在吸管头中营养液能烧焦形成炭膜,再用时会把有害物带入营养液中。

(9)不能用手触及已消毒器皿瓶口、瓶塞内部、吸管前部等所有可能与细胞接触的部分,如已接触,要用火焰烧灼消毒或取备用品更换。

(10)开启、关闭长有细胞的培养瓶时,火焰灭菌时间要短,防止因温度过高烧死细胞。

(11)换液时倾倒废液,瓶口不能接触废液缸,速度不能过快,防止废液四溅。

(12)吹打细胞时,要注意边角的细胞是否吹打下来。

(13)手或相对较脏的物品不能经过开放的瓶口上方,即不可以在开放容器上方操作。

(14)每次操作只处理一株细胞,以免造成细胞交叉污染。

(15)注意自身的安全,对于来自人源性或病毒感染的细胞株应特别小心。操作过程中,应避免引起气溶胶的产生,小心有毒性试剂例如 DMSO,并避免尖锐物品伤人等。

(16)从增殖期到形成致密的单层细胞以前的培养细胞都可以用于冻存,但最好为对数生长期细胞。在冻存前一天最好换一次培养液。

(17)将冻存管放入液氮容器或从中取出时,要做好防护工作,以免冻伤。

(18)冻存和复苏最好用新配制的培养液。

实验二十一　细胞周期测定

一、细胞计数法

(一)原理

体外培养细胞生长、分裂繁殖的能力,可用分裂指数来表示。它与生长曲线有一定的联系,如随着分裂指数的不断提高,细胞也就进入了指数生长期。分裂指数指细胞群体中分裂细胞所占的百分比,它是测定细胞周期的一个重要指标,也是不同实验研究选择细胞的重要依据。

(二)材料、设备和试剂

(1)材料:细胞、培养皿、吸管、盖玻片。

（2）设备：CO_2 培养箱、普通显微镜。

（3）试剂：胰酶、甲醇、培养液、冰醋酸、Giemsa 染液。

（三）实验步骤

（1）消化细胞：将细胞悬液接种至内含盖玻片的培养皿中。

（2）CO_2 培养箱中培养 48 h，使细胞长在盖玻片上。

（3）取出盖玻片，按下列顺序操作：PBS 漂洗 3 min→甲醇：冰醋酸＝3：1 固定液中固定 30 min→Giemsa 液染色 10 min→自来水冲洗。

（4）盖玻片晾干后反扣在载玻片上，镜检。

（四）计算

分裂指数＝分裂细胞数/总细胞数×100％

（五）注意事项

操作时动作要轻，以免使盖玻片上的细胞脱落。

二、BrdU 掺入法

（一）原理

细胞周期指细胞一个世代所经历的时间。从一次细胞分裂结束到下一次分裂结束为一个周期。细胞周期反映了细胞增殖速度。

单个细胞的周期测定可采用缩时摄影的方法，但它不能代表细胞群体的周期，故现多采用其他方法测群体周期。

BrdU（5-溴脱氧尿嘧啶核苷）加入培养基后，可作为细胞 DNA 复制的原料，经过两个细胞周期后，细胞中两条单链均含 BrdU 的 DNA 将占 1/2，反映在染色体上应表现为一条单体浅染。如经历了三个周期，则染色体中约一半为两条单体均浅染，另一半为一深一浅。细胞如果仅经历了一个周期，则两条单体均深染。统计分裂相中各期比例，就可算出细胞周期的值。

（二）试剂

BrdU，甲醇，冰醋酸，Giemsa 染液，秋水仙素，SSC，柠檬酸三钠，NaCl。

（三）设备

冰箱，水浴锅，锅盖，紫外灯，光学显微镜。

（四）操作步骤

（1）试剂配制。

1）BrdU 配制：BrdU 10 mg 加双蒸水 10 mL，4 ℃下避光保存。

2）2×SSC 配制：NaCl 1.75 g，柠檬酸三钠 0.88 g，加水至 100 mL，4 ℃保存。

（2）细胞生长至指数期时，向培养液中加入 BrdU，使最终浓度为 10 $\mu g/mL$。

（3）44 h 后加秋水仙素，使每毫升中含 0.1 μg。

（4）48 h 后常规收集细胞至离心管中，注意培养上清的漂浮细胞也要收集到离心管中。

（5）常规染色体制片。

（6）染色体玻片置 56 ℃水浴锅盖上，铺上 2×SSC 液，距紫外灯管 6 cm 处紫外照射 30 min。

（7）弃去 2×SSC 液，流水冲洗。

（8）Giemsa 液染色 10 min，流水冲洗，晾干。

（9）镜检 100 个分裂相，计第一、二、三、四细胞期分裂指数。

（10）计算

细胞周期(Tc)＝48/[(M1＋2M2＋3M3＋4M4)/100](h)

（五）其他

细胞周期(cell cycle)是指细胞从前一次分裂结束起到下一次分裂结束为止的活动过程，分为间期与分裂期两个阶段。

1.间期

间期又分为 3 期，即 DNA 合成前期(G1 期)、DNA 合成期(S 期)与 DNA 合成后期(G2 期)。

（1）G1 期：此期长短因细胞而异。体内大部分细胞在完成上一次分裂后，分化并执行各自功能，此 G1 期的早期阶段特称为 G0 期。在 G1 期的晚期阶段，细胞开始为下一次分裂合成 DNA 所需的前体物质、能量和酶类等。

（2）S 期：S 期是细胞周期的关键时刻，DNA 经过复制而含量增加一倍，使体细胞成为 4 倍体，每条染色质丝都转变为由着丝点相连接的两条染色质丝。与此同时，还合成组蛋白，进行中心粒复制。S 期一般需几个小时。

（3）G2 期：为分裂期做最后准备。中心粒已复制完毕，形成两个中心体，还合成 RNA 和微管蛋白等。G2 期比较恒定，需 1～1.5 h。

2.分裂期

细胞的有丝分裂(mitosis)需经前、中、后、末期，是一个连续变化的过程，由一个母细胞分裂成为两个子细胞，一般需 1～2 h。

（1）前期(prophase)：染色质丝高度螺旋化，逐渐形成染色体(chromosome)。染色体短而粗，强嗜碱性。两个中心体向相反方向移动，在细胞中形成两极；而后以中心粒为起始点开始合成微管，形成纺锤体。随着染色质的螺旋化，核仁逐渐消失。核被膜开始瓦解为离散的囊泡状内质网。

（2）中期(metaphase)：细胞变为球形，核仁与核被膜已完全消失。染色体均移到细胞的赤道平面，从纺锤体两极发出的微管附着于每一个染色体的着丝点上。从中期细胞可分离得到完整的染色体群，共 46 个，其中 44 个为常染色体，2 个为性染色体。男性的染色体组型为 46,XY，女性为 46,XX。分离的染色体呈短粗棒状或发夹状，均由两个染色单体借狭窄的着丝点连接构成。

（3）后期(anaphase)：由于纺锤体微管的活动，着丝点纵裂，每一染色体的两个染色单体分开,并向相反方向移动,接近各自的中心体,染色单体遂分为两组。与此同时,细胞被拉长,且由于赤道部细胞膜下方环行微丝束的活动,该部缩窄,细胞遂呈哑铃形。

(4)末期(telophase):染色单体逐渐解螺旋,重新出现染色质丝与核仁;内质网囊泡组合为核被膜;细胞赤道部缩窄加深,最后完全分裂为两个二倍体的子细胞。

3.根据细胞的分裂能力分类

(1)增殖细胞群,如造血干细胞,表皮与胃肠黏膜上皮的干细胞。这类细胞始终保持活跃的分裂能力,连续进入细胞周期循环。

(2)不再增殖细胞群,如成熟的红细胞、神经细胞、心肌细胞等高度分化的细胞,它们丧失了分裂能力,又称终末细胞(end cell)。

(3)暂不增殖细胞群,如肝细胞、肾小管上皮细胞、甲状腺滤泡上皮细胞等。它们是分化的,并执行特定功能的细胞,在通常情况下处于 G0 期,故又称 G0 期细胞。在某种刺激下,这些细胞重新进入细胞周期。如肝部分切除术后,剩余的肝细胞迅速分裂。

实验二十二　　增殖检测:MTT 法

一、原理

MTT 分析法以活细胞代谢物还原剂噻唑蓝[3-(4,5)-dimethylthiahiazo(-z-y1)-3,5-di-phenytetrazoliumromide,MTT]为基础。MTT 为黄色化合物,是一种接受氢离子的染料,可作用于活细胞线粒体中的呼吸链,在琥珀酸脱氢酶和细胞色素 C 的作用下 tetrazolium 环开裂,生成蓝色的 formazan 结晶,formazan 结晶的生成量仅与活细胞数目成正比(死细胞中琥珀酸脱氢酶消失,不能将 MTT 还原)。还原生成的 formazan 结晶可在含 50% 的 N,N-二甲基甲酰胺和 20% 的十二甲基磺酸钠(pH4.7)的 MTT 溶解液中溶解,利用酶标仪测定490nm 处的光密度 OD 值,可反映出活细胞数目,也可以用 DMSO 来溶解。

MTT 粉末和溶液保存时都需要避光,用铝箔纸包好就可以。实验时一般关闭超净台上的日光灯来避光。

二、试剂与仪器

MTT 检测试剂盒、胎牛血清、培养基、酶联免疫检测仪。

三、操作步骤

(一)接种细胞

用含 10% 胎小牛血清的培养液配成单个细胞悬液,以每孔 1 000～10 000 个细胞接种到 96 孔板,每孔体积 200 μL。

(二)培养细胞

同一般培养条件,培养 3～5 天(可根据试验目的和要求决定培养时间)。

（三）呈色

培养 3～5 天后，每孔加 MTT 溶液（5 mg/mL 用 PBS 配）20 μL，继续孵育 4 h，终止培养，小心吸去孔内培养上清液，对于悬浮细胞需要离心后再吸去孔内培养上清液。每孔加 150 μL DMSO，振荡 10 min，使结晶物充分溶解。

（四）比色

选择 490 nm 波长，在酶联免疫监测仪上测定各孔光吸收值，记录结果，以时间为横坐标，吸光度值为纵坐标绘制细胞生长曲线。

四、注意事项

（1）选择适当的细胞接种浓度。

（2）避免血清干扰：一般选小于 10% 的胎牛血清的培养液进行试验。在呈色后尽量吸尽孔内残余培养液。

（3）设空白对照：与试验平行不加细胞只加培养液的空白对照。其他试验步骤保持一致，最后比色以空白调零。

MTT 实验吸光度最后要在 0～0.7 之间，超出这个范围就不是直线关系，IC_{50} 是半抑制率即抑制率 50% 时药物的浓度。把药品稀释成不同的浓度，然后计算各自的抑制率，以药品的浓度为横坐标，抑制率为纵坐标作图，然后得到 50% 抑制率时的药品浓度，即 IC_{50}。

各组浓度 0.1、0.01、0.001、0.0001、0.00001、0.000001，稀释倍数为 10，最大浓度为 0.1，抑制率为 0.95、0.80、0.65、0.43、0.21、0.06，代入计算公式：

$Pm = 0.95$；

$Pn = 0.06$；

$P = 0.95 + 0.80 + 0.65 + 0.43 + 0.21 + 0.06 = 3.1$；

$Xm = \lg 0.1 = -1$；

$I = \lg 0.1/0.01 = 1$；

$\lg IC_{50} = -1 - 1 * [3.1 - (3 - 0.95 - 0.06)/4] = -3.6025$；

$IC_{50} = 0.00025$。

有一个公式可供参考：

$$\lg IC_{50} = Xm - I[P - (3 - Pm - Pn)/4]$$

其中，Xm——lg 最大剂量；

I——lg（最大剂量/相临剂量）；

P——阳性反应率之和；

Pm——最大阳性反应率；

Pn——最小阳性反应率；

OD——光密度；

抑制率=1−加药组 OD 值/对照组 OD 值。

公式中的最大最小阳性反应率就是最大最小抑制率。

例：用 96 孔板培养 SMMC-7721 肝癌细胞做 MTT 测细胞活力，可以加 200 μL 1640 培养基，20 μL MTT，150 μL DMSO。加 DMSO 之前要尽量去掉培养液，便于 DMSO 溶解甲臜颗粒进行比色测定。

一般每孔以 4 000 个细胞为宜,使细胞浓度在 20 000 个/mL, MTT 加 20 μL,作用 4 h 后洗掉上清液,注意不要将甲臜洗掉,然后每孔加 150 μL DMSO,在脱色摇床上振荡 10 min,然后测吸光值。

一般要低于 IC_{50},避免非凋亡性杀伤的细胞太多,造成流式细胞仪检测碎片太多。一般用 1/2~1/3 的 IC_{50},作用时间为 36 h。一般肿瘤细胞系空白处理的凋亡率应低于 1%,用药后一般为 5%~10%(Annexin V),细胞周期的亚 G0 峰比较明显。

MTT 实验是检测细胞活力的实验方法,由于细胞活力与细胞数呈正相关,因此也常常用来检测细胞的增殖情况。

(4)细胞分布要均匀。

(5) 96 孔板的四周边孔,建议加入灭菌 PBS 以饱和中间 64 个孔的水分。因为细胞培养过程中,边孔的水分蒸发很快,培养液及里面的药物会出现浓缩现象。

(6)加 MTT:若药物没有氧化还原性,可以直接加入 MTT 溶液(总体积的 1/10),若考察的药物的氧化还原性很强,比如谷胱甘肽、维生素 E、维生素 C,则用 PBS 将细胞洗净,否则这些药物会将 MTT 还原成棕褐色沉淀。

(7)加入 MTT 后的反应:时间为 3~4 h,此时弃去各孔中的液体再加 200 μL 的 DM-SO。为了将沉淀溶解完全,尽可能将水去除干净,加入 DMSO 后在摇床上振摇 10 min。若细胞贴壁不好,此时的沉淀在弃去液体时易丢失,因此贴壁不好的细胞在点板时记得将 96 孔板用多聚赖氨酸处理或在弃液体时先用甩板机离心,再轻轻弃去液体。

(8)检测 MTT:还原的 MTT 在 460~630 nm 均有较好的吸收,如果酶标仪是滤光片,可以选 470 nm 左右或 630 nm 左右的滤光片,如果酶标仪有单波长,可以在检测前扫描一下吸收谱,选用最大波长,大概在 550 nm 附近检测,必要时加一个参比波长以扣除非特异性吸收。

(9)吸收值分析:在理想的 MTT 实验中,如果是细胞抑制实验,不加药物处理组的吸收值应该在 0.8~1.2 左右,太小检测误差占的比例较多,太大吸收值可能已经超出线性范围。

实验二十三　细胞凋亡检测

一、绪论

(一)定性和定量研究

只定性的研究方法:常规琼脂糖凝胶电泳、脉冲场倒转琼脂糖凝胶电泳、形态学观察(普通光学显微镜、透射电镜、荧光显微镜)。

进行定量或半定量的研究方法:各种流式细胞仪方法、原位末端标记法、ELISA 定量琼脂糖凝胶电泳。

(二)区分凋亡和坏死

可将二者区分开的方法:琼脂糖凝胶电泳,形态学观察(透射电镜是区分凋亡和坏死最可靠的方法),Hoechst 33342/PI 双染色法流式细胞仪检测,Annexin V/PI 双染色法流式细胞仪检测等。

不能将二者区分开的方法:原位末端标记法、PI 单染色法流式细胞仪检测等。

（三）样品来源

组织:主要用形态学方法(HE 染色、透射电镜、石蜡包埋组织切片进行原位末端标记、ELISA 或将组织碾碎消化做琼脂糖凝胶电泳)。

（四）细胞凋亡检测

1.早期检测

（1）PS(磷脂酰丝氨酸)在细胞外膜上的检测。

（2）细胞内氧化还原状态改变的检测。

（3）细胞色素 C 的定位检测。

（4）线粒体膜电位变化的检测。

2.晚期检测

细胞凋亡晚期,核酸内切酶在核小体之间剪切核 DNA,产生大量长度在 180～200 bp 的 DNA 片段。对于晚期检测通常有以下方法:

（1）TUNEL(末端脱氧核苷酸转移酶介导的 dUTP 缺口末端标记)。

（2）LM-PCR Ladder(连接介导的 PCR 检测)。

（3）Telemerase Detection(端粒酶检测)。

3.生化检测

（1）典型的生化特征:DNA 片段化。

（2）检测方法主要有:琼脂糖凝胶电泳、原位末端标记(TUNEL)等。

（3）TUNEL(末端脱氧核苷酸转移酶介导的 dUTP 缺口末端标记):通过 DNA 末端转移酶将带标记的 dNTP(多为 dUTP)间接或直接接到 DNA 片段的 3'-OH 端,再通过酶联显色或荧光检测定量分析结果。TUNEL 可做细胞悬液、福尔马林固定或石蜡处理的组织、细胞培养物等多种样本的检测。

4. LM-PCR Ladder(连接介导的 PCR 检测)

当凋亡细胞比例较小以及检测样品量很少(如活体组织切片)时,直接琼脂糖电泳可能观察不到核 DNA 的变化。通过 LM-PCR,连上特异性接头,专一性地扩增梯度片段,从而灵敏地检测凋亡时产生的梯度片段。此外,LM-PCR 检测是半定量的,因此相同凋亡程度的不同样品可进行比较。如果细胞量很少,还可在分离提纯 DNA 后,用 32P-ATP 和脱氧核糖核苷酸末端转移酶(TdT)标记 DNA,然后进行电泳和放射自显影,观察凋亡细胞中 DNA ladder 的形成。

上述两种方法都针对细胞凋亡晚期核 DNA 断裂这一特征,但细胞受到其他损伤(机械损伤、紫外线等)也会产生这一现象,因此它对细胞凋亡的检测会受到其他原因的干扰。需结合下面的方法来检测细胞凋亡。

（1）Telemerase Detection(端粒酶检测)。

端粒酶是由 RNA 和蛋白组成,它可以自身 RNA 为模板反转录合成端粒区重复序列,使细胞获得"永生化"。正常体细胞是没有端粒酶活性的,每次分裂,染色体的端粒均会缩短,这可能作为有丝分裂的一种时钟,是表明细胞年龄、复制衰老或细胞凋亡的信号。研究发现,90％以上的癌细胞或凋亡细胞都具有端粒酶的活性。

(2) mRNA 水平的检测。

研究者们发现了很多在细胞凋亡时表达异常的基因,检测这些特异基因的表达水平也成为检测细胞凋亡的一种常用方法。据报道,Fas 蛋白结合受体后能诱导癌细胞中的细胞毒性 T 细胞(cytotoxic T cells)等靶细胞。Bcl-2 和 bcl-X(长的)作为抗凋亡的调节物,它们的表达水平比例决定了细胞是凋亡还是存活。用荧光定量 PCR 技术来检测基因表达水平无疑比前者更快更准确。通过检测 fas,bax-alpha 和 bcl-X(长的)基因的 mRNA 表达水平来进行细胞凋亡的检测。

5. 细胞内氧化还原状态改变的检测

正常状态下,谷胱甘肽(GSH)作为细胞的一种重要的氧化还原缓冲剂。细胞内有毒的氧化物通过被 GSH 还原而定期去除,氧化型的 GSH 又可被 GSH 还原酶迅速还原。这一反应在线粒体中尤为重要,许多呼吸作用中副产物的氧化损伤将由此被去除。当细胞内GSH 的排除非常活跃时,细胞液就由还原环境转为氧化环境,这可能导致了凋亡早期细胞线粒体膜电位的降低,从而使细胞色素 C(三羧酸循环中的重要组分)从线粒体内转移到细胞液中,启动凋亡效应器 caspase 的级联反应。

6. 细胞色素 C 的定位检测

细胞色素 C 作为一种信号物质,在细胞凋亡中发挥着重要的作用。正常情况下,它存在于线粒体内膜和外膜之间的腔中,凋亡信号刺激使其从线粒体释放至细胞质,结合 Apaf-1 (apoptotic protease activating factor-1)后启动 caspase 级联反应:细胞色素 C/Apaf-1 复合物激活 caspase-9,后者再激活 caspase-3 和其他下游 caspase。

7. 线粒体膜电位变化的检测

(1)线粒体跨膜电位的耗散与细胞凋亡有密切关系。

(2)近年来陆续有报道说明线粒体跨膜电位的耗散早于核酸酶的激活,也早于磷脂酰丝氨酸暴露于细胞表面。而一旦线粒体跨膜电位耗散,细胞就会进入不可逆的凋亡过程。

(3)在细胞凋亡过程中线粒体跨膜电位的耗散主要是由于线粒体内膜的通透性转变,这是由于生成了动态的由多个蛋白质组成的位于线粒体内膜与外膜接触位点的通透性转变孔道(PT 孔道),因此能稳定线粒体跨膜电位就能防止细胞凋亡。线粒体在细胞凋亡作用中的进一步证据:

1)若将纯化的正常的线粒体与纯化的细胞核在一起保温,则不导致细胞核的变化。但若将诱导生成 PT 孔道的线粒体与纯化的细胞核一同保温,细胞核即开始凋亡变化。

2)形态学观察,看到细胞数目有限,统计学上的准确性受影响。

3)凝胶电泳检测 DNA 破坏了细胞的完整性也不能测出凋亡细胞占总细胞的比例。

4)流式细胞术可检测细胞、亚细胞及分子水平的特征性变化。

用于流式细胞仪检测的染料:PI、Hoechst、EB、DAPI、丫啶橙等,其中 PI、Hoechst 最常用。

PI 和 Hoechst 33342 双标:PI、Hoechst 33342 均可与细胞核 DNA(或 RNA)结合。但是 PI 不能通过正常的细胞膜,Hoechst 则为膜通透性的荧光染料,故细胞在处于坏死或晚期凋亡时细胞膜被破坏,这时可被 PI 着红色。正常细胞和中早期凋亡细胞均可被 Hoechst着色,但是正常细胞核的 Hoechst 着色的形态呈圆形,淡蓝色,内有较深的蓝色颗粒;而凋亡细胞的核由于浓集而呈亮蓝色,或核呈分叶,碎片状,边集。故 PI 着色为坏死细胞或凋亡细胞;亮蓝色,或核呈分叶状,边集的 Hoechst 着色的为凋亡细胞。

PI 和 Annexin-V 双标:磷脂酰丝氨酸(PS)正常情况下位于细胞膜的内侧,但在细胞凋亡的早期(或细胞损伤时)PS 可从细胞膜的内侧翻转到细胞膜的表面,暴露在细胞外环境中。Annexin-V(green)可以和磷脂酰丝氨酸(PS)特异性结合。因此细胞处于凋亡或坏死时,Annexin-V 可为阳性(早期的坏死细胞可能为阴性)。但是只有坏死的细胞 PI 是阳性。

8.细胞凋亡的分子生物学检测方法

细胞凋亡中染色体 DNA 的断裂是个渐进的分阶段的过程,染色体 DNA 首先在内源性的核酸水解酶的作用下降解为 $50\sim300$ kb 的大片段。然后大约 30% 的染色体 DNA 在 Ca^{2+} 和 Mg^{2+} 依赖的核酸内切酶作用下,在核小体单位之间被随机切断,形成 $180\sim200$ bp 核小体 DNA 多聚体。DNA 双链断裂或只要一条链上出现缺口而产生的一系列 DNA 的 3'-OH 末端可在脱氧核糖核苷酸末端转移酶(TdT)的作用下,将脱氧核糖核苷酸和荧光素、过氧化物酶、碱性磷酸化酶或生物素形成的衍生物标记到 DNA 的 3'-末端,从而可进行凋亡细胞的检测,这类方法一般称为脱氧核糖核苷酸末端转移酶介导的缺口末端标记法(TUNEL)。由于正常的或正在增殖的细胞几乎没有 DNA 的断裂,因而没有 3'-OH 形成,很少能够被染色。低分子量的 DNA 分离后,也可使用 DNA 聚合酶进行缺口翻译(nick translation),使低分子量的 DNA 标记或染色,然后分析凋亡细胞。TUNEL 或缺口翻译法实际上是分子生物学与形态学相结合的研究方法,对完整的单个凋亡细胞核或凋亡小体进行原位染色,能准确地反映细胞凋亡最典型的生物化学和形态特征,可用于石蜡包埋组织切片、冰冻组织切片、培养的细胞和从组织中分离的细胞的细胞凋亡测定,并可检测出极少量的凋亡细胞,灵敏度远比一般的组织化学和生物化学测定法要高,因而在细胞凋亡的研究中已被广泛采用。

(五)形态学观察

1.普通光学显微镜观察

(1)苏木素-伊红(HE)染色:细胞核固缩碎裂、呈蓝黑色、细胞质呈淡红色(凋亡细胞),正常细胞核呈均匀淡蓝色或蓝色,坏死细胞核呈很淡的蓝色或蓝色消失。

(2)Giemsa 染色法、瑞氏染色法等:正常细胞核的色泽均一,凋亡细胞染色变深,坏死细胞染色浅或没染上颜色。直接用倒置显微镜观察:

1)细胞体积变小,全面皱缩;

2)凋亡小体为数个圆形小体围绕在细胞周围。

2.透射电子显微镜观察

凋亡细胞体积变小,细胞质浓缩。

细胞凋亡过程中细胞核染色质的形态学改变分为三期:Ⅰ期的细胞核呈波纹状或呈折缝样,部分染色质出现浓缩状态;Ⅱa 期细胞核的染色质高度凝聚、边缘化;Ⅱb 期的细胞核裂解为碎块,产生凋亡小体。

3.荧光显微镜观察

(1)常用的荧光染料:丫啶橙、PI、DAPI、Hoechst 33258 和 Hoechst 33342、EB 等。Hoechst 33342、Hoechst 33258、DAPI 三种染料与 DNA 的结合是非嵌入式的,主要结合在 DNA 的 A-T 碱基区。紫外光激发时发射明亮的蓝色荧光。

(2)PI 双染色法基本原理:Hoechst 是与 DNA 特异结合的活性染料,能进入正常细胞膜而对细胞没有太大的细胞毒作用。Hoechst 33342 在凋亡细胞中的荧光强度要比正常细胞中要高。DAPI 为半通透性,用于常规固定细胞的染色。

碘化丙啶(PI)是一种核酸染料,它不能透过完整的细胞膜,但在凋亡中晚期的细胞和坏死细胞,PI 能够通过细胞膜而将细胞核染红。因此将 Annexin-V 与 PI 匹配使用,就可以将凋亡早晚期的细胞以及坏死细胞区分开来。

(六)注意事项

细胞凋亡时,其 DNA 可染性降低被认为是凋亡细胞的标志之一,但这种 DNA 可染性降低也可能是因为 DNA 含量的降低,或者是因为 DNA 结构的改变使其与染料结合的能力发生改变所致。在分析结果时应该注意。

二、过氧化物酶标记测定法检测细胞凋亡

(一)原理

脱氧核糖核苷酸衍生物地高辛[(digoxigenin)-11-dUTP]在 TdT 酶的作用下,可以掺入到凋亡细胞双链或单链 DNA 的 3'-OH 末端,与 dATP 形成异多聚体,并可与连接了报告酶(过氧化物酶或碱性磷酸酶)的抗地高辛抗体结合。在适合底物存在下,过氧化物酶可产生很强的颜色反应,特异准确地定位出正在凋亡的细胞,因而可在普通光学显微镜下进行观察。

洋地黄植物是地高辛的唯一来源。在所有动物组织中几乎不存在能与抗地高辛抗体结合的配体,因而非特异性反应很低。抗地高辛的特异性抗体与脊椎动物甾体激素的交叉反应不到 1%,若此抗体的 Fc 部分通过蛋白酶水解的方法除去后,则可完全排除细胞 Fc 受体非特异性的吸附作用。

本方法可以用于福尔马林固定的石蜡包埋的组织切片、冰冻切片和培养的或从组织中分离的细胞凋亡测定。

(二)试剂

(1)磷酸缓冲液 PBS (pH7.4):磷酸钠盐 50 mmol/L,NaCl 200 mmol/L。

(2)蛋白酶 K (200 μg/mL, pH7.4):蛋白酶 K 0.02 g, PBS 100 mL。

(3)含 2% H_2O_2 的 PBS 缓冲液(pH7.4):H_2O_2 2.0 mL, PBS 缓冲液 98.0 mL。

(4) TdT 酶缓冲液(新鲜配):Trlzma 碱 3.63 g 用 0.1 N HCl 调节 pH 至 7.2,加 ddH_2O 定容到 1 000 mL,再加入二甲砷酸钠 29.96 g 和氯化钴 0.238 g。

(5) TdT 酶反应液:TdT 酶 32 μL, TdT 酶缓冲液 76 μL,混匀,置于冰上备用。

(6)洗涤与终止反应缓冲液:氯化钠 17.4 g,枸橼酸钠 8.82 g,ddH_2O 1 000 mL。

(7) 0.05%二氨基联苯(DAB)溶液:DAB 5 mg, PBS 10 mL, pH7.4,临用前过滤后,加过氧化氢至 0.02%。

(8) 0.5%甲基绿(pH4.0):甲基绿 0.5 g;0.1 mol/L 乙酸钠 100 mL。

(9)100%丁醇,100%、95%、90%、80%和 70%乙醇,二甲苯,10%中性甲醛溶液,乙酸,松香水等。

(10)过氧化物酶标记的抗地高辛抗体(ONCOR)。

（三）操作步骤

（1）标本预处理。

1）石蜡包埋的组织切片预处理：将组织切片置于染色缸中，用二甲苯洗两次，每次 5 min。用无水乙醇洗两次，每次 3 min。用 95％和 75％乙醇各洗一次，每次 3 min。用 PBS 洗 5 min，加入蛋白酶 K 溶液（20 μg/ mL），用量以没过组织切片为宜，于室温水解 15 min，去除组织蛋白。用蒸馏水洗 4 次，每次 2 min，然后按下述步骤 2 进行操作。

2）冰冻组织切片预处理：将冰冻组织切片置 10％中性甲醛中，于室温固定 10 min 后，去除多余液体。用 PBS 洗两次，每次 5 min。置乙醇：乙酸（2：1）的溶液中，于－20 ℃处理 5 min，去除多余液体。用 PBS 洗两次，每次 5 min，然后按下述步骤 2 进行操作。

3）培养的或从组织分离的细胞的预处理：将约 5×10^7 个/mL 细胞于 4％中性甲醛室温中固定 10 min。在载玻片上滴加 50～100 μL 细胞悬液并使之干燥。用 PBS 洗两次，每次 5 min，然后按下述步骤（2）进行操作。

（2）色缸中加入含 2％过氧化氢的 PBS，用量以没过组织切片为宜，于室温反应 5 min。用 PBS 洗两次，每次 5 min。

（3）用滤纸小心吸去载玻片上组织周围的多余液体，立即在切片上加 2 滴 TdT 酶缓冲液，置室温 1～5 min。

（4）用滤纸小心吸去切片周围的多余液体，立即在切片上滴加 54 μL TdT 酶反应液，置湿盒中于 37 ℃反应 1 h（注意：阴性染色对照，加不含 TdT 酶的反应液）。

（5）将切片置于染色缸中，加入已预热到 37 ℃的洗涤与终止反应缓冲液，于 37 ℃保温 30 min，每 10 min 将载玻片轻轻提起和放下一次，使液体轻微搅动。

（6）组织切片用 PBS 洗 3 次，每次 5 min，后直接在切片上滴加两滴过氧化物酶标记的抗地高辛抗体，于湿盒中室温反应 30 min。

（7）用 PBS 洗 4 次，每次 5 min。

（8）在组织切片上直接滴加新鲜配制的 0.05％ DAB 溶液，室温显色 3～6 min。

（9）用蒸馏水洗 4 次，前 3 次每次 1 min，最后 1 次 5 min。

（10）于室温用甲基绿进行复染 10 min。用蒸馏水洗 3 次，前两次将载玻片提起放下 10 次，最后 1 次静置 30 s。以同样方法再用 100％正丁醇洗三次。

（11）用二甲苯脱水 3 次，每次 2 min，封片、干燥后，在光学显微镜下观察并记录实验结果。

（四）注意事项

一定要设立阳性和阴性细胞对照。阳性对照的切片可使用 DNaseI 部分降解的标本，且可使用地塞米松（1 μmol/L）处理 3～4 h 的大、小鼠胸腺细胞或人外周血淋巴细胞。阴性对照不加 TdT 酶，其余步骤与实验组相同。

三、吖啶橙（简称 AO）荧光染色法检测细胞凋亡

（一）原理

吖啶橙（Acridine Orange）是吖啶的衍生物之一。它是一种荧光染料，激发峰 492 nm，

荧光发射峰 530 nm (DNA),640 nm (RNA),它与双链 DNA 的结合方式是嵌入双链之间,而与单链 DNA 和 RNA 的结合则由静电吸引堆积在其磷酸根上。在蓝光(约 502 nm)激发下,细胞核发出亮绿色荧光(约 530 nm),核仁和胞质 RNA 发出橘红色荧光(>580 nm)。吖啶橙的阳离子也可以结合在蛋白质、多糖和膜上而发荧光,但细胞固定阻抑了这种结合,从而主要显示 DNA、RNA 两种核酸发出的荧光。

(二)试剂

(1) AO 贮备液。
(2) AO 50 mg(分析纯)。
(3)蒸馏水 50 mL。
(4) Tris 缓冲液。
(5) Tris 50 mmol/L。
(6) MgCl$_2$ 2.5 mmol/L。
(7) KCl 25 mmol/L。
(8) AO 工作液:将 AO 贮备液 10:1 用蒸馏水稀释,再用 Tris 缓冲液将 AO 稀释到 8.5 μg/mL 的终浓度。

(三)操作步骤

(1)取乙醇固定的细胞悬液,浓度为 10^7 个/mL,1 500 rpm,5 min,弃乙醇。
(2)加入 2 mLAO 工作液,室温染 10 min。
(3)滴在载玻片上,加缓冲甘油封片。
(4)在荧光显微镜下用吸收波长 405 nm,发射波长 530~640 nm 观察。

(四)结果

活细胞核呈黄绿色荧光,胞质呈红色荧光。凋亡细胞核染色质呈黄绿色浓聚在核膜内侧,可见细胞膜呈泡状膨出及凋亡小体。

四、Hoechst 33258 染色检测细胞凋亡

(一)原理

Hoechst 33258 为特异性 DNA 染料,与 A-T 键结合,但在 pH2.0 环境下则优先与 RNA 结合,染色 DNA 时应调整染液的 pH 至 7.0,这种染料不溶于磷酸缓冲液,所以配制时必须先以蒸馏水溶解配成储存液在 4 ℃中避光保存。
本方法用于培养细胞、细胞涂片或细胞甩片。

(二)试剂及配制

(1) Hoechst 33258 贮存液:称取 Hoechst 33258 1 mg,用 20 mL 蒸馏水溶解后,滤过,4 ℃避光保存。用时蒸馏水 10 倍稀释成染色液。
(2) 0.01 mol PBS,pH7.2。
(3)封片液(pH5.5):20 mmol/L 柠檬酸,50 mmol/L 磷酸氢二钠,50%甘油。

（4）细胞固定液:甲醇∶冰乙酸(3∶1)，现配。

（三）操作步骤

（1）原代细胞培养、细胞学涂片或细胞甩片机制备的单细胞片。
（2）细胞固定液 4 ℃固定 5 min。
（3）蒸馏水稍洗后，点加 Hoechst 33258 染色液，10 min。
（4）蒸馏水洗片后，用滤纸沾去多余液体。
（5）封片剂封片后荧光显微镜观察。

（四）结果

在荧光显微镜下，活细胞核呈弥散、均匀荧光，坏死细胞不被 Hoechst 染色。出现细胞凋亡时，细胞核或细胞质内可见浓染致密的颗粒块状蓝色荧光及明显核形态变化，如果见到 3 个或 3 个以上的 DNA 荧光碎片则认为是凋亡细胞。

五、甲基绿-派诺宁染色法检测细胞凋亡

（一）原理

细胞凋亡和细胞坏死均可表现为细胞核固缩等细胞死亡形态，但两者发生机制不同。细胞凋亡是一种细胞主动死亡过程，需要有细胞内蛋白酶的激活，细胞质内常有 mRNA 表达的增强。而细胞坏死是一种被动的细胞死亡过程，细胞质内常有 RNA 的损失。根据这一特点，可应用试剂甲基绿对 DNA 染色的特异性和派诺宁对 RNA 的亲和性，使甲基绿对固缩细胞核内的脱氧核糖核酸着染，如果细胞质内核糖核酸呈派诺宁阳性染色者为凋亡细胞，呈阴性染色者为坏死细胞。

（二）试剂及配制

1.组织固定液
（1）无水乙醇 600 mL。
（2）氯仿 300 mL。
（3）冰醋酸 100 mL。
2.甲基绿纯化
新购买的甲基绿须用氯仿进行纯化处理以去除甲基紫。方法是将 2％甲基绿水溶液 20 mL 倾入洁净分液漏斗，加入氯仿 20 mL，使其内的甲基溶于氯仿中而呈紫红色。旋动分液漏斗下部的砂塞，慢慢把下沉带紫红色的氯仿移去，再加入新的氯仿 10 mL，如此反复更换氯仿，直到无紫红色为止。纯化后该液作为贮存液，4 ℃保存。
3.染色液
（1）甲基绿贮存液 5 mL。
（2）5％派诺宁水溶液 1 mL。
（3）蒸馏水 12 mL。
（4）0.2 mol/L 乙酸钠(pH4.8) 18 mL。
临用前配制，滤纸过滤。

（三）操作步骤

1.新鲜取材组织置固定液中 4 ℃固定 3～6 h(或培养细胞、细胞涂片固定 10 min)。

2.直接转入 95％乙醇脱水和无水乙醇脱水,二甲苯透明,石蜡包埋。

3.切片经二甲苯脱蜡,梯度乙醇水化至蒸馏水(细胞学涂片不用梯度酒精)。

4.置染色液中室温下染色约 1 h。

5.取出切片,不经水洗,用滤纸吸干多余染液。

6.插入丙酮中迅速分化。

7.转入丙酮二甲苯(1∶1)稍洗。

8.二甲苯透明 2～3 次。

9.中性树胶封固。

（四）结果

光学显微镜下凋亡细胞固缩,细胞核呈绿色或绿蓝色着染,胞质呈红紫色着染,坏死细胞只有固缩细胞核呈绿色着染。观察时可用凋亡指数进行计数,即随机选择约 10～20 个视野(每张切片约 1 000～2 500 个细胞),计数凋亡细胞百分率。

六、TdT 介导的 dUTP 缺口末端标记技术(TUNEL)检测细胞凋亡

（一）原理

在机体内部随时都在发生着细胞的死亡。传统上用显微镜来观察细胞的死亡,其特征为核染色质的浓缩及碎片的形成。但是这种现象出现得很晚,时间也很短暂。凋亡的特征是内源性核酸内切酶被激活,细胞自身的染色质或 DNA 被切割,出现单链或双链缺口,并产生与 DNA 断点数目相同的 3'-OH 末端。末端脱氧核糖核酸转移酶(Terminal deoxynucleotidyl Transferase TdT)可以将地高辛标记的 dUTP (DIG-dUTP)标记至 3'-OH 末端,DIG-dUTP(核苷酸)结合在 DNA 断点部位,可以通过生物标记的抗地高辛抗体(Anti-DIG-Biotin)反应后,再结合链霉亲和素-过氧化物酶(SABC),然后加入显色底物 DAB 予以显示。凋亡的细胞核呈棕黄色,从而可以在显微镜下观察到着色的凋亡细胞。

（二）试剂

(1)标记缓冲液(Labeling Buffer):5×TdT 反应缓冲液含有 500 mmol/L 二甲胂酸钾(pH 7.2)、10 mmol/L $CoCl_2$(氯化钴)、1 mmol/L DTT(二硫苏糖醇)。

(2)末端脱氧核糖核酸转移酶(TdT,×20)。

(3) DIG-dUTP(×20)。

(4)封闭液(Blocking Reagent)。

(5)生物素化抗地高辛抗体(×100)。

(6) SABC(×100)。

(7) ProteinaseK(×200)。

(8)抗体稀释液。

(9)多聚赖氨酸或 APES。

（10）0.01 mol/L TBS，PH7.5（配法：1 L 双蒸水中加入 8.5 g 氯化钠，1.2 g Tris 和 0.45～0.5 mL 纯乙酸）。

（11）DAB 显色试剂。

（三）操作步骤

（1）样品处理。

1）玻片预先用多聚赖氨酸或 APES 进行处理。

2）细胞涂片和冰冻切片：最重要的是及时固定。用 4% 多聚甲醛/0.01 mol/L PBS（PH7.0～7.6）室温下固定 30～60 min。0.01 mol/L PBS 洗 2 min×2 次。蒸馏水洗涤 2 min×2 次。

3）组织：有条件时应及时固定。常规 4% 多聚甲醛/0.01 mol/L PBS（PH7.0～7.6）或 10% 中性缓冲福尔马林固定 4 h 以上，石蜡包埋。切片常规脱蜡入水（脱蜡务必干净）。

（2）新鲜配制 3% H_2O_2，室温处理 10 min。蒸馏水洗涤 2 min×3 次。

（3）标本片加 0.01 mol/L TBS，1：200 新鲜稀释，Proteinase K 37 ℃ 消化 5～15 min，0.01 mol/L TBS 洗 2 min×3 次（细胞涂片和冰冻切片一般不消化或消化 10～60 s，新鲜石蜡切片消化 5～10 min，陈旧石蜡切片消化 10～30 min）。

（4）标本片加标记缓冲液（Labeling Buffer）20 μL/片，以保持切片湿润。按每张切片取 TdT 和 DIG-d-UTP 各 1 μL，加入 18 μL 标记缓冲液中，混匀。甩去切片上多余液体后加标记液，20 μL/片。置样品于湿盒中，37 ℃ 标记 2 h。

（5）0.01 mol/L TBS 洗 2 min×3 次。

（6）加封闭液 50 μL/片，室温 30 min，甩掉封闭液，不洗。

（7）用抗体稀释液 1：100 稀释生物素化抗地高辛抗体：取 1 mL 抗体稀释液加生物素化抗地高辛抗体 10 μL，混匀后 50 μL/片加至标本片上。置样品于湿盒中，37 ℃ 反应 30 min。0.01 mol/L TBS 洗 2 min×3 次。

（8）用抗体稀释液 1：100 稀释 SABC：取 1 mL 抗体稀释液加 SABC 10 μL，混匀后 50 μL/片加至切片。37 ℃ 反应 30 min。0.01 mol/L TBS 洗 5 min×4 次。

（9）DAB 显色。

（10）苏木素轻度复染。脱水，透明，封片。显微镜观察。

（四）结果判定

细胞核固缩呈碎片状，不规则，大小不一致，呈棕黄色颗粒者为阳性细胞，即凋亡的细胞。

七、TUNEL 改良方法在细胞凋亡检测中的应用

（一）材料

（1）取手术下新鲜组织，恒冷切片 5 μm，4% 多聚甲醛缓冲液固定 4～8 h；载玻片用 APES 处理，1% 火棉胶、0.01 mol/L（pH7.4）PBS、3% H_2O_2、1.0 mol/L 枸橼酸盐缓冲液、通透液（0.1% Triton-100、0.1 枸橼酸钠）；标记缓冲液（pH 6.8）：二甲胂酸钠 100 mmol/L、二巯基苏糖醇 0.1 mmol/L、氯化钴（$CoCl_2$）。

（2）TdT 反应液：标记缓冲液（pH6.8）中加 TdT 酶 100 U/mL，biotin-dUTP；链霉菌素标记的辣根过氧化物酶；蛋白酶 K（20 μg/mL）。

（3）显色剂氨乙基咔唑（amino ethyl carbazole，AEC）的配制。

（4）AEC 20 mg。

（5）二甲酰胺 DMF 2.5 mL。

（6）0.05 mol/L 醋酸缓冲液（pH5.5）50 mL。

（7）0.3% H_2O_2 0.5 mL。

（二）操作步骤

（1）切片用冷风吹干后为防止冰冻切片脱片用 1% 火棉胶封片 1 min，PBS 漂洗 3 次×5 min。

（2）3% H_2O_2 阻断 10 min 后 PBS 洗 3 次×5 min。

（3）组织切片浸泡于盛有 1.0 mol/L 枸橼酸盐缓冲液的烧杯中，置于微波炉内，在 650 W，辐射时间 15 min 的条件下进行组织处理，冷却至室温。

（4）放在通透液（0.1% Triton-100 溶于 0.1% 枸橼酸钠溶液）中室温 20 min，PBS 漂洗 3 次×5 min。

（5）滴加 50 μL TdT 反应液 37 ℃ 1 h，PBS 漂洗 3 次×5 min。

（6）滴加 50 μL biotin-dUTP，反应液 37 ℃ 1 h，PBS 漂洗 3 次×5 min。

（7）滴加 50 μL 链霉菌标记辣根过氧化物酶液 37 ℃孵育 30 min。

（8）PBS 漂洗 3 次×5 min，AEC-H_2O_2 显色 10～15 min，苏木素复染（用 1% 的酸性水分化），水洗，水溶性封片。阳性对照 TdT 反应前用 20 μg/mL 蛋白酶 K 处理切片，阴性对照用 PBS 代替 TdT 反应液。

（三）结果判断及标准

改良的方法：凋亡细胞核呈红色固缩，有边集或碎裂，细胞膜皱褶，有的卷曲和出泡，在计数时避开坏死区域，以避免假阳性。计数 500 个细胞中的凋亡细胞数目，得出凋亡百分率。凋亡染色分度如下：每个高倍视野平均 1～3 个为 Ⅰ 级；3～6 个为 Ⅱ 级；6～10 个为 Ⅲ 级；>10 个者为 Ⅳ 级。阳性对照：经在 TdT 反应前用 20 μg/mL 蛋白酶，处理切片 30 min，同改良方法基本相同，但红色较浅。阴性对照：切片无棕色反应。

正常的或正在增殖的细胞没有 DNA 的断裂，没有 3'-OH 末端被标记，因此镜下无显色的物质。这种分子生物学与形态学相结合的方法，可以对完整的单个凋亡细胞核或凋亡小体进行标记，准确反映细胞凋亡最典型的生物化学与形态学特征，灵敏度远远高于一般的组织化学和生物化学方法。在检测过程中，可设阴性对照（不加 TdT）和阳性对照（已知的阳性标本）。

（四）注意

AEC 孵育切片，反应产物为红色。可用苏木精染色反衬，反应产物是纯酒精溶性的，因此可用酸性水溶液分化，然后用水溶性封固剂封片。

八、凋亡细胞：凝胶电泳检测

前面已提及凋亡细胞的突出特征是由于内源性核酸内切酶的激活而导致细胞核 DNA

的断裂。典型的细胞凋亡,在核内形成大量 200 bp 大小及其倍体的核苷酸片段。而非典型的凋亡细胞,由于核内的 DNA 降解不完全,仅形成 300~500 kb 的 DNA 大片段。利用这一特性,可通过 DNA 凝胶电泳来判定凋亡的发生和发展情况。

(一)试剂

(1) PBS 缓冲液。

(2)消化液的配制:100 mmol/L NaCl、10 mmol/L Tris-HCl(pH8.0)、25 mmol/L EDTA(pH8.0)、0.5% SDS、0.2 mg/mL 蛋白酶 K。

(3)酚:氯仿:异戊醇混合液按 25:24:1 比例配制。

(4)氯仿:异戊醇混合液按 24:1 比例配制。

(5)醋酸铵 7.5 mol/L。

(6) 100% 和 70% 的乙醇。

(7) TE 缓冲液(pH8.0):100 mmol/L Tris-HCl,5 mmol/L EDTA。

(8) TBE 缓冲液。

(9)不含 DNA 酶的 RNA 酶。

(10) 2% 凝胶的配制:取凝胶粉 2 g,溶于 100 mL 0.5 倍的 TBE 缓冲液中,加热至沸腾,搅拌使其混匀。待凝胶温度降至 50 ℃ 时,倒入模板待其凝固。

(11)溴化乙啶(EB):10 mg/mL 水溶液。

(12) DNA 分子量标准物(Bio-Rad Lab,hercules,CA,USA)。

(二)设备

电泳仪、UV 透射仪、照相设备。

(三)操作步骤

(1)培养的悬浮细胞经离心(300 g,5 min)去上清液后,用冷(4 ℃) PBS 缓冲液洗涤两次;培养的贴壁细胞经胰蛋白酶消化后收集,同样方法洗涤两次,离心并去掉上清,仅留细胞沉积物。

(2)向细胞沉积物中加入消化液,混匀后,于 50 ℃ 孵育 12~16 h。

(3)用酚:氯仿:异戊醇混合液抽提一次,再用氯仿:异戊醇混合液抽提两次。其中每次加入抽提液后混匀 5 min,然后以 3 600 g 离心 5 min,吸取抽提物。

(4)向抽提物中加入醋酸铵,至终浓度为 2.5 mol/L,混匀后,加入两倍体积的 100% 乙醇,4 ℃ 下静置 2 h。

(5)将抽提物以 12 000 g 在室温下离心 30 min,弃去上清。

(6)用 70% 乙醇重复上述步骤,洗涤一次,弃去上清。

(7)真空抽干或空气干燥 DNA 抽提物。

(8)将提取的 DNA 用 TE 缓冲液溶解。

(9)取 10 μL 溶于 TB 液的 DNA 抽提物,加入 0.1 U 的无 DNA 酶的 RNA 酶,于 37 ℃ 孵育 1 h。

(10)吸取样品,在 2% 的凝胶孔内加样,并在第一孔内加入分子量标记物。

(11)将凝胶置于 0.5 倍 TBE 缓冲液的电泳槽内,按 4 V/cm 电压电泳 7 h。

(12)将电泳后的凝胶置于 0.5 μg/mL 的 EB 水溶液中染色 30 min。

(13)用双蒸水洗涤凝胶 1~2 h,其间换水数次。

（四）结果观察

将凝胶置 UV 透射仪上观察:典型的凋亡能看到 200 bp 及其倍体的 DNA 梯带。

(1)阴性对照。

(2)细胞色素诱导 16 h。

(3)细胞色素诱导 36 h(凋亡)。

(4)细胞色素诱导 72 h(凋亡)。

（五）凝胶电泳特点

(1)本方法不能检测单个细胞水平的凋亡。

(2)不能提供细胞发生凋亡所处的组织位置和细胞分化状态。

九、细胞凋亡的医学意义

（一）凋亡在发生学中的作用

(1)在胚胎发育、器官形成过程中,必然伴随着某些特定细胞群的凋亡,这些细胞群的凋亡是受基因控制的,可准时发生,呈现生理性细胞死亡或进行性细胞凋亡。

(2)淋巴系统的阴性选择(negative selection),指在 T 淋巴细胞、B 淋巴细胞分化成熟时,机体经过严格的选择机制,使那些编排细胞表面受体的基因发生错误的细胞,以及有可能导致自身免疫性疾病的细胞(具有自身抗原的细胞)发生凋亡,使得淋巴细胞在成熟过程中,有 95%的细胞以凋亡的方式被清除,仅有 5%左右的淋巴细胞从中枢免疫器官中被分化成熟。

(3)神经元发育过程中也存在阴性选择机制,以清除那些有害的(即发生错误连接的)或无用的神经元,因此,有 50%的神经元细胞在发育成熟前以凋亡的方式被清除。

（二）凋亡与疾病

现已发现凋亡机制的异常,即凋亡的增加或被抑制与一系列疾病的发生有关。

1.凋亡减少(抑制)所引起的疾病

(1)恶性肿瘤:有滤泡性淋巴瘤、P53 突变性肿瘤、激素依赖性肿瘤(乳腺癌、前列腺癌、卵巢癌)。

(2)自身免疫性疾病如系统性红斑狼疮、自身免疫性肾小球肾炎。

(3)病毒感染性疾病如对疱疹病毒、麻疹病毒、腺病毒易感引起的疾病。

2.凋亡增多引起的疾病

(1)神经元变性,如帕金森病、侧索硬化、色素性视网膜炎、小脑变性等。

(2)骨髓发育不良综合征,如再生障碍性贫血等。

(3)缺血性损伤,如心肌梗死、卒中、再灌注性损伤等。

(4)中毒性肝炎,如酒精性肝病等。

凋亡除与某些疾病发生有关,对许多疾病的治疗也有着极大的现实意义。肿瘤患者可通过基因治疗启动细胞凋亡机制,也可通过药物(化疗)来诱导和加速肿瘤细胞凋亡,以控制肿瘤的发展,并使疾病缓解,如在外科手术及器官移植中的再灌注性损伤,可采取启动抗凋亡基因或应用抗凋亡药物,来促进愈合和恢复功能。

实验二十四　B淋巴细胞分离技术

一、原理

膜表面免疫球蛋白(SmIg),是B细胞特有的表面标志,它既是B细胞识别抗原的受体,与相应抗原特异性结合;又是表面抗原,能与相应的抗Ig的抗体结合,故可用荧光标记的抗Ig抗体作免疫荧光镜检,以查出B淋巴细胞。由于B淋巴细胞在分化过程中最先出现SmIg,所以该法可以检出全部B淋巴细胞。B淋巴细胞表面最先出现IgM,以后相继出现IgG、IgD、IgA等表面免疫球蛋白。而金黄色葡萄球菌A蛋白(SPA)能与许多哺乳动物IgG的Fc段发生结合,并且这种反应也发生于膜表面的IgG,所以亦可以用荧光标记的SPA菌体(FITCSPA)替代FITC抗IgG检测SmIg阳性B淋巴细胞,凡与FITCSPA结合的细胞,在荧光显微镜下,可见到B淋巴细胞表面或周围布满许多呈黄绿色荧光的菌体,即为SmIg阳性细胞,即B淋巴细胞。下面介绍荧光标记SPA法。

二、材料

(1)冻干荧光金黄色葡萄球菌A蛋白(FITCSPA)菌体试剂,用时按要求稀释。

(2)pH值7.2 Hanks液,含5%小牛血清。

(3)淋巴细胞分层液,20 ℃时比重为1.077 ± 0.002。

(4)吸管、移液管、台式离心机、载玻片、盖玻片。

三、操作步骤

(1)取肝素抗凝血2 mL,用Hanks液稀释1～2倍,轻轻加入到装有3 mL淋巴细胞分层液的试管中,2 000～2 500 rpm水平离心20～25 min,获取淋巴细胞。

(2)用pH值7.2 Hanks液洗2次,最终配成细胞数为$(2\sim25)\times10^6$/mL的淋巴细胞悬液。用pH值7.2 Hanks液稀释FITCSPA菌体试剂,然后将淋巴细胞液与等量的FITCSPA菌体悬液混合,充分混匀后,放4 ℃冰箱30 min。

(3)再用经37 ℃预热的Hanks液(含5%小牛血清)洗涤离心。

(4)取沉淀细胞滴加在载玻片上,覆以盖玻片,在荧光显微镜下观察。

四、结果观察

凡淋巴细胞表面黏附5个以上菌体细胞为SmIg阳性。一般先用暗视野计算荧光阳性细胞数,继用明视野计算同一视野中淋巴细胞总数。每份标本至少计算200个淋巴细胞,并求出荧光阳性细胞百分率,同时按原血标本中淋巴细胞的总数计算B淋巴细胞的绝对值。同时,每个B淋巴细胞表面可带有不同类别的Ig,即IgM、IgG、IgA等,如果分别用单价荧光抗 Ig 血清染色,则可鉴定不同 Ig 的 B 淋巴细胞。但淋巴细胞数量的多少会影响检出率。过多或过少时,除难以计数外,还可导致染色背景明暗不均,着色与不着色的细胞难以区别,一般以 $(2\sim25)\times10^6$ 个/mL 细胞浓度为宜,活细胞数应不少于 95%。

五、实验分析

此法特异性强,荧光亮度好,操作迅速简便。加上试剂有商品供应,可以使本法标准化。一般 SmIg 阳性的 B 淋巴细胞表面或周围均可布满许多黄绿色荧光菌体,很少见到表面只黏附 $2\sim3$ 个菌体细胞,同时每个 B 淋巴细胞表面可带有不同类别的 Ig,即 IgM、IgG、IgA 等,如果分别用单价荧光抗 Ig 血清染色,则可鉴定不同 Ig 的 B 淋巴细胞。

淋巴细胞数量的多少会影响检出率。过多或过少时,除难以计数外,还可导致染色背景明暗不均,着色与不着色的细胞难以区别,一般以 $(2\sim25)\times10^6$ 个/mL 细胞浓度为宜,活细胞数应不少于 95%。

六、注意事项

当 SmIg 抗体发生结合时,由于抗血清为双价,使 SmIg 出现交联现象,这种抗原与抗体结合物可连成斑点和帽状,时间过长,帽状结合物可脱落或被吞饮而消失,因此,染色后观察时间不能超过 30 min,或在染色时加叠氮钠防止帽状物形成或被吞饮。在滴片前要彻底去除游离的抗体,以避免假阳性结果。

七、备注

异硫氰酸荧光素(fluoresce inisothiocyanate,FITC)FITC 纯品为黄色或橙黄色结晶粉末,易溶于水和酒精溶剂。有两种异构体,其中异构体 I 型在效率、稳定性与蛋白质结合力等方面都更优良。FITC 分子量为 389.4,最大吸收光波长为 $490\sim495$ nm,最大发射光波长为 $520\sim530$ nm,呈现明亮的黄绿色荧光。FITC 在冷暗干燥处可保存多年,是目前应用最广泛的荧光素。其主要优点是人眼对黄绿色较为敏感,通常切片标本中的绿色荧光少于红色。

实验二十五　T 淋巴细胞分离技术(免疫细胞的分离、纯化和鉴定)

各种免疫细胞的分工与协作,共同完成免疫应答及其调控,因此,各种免疫细胞的分离及其功能测定对于了解其在免疫应答中的作用及相互关系有着重要意义。免疫细胞分离的方法有很多,主要是根据细胞的理化性状、功能,以及细胞表面标志等的差异而设计的。黏附分离法、尼龙毛柱分离法、羰基铁分离法等主要根据细胞的属性(如黏附)和功能不同,旨在将黏附和非黏附或黏附力较小的细胞分离开。有人证实免疫细胞在玻璃或塑料平面上的黏附能力分别为:巨噬细胞或单核细胞>树突状细胞=抗体产生细胞>B 淋巴细胞>T 淋巴细胞=红细胞。黏附的细胞可通过 trypsin 洗脱而收集。葡聚糖-泛影葡胺密度梯度离心法和 Percoll 不连续密度梯度离心法等是根据细胞的大小及比重的差异进行细胞分离。E 花环沉淀分离技术主要是利用细胞表面标志进行细胞分离。尚可利用特异性单克隆抗体结合其他技术分选细胞,如补体细胞毒分离法、洗涤分离法（panning）、流式细胞术分离法,以及免疫磁珠法分离细胞技术等。一般应根据实验的目的及所需细胞的种类、纯度及数量等要求来确定采用何种方法。

本实验介绍 Ficoll-Hypaque 密度梯度离心法分离人外周血单个核细胞（PBMC）。外周血单个核细胞（Peripheral blood mononuc lear cell, PBMC）的分离是免疫学研究中的一项基本技术。目前国内外分离 PBMC 的常用方法是葡聚糖-泛影葡胺密度梯度离心法（ficoll-hypaque density gradient centrifugation）,用此方法分离 PBMC 纯度可达 95%,淋巴细胞约占 90%,其中 T 淋巴细胞占 80%,B 淋巴细胞占 4%～10%。ficoll-hypaque 混合溶液,又称淋巴细胞分层液,在分离人 PBMC 时,要求其比重为 1.077;分离小鼠单个核细胞时比重为 1.080;分离大鼠单个核细胞时比重为 1.084～1.087;分离马单个核细胞时比重为 1.090。

一、原理

血液中各有形成分的比重存在差异,利用比重为 1.077、近于等渗的 ficoll-hypaque 混合溶液（又称淋巴细胞分层液）做密度梯度离心时,各种血液成分将按密度梯度重新聚集。血浆和血小板由于密度较低,故悬浮于分层液的上部;红细胞与粒细胞由于密度较大,故沉于分层液的底部;PBMC 密度稍低于分层液,故位于分层液界面上,这样就可获得 PBMC。

二、材料与试剂

(1)材料与设备:刻度离心管、吸管、试管、毛细吸管、橡皮乳头、载玻片、盖玻片、离心机等。

(2)试剂:pH7.2 Hanks 液、肝素、生理盐水溶液、淋巴细胞分层液（8.2%的聚蔗糖溶液 28 份,35.7%泛影葡胺 10 份）。

三、操作步骤

(1)静脉取血 2 mL,加入含肝素溶液（10～50 ul/mL 血样本）的试管中,混匀,使血液抗凝。用 pH7.2 Hanks 液或生理盐水将抗凝血稀释 1 倍。

(2)吸取 2 mL 淋巴细胞分层液置于刻度离心管中,然后将离心管倾斜 45°角,用毛细滴管将稀释的全血沿管壁缓慢加至分离液上面,应注意保持两者界面清晰。

(3)在 18～20 ℃下,用水平离心机以 2 000 rpm 离心 20 min。

(4)用毛细吸管轻轻插到混浊带,沿管壁轻轻吸出此层细胞,移入另一支离心管中。既要吸取所有单个核细胞,又要避免吸取过多的分层液或血浆,以免混入其他细胞成分。

(5)用 Hanks 液洗涤细胞 3 次。第一次 2 000 rpm 离心 10 min;第 2～3 次 1 500 rpm 离心 10 min,可去掉大部分混杂的血小板。

(6)将沉淀细胞悬于培养基中备用。

四、注意事项

(1)实验所用玻璃器皿应该洁净。如果制备的单个核细胞悬液用于细胞培养时,上述操作过程都要在无菌条件下进行,所用器材、试剂都应为无菌。

(2)实验中的细胞获得率与室温及分层液比重等有关。分层液应避光 4 ℃保存。

(3)往淋巴细胞分层液中加入稀释全血时,不得将血液冲入分离液中,须保持两层液体的清晰界面。

实验二十六　免疫磁珠法分离淋巴细胞

一、原理

免疫磁珠法分离细胞是基于细胞表面抗原能与连接有磁珠的特异性单抗相结合,在外加磁场中,通过抗体与磁珠相连的细胞被吸附而滞留在磁场中,无该种表面抗原的细胞由于不能与连接着磁珠的特异性单抗结合而没有磁性,不在磁场中停留,从而使细胞得以分离。

根据免疫磁珠(immune magnetic bead,IMB)的种类,免疫磁珠法分离细胞可分为直接法和间接法。直接法即将特异性抗体与磁珠相连,IMB 可与表达相应膜抗原的细胞结合,在磁性分离器(磁架)作用下,连有磁珠的细胞被吸附在磁架上,从而与其他细胞分离。间接法即将二抗与磁珠相连,磁珠通过二抗与一抗相结合,一抗与细胞表面抗原结合,因此使磁珠与细胞相连,从而在磁场作用下,对细胞进行分离。直接法分离得到的连有磁珠的细胞可直接用于功能实验或流式细胞仪检测。间接法分离得到的连有磁珠的细胞须再培养 2 天,待磁珠从细胞上脱落下来,才能进行功能实验或流式细胞仪检测。近年来,开发了生物素标记的单抗—亲和素/链霉亲和素—生物素结合的磁珠实验体系(BAB 法)。利用生物素和亲和素之间的高亲和力及生物放大效应来增强 IMB 与细胞的特异性结合,从而提高细胞分离效率。为了分离后迅速进行分离效果分析,目前有研究者将荧光素(如 FITC)标记在亲和素/链霉亲和素表面,使所分离的细胞在流式细胞仪上马上得到检测,从而省去了免疫荧光染色的时间。

根据磁珠结合的细胞与所要获得的细胞的关系,免疫磁珠法分离细胞可分为正选法和负选法。正选法即磁珠结合的细胞就是所要分离获得的细胞,负选法即磁珠结合不需要的细胞,游离于上清液的细胞为所需细胞。还有一种基于负选法的高效分离方法,即在实验体系中加入连接有磁珠的多种单抗,通过磁性分离器后,则所有不需要的细胞被吸附在磁架上,未被吸附的细胞为目的细胞。这种方法可一次去除多种细胞,又称鸡尾酒法(Cocktail)。

免疫磁珠法分离细胞是一种 20 世纪 90 年代初兴起的新型细胞分离技术,所获细胞纯度高(93%~99%),获率可达 90%,活细胞率大于 95%,且操作简单,不需使用离心沉淀分离技术,省时且费用低。

本实验介绍免疫磁珠间接法分离淋巴细胞法(正选法),以 Immunotech 公司产品为例。

二、材料与试剂

连接有磁珠的二抗,抗体(一抗),PBS＋0.2％ BSA,PBS＋1.2％ BSA,PBS＋30％ FCS,磁架,玻璃管等。

三、操作步骤

(1)取适量磁珠悬液,用20倍体积的PBS＋0.2％ BSA溶液重悬后,置磁架上5 min(磁珠与单个核细胞或全血的比例为:0.5 mg磁珠:$1×10^7$个单个核细胞或1 mL全血)。

(2)吸去上清,以去除在储存过程中从磁珠上脱落的二抗。用100 μL PBS＋0.2％ BSA溶液重悬磁珠。加入一抗(一抗与磁珠的比例为:5 μg一抗:1 mg磁珠),置室温15 min,中间轻微晃动两次,再置磁架上5 min。

(3)加入2 mL PBS＋1.2％ BSA溶液,再置磁架上5 min。吸去上清,以去除未与二抗结合的一抗。重复操作一次。用100 μL PBS＋0.2％ BSA溶液重悬磁珠。

(4)用PBS＋30％ FCS调整待分离细胞的浓度为$1×10^7$个细胞/mL,将细胞加入磁珠悬液中,置室温10 min,中间轻微晃动一次,然后置磁架上10 min。吸去上清。

(5)用完全培养基重悬磁珠结合的细胞后直接进行培养。

四、注意事项

(1)若采用负选法分离细胞,磁珠与细胞比例为:1 mg磁珠:$1×10^7$个单个核细胞或1 mL全血。

(2)待分离的细胞悬液应尽量是单细胞悬液,避免细胞黏附成团,以免影响分离效果。

五、血清灭活处理步骤

(1)选用与血清瓶同规格的对照瓶一个。

(2)对照瓶内放入与血清等体积的水。

(3)温度预试:对照瓶内插入2～3支经挑选的温度计(保证测试温度的准确性),放入水浴箱中,接通电源,调节温度控制钮,使水浴箱所示温度保持在56 ℃。

(4)血清灭活:血清瓶与带温度计的对照瓶一齐放入水浴箱中,待温度计所示温度上升至56 ℃时,定时30 min。

(5)大瓶血清灭活后,进行分装。

(6)保存:分装后,抽样做无菌试验,－20～－70 ℃保存。

实验二十七　全基因组扩增技术

一、原理

全基因组扩增技术(Whole Genome Amplification,WGA)是一种对全部基因组序列进行非选择性扩增的技术,其目的是在没有序列倾向性的前提下大幅度增加DNA的总量。

有 3 种方法。

（一）DOP-PCR（Sigma 试剂盒原理）

单细胞基因组经过片段化后加上一段 DNA 标签，以标签的互补序列作为引物将基因组 DNA 大量扩增，如图 6-27-1 所示。

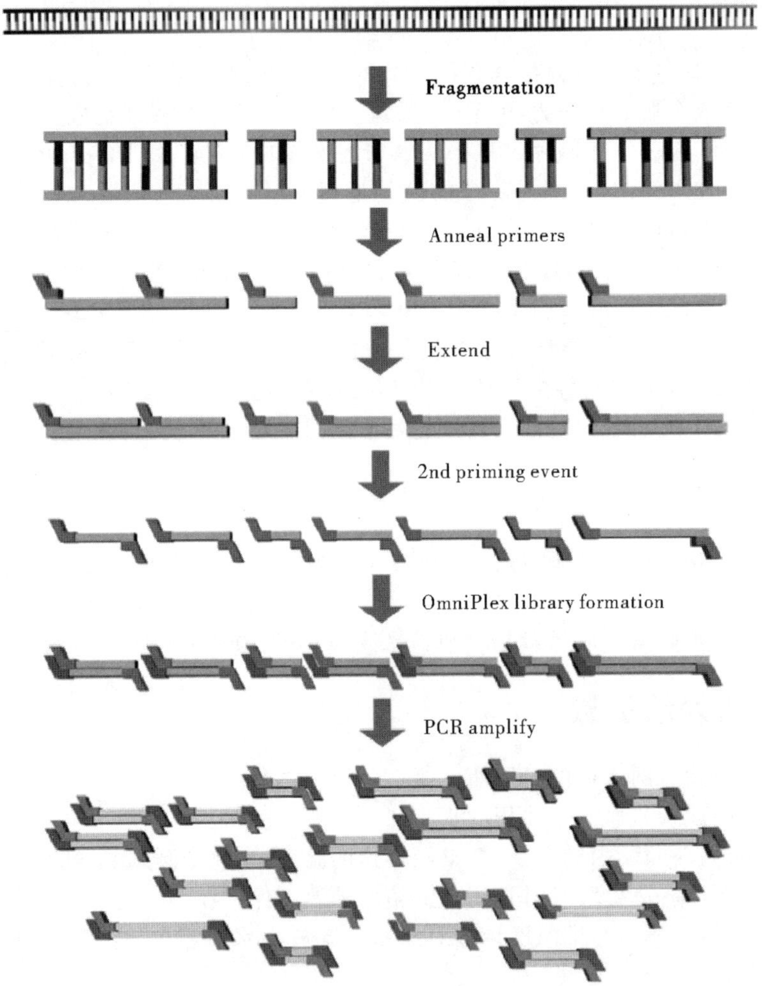

图 6-27-1　Sigma **试剂盒全基因组扩增原理**

（二）多重置换扩增（multiple displacement amplification，MDA）

MDA 是一种等温的链置换扩增反应技术，其使用 6 bp 随机引物在多位点和模板链结合，接着利用 phi29DNA 聚合酶很强的模板结合和置换能力实现对全基因组的扩增。

（三）多次退火环状循环扩增技术（multipleannealing and looping-based amplification cycles，MALBAC）

2012 年新发现的一种 WGA 扩增技术，其原理是：一个细胞的基因组中，分离出来自单细胞的 DNA,然后添加称作引物的短 DNA 分子。这些引物可与 DNA 的随意部分互补,从而使得它们能够附着到 DNA 链上,充当 DNA 复制起点。这些引物由两个部分构成,一个包含 8 个随机序列,可与 DNA 结合。另一个包含 27 个共同序列,这一共同序列可防止 DNA 太多次拷贝,大大地降低了扩增偏向性。通过将自身掺入到新拷贝链,从而自身成环,防止了过度拷贝。

本实验介绍 SIGMA-WGA 实验相关内容。

二、操作步骤

（一）Sigma 试剂盒操作步骤解析

1. 单细胞裂解

（1）分离单细胞,PBS 溶解,置于 200 μL PCR 管中。

（2）加水至终体积 9 μL。

（3）准备细胞裂解缓冲液:2 μL 蛋白酶 K 溶于 32 μL 10× 单细胞裂解液中,振荡至彻底混匀。

（4）向步骤（2）单细胞样品中加入 1 μL 新鲜制备好的细胞裂解缓冲液,混匀。

（5）上一步骤得到的混合液孵育:50 ℃ 1 h,99 ℃ 4 min(须精确),4 ℃ 保存,置冰上冷却,于 4 ℃ 下 12 000 rpm 离心 5 min(提前离心机预冷)。

（6）注:

1）所有试剂加到管壁,不能碰到管底,防止带出细胞。

2）每次实验中须将实验用水设为阴性对照。

3）99 ℃ 须精确,时间太长或太短都影响结果。

4）实验后不能停顿,须立刻进行下一个步骤。

2. 文库制备

（1）孵育后的产物中加入 2 μL 1× 单细胞库制备缓冲液(single cell library preparation buffer)。

（2）再加入 1 μL 文库稳定液(library stabilization solution)。

（3）混匀,95 ℃ 2 min,4 ℃ 保存。

（4）置冰上冷却,离心,再置于冰上。

（5）加入 1 μL 文库制备酶(library preparation enzyme),混匀并短暂离心。

（6）加热样品:16 ℃ 20 min,24 ℃ 20 min,37 ℃ 20 min,75 ℃ 5 min,4 ℃ 保存。

（7）从加热仪上取下样品,立即扩增或者−20 ℃ 保存 3 天。

（8）注:

1）试剂第一次使用需写上使用日期,使用前需高速离心。

2）所有试剂加到管壁,不能碰到管底,防止带出细胞。

3）加完试剂后需混匀并短暂离心后用冰盒护送上机。

4）从加热仪上取下的样品,可立即扩增或者−20 ℃ 保存 3 天。

3. 扩增

（1）向以上反应产物中加入以下试剂:

7.5 μL 10× 扩增混合液(amplification master mix);

48.5 μL 水分子生物学试剂(water molecular biology reagent);

5.0 μL 全基因组扩增 DNA 聚合酶(WGA DNA polymerase)。

(2)混合均匀,离心,然后开始热循环:

95 ℃ 3 min

94 ℃ 30 s ⎫
65 ℃ 5 min ⎬ 25 个循环

15 ℃终止反应

(3)注:

1)超净台使用完毕后收拾好,并进行紫外灭菌 20 min,垃圾收好放入医疗垃圾处。

2)PCR 扩增后产物取 3 μL 进行质控,其余放−20 ℃保存。

4.注意事项

(1)试剂的保存和使用:所有试剂应放在−20 ℃保存。使用前高速短暂离心,使用时应放在冰上保持低温,使用完及时放回−20 ℃保存。

(2)样品的保存和取用:新鲜取到的细胞用 2 μL 的 PBS 溶解,放在 PCR 管−80 ℃冻存,最多可放置 1 个月。WGA 前,取出细胞后在冰上解冻一段时间再进行实验。即使细胞是现取现用也需经过冻存一段时间后解冻再进行实验,利用温差变化来增强单细胞裂解效果。

(3)实验操作过程:由于 WGA 试剂高度灵敏的特点,实验过程中如果有任何一段 DNA 污染,即会大量扩增,从而影响最后的检测结果;因此,实验操作时需严格控制污染源。每次实验都必须设置阴性对照(本次实验用水替代,与其他样品一起完成后续实验步骤)。

(4)WGA 产物质控:取 2 μL WGA 产物进行电泳检测,另取 1 μL 产物进行 Qubit 检测。不可将整管 PCR 产物拿去做质控,以免造成产物污染。

(5)WGA 产物保存和运输:−20 ℃长期保存,干冰运输。

(6)除了上 PCR 仪外,其他所有步骤请在超净工作台操作。实验前,移液器用 75%的酒精擦拭,再同所有耗材在超净工作台内用紫外照射半小时,再通风 20 min。

(二)WGA 质量检测

1.Qubit 浓度检测步骤

(1)配置工作液,并分装到已准备好的 0.5 mL 薄壁管中。

(2)分别加入标准品与待测样品于管中,振荡离心(闪动)。

(3)使用标准品建立标准曲线,将待检样本放入其中进行检测。

(4)测量完成后,屏幕上显示相应的吸光值,换算后可得出样品的浓度值。

(5)注:

1)准备 0.5 mL 薄壁管时注意手指不要触到工作液所占据的管壁处,以免影响荧光信号。

2)检测前确保 0.5 mL 薄壁管中无气泡,如果有气泡请短暂离心,待气泡消除后再进行检测。

3)Qubit 染料试剂需避光保存。

2.电泳检测

(1)取 1 μL WGA 产物在 1%的琼脂糖凝胶中进行电泳检测,135 V 35 min;操作步骤如图 6-27-2 所示。

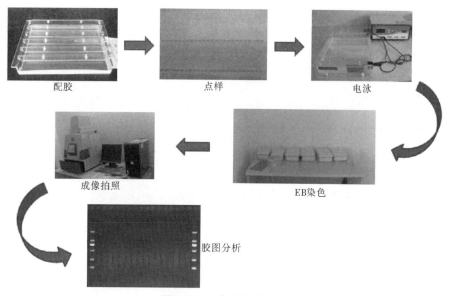

配胶　　　　　　　点样　　　　　　　电泳

成像拍照　　　　　　　　EB染色

胶图分析

图 6-27-2　电泳操作步骤

（2）分析电泳结果。

（3）注：

1）倒胶时要待胶液冷却到一定温度摇匀,尽量不要产生气泡。

2）点完样勿忘点 marker 并摆正胶位,电泳仪正负极不要插反。

3）取胶要稳,泡胶要慎,避免 EB 溅起,被 EB 污染的手套要及时丢弃。

4）拍照时严格按照凝胶成像仪的要求进行操作,尽量减少紫外灯的照射时间。

（三）质控标准

1. 质控标准条件

（1）取 WGA 产物进行 Qubit 检测浓度及样本总量(总量大于或等于 1 μg)。

（2）取 WGA 产物进行电泳(弥散跨度大、条带下限在 250 bp 以上且上限不小于 1 000 bp、可加入试剂盒 Controllane 进行辅助判断),如图 6-27-3 所示。

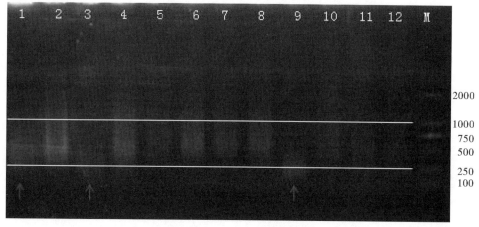

图 6-27-3　WGA 产物电泳图

2.样本分类

按以上质控标准可分为 4 类:A 类,样本量满足 2 次或以上检测,电泳条带大小正常;B 类,样本量满足 1 次但不足 2 次检测,电泳条带大小正常;C 类,样本量满足 1 次或以上检测,但电泳条带偏小或偏大;D 类,样本量不能满足 1 次检测或无明显电泳条带,无法检测。各分类数据详见表 6-27-1。

表 6-27-1　各分类数据质控

Sample	Q20	Map_Rate	Unique_Reads	Coverage	Depth	Duplication
1	92.60%	84.29%	7 043 478(77.14%)	5.70%	1.61	14.49%
2	92.62%	83.04%	4 844 397(70.66%)	6.10%	1.15	3.05%
3	88.21%	75.58%	3 941 939(76.67%)	2.60%	1.66	23.95%
4	93.35%	82.04%	7 260 593(72.61%)	8.20%	1.23	5.10%
5	94.39%	85.12%	6 887 017(72.90%)	8.00%	1.21	3.56%
6	94.57%	84.93%	6 326 139(71.29%)	7.80%	1.16	2.72%
7	94.30%	83.40%	11 205 460(71.59%)	13.00%	1.22	3.92%
8	94.50%	86.00%	6 839 607(70.84%)	8.40%	1.18	3.12%
10	94.23%	81.87%	9 502 560(70.96%)	10.00%	1.32	5.77%
12	92.88%	80.28%	4 937 344(75.78%)	5.20%	1.29	7.25%

3.分类说明

(1)根据以往数据统计,对于 A 类、B 类样本,一次检测成功率达到 95% 以上。

(2)根据以往数据统计,对于 B 类、C 类、D 类样本存在但不限于以下风险。

1)B 类样本:可能由于文库产量低,无法进行重建库检测。

2)C 类样本:可能会影响到数据质量,如分布率低、覆盖度低、重复率高等导致不能通过数据质控,检测结果不可信。

3)D 类样本:无法建库或是文库产量低导致不能测序,可能会影响到数据质量,如测序质量差、随机性差、分布率低、覆盖度低、重复率高、深度异常等导致不能通过数据质控,检测结果不可信。

第七章　中心实验室常用试剂配置

第一节　实验室常用培养基的配制

一、Ampicillin（氨苄西林）

1. 组分浓度 100 mg/mL Ampicillin

2. 配制量 50 mL

3. 配制方法

(1)称量 5 g Ampicillin 置于 50 mL 离心管中。

(2)加入 40 mL 灭菌水,充分混合溶解后,定容至 50 mL。

(3)用 0.22 μm 过滤膜过滤除菌。

(4)小份分装(1 mL/份)后,−20 ℃保存。

二、IPTG(异丙基-β-D-硫代半乳糖苷)

1. 组分浓度 24 mg/mL IPTG

2. 配制量 50 mL

3. 配制方法

(1)称 1.2 g IPTG 置于 50 mL 离心管中。

(2)加入 40 mL 灭菌水,充分混合溶解后,定容至 50 mL。

(3)用 0.22 μm 过滤膜过滤除菌。

(4)小份分装(1 mL/份)后,−20 ℃保存。

三、X-Gal(5-溴-4-氯-3-吲哚-β-D-半乳糖苷)

1. 组分浓度 20 mg/mL X-Gal

2. 配制量 50 mL

3. 配制方法

(1)称量 1 g X-Gal 置于 50 mL 离心管中。

(2)加入 40 mL DMF(二甲基甲酰胺),充分混合溶解后,定容至 50 mL。

(3)小份分装(1 mL/份)后,−20 ℃避光保存。

四、LB 培养基(Luria-Bertani 培养基)

1.组分浓度

1%（W/V）Tryptone(胰蛋白胨)，0.5%（W/V）Yeast Extract(酵母提取物)，1%（W/V）NaCl。

2.配制量 1 L

3.配制方法

(1)称取试剂 Tryptone 10 g、Yeast Extract 5 g、NaCl 10 g,置于 1 L 烧杯中。

(2)加入约 800 mL 的去离子水,充分搅拌溶解。

(3)滴加 5 N NaOH(约 0.2 mL),调节 pH 值至 7.0。

(4)加去离子水将培养基定容至 1 L。

(5)高温高压灭菌后,4 ℃保存。

五、LB/Amp 培养基

1.组分浓度

1%（W/V）Tryptone，0.5%（W/V）Yeast Extract，1%（W/V）NaCl，0.1 mg/mL Ampicillin。

2.配制量 1 L

3.配制方法

(1)称取试剂 Tryptone 10 g、Yeast Extract 5 g、NaCl 10 g,置于 1 L 烧杯中。

(2)加入约 800 mL 的去离子水,充分搅拌溶解。

(3)滴加 5 N NaOH(约 0.2 mL)。调节 pH 值至 7.0。

(4)加去离子水将培养基定容至 1L。

(5)高温高压灭菌后,冷却至室温。

(6)加入 1 mL Ampicillin (100 mg/mL)后均匀混合。

(7) 4 ℃保存。

六、TB 培养基(terrific broth，Terrific 肉汤)

1.组分浓度:72 mmol/L K_2HPO_4。

2.配制量 1 L

3.配制方法

(1)配制磷酸盐缓冲液(0.17 mol/L KH_2PO_4 , 0.72 mol/L K_2HPO_4) 100 mL:溶解 2.31 g KH_2PO_4 和 12.54 g K_2HPO_4 于 90 mL 的去离子水中,搅拌溶解后,加去离子水定容至 100 mL,高温高压灭菌。

(2)称取试剂 Tryptone 12 g, Yeast Extract 24 g, Glycerol 4 mL,置于 1 L 烧杯中。

(3)加入约 800 mL 的去离子水,充分搅拌溶解。

(4)加去离子水将培养基定容至 1 L 后,高温高压灭菌。

(5)待溶液冷却至 60 ℃以下时,加入 100 mL 的上述灭菌磷酸盐缓冲液。

七、TB/Amp 培养基

1. 组分浓度

1.2%（W/V）Tryptone；2.4%（W/V）Yeast Extract；0.4%（V/V）Glycerol；17 mmol/L KH_2PO_4；72 mmol/L KH_2PO_4；0.1 mg/mL Ampicillin。

2. 配制量 1 L

3. 配制方法

(1) 配制磷酸盐缓冲液(0.17 mol/L KH_2PO_4，0.72 mol/L KH_2PO_4) 100 mL。溶解 2.31 g KH_2PO_4 和 12.54 g KH_2PO_4 于 90 mL 的去离子水中，搅拌溶解后，加去离子水定容至 100 mL，高温高压灭菌。

(2) 称取试剂 Tryptone 12 g，Yeast Extract 24 g，Glycerol 4 mL，置于 1 L 烧杯中。

(3) 加入约 800 mL 的去离子水，充分搅拌溶解。

(4) 加去离子水将培养基定容至 1 L 后，高温高压灭菌。

(5) 待溶液冷却至 60 ℃以下时，加入 100 mL 的上述灭菌磷酸盐缓冲液。

(6) 均匀混合后 4 ℃保存。

八、SOB 培养基(super optimal broth medium)

1. 组分浓度

2%（W/V）Tryptone；0.5%（W/V）Yeast Extract；0.05%（W/V）NaCl；2.5 mmol/L KCl；10 mmol/L $MgCl_2$。

2. 配制量 1 L

3. 配制方法

(1) 配制 250 mmol/L KCl 溶液：在 90 mL 的去离子水中溶解 1.86 g KCl 后，定容至 100 mL。

(2) 配制 2 mol/L $MgCl_2$ 溶液：在 90 mL 去离子水中溶解 19 g $MgCl_2$ 后，定容至 100 mL，高温高压灭菌。

(3) 称取试剂 Tryptone 20 g，Yeast Extract 5 g，NaCl 0.5 g，置于 1 L 烧杯中。

(4) 加入约 800 mL 的去离子水，充分搅拌溶解。

(5) 量取 10 mL 250 mmol/L KCl 溶液，加入到烧杯中。

(6) 滴加 5 N NaOH 溶液(约 0.2 mL)，调节 pH 值至 7.0。

(7) 加入去离子水将培养基定容至 1 L。

(8) 高温高压灭菌后，4 ℃保存。

(9) 使用前加入 5 mL 灭菌的 2 mol/L $MgCl_2$ 溶液。

九、SOC 培养基(super optimal broth nith catabolite repression)

1. 组分浓度

2%（W/V）Tryptone；0.5%（W/V）Yeast Extract；0.05%（W/V）NaCl；2.5 mmol/L KCl；10 mmol/L $MgCl_2$；20 mmol/L Glucose。

2. 配制量 100 mL

3. 配制方法

(1)配制 1 mol/L Glucose 溶液:将 18 g Glucose 溶于 90 mL 去离子水中,充分溶解后定容至 100 mL,用 0.22 μm 滤膜过滤除菌。

(2)向 100 mL SOB 培养基中加入除菌的 1 mol/L Glucose 溶液 2 mL,均匀混合。

(3) 4 ℃保存。

十、2×YT 培养基

1.组分浓度

1.6% (WV) Tryptone,1% (W/V) Yeast Extract,0.5% (W/V) NaCl。

2.配制量 1 L

3.配制方法

(1)称取试剂 Tryptone 16 g,Yeast Extract 10 g,NaCl 5 g,置于 1 L 烧杯中。

(2)加入约 800 mL 的去离子水,充分搅拌溶解。

(3)滴加 5 N NaOH,调节 pH 值至 7.0。

(4)加去离子水将培养基定容至 1 L。

(5)高温高压灭菌后,4 ℃保存。

十一、Φb×broth

1.组分浓度

2% (W/V) Tryptone,0.5% (W/V) Yeast Extract,5% (W/V) $MgSO_4 \cdot 7H_2O$。

2.配制量 1 L

3.配制方法

(1)称取试剂 Tryptone 20 g,Yeast Extract 5 g,$MgSO_4 \cdot 7H_2O$ 5 g,置于 1 L 烧杯中。

(2)加入约 800 mL 的去离子水,充分搅拌溶解。

(3)滴加 1 N KOH,调节 pH 值至 7.5。

(4)加去离子水将培养基定容至 1 L。

(5)高温高压灭菌后,4 ℃保存。

十二、NZCYM 培养基

1.组分浓度

0.5% (WV) Yeast Extract,0.1% (WV) Casamino Acid(酪蛋白氨基酸),1% (WV) NZ 胺,0.5% (WV) NaCl,0.2% (WV) $MgSO_4 \cdot 7H_2O$。

2.配制量 1 L

3.配制方法

(1)称取试剂 Yeast Extract 5 g,Casamino Acid 1 g,NZ 胺 10 g,NaCl 5 g,$MgSO_4 \cdot 7H_2O$ 2 g,置于 1 L 烧杯中。

(2)加入约 800 mL 的去离子水,充分搅拌溶解。

(3)滴加 5 N NaOH(约 0.2 mL),调节 pH 值至 7.0。

(4)加去离子水将培养基定容至 1 L。

(5)高温高压灭菌后,4 ℃保存。

十三、NZYM 培养基

1. 组分浓度

0.5% (WV) Yeast Extract，1% (WV) NZ 胺，0.1% (WV) NaCl，0.2% (WV) $MgSO_4 \cdot 7H_2O$。

2. 配制方法

NZYM 培养基除不含酪蛋白氨基酸（casamino acid）外，其他成分与 NZCYM 培养基相同。

十四、NZM 培养基

1. 组分浓度

1% (WV) NZ 胺，0.1% (WV) NaCl，0.2% (WV) $MgSO_4 \cdot 7H_2O$。

2. 配制方法

NZM 培养基除不含酵母提取物（yeast extract）外，其他成分与 NZYM 培养基相同。

十五、固体培养基的配制

配制方法：

(1)按照液体培养基配方准备好液体培养基，在高温高压灭菌前，加入表 7-1-1 中试剂的一种。

表 7-1-1　液体试剂

Agar（琼脂，铺制平板用）	15 g/L
Agar（琼脂，配制顶层琼脂用）	7 g/L
Agarose（琼脂糖，铺制平板用）	15 g/L
Agarose（琼脂糖，配制顶层琼脂用）	7 g/L

(2)高温高压灭菌后，戴上手套取出培养基，摇动容器使琼脂或琼脂糖充分混匀（此时培养基温度很高，小心烫伤）。

(3)待培养基冷却至 50～60 ℃时，加入热不稳定物质（如抗生素等），摇动容器充分混匀。

(4)铺制平板（30～35 mL 培养基/90 mm 培养皿）。

十六、LB/Amp/X-Gal/LPTG 平板培养基

1. 组分浓度

1% (W/V) Tryptone，0.5% (W/V) Yeast Extract，1% (W/V) NaCl，0.1 mg/mL Ampicillin，0.024 mg/mL IPTG，0.04 mg/mL X-GaL，1.5% (W/V) Agar。

2. 配制量 1 L

3. 配制方法

(1)称取试剂 Tryptone 10 g，Yeast Extract 5 g，NaCl 10 g，置于 1 L 烧杯中。

(2)加入约 800 mL 的去离子水，充分搅拌溶解。

(3)滴加 5 N NaOH（约 0.2 mL），调节 pH 值至 7.0。

(4)加去离子水将培养基定容至 1 L 后，加入 15 g Agar。

（5）高温高压灭菌后，冷却至 60 ℃左右。

（6）加入 1 mL Ampicillin (100 mg/mL)/1 mL IPTG (24 mg/mL)/2 mLX-Gal (20 mg/mL) 后均匀混合。

（7）铺制平板(30～35 mL 培养基/90 mm 培养皿)。

（8）4 ℃避光保存。

十七、TB/Amp/X-Gal/LPTG 平板培养基

1.组分浓度

1.2% (W/V) Tryptone，2.4% (W/V) Yeast Extract，0.4% (V/V) Glycerol，17 mmol/L KH_2PO_4，72 mmol/L KH_2PO_4，0.1 mg/mL Ampicillin，0.024 mg/mL IPTG，0.04 mg/mL X-GaL，1.5% (W/V) Agar。

2.配制量 1 L

3.配制方法

（1）配制磷酸盐缓冲液(0.17 mol/L KH_2PO_4，0.72 mol/L KH_2PO_4)100 mL，溶解 2.31 g KH_2PO_4 和 12.54 g KH_2PO_4 于 90 mL 的去离子水中，搅拌溶解后，加去离子水定容至 100 mL，高温高压灭菌。

（2）称取试剂 Tryptone 12 g，Yeast Extract 24 g，Glycerol 4 mL，置于 1 L 烧杯中。

（3）加入约 800 mL 的去离子水，充分搅拌溶解。

（4）加去离子水将培养基定容至 1 L 后，加入 15 g 琼脂。

（5）高温高压灭菌后，冷却至 60 ℃左右。

（6）加入 100 mL 的上述灭菌磷酸盐缓冲液、1 mL 氨苄西林(100 mg/mL)，1 mL IPTG (24 mg/mL)，2 mL X-Gal (20 mg/mL)后均匀混合。

（7）铺制平板(30～35 mL 培养基/90 mm 培养皿)。

（8）4 ℃避光保存。

十八、YPD 培养基(酵母浸出粉胨葡萄糖培养基)

1.配制量 1 L

2.配制方法

（1）称取试剂 20 g 蛋白胨、10 g 酵母提取物、20 g 葡萄糖，置于 1 L 烧杯中。

（2）将上述组分溶解在 0.9 L 水中。

（3）如果需要用 1 N NaOH 调整 pH 至 7.0，再补足水至 1 L。

第二节　实验室常用缓冲液配制

一、磷酸缓冲液

1.组分浓度 0.2 mol/L (pH6.0)

2.配制量 1 L

3.配制方法

(1)称取十二水合磷酸氢二钠 8.82 g。

(2)称取二水合磷酸二氢钠 27.34 g。

(3)用去离子水溶解并定容至 1 L,室温保存。

注:此为母液,使用时稀释 40 倍使用。

二、洗脱液

1.组分浓度 0.15 mol/L(氯化钠 0.005 mol/L pH6.0)

2.配制量 10 L

3.配制方法

(1)称取氯化钠 87.66 g。

(2)用 0.2 mol/L pH6.0 的磷酸缓冲液 250 mL 溶解。

(3)用去离子水稀释至 10 L,室温保存。

三、磷酸缓冲液

1.组分浓度 0.3mol/L(pH7.8)

2.配制量 0.5 L

3.配制方法

(1)准确称取十二水合磷酸氢二钠 49.150 g。

(2)二水合磷酸二氢钠 2.000 g。

(3)用去离子水溶解并定容至 0.5 L,室温保存。

注:此为母液,使用时稀释 10 倍使用。

四、乙酸缓冲液

1.组分浓度 0.2 mol/L(pH4.6)

2.配制量 2 L

3.配制方法

(1)准确称取三水合乙酸钠 54.44 g。

(2)加入 23 mL 冰乙酸,溶解。

(3)用去离子水溶解并定容至 2 L,4 ℃保存。

五、磷酸-柠檬酸缓冲液

1.组分浓度 0.2 mol/L(pH2.6、4.6、6.6)

2.配制量各 1 L

3.配制方法

(1)母液 A(0.2 mol/L 的 Na_2HPO_4 溶液):称取 $Na_2HPO_4 \cdot 12H_2O$ 143.256 g,用去离子水定容至 2 L。

(2)母液 B(0.1 mol/L 的柠檬酸溶液):称取柠檬酸·$1H_2O$ 42.028 g,用去离子水溶解定容至 2 L。

（3）pH2.6、4.6、6.6的三种缓冲液按表7-2-1配制。

表 7-2-1 缓冲液配制

pH 值	A(mL)	B(mL)
2.6	109.0	891.0
4.6	467.5	532.5
6.6	727.5	272.5

（4）按表7-2-1混匀后,4 ℃保存。

六、20×SSC 缓冲液(pH7.0)(20×枸橼酸钠缓冲液)

1.配制量1 L

2.配制方法

（1）准确称取 175.2 g NaCl。

（2）准确称取 88.2 g 二水合枸橼酸钠。

（3）溶解于 800 mL 去离子水中。

（4）加入数滴 10 mol/L NaOH 溶液调节 pH 值至 7.0。

（5）加去离子水定容至 1 L。

注:按实验需要可分装后高压灭菌。

七、氯化钠——乙二胺四乙酸二钠缓冲液

1.组分浓度 0.15mol/L (pH8.0)

2.配制量 1 L

3.配制方法

（1）准确称取 NaCl 8.77 g。

（2）称取乙二胺四乙酸二钠 37.2 g。

（3）溶于 800mL 去离子水中。

（4）用固体的 NaOH 调 pH 值为 8.0。

（5）加去离子水定容至 1 L。

注:10×SSC、5×SSC、1×SSC 可由 20×SSC 做相应稀释得到。

八、磷酸盐缓冲液

1.组分浓度 0.15 mol/L (pH7.6)

2.配制量 1 L

3.配制方法

（1）溶液甲(1/15 mol/L 的 KH_2PO_4 溶液):称取 KH_2PO_4 9.078 g,用去离子水溶解定容至 1 L。

（2）溶液乙(1/15 mol/L 的 Na_2HPO_4 溶液):称取 $Na_2HPO_4 \cdot 2H_2O$ 11.876 g(或十二水合磷酸氢二钠 23.894 g)用去离子水溶解定容至 1 L。

（3）pH7.6 磷酸盐缓冲液:将(1)和(2)按 1.4：8.6 比例混合即可。

九、甘氨酸-盐酸缓冲液

组分浓度为 0.05 mol/L 缓冲液配制按照公式 X mL 0.2 mol/L 甘氨酸＋Y mL 0.2 mol/L HCL,再加水稀释至 200 mL,所需的量详见表 7-2-2。

表 7-2-2　配制缓冲液所需的量

pH	X	Y	pH	X	Y
2.2	50	44.0	3.0	50	11.4
2.4	50	32.4	3.2	50	8.2
2.6	50	24.2	3.4	50	6.4
2.8	50	16.8	3.6	50	5.0

注:甘氨酸相对分子质量＝75.07;0.2 mol/L 甘氨酸溶液含 15.01 g/L。

十、邻苯二甲酸氢钾-盐酸缓冲液

组分浓度为 0.05 mol/L 缓冲液配制按照公式 X mL 0.2 mol/L 邻苯二甲酸氢钾＋Y mL 0.2 mol/L HCL,再加水稀释到 20 mL 所需的量详见表 7-2-3。

表 7-2-3　配制缓冲液所需的量

pH(20 ℃)	X	Y	pH(20 ℃)	X	Y
2.2	5	4.670	3.2	5	1.470
2.4	5	3.960	3.4	5	0.990
2.6	5	3.295	3.6	5	0.597
2.8	5	2.642	3.8	5	0.263
3.0	5	2.032			

注:邻苯二甲酸氢钾相对分子质量＝204.23;0.2 mol/L 邻苯二甲酸溶液含 40.85 g/L。

十一、柠檬酸-氢氧化钠-盐酸缓冲液

缓冲液配制所需的量详见表 7-2-4。

表 7-2-4　配制缓冲液所需的量

pH	钠离子浓度 （mol/L）	柠檬酸 $C_6H_8O_7 \cdot H_2O$ (g)	氢氧化钠 NaOH 97% (g)	浓盐酸 HCL (mL)	最终体积 (L *)
2.2	0.20	210	84	160	10
3.1	0.20	210	83	116	10
3.3	0.20	210	83	106	10
4.3	0.20	210	83	45	10
5.3	0.35	245	144	68	10
5.8	0.45	285	186	105	10
6.5	0.38	266	156	126	10

注:使用时可以每升加入 1 g 酚,若最后 pH 有变化,再用少量 50% NaOH 溶液或浓盐酸调节,冰箱保存。

十二、磷酸氢二钠-柠檬酸缓冲液

缓冲液配制所需的量详见表 7-2-5。

表 7-2-5　配制缓冲液所需的量

pH	0.2 mol/L Na₂HPO₄（mL）	0.1 mol/L 柠檬酸（mL）	pH	0.2 mol/L Na₂HPO₄（mL）	0.1 mol/L 柠檬酸（mL）
2.2	0.40	19.60	4.0	7.71	12.29
2.4	1.24	18.76	4.2	8.28	11.72
2.6	2.18	17.82	4.4	8.82	11.18
2.8	3.17	16.83	4.6	9.35	10.65
3.0	4.11	15.89	4.8	9.86	10.14
3.2	4.94	15.06	5.0	10.30	9.70
3.4	5.70	14.30	5.2	10.72	9.28
3.6	6.44	13.56	5.4	11.15	8.85
3.8	7.10	12.90	5.6	11.60	8.40
5.8	12.09	7.91	7.0	16.47	3.53
6.0	12.63	7.37	7.2	17.39	2.61
6.2	13.22	6.78	7.4	18.17	1.83
6.4	13.85	6.15	7.6	18.73	1.27
6.6	14.55	5.45	7.8	19.15	0.85
6.8	15.45	4.55	8.0	19.45	0.55

注：Na_2HPO_4 相对分子质量 $=141.98$；0.2 mol/L 溶液为 28.40 g/L；$Na_2HPO_4 \cdot 2H_2O$ 相对分子质量 $=178.05$；0.2 mol/L 溶液为 35.61 g/L；柠檬酸 $C_6H_8O_7 \cdot H_2O$ 相对分子质量 $=210.14$；0.1 mol/L 溶液为 21.01 g/L。

十三、柠檬酸-枸橼酸钠缓冲液

缓冲液配制所需的量详见表 7-2-6。

表 7-2-6　配制缓冲液所需的量

pH	0.1 mol/L 柠檬酸（mL）	0.1 mol/L 枸橼酸钠（mL）	pH	0.1 mol/L 柠檬酸（mL）	0.1 mol/L 枸橼酸钠（mL）
3.0	18.6	1.4	5.0	8.2	11.8
3.2	17.2	2.8	5.2	7.3	12.7
3.4	16.0	4.0	5.4	6.4	13.6
3.6	14.9	5.1	5.6	5.5	14.5
3.8	14.0	6.0	5.8	4.7	15.3
4.0	13.1	6.9	6.0	3.8	16.2
4.2	12.3	7.7	6.2	2.8	17.2
4.4	11.4	8.6	6.4	2.0	18.0
4.6	10.3	9.7	6.6	1.4	18.6
4.8	9.2	10.8			

注：柠檬酸 $C_6H_8O_7 \cdot H_2O$ 相对分子质量 $=210.14$；0.1 mol/L 溶液为 21.01 g/L；枸橼酸钠 $Na_3C_6H_8O_7 \cdot H_2O$ 相对分子质量 $=294.12$；0.1 mol/L 溶液为 29.41 g/L。

十四、乙酸-乙酸钠缓冲液

缓冲液配制所需的量详见表 7-2-7。

表 7-2-7　配制缓冲液所需的量

pH (18 ℃)	0.2 mol/L NaAc (mL)	0.2 mol/L NaHc (mL)	pH (18 ℃)	0.2 mol/L NaAc (mL)	0.2 mol/L NaHc (mL)
3.6	0.75	9.25	4.8	5.90	4.10
3.8	1.20	8.80	5.0	7.00	3.00
4.0	1.80	8.20	5.2	7.90	2.10
4.2	2.65	7.35	5.4	8.60	1.40
4.4	3.70	6.30	5.6	9.10	0.90
4.6	4.90	5.10	5.8	9.40	0.60

注:$NaAc \cdot 3H_2O$ 相对分子质量＝136.09;0.2 mol/L 溶液含 27.22 g/L。

十五、磷酸二氢钾-氢氧化钠缓冲液

组分浓度为 0.05 mol/L 缓冲液配制按照公式 X mL 0.2 mol/L $KHPO_4$ ＋Y mL 0.2 mol/L NaOH,再加水稀释到 20 mL,所需的量详见表 7-2-8。

表 7-2-8　配制缓冲液所需的量

pH(20 ℃)	X (mL)	Y (mL)	pH(20 ℃)	X (mL)	Y (mL)
5.8	5	0.372	7.0	5	2.963
6.0	5	0.570	7.2	5	3.500
6.2	5	0.860	7.4	5	3.950
6.4	5	1.260	7.6	5	4.280
6.6	5	1.780	7.8	5	4.520
6.8	5	2.365	8.0	5	4.680

十六、Tris-HCL 缓冲液

组分浓度为 0.05 mol/L 缓冲液配制按照公式 50 mL 0.1 mol/L 三羟甲基氨基酸甲烷 (Tris)溶液与 X mL 0.1 mol/L 盐酸混匀后,加水稀释至 100 mL,所需的量详见表 7-2-9,温度控制在 25 ℃。

表 7-2-9　配制缓冲液所需的量

pH	X (mL)	pH	X (mL)
7.10	45.7	8.10	26.2
7.20	44.7	8.20	22.9
7.30	43.4	8.30	19.9
7.40	42.0	8.40	17.2
7.50	40.3	8.50	14.7
7.60	38.5	8.60	12.4

续表

pH	X (mL)	pH	X (mL)
7.70	36.6	8.70	10.3
7.80	34.5	8.80	8.5
7.90	32.0	8.90	7.0
8.00	29.2		

注:三羟甲基氨基甲烷(Tris)相对分子质量 121.14;0.1 mol/L 溶液为 12.114 g/L;Tris 溶液可从空气中吸收二氧化碳,使用时注意将瓶盖盖严。

十七、硼酸-硼砂缓冲液

缓冲液配制所需的量详见表 7-2-10。

表 7-2-10　配制缓冲液所需的量

pH	0.05 mol/L 硼酸(mL)	0.2 mol/L 硼酸(mL)	pH	0.05 mol/L 硼酸(mL)	0.2 mol/L 硼酸(mL)
7.4	1.0	9.0	8.2	3.5	6.5
7.6	1.5	8.5	8.4	4.5	5.5
7.8	2.0	8.0	8.7	6.0	4.0
8.0	3.0	7.0	9.0	8.0	2.0

注:硼砂 $Na_2B_4O_7 \cdot 10H_2O$,相对分子质量 381.43;0.5 mol/L 溶液(0.2 mol/L 硼酸根) 19.07 g/L;硼砂 H_3B,相对分子质量 381.43;0.5 mol/L 溶液(0.2 mol/L 硼酸根) 19.07 g/L。

第三节　核酸电泳相关试剂、缓冲液的配制方法

一、50×TAE Buffer (pH8.5)

1.组分浓度

2 mol/L Tris-醋酸,100 mmol/L EDTA。

2.配制量 1 L

3.配制方法

(1)称量试剂 Tris 242 g、Na_2EDTA $\cdot 2H_2O$ 37.2 g,置于 1 L 烧杯中。

(2)向烧杯中加入约 800 mL 的去离子水,充分搅拌溶解。

(3)加入 57.1 mL 的乙酸,充分搅拌。

(4)加去离子水将溶液定容至 1 L 后,室温保存。

二、10×TBE Buffer (pH8.3)

1.组分浓度

890 mmol/L Tris-硼酸, 20 mmol/L EDTA。

2.配制量 1 L

3.配制方法

(1)称量 Tris 108 g，$Na_2EDTA \cdot 2H_2O$ 7.44 g，硼酸 55 g，置于 1 L 烧杯中。

(2)向烧杯中加入约 800 mL 的去离子水，充分搅拌溶解。

(3)加去离子水将溶液定容至 1 L 后，室温保存。

三、10×MOPS（3-吗啉基丙磺酸）Buffer

1.组分浓度

200 mmol/L MOPS，20 mmol/L NaOAc，10 mmol/L EDTA。

2.配制量 1 L

3.配制方法

(1)称 41.8 g MOPS，置于 1 L 烧杯中。

(2)加约 700 mL DEPC 处理水，搅拌溶解。

(3)使用 2 N NaOH 调节 pH 值至 7.0。

(4)再向溶液中加入试剂 1 mol/L NaOAc（DEPC 处理）20 mL、0.5 mol/L EDTA（pH8.0，DEPC 处理）20 mL。

(5)用 DEPC 处理水将溶液定容至 1 L。

(6)用 0.45 μm 滤膜过滤除去杂质。

(7)室温避光保存。

注：溶液见光或高温灭菌后会变黄。变黄时也可使用，但变黑时不要使用。

四、溴乙啶

1.组分浓度 10 mg/mL 溴乙啶

2.配制量 100 mL

3.配制方法

(1)称量 1 g 溴乙啶，加入到 100 mL 容器中。

(2)加入去离子水 100 mL，充分搅拌数小时完全溶解溴乙啶。

(3)将溶液转移至棕色瓶中，室温避光保存。

(4)溴乙啶的工作浓度为 0.5 g/mL。

注意：溴乙啶是一种致癌物质，必须小心操作。

五、Agarose 凝胶

配制方法：

(1)配制适量的电泳及制胶用的缓冲液（通常是 0.5×TBE 或 1×TAE）。

(2)根据制胶量及凝胶浓度，准确称量琼脂糖粉，加入适当的锥形瓶中。

(3)加入一定的电泳缓冲液（总液体量不宜超过锥形瓶的 50% 容量）。注：用于电泳的缓冲液和用于制胶的缓冲液必须统一。

(4)在锥形瓶的瓶口封上保鲜膜，并在膜上扎些小孔，然后在微波炉中加热熔化琼脂糖。加热过程中，当溶液沸腾后，请戴上防热手套。小心摇动锥形瓶，使琼脂糖充分均匀熔化。此操作重复数次，直至琼脂糖完全熔化。必须注意，在微波炉中加热时间不宜过长，每次当溶液起泡沸腾时停止加热,否则会引起溶液过热暴沸,造成琼脂糖凝胶浓度不准,也会损坏微波炉。熔化琼脂糖时,必须保证琼脂糖充分完全熔化,否则,会造成电泳图像模糊不清。

(5)使溶液冷却至 60 ℃左右,如需要可在此时加入溴乙啶溶液(终浓度 0.5 μg/mL),并充分混匀。注:溴乙啶是一种致癌物质。使用含有溴乙啶的溶液时,请戴好手套。

(6)将琼脂糖溶液倒入制胶模中,然后在适当位置处插上梳子。凝胶厚度一般在 3～5 mm 之间。

(7)在室温下使胶凝固(大约 0.5～1 h),然后放置于电泳槽中进行电泳。注:凝胶不立即使用时,请用保鲜膜将凝胶包好后在 4 ℃下保存,一般可保存 2～5 天。

琼脂糖凝胶浓度与线形 DNA 的最佳分辨范围详见表 7-3-1。

表 7-3-1　琼脂糖凝胶浓度与线形 DNA 的最佳分辨范围

琼脂糖浓度	最佳线形 DNA 分辨范围(bp)	琼脂糖浓度	最佳线形 DNA 分辨范围(bp)
0.5%	1 000～30 000	0.7%	800～12 000
1.0%	500～10 000	1.2%	400～7 000
1.5%	200～3 000	2.0%	50～2 000

六、6×Loading Buffer (DNA 电泳用)

1.组分浓度

30 mmol/L EDTA,36%(V/V) Glycerol,0.05%(W/V) Xylene Cyanol FF,0.05%(W/V) Bromophenol Blue。

2.配制量 500 mL

3.配制方法

(1)称量试剂 EDTA 4.4 g,Bromophenol Blue 250 mg,Xylene Cyanol FF 250 mg,置于 500 mL 烧杯中。

(2)向烧杯中加入约 200 mL 的去离子水后,加热搅拌充分溶解。

(3)加入 180 mL 的甘油(Glycerol)后,使用 2 N NaOH 调节 pH 值至 7.0。

(4)用去离子水定容至 500 mL 后,室温保存。

七、10×Loading Buffer (RNA 电泳用)

1.组分浓度

10 mmol/L EDTA,50%(V/V) Glycerol,0.25%(W/V) Xylene Cyanol FF,0.25%(W/V) Bromophenol Blue。

2.配制置 10 mL

3.配制方法

(1)称量试剂 0.5 mol/L EDTA(pH8.0)200 μL,Bromophenol Blue 25 mg,Xylene Cyanol FF 25 mg,置于 10 mL 离心管中。

(2)向离心管中加入约 4 mL 的 DEPC 处理水后,充分搅拌溶解。

(3)加入 5 mL 的甘油(Glycerol)后,充分混匀。

(4)用 DEPC 处理水定容至 10 mL 后,室温保存。

第四节 核酸、蛋白质杂交用相关试剂、缓冲液的配制方法

一、20×SSC

1.组分浓度

3.0 mol/L NaCl，0.3 mol/L Na$_3$citrate · 2H$_2$O(枸橼酸钠)。

2.配制量 1 L

3.配制方法

(1)称量试剂 NaCl 175.3 g，Na$_3$citrate · 2H$_2$O 88.2 g，置于 1 L 烧杯中。

(2)向烧杯中加入约 800 mL 的去离子水，充分搅拌溶解。

(3)滴加 14 N HCl，调节 pH 值至 7.0 后，加去离子水将溶液定容至 1 L。

(4)高温高压灭菌后，室温保存。

二、20×SSPE Buffer

1.组分浓度

3.0 mol/L NaCl，0.2 mol/L NaH$_2$PO$_4$，0.02 mol/L EDTA。

2.配制量 1 L

3.配制方法

(1)称量试剂 NaCl 175.3 g，NaH$_2$PO$_4$ · H$_2$O 27.6 g，Na$_2$EDTA · 2H$_2$O 7.4 g，置于 1 L 烧杯中。

(2)向烧杯中加入约 800 mL 的去离子水，充分搅拌溶解。

(3)加 NaOH 调节 pH 值至 7.4(约 6.5 mL 的 10 N NaOH)。

(4)加去离子水将溶液定容至 1 L。

(5)高温高压灭菌后，室温保存。

三、50×Denhardt'S 溶液

1.组分浓度

1%（W/V）Ficoll 400（菲可 400/水溶性聚蔗糖 400），1%（W/V）Polyvinylpyrrolidone（聚维酮/聚乙烯吡咯烷酮），1%（W/V）BSA。

2.配制量 500 mL

3.配制方法

(1)称量试剂 Flcoll 400 5 g，PoLyvlnylpyrrolldone 5 g，BSA 5 g，置于 500 mL 烧杯中。

(2)加去离子水约 400 mL，充分搅拌溶解。

(3)加去离子水将溶液定容至 500 mL。

(4)用 0.45 μm 滤膜过滤后，分装成每份 25 mL。

(5)−20 ℃保存。

四、磷酸盐 Buffer

1.组分浓度 0.5 mol/L Na_2HPO_4

2.配制量 1 L

3.配制方法

(1)称量 134 g $Na_2HPO_4 \cdot 7H_2O$ 置于 1 L 烧杯中。

(2)加入约 800 mL 的去离子水充分搅拌溶解。

(3)加入 85% 的 H_3PO_4(浓磷酸)调节溶液 pH 值至 7.2。

(4)加去离子水定容至 1 L。

(5)高温高压灭菌后,室温保存。

五、Salmon DNA(鲑鱼精 DNA)

1.组分浓度 10 mg/mL Salmon DNA

2.配制量 100 mL

3.配制方法

(1)称取鲑鱼精 DNA 2 g 置于 500 mL 烧杯中,加入约 200 mL 的 TE Buffer。

(2)用磁力搅拌器室温搅拌 2~4 h,溶解后加入 4 mL 的 5 mol/L NaCl,使其终浓度为 0.1 mol/L。

(3)用苯酚和苯酚/氯仿各抽提 1 次。

(4)回收水相溶液后,使用 17 号皮下注射针头快速吸打溶液约 20 次,以切断 DNA。

(5)加入 2 倍体积的预冷乙醇进行乙醇沉淀。

(6)离心回收 DNA 后,溶解于 100 mL 的去离子水中。测定溶液的 OD260 值。

(7)计算溶液的 DNA 浓度后,稀释 DNA 溶液至 10 mg/mL。

(8)煮沸 10 min 后,分装成小份(1 mL/份),−20 ℃保存。

(9)使用前在沸水浴中加热 5 min 后,迅速冰浴冷却。

六、DNA 变性缓冲液

1.组分浓度

1.5 mol/L NaCl,0.5 mol/L NaOH。

2.配制量 1 L

3.配制方法

(1)称量试剂 NaCl 87.7 g, NaOH 20 g,置于 1 L 烧杯中。

(2)向烧杯中加入约 800 mL 的去离子水,充分搅拌溶解。

(3)加去离子水将溶液定容至 1 L 后,室温保存。

七、预杂交液/杂交液(DNA 杂交用)

1.组分浓度

6×SSC (或 SSPE),5×Denhardt's, 0.5% (W/V) SDS, 100 μg/mL Salmon DNA。

2.配制量 100 mL

3.配制方法

（1）称量试剂 20×SSC（或 SSPE）30 mL，50×Denhardt's 10 mL，10％ SDS 5 mL，10 mg/mL Salmon DNA 1 mL，ddH$_2$O 54 mL，置于 200 mL 烧杯中。

（2）充分混匀后，使用 0.45 μm 滤膜滤去杂质后使用。

八、预杂交液/杂交液(RNA 杂交用)

1.组分浓度

6×SSC（或 SSPE），5×Denhardt's，0.5％（W/V）SDS，100 g/mL Salmon DNA，50％（V/V）Formamlde。

2.配制量 100 mL

3.配制方法

（1）称量试剂 20×SSC（或 SSPE）30 mL，50×Denhardt's 10 mL，10％ SDS 5 mL，10 mg/mL Salmon DNA 1 mL，Formamide(甲酰胺) 50 mL，ddH$_2$O 4 mL，置于 200 mL 烧杯中。

（2）充分混匀后，使用 0.45 μm 滤膜滤去杂质后使用。

九、TBST Buffer (Western 杂交膜清洗液)

1.组分浓度

20 mmol/L Tris-HCl，150 mmol/L NaCl，0.05％（V/V）Tween-20。

2.配制量 1 L

3.配制方法

（1）称量试剂 NaCl 8.8 g，1 mol/L Tris-HCl（pH8.0）20 mL，置于 1 L 烧杯中。

（2）向烧杯中加入约 800 mL 的去离子水，充分搅拌溶解。

（3）加入 0.5 mL Tween-20 后充分混匀。

（4）加去离子水将溶液定容至 1 L 后，4 ℃保存。

十、Tris-与碱性缓冲液

表 7-4-2 列出几种常见的 Tris-与碱性缓冲液。

表 7-4-2　常见的 Tris-与碱性缓冲液

缓冲液	使用液	浓贮存液(每升)
Tris-乙酸(TAE)	1×0.04 mol/L Tris-乙酸 0.001 mol/L EDTA	50×242 g Tris 碱 57.1 mL 冰乙酸 100 mL 0.5 mol/L EDTA (pH8.0)
Tris-磷酸(TPE)	1×0.09 mol/L Tris-磷酸 0.002 mol/L EDTA	10×10 g Tris 碱 15.5 mL 85％磷酸(1.679 g/mL) 40 mL 0.5 mol/L EDTA (pH8.0)
Tris-硼酸(TBE)[a]	0.5×0.045 mol/L Tris-硼酸 0.001 mol/L EDTA	5×54 g Tris 碱 27.5 硼酸 20 mL 0.5 mol/L EDTA (pH8.0)

续表

缓冲液	使用液	浓贮存液（每升）
碱性缓冲液[b]	1×50 mmol/L NaOH 1 mmol/L EDTA	1×5 mL 10 mol/L NaOH 2 mL 0.5 mmol/L EDTA（pH8.0）
Tris-甘氨酸[c]	1×25 mmol/L Tris 250 mmol/L 甘氨酸 0.1% SDS	5×15.1 g Tris 94 g 甘氨酸（电泳级，pH8.3） 50 mL 10% SDS（电泳级）

十一、1×SDS 蛋白裂解液

1×SDS 蛋白裂解液的配制:1 mol/L Tris-HCl（62.5 mmol/L pH6.8）1.25 mL、2% SDS 0.4 g、10%甘油 2 mL、DTT 0.308 g,加超纯水至 20 mL。

十二、1.5 mol/L Tris-HCl (PH8.8) 100 mL

配制方法:称取 18.15 g Tris 碱,加 50 mL 超纯水,缓慢加入浓 HCl 至 pH8.8（约加 4 mL）,加超纯水至 100 mL。

十三、1 mol/L Tris-HCl (pH6.8) 100 mL

配制方法:称取 12.1 g Tris 碱,加 50 mL 超纯水,缓慢加入浓 HCl 至 pH6.8（约加 8 mL）,加超纯水至 100 mL。

十四、10% SDS 100 mL

配制方法:称取 10 g SDS 加超纯水至 100 mL,60 ℃水浴溶解,常温保存。

十五、30%丙烯酰胺储存液 100 mL

配制方法:29.2 g 丙烯酰胺,0.8 g 甲叉双丙烯酰胺,加超纯水至 100 mL。在通风柜中操作,滤纸过滤,4 ℃保存于棕色瓶中。

十六、5×电泳缓冲液 1 000 mL

配制方法:Tris 碱 125 mmol/L 15.15 g,甘氨酸 960 mmol/L 94 g, 0.5% SDS 5 g,加超纯水至 1 000 mL, pH 应在 8.3 左右,室温保存。

十七、5×SDS 凝胶上样缓冲液 10 mL

配制方法:250 mmol/L Tris-HCl（PH6.8）相当于 2.5 mL 1 mol/L Tris-HCL（pH6.8）, 500 mmol/L DTT 0.77 g, 10% SDS 1 g, 0.5%溴酚蓝（BPB）0.05 g, 50%甘油 5 mL,加超纯水定容至 10 mL,混匀,分装于 1.5 mL 离心管中,4 ℃保存。

十八、5×转膜缓冲液 1 000 mL

配制方法:Tris 碱 15.15 g,甘氨酸 72 g,SDS(根据蛋白分子量而定) 5 g,加超纯水至 1 000 mL,4 ℃贮存。

十九、10×TBS 缓冲液 1 000 mL

配制方法:Tris 碱 24.23 g,NaCl 80.06 g,先加 800 mL 超纯水,HCl 调 pH 至 7.6,定容至 1 000 mL。

二十、1×TBST 缓冲液

配制方法:1 000 mL TBS 中加入 0.5 mL Tween-20,充分混匀。

二十一、50×Tris-乙酸(TAE)缓冲液

配制 1 L 溶液各成分的用量:Tris 碱 242 g,57.1 mL 的冰乙酸(17.4 mol/L),200 mL 的 0.5 mol/L EDTA (pH8.0),水补足 1 L。

二十二、5×Tris-硼酸(TBE)缓冲液

配制 1 L 溶液各成分的用量:Tris 碱 54 g,硼酸 27.5 g,20 mL 的 0.5 mol/L EDTA (pH8.0),水补足 1 L。

第五节　实验室常用染料配制

一、1‰溴酚蓝(bromophenol blue)

加 1 g 水溶性钠型溴酚蓝于 100 mL 水中,搅拌或涡旋混合直到完全溶解。

二、1‰二甲苯青 FF(xylene cyanole FF)

溶解 1 g 二甲苯青 FF 于足量水中,定容到 100 mL。

三、10 mg/mL 的溴化乙锭(ethidium bromide)

小心称取 1 g 溴化乙锭,转移到广口瓶中,加 100 mL 水,用磁力搅拌器搅拌直到完全溶解。用铝箔包裹装液管,于 4 ℃贮存。

第六节　实验室常用酶配制

一、溶菌酶

用水配制成 50 mg/mL 的溶菌酶溶液,分装成小份并保存于 -20 ℃。每一小份一经使用后便予丢弃。

二、蛋白水解酶类

表 7-6-1 列出了蛋白水解酶类配制方法与所需试剂。

表 7-6-1　蛋白水解酶类配制方法与所需试剂

	贮存液	贮存温度	反应浓度	反应缓冲液	温度	预处理
链霉蛋白酶[a]	20 mg/mL	-20 ℃ (溶于水)	1 mg/mL	0.01 mol/L Tris (pH7.8) 0.01 mol/L EDTA 0.5% SDS	37 ℃	自消化[b]
蛋白酶 K[c]	20 mg/mL	-20 ℃ (溶于水)	50 μg/mL	0.01 mol/L Tris (pH7.8) 0.005 mol/L EDTA 0.5% SDS	37~56 ℃	无须预处理

注:

(1)链霉蛋白酶是从链球菌(Streptomyces griseus)中分离得到的一种丝氨酸酶和酸性蛋白酶的混合物。

(2)自消化可消除 DNA 酶和 RNA 酶的污染,经自消化的链霉蛋白酶的配制方法如下:把该酶的粉末溶解于 10 mmol/L Tris·HCl (pH7.5)和 10 mmol/L NaCl 中,配成 20 mg/mL 浓度,于 37 ℃温育 1 h。经消化的链霉蛋白酶分装成小份放在密封试管中,保存于 -20 ℃。

(3)蛋白酶 K 是一种枯草蛋白酶类的高活性蛋白酶,从林伯氏白色念珠菌(Tritirachium album Limber)中纯化得到。该酶有两个 Ca^{2+} 结合位点,它们离酶的活性中心有一定距离,与催化机理并无直接关系。然而,如果从该酶中除去 Ca^{2+},由于出现远程的结构变化,催化活性将丧失 80% 左右,但其剩余活性通常已足以降解在一般情况下污染酸制品的蛋白质。所以,蛋白酶 K 消化过程中通常加入 EDTA(以抑制依赖于 Mg^{2+} 的核酸酶的作用)。但是,如果要消化对蛋白酶 K 具有较强耐性的蛋白,如角蛋白一类,则可能需要使用含有 1 mmol/L Ca^{2+} 而不含 EDTA 的缓冲液。在消化完毕后、纯化核酸前要加入 EGT (pH8.0)至终浓度为 2 mmol/L,以螯合 Ca^{2+}。

三、无 DNA 酶的 RNA 酶

将胰 RNA 酶(RNA 酶 A)溶于 10 mmol/L Tris·HCl (pH7.5)和 15 mmol/L NaCl 中,配成 10 mg/mL 的浓度,于 100 ℃加热 15 min,缓慢冷却至室温,分装成小份保存于 -20 ℃。

第八章
中心实验室信息系统管理

　　中心实验室使用的是临床实验室信息系统(laboratory information system,LIS),该系统是以临床实验室科学管理理论和方法为基础,借助现代通信、网络、计算机、数字化和智能化等技术,对各种信息进行综合管理,以整体提高临床实验室综合效能的复杂的人机系统。

第一节　计算机管理制度

　　(1)科室 LIS 系统由医院信息科网络中心统一管理和维护。科室在运行过程中遇到问题,及时与网络中心联系解决。

　　(2)联网计算机及其辅助设备由信息科网络中心负责维护、维修;连接仪器设备的计算机故障报由医院设备科和仪器公司进行维修。

　　(3)各室计算机应由专人管理,相应的配件和软件由计算机责任人一并管理。不得随意更换或拆卸计算机主机、显示器等设施。

　　(4)各类计算机都必须设置开机密码和保密屏幕保护程序。

　　(5)任何人不得擅自在联网的计算上处理与检测与工作无关的文件。未经允许不得擅自发送电子邮件,更不允许发送个人电子邮件。不准在联网计算机上使用 U 盘、移动硬盘等移动载体。

　　(6)计算机软件和数据资料应有定期备份,按日期归档。

　　(7)办公用计算机只能用于办公,不得贮存与工作无关的个人信息。

　　(8)计算机内安装的各种软件不得随意删除和修改。严禁在各类计算机上安装游戏软件,更不准在计算机上玩游戏,一经发现从重从严处理。

　　(9)科室仪器设备自带计算机按仪器管理办法实施。

　　(10)未经科室主任和网络中心同意,任何人不得私自请院外工程师维修计算机或安装、更改软件及程序。

第二节　信息管理监控

一、样本管理的监控

　　在 LIS 系统下的样本管理主要监测不合格标本率、标本标识错误率及标本丢失事件等。对于不合格标本率，实验室需设置不合格标本率的质量目标。检验科管理人员每月把不合格标本率较高的数据反馈给相应病区护士长，对医护人员进行再培训，有效地降低不合格标本率。

二、检验报告管理的监控

1. 标本周转时间(turn around time，TAT)合格率

在 LIS 系统下对于实验室报告管理主要监测 TAT 合格率、危急结果通知率等。标本 TAT 合格率是检验报告管理的核心监测指标，实验室需设立其质量目标。

2. 危急值回报率

危急值回报率是需要临床和实验室共同完成的核心医疗指标，通过在 LIS 中设计处理流程，简便快捷，易于检验人员操作。同样，需要对危急值回报率设立质量目标。

三、质量控制管理的监控

对于质量控制管理，LIS 可有效实现室内质量控制和室间质量评价两个方面的监控。在室内质量控制方面，检验项目的质控数据传到 LIS 后，LIS 会按照预设的靶值和标准差判定是否失控。当失控发生时，需要把失控原因、纠正措施、临床影响评估、预防措施等信息输入 LIS。每个检测项目的每条失控信息均会在 LIS 后台采集，形成室内质量控制的数据库。监测的关键指标包括项目质控的失控率、质控的均值等。通过设定的允许总误差(CV)，如果当月总 CV 超过允许总 CV，可清晰地判别哪个项目哪个环节出现了问题，并采取措施解决。通过 LIS 监控每个项目的 CV 变化趋势，不但可以反映项目完成的质量，还可以为下一年度制定该项目的质量目标提供参考依据。在室间质量评价管控方面，可以在 LIS 系统下设计相应项目的质评信息输入位置，包括卫生部质评、美国病理学家协会(CAP)质评等信息，定期统一导出各项目的质评通过率，实现实验室对测定项目准确性的管控。实验室质量指标应该完整地反映标本测试前、中、后的全过程，主要包括样本管理、检验报告管理及质量控制管理等方面，是实验室管理的精髓。通过把重要的实验室质量指标和 LIS 有机地结合，可以实现对整个检测系统的电子化管理。

第三节　LIS 的建立

一、LIS 的建立

1. 成立 LIS 建设领导小组

主要成员应包括临床实验室和相关职能部门的负责人。相关职能部门负责人涵盖主管临床实验室的院领导以及设备、财务、信息科等的负责人。其主要职责是统一领导和制定 LIS 建设的总体规划、进度计划、资金预算、协调 LIS 建设中的相关问题和事项。

2. 组织实施

LIS 建设应遵循系统性、实用性、先进性、安全性、可扩展性的原则，充分利用现有资源，

降低建设成本;实行项目化管理;LIS硬件和软件供应商应具备相应资质;LIS建设领导小组负责验收,验收应根据设计方案或合同要求等,制订验收方案,完成验收报告。

3. LIS操作的培训与考核

LIS操作培训可纳入临床实验室职工业务培训内容,考核结果纳入年度技能考核和继续教育学分评定指标。

4. LIS的管理

建立健全涵盖机房或服务器、网络、设备、用户、分级授权、技术文档等管理制度;明确管理岗位职责,定期检查执行情况及效果。

5. LIS的基础设施

LIS的基础设施包括计算机硬件系统、基础软件、网络及其他辅助设施。

(1)计算机硬件系统:包括服务器、用户端、网络设备、存储与备份设备和其他相关设备。其配置的基本要求应具有先进性、合理性、安全性、实用性、易操作性、可扩展性、可管理性和可维护性。

(2)基础软件:包括系统软件及其他基础软件。系统软件应使用正版软件,包括操作系统和各种服务支撑软件。其他基础软件能与相关应用系统有效集成,系统稳定,安全性能高,技术文档齐全,有良好的可扩展性,维护和管理方便。

(3)网络及其他辅助设施:包括综合布线系统、机房及供配电系统等设施。线路应有备份和冗余,关键部位应有应急线路。

二、LIS的功能

LIS的功能应包括检验流程管理、数据信息管理以及科务管理功能。

1. 检验流程的信息化管理

临床实验室检验流程的信息化管理应包括分析前、分析中和分析后3个部分。

(1)分析前流程的信息化管理:应包括患者准备、医嘱申请、患者信息、患者的唯一性标识、样本管(器)的正确选用、样本管(器)的唯一性标识以及样本的采集、传送或传递、核对、签收、拒收、分类等各个环节。

(2)分析中流程的信息化管理:应包括样本上机、室内质控、样本检测、复查复检、结果审核等信息化管理。

1)采用键盘录入或双向通讯方式下达检验任务,自动接收仪器的检验结果。

2)自动执行质量控制方案,应用质控规则判断和提示失控或在控状态,并绘制质控图;当出现失控时,自动生成失控记录单并实时填写,经原因分析、处理后重测所得质控数据可自动填入失控记录单;以互联网方式回报质控数据和接收室间质评报告等。质控数据、图标和统计分析等信息可打印输出和保存。

3)在授权的条件下修改检测数据,并记录其结果和原始数据共同存档。

4)自动检查错项、漏项、多项和生成计算项目,并判定检验结果高低、异常状态,标出危急值并报警。

5)自动生成任务列表,包括未完成、在检状态和已完成任务的汇总表。

6)通过列表自动区别常规、急诊、已打印、已审核和未审核等报告状态。

7)结果审核:实验室结果可在线通过人工或按照设定规则自动审核;出现异常结果或特

定的标记时,应能自动报警。

（3）分析后流程的信息化管理。

1）结果报告：LIS通过HIS向医疗工作站发送检验报告；LIS通过互联网或通信网络向患者、护士或医师以及远程用户发送检验报告。

2）报告打印：通过自助式打印机、医疗工作站和服务台打印报告,远程用户也能在线实时打印。自助式打印报告是在自助式取报告服务终端上通过条形码扫描、刷卡、输入有效号码等方式实现的。

3）样本管理：LIS可实现对样本管理的多个环节进行记录,包括检验申请、条形码打印、采样、收样、拒收及通知临床、交接、测定、审核、样本保存、样本销毁等的操作者姓名和操作时间的记录,同时LIS可记录样本在不同工作站间的转运情况。LIS应能进行样本周转时间（turn around time,TAT）、样本合格率及报告及时率等的统计分析。

2.实验室报告的信息化管理

（1）实验室报告单的格式和内容：应符合卫生部《医疗机构临床实验室管理办法》和CNAS CL02（ISO15189:2003）对检验报告格式和内容的规定。

（2）LIS的自动计费功能：LIS计费时间点可根据实验室的实际情况进行选择,如样本核收或样本检验时实施计费。原则是既不漏收费又不多收费。

3.检验危急值报警及报告功能

当检验结果超出危急值范围时,LIS技师工作站电脑上应自动报警提示,经审核确认发出危急值报告后,医师或护士工作站电脑上应出现危急值报警提示。当临床医师或护士确认收到危急值报告后,LIS应记录报告接收者和接收时间及其处理意见。

4.统计分析功能

（1）检验工作量和业务收入统计。

（2）检验结果动态分析和结果比对（不同仪器间）。

（3）超限查询。

（4）专业统计分析等。

5.信息查询功能

LIS和HIS工作站均能通过住院号、姓名等不同途径,根据单项或多项条件设定查询各种检验报告。

6.信息共享功能

检验人员能根据不同的授权等级获得科内信息共享；LIS的检验数据和信息应能在医院内实现共享以满足教学和科研的需求；并能满足当地卫生行政部门对检验数据的调用要求。

7.信息发布功能

临床实验室的《检验手册》、新技术、新项目、新知识等检验信息应能通过HIS向医护人员作介绍或供其查看和调用。科室网页能提供院内的检验信息交流、新闻发布、检验通讯等信息。

三、中心实验室的科务信息化管理

1.人员管理功能

编制按专业分组包含：

(1)学历教育和岗位培训经历的说明,仪器操作、项目报告、LIS 权限的授权。

(2)国家、省有关部门要求取得的证书和执照。

(3)当前岗位职责的描述及能力评估的记录。

(4)继续教育的记录。

(5)工作经历。

(6)获奖励情况。

(7)健康情况。

(8)意外或突发事件的记录等。

2. 试剂(耗材)管理功能

试剂(耗材)入库和出库流向应实施信息化管理;试剂(耗材)库存不足或有效期临近的预警;监控试剂的开瓶日期、开瓶有效期等使用情况,并能自动统计分析试剂(耗材)的利用率,做成本分析和管理。

3. 文件管理功能

应包括行政主管部门的文件、科室制度、仪器和试剂的操作手册、分类申请报告、会议和学术资料等电子版的管理。

4. 仪器管理功能

LIS 可对新购置的仪器设备进行详细的记录管理,应包括采购前的资料和评价,仪器的验收、使用、保管维修记录和折旧计算等。同时应支持在线查询多种仪器、设备的基本信息和应用状态。

四、LIS 拓展功能

1. 门(急)诊排队叫号系统

应建立与检验医嘱相关联的门(急)诊检验智能排队叫号系统,有效避免拥挤和患者排队。

2. 温、湿度和水质在线监控功能

通过 LIS 实施对温度、湿度和水质的自动化在线监控和记录。

3. 海量数据的监控与利用功能

LIS 能为检验数据资料规范化储存和再利用提供解决方案。如个体化检验数据资料档案和建立个人健康档案、群体数据质量控制的应用、检验数据与疾病相关性分析、检验数据区域性合理利用和共享利用等。

4. 中间件功能

能采用中间件以满足临床实验室新的功能需求,有效补充和解决 LIS 原有设计模块中的不足。

5. 远程监控和管理功能

(1)室内质控和室间质评的在线远程监控和评价:应具备将室内质控和室间质评数据实时在线上传到部、省、市或相关主管部门的功能,实现信息共享。

(2)LIS 升级和维护的远程实施功能:能通过互联网与临床实验室的服务器(或仪器的操控电脑)相连,实现 LIS 升级和维护功能。

(3)主任远程管理功能:临床实验室主任应能通过网络专用接口,对实验室随时随地进行远程管理。

（4）检验数据的远程查询功能：患者或医护人员应能通过固定或移动通信设备（终端）查询检验报告。

6. 移动临床实验室管理功能

（1）医师应用：使用个人数字助理（personal digital assistant，PDA）扫描患者腕带条码或无线射频卡能调出患者信息或病历，以点菜方式输入检验医嘱；实时查询标本的所在位置及检验状态，监控 TAT 时间；查询患者的检验报告等。

（2）护士应用：使用 PDA 扫描住院患者腕带条码、无线射频卡、采样管条码和血液制品条形码，协助三查七对，获得精确样本采样时间，确保输血安全。

（3）检验技师应用：应能支持样本核收、拒（退）收、异常结果报警、质控监控和 PDA 之间通讯等功能。

7. 专家系统支持功能：能对检验结果作诠释、咨询、建议。

五、LIS 的运行

1. LIS 应具有安全防护措施

（1）LIS 的系统安全：LIS 软件必须具有合法的授权使用证书；建立经临床实验室主任或经授权人复核审批的使用手册；应制定火灾或硬件/软件出现故障时的应急预案；采取必要措施保证 LIS 使用者口令或密码的安全性，有条件的临床实验室可采用指纹进入 LIS。

（2）LIS 的网络安全：重要设备如系统服务器、路由器等需配备不间断电源（uninterrupted power supply，UPS）；通过对工作站和网上文件进行用户验证、访问授权、访问时间限制、路由器过滤等增加网络安全性；LIS 使用人员登录入网时，严格按口令、密码或指纹进入，各工作站加锁禁止使用外来的硬盘、U 盘，网络设备和工作站应安装病毒防火墙，网络控制中心应定期杀毒；网络布线应建立档案，以利于后期维护和管理。

（3）LIS 的数据安全：网络配置数据有完整记录，网络参数、系统设置调整符合规范要求，重要的调整应有审批程序；数据字典、系统代码更新需符合有关规定，并应有完整记录且符合规范，临时数据字典、代码也要建立文档并详细记录，属于自我维护的应由专人负责；LIS 数据必须准确可靠；建立监管机制有效防止未经授权人员接触或修改患者数据、控制文件和 LIS 软件程序；应安装备份服务器，LIS 数据应保存 10 年以上；对计算机报警系统应进行监督，并定期测试，以确保 LIS 正常运行。

2. LIS 的更新和维护

定期进行数据库的维护和管理，减少冗余数据；LIS 的更新和升级应符合管理规范，系统维护应保证系统不间断运行，确保满足用户需求。

3. LIS 的系统管理员

负责 LIS 的安装、调试、文件制定、培训、维护、安全更新和升级等工作。

4. LIS 的操作规程

包括操作目的、内容、步骤、结果、正常反应及异常反应、出现异常反应时的处理及处理的时间和环境要求等。

5. 服务器运行维护

应包括服务器的日常维护、运行状况监控以及服务器故障的排查、分析和处理，确保服务器正常运行。

6. LIS 故障的应急预案

（1）常规应急预案：当 HIS 受到严重的全局性网络故障影响以致 LIS 无法正常运行时，LIS 应急系统应能对实验室状态、原始实验室报告方式给予拯救性恢复。当病毒入侵 LIS 使全部计算机系统瘫痪时，实验室工作人员应能用手工填写的方法把全部数据进行签字保存，系统修复后再重新录入。

（2）单机应急预案：当某一单机出现故障时应能用手工方式将原始数据录入到其他计算机中保存并报告。

（3）数据库应急预案：LIS 技师工作站能选用与 HIS 系统相互连接的数据库管理系统，通过下载服务器上的数据，形成全新的镜像数据库作应急防范。

（4）LIS 独立服务器应急预案：能把 LIS 设置成独立的服务器，以保证检验信息的准确性及高效性，在 HIS 应用峰值期不占用其数据流量资源。而计费系统能在 HIS 主服务器的闲暇时段工作运行。

第九章

中心实验室管理相关规范

为了有效保护和合理利用人体生物标本，促使实验室涉及人体生物标本的科研和临床工作在国家一系列法律法规要求下更好、更有效、更健康地发展，规范实验室临床和科研使用人体生物标本的管理以及保护相关信息，尊重个人隐私及系列权利，根据《医疗机构临床实验室管理办法》《医疗废物管理条例》《科学技术保密规定》等有关法律、法规制定本办法。

第一节　实验室伦理管理行为规范

基于医学实验室的业务流程，建立涵盖检验申请、标本采集、检测分析、报告审核等全流程的日常管理规范，实现标准化、规范化、精细化管理，保证服务质量。

（1）信息收集过程。按要求收集受检者相关信息，并明确说明涉及内容与用途，保证受检者知情权，且不以任何形式收集其他非必需资料。

（2）样品采集过程。由于骨髓、脑脊液、胸腹水等标本的采集会对受检者造成一定创伤，采集前必须详细说明，甚至签署知情同意书，采集时注意对受检者的心理安慰及人文关怀。

（3）样品检测过程。按实验室标准操作规程（standard operation procedure，SOP）文件要求开展标本检测，可疑结果在查清原因并进行有效复查后报告，确保结果准确性，即使复查过程需要花费更多时间、金钱、精力。

（4）结果报告过程。尽管医学实验室有严格的质量控制体系和规范化标本处理流程，但标本遗失、标识不清、保管不善等偶发的差错仍不可避免，在结果报告时应如实说明，杜绝因推卸责任而出现"仪器故障""突发的不可避免事件"等推诿措辞。同时，追查差错来源并完善工作流程，避免或减少同类事故的再次发生。

（5）尊重个人隐私。实验室授权的报告人员按约定向受检者或临床医生递交检验报告，不得擅自向约定以外的第三方泄露受检者身份、检验结果等信息，特别是 HIV、性传播疾病、妊娠实验、滥用药物等检验项目，以免造成受检者金钱、情感、声誉等方面的损失。当报告无法直接送至约定人员时，应送交无损于受检者权益或法律规定的有关部门。对于单位组织体检时，应根据事先约定直接报告临床医生、相关科室或体检单位，而不应透露给受检者本人或亲友。

（6）严禁在实验室间质量评价或能力验证中造假。在各级管理部门或授权机构的室间质量评价和能力验证调查中，必须按指南要求来检测测试样品，如实反映实验室能力，禁止多次检测后统计处理或擅自与其他实验室核对并更改结果等造假行为。

（7）遵守国家环境保护条例。依据《中华人民共和国放射性污染防治法》《医疗机构管理条例》《危险化学品安全管理条例》《医疗废物管理条例》等处理医疗废弃物、放射性材料、有毒气体、致癌物品时,必须按国家相应标准和法规进行无害化处理,防止环境污染事件的发生。

(8)落实实验室安全管理。依据《中华人民共和国传染病防治法》《中华人民共和国职业病防治法》《医院感染管理规范》等制定安全手册,定义已知及潜在危害,划分各级污染区,制定实验操作规程、人员进出规定、人员防护条例等,避免或减少工作人员因直接接触血液、精液、粪便、痰液、尿液等潜在感染性标本及物品所造成的伤害。

(9)保障工作人员健康。定期组织人员体检,防止疾病传播,若有不适或疑似传染病症状,应立即报告并采取疫苗注射、被动免疫、药物预防等应急措施。

(10)注重岗前培训及考核。所有工作人员接受相关操作技能、安全措施、紧急情况处理等方面培训,考核合格后择优录取,在法律框架内签署人员聘用合同后持证上岗。

(11)经常性地开展伦理道德宣教,以公开学习方式对人员行为及伦理问题进行审查、咨询、讨论。

第二节　实验室商业行为规范

依据《医疗机构临床实验室管理办法》,任何存在商业经营行为的医院临床实验室、第三方独立实验室、体外诊断公司等都应恪守实验室商业行为规范。

(1)不以任何形式向客户或潜在客户、政府人员、审计人员、专业顾问、监管人员及其家属违规提供馈赠、回扣、礼券等一切可能影响其独立决策的物品。

(2)不接受任何供货商或潜在利益方提供的礼物、接待、报酬等"业务礼品"。

(3)对外宣传时,须如实介绍本实验室已经通过能力验证并获得认可证书的服务或产品,避免夸大、虚假、误导性宣传。

(4)实验室与个别公司存在商业利益或个人利益纠葛时,应及时且详尽地上报监管部门,避免因利益关系而干扰双方正常商务合作。

(5)申请单上罗列的服务内容或检验项目应明确直观,使非医学专业的客户也能对其做一定了解,检查申请单应被视作合同,除非受检者在不给实验室带来损失的情况下提出中止要求,否则实验室没有单方面停止服务的权利。

(6)不开展任何未经审批的检查项目。开展新的服务或检验项目前,必须向上级监管部门提供检测体系重复性、准确性、抗干扰能力、正常参考范围等方面的详细描述,并通过审批获取认可证书,确认其具备签发临床报告的资质后方可常规开展检验工作。

(7)不因经济利益而忽视服务质量。杜绝为了增加经济收益而使用不合格或低价、低质的试剂、设备、耗材等,当供应商提供的产品报价低于行业普遍标准时,应该严格核查该产品质量是否符合要求,认真评估因使用低价产品而出现服务质量下降的可能,拒绝接收或立即停用不具备合格证书或不符合行业要求的产品。

(8)严格按客户在申请单上选择的服务内容或检验项目开展相关服务,禁止任何私自增减服务项目的行为。

(9)严格按实际提供的服务项目进行收费,在特殊情况下造成检验项目少于申请内容时,应以实际项目为收费依据。例如由于标本量少而无法完成"生化全套检测申请单"上的所有检测项目时,只能根据实际检测并报告的项目进行收费。

(10)与厂商签订的合同必须翔实反映双方约定。在合同中对所有财务事项进行公布,详细说明设备、试剂、耗材的数量、品种、规格、批号、有效期、注册证、生产厂家和产品标识等信息,如实反映隐性成本及将来可能出现的价格变更。

第三节　实验室人员伦理道德行为规范

为加强实验室工作人员管理,规范人员行为,树立良好形象,提高工作质量和效率,更好地为人民服务,依据《科学技术保密规定》制定实验室人员道德和业务行为规范。

(1)严格遵守国家法律法规,对某一法规条例存在异议时,必须通过合法途径与相关部门进行交涉。

(2)对每一位工作人员应一视同仁,不因年龄、性别、种族、宗教、国籍等差异而区别对待。

(3)公正对待持不同意见者,虚心对待其他工作人员提出的不同意见,并从改进实验室管理、完善规章制度、提高服务质量的角度进行制度调整或策略改变,提出意见和建议的方式必须公开合理。

(4)妥善利用办公用品,禁止工作人员将实验室电话、传真、打印机、电脑等办公用品用于实验室工作以外的用途。

(5)确保在岗人员精神状态能胜任相应工作,每一位员工工作时间内神志清楚,没有服用任何可能引起神经衰弱、健忘失眠、神志不宁的药物、酒精类饮料或食物。

(6)每一位工作人员都有责任和义务及时报告并阻止违反国家法律法规及实验室道德伦理规范的行为,对于任何违规行为必须予以抵制,并对涉及人员予以谴责和教育。

第四节　实验室伦理道德规范的实施

伦理道德规范的有效实施和推广需具备以下条件。

(1)高层管理者的支持。医学实验室职业道德规范作为医院文化和医学伦理的重要元素,高层管理者的理解和支持是其推广和实施的前提条件。

(2)道德伦理规范的细化。对规范的现实可行性和一些可能出现的情况需予以充分考虑,制定出符合本实验室专业、管理、人员特点的细则是其顺利实施的现实基础。

(3)针对人员的内部培训。经常性地组织实验室工作人员以公开学习方式对各细则进行讨论,使实验室的医学伦理观深入人心是其顺利实施的内在动力。

(4)建立内部审核制度。通过行之有效的内部审核制度,定期进行道德伦理学审查,是其能长期落实的必要保障。

(5)设立外部监督机制。设置独立于医学实验室的实验室伦理监督组,制定外部监督机制,对医学实验室的工作进行定期检查,形成其推广实施的外部要求。

第五节　标本采集相关伦理规范

1.标本采集前的告知义务

患者接受医疗服务都有知情权、选择权和建议权。检验科有义务通过不同形式使患者知晓标本采集前的注意事项、采集时间、费用目录及报告发放时间、方式和地点。在标本采集处张贴告示并设置宣传栏,宣传普及检验知识;已经采用条形码系统的单位可在"查询联"上添加相应的提示内容,使患者一目了然;尚未采用条形码系统的可在"检验申请单"的适当位置(如背面)加印此类内容。大医院检验科可设立专门的检验咨询窗口,由检验专业人员解答或协调相关的检验问题。

2.标本采集环节的伦理问题

常规标本采集的地方是检验科的形象窗口,在这里更应体现人文关怀。此处不应远离卫生间,并有洗手装置供患者洗手之用;应多放置凳椅,最好安装视频,供患者等候与休息所需;血液与体液窗口应有隔断,减少粪、尿等造成的视觉污染;此外,采血过程的检验项目暴露、晕血的应急处置以及对残疾人的关怀等问题也需要考虑。

3.实验室报告单发放环节的保密措施

落实伦理保密原则的重点是实验室报告发放环节的管理。已经实行条形码系统的单位采用条形码自助打印或刷卡打印的方式发放检验报告单,可有效地规避患者检验结果隐私的泄漏。尚未实行条形码系统的医院,应由专人对实验室报告单进行统一管理和发放;规模较小单位的检验报告单若不能由专人保管和发放,而是存放在固定的地方由患者自行选取,则应该对有特殊意义的报告单进行独立保管,避免此类报告单任人翻阅。此外,实验室工作人员接待实验室结果的查询者,通常只问患者的姓名或项目,没有识别对方的身份而告之检验结果,这也是一大疏忽。

4.知情同意书的签署

科研中需要一些特定的检验标本,若没有履行知情同意手续,对患者隐瞒实验目的,这就侵犯了患者的正当权益,违反了卫生部《涉及人的生物医学研究伦理审查办法》的知情同意原则。在进行涉及人的生物医学研究时应申请伦理审查,并与受试者签署知情同意书,这不仅是履行应尽的义务与职责,也是科研成果通过相关伦理审查的需要。骨髓标本可以由专业的检验人员采集,骨髓穿刺术是一种有创伤性和麻醉风险的手术,应该把手术目的、步骤、风险以及术后注意事项告知患者并签署"知情同意书";用于质控活动或科学研究的特殊病例的骨髓标本也应该履行知情同意手续。在日常工作中,需要收集或长期保存有价值的特殊的标本用于学术活动,同样需要履行知情同意手续,但由于对象的不确定性,可能无法一一征得对方的同意,但是,应当履行告知义务,在标本采集处以公示的形式,告知各类标本在检验后的常规或特殊的医学处理方法,并提示有异议或有特殊要求者可事先提出声明。

5.精液检验

不育症患者的情绪表现为失落和哀伤反应,成为最容易被忽略且沉默的少数群体。接受精液检查的男性患者普遍存在困窘、沮丧和焦虑的心理反应,他们更渴望得到人文关怀。检验人员应尊重他们的隐私和自尊,说话切忌大声嚷嚷,要耐心进行取精指导,并为其提供安静的取精场所、容器或辅助用品。若医院没有合适的取精场地需到院外取精,更要详尽告知相关的注意事项以及送检要求,最好以书面形式为好。部分患者对自己的检验剩余的精液的去向十分关注,甚至担忧标本会不会流失到社会产生意想不到的后果。因此,检测后剩余的精液需采用化学方法进行灭活、稀释后再按医疗废物的管理方法处理;而且,这样的处理方法最好事先通过某种方式告知患者,以解除其后顾之忧。

6.实验室人员的医学伦理教育

实验室医学是诊断医学中不可缺少的重要分支,但由于客观原因,中心实验室的地位和收入明显逊色于临床科室,这会使实验室人员产生不平衡心态和失落的情绪;多数的实验室人员缺少进修培训机会,长年处于岗位轮转状态,无法形成专业特长,这也会导致工作热情的低落和责任心的降低;实验室人员的语言沟通艺术相对欠缺,检-患、检-医、检-护的沟通和交流有待增强。这些客观存在的问题,会直接或间接地影响检验及服务质量,这需要不断地对实验室人员进行伦理教育,制定伦理规则,承担伦理义务。伦理问题普遍存在于医疗工作中,随着医学的发展以及人们法律意识的提高,医学伦理问题会越来越多,并越来越受到重视,它将成为医疗工作的一个重要组成部分。由于历史、认识及工作性质等原因,伦理问题未引起检验人员的足够重视,也缺少明确的管理措施,是临床实验室管理中需要加强的环节。实验室工作者应顺应现代医学的发展需求,加强伦理学习,提高道德修养,规范个人行为,珍视生命价值,注重人文关怀,履行道德义务,这不仅有利于构建和谐的医患关系,还可以规避医疗纠纷。医学伦理具有多元性、复杂性和无限性等特点,而检验医学的伦理管理又缺少现成的模式和经验,这需要不断地进行理论探讨、伦理实践和总结评价,提高伦理管理水平,更好地为患者服务。

第六节　实验医学的道德原则与规范

1.有利于患者原则

患者是消费者,是客户,消费者的权益受法律的保护。一切为了患者,将患者及其利益放在第一位,是临床诊疗最基本的道德原则。在医院提供检验服务的过程中,应设身处地为患者着想,充分尊重和同情患者,真诚关心患者的以生命和健康为核心的主观利益和客观利益,提供快捷、实用、准确和价廉的检验以及人性化的服务。

2.告知原则

不同检验标本的采集有着不同的特殊要求,实验室人员有义务通过各种方式把有关的注意事项详尽告知患者及其家属,取得他(她)们的理解和配合。有些检测会涉及经济、心理,甚至人权问题,应尽量听取患者及其家属的意见,尊重他们的知情权、选择权和建议权。检测临床标本是患者的私有财产,产生的检验结果属于患者的个人信息,因此,中心实验室应建立健全标本及信息管理制度,将各类标本检测后的处理方法以及信息管理制度用公示的形式告知患者。

3.保密原则

医疗秘密是指患者及其家庭隐私、独特的体征,患者不愿让别人知晓的疾病以及不良的诊断和预后。实验室工作人员的保密工作包括两个方面,一方面不能从言语上直接泄露患者的隐私,另一方面要避免在标本采集、报告发放或档案保存过程中间接地暴露患者的检测项目和检测结果。狭义的检验隐私指有特殊意义的如 HIV、人绒毛膜促性腺激素(hCG)、梅毒等检测结果,广义的检验隐私还可以包括如血型、基因等个人的遗传信息。

4.知情同意原则

从事涉及人体的医学科研活动应进行伦理审查,需要收集患者的各类标本时应履行知情同意手续,事先得到被研究者的书面知情同意,对于一些自己无法做出决定的人必须得到监护人或代理人的同意。

5.循证原则

医学检验的最终价值在于其临床应用的有效性,循证检验医学要求检验人员更多地致力于检验方法的评估及探索研究检验结果对临床健康的影响。医学实验室应以临床为中心开展各项工作,开展项目和添置设备要顺应临床需求,力求设计科学、操作规范,确保检验结果的可信度和准确度,同时积极向临床医学靠近和融合,加强检验与临床的交流与沟通,实现"医学检验"到"检验医学"的模式转变。

第七节　实验室相关法律法规

一、临床实验室管理相关的法律

1.《中华人民共和国传染病防治法》

国家颁布该法是为了预防、控制和消除传染病的发生与流行,保障人民健康。疾病预防与控制机构、医疗机构使用血液和血液制品,必须遵守国家有关规定,防止因输入血液和使用血液制品引起经血液传播疾病的发生。传染病是由病原微生物引起的,其诊断依靠病原体的检查和(或)抗体的检测,其中大部分检验在临床实验室进行。做好传染病的实验室管理、方法学规范、病原体鉴定和保存、生物安全与防护、疫情报告是临床实验室管理的重点工作。另外,本法也强调医学院校应当加强预防医学教育和科学研究,对在校学生以及其他与传染病防治相关人员进行预防医学教育和培训,为传染病防治工作提供技术支持。

2.《中华人民共和国献血法》

本法是我国首次以法律形式实行无偿献血制度,是为了保证临床用血需要和安全,保障献血者和用血者身体健康,发扬人道主义精神,促进物质文明和精神文明建设。要求血液的采集必须严格遵守有关操作规程和制度,对医疗机构在采供血中的责任以及对违法采血、用血的处罚等问题均作出了较为具体明确的规定。

3.《中华人民共和国放射性污染防治法》

本法是为了防治放射性污染,保护环境,保障人体身体健康,促进核能、核技术的开发和和平利用。目前,部分医院临床实验室开展有放射免疫测定工作,应当遵守国务院环境保护行政主管部门的规定,对其产生的放射性废物进行妥善收集、包装、储存,避免造成放射性污染。

4.《中华人民共和国职业病防治法》

本法是为了预防、控制和消除职业病危害,防治职业病,保护劳动者健康及其相关权益。

职业活动中存在各种有害的化学、物理、生物因素以及在作业过程中会产生其他职业有害因素。临床实验室和院校的部分实验人员在长期从事日常工作时，会接触粉尘、放射性物质和一些有毒、有害物质，这些工作人员应增强职业病的防治意识，同时用人单位也有义务保障员工身体健康。

二、临床实验室管理相关的法规

为了规定检验过程、提升检验质量、确保检验人员的安全，更好地为社会提供医疗卫生服务，国家和医疗卫生机构相继制定了一系列与临床实验室管理相关的行政法规。

1.《医疗机构管理条例》

为了加强对医疗机构的管理，促进医疗卫生事业的发展，保障公民健康，制定本条例。内容包括总则、规划布局和设置审批、登记、执业、监督管理、罚则等部分，适用于从事疾病诊断、治疗活动的医院、卫生院、疗养院、门诊部、诊所、卫生所（室）以及急救站等医疗机构，对临床实验室的管理工作具有指导性的作用。

2.《突发公共事件应急条例》

为了有效预防、及时控制和消除突发公共卫生事件的危害，保障公众健康与生命安全，维护正常的社会秩序，国务院制定本条例。条例中的突发公共卫生事件，是指突然发生，造成或者可能造成社会公众健康严重损害的重大传染病疫情、群体性不明原因疾病、重大食物和职业中毒以及其他严重影响公众健康的事件，旨在建立统一、高效、有权威的突发公共卫生事件应急处理机制。

3.《突发公共卫生事件与传染病疫情监测信息报告管理办法》

为了加强突发公共卫生事件与传染病疫情监测信息报告管理工作，提供及时、科学的防治决策信息，有效预防、及时控制和消除突发公共卫生事件和传染病的危害，保障人民群众身体健康与生命安全，卫生部制定本办法，适用于突发公共卫生事件与传染病疫情监测信息报告管理工作等。

4.《病原微生物实验室生物安全管理条例》

为了加强病原微生物实验室生物安全管理，保护实验室工作人员和公众的健康，制定本条例。对实验室实行分级管理，对实验室的生物安全提出了强制性要求，并规定了实验室在传染控制中应承担的工作任务，以及在发生感染时应采取的措施和程序性行为。

5.《人间传染的高致病性病原微生物实验室和实验活动生物安全审批管理办法》

为了加强实验室生物安全管理，规范高致病性病原微生物实验活动，卫生部制定本办法。明确规定了三级、四级生物安全实验室从事与人体健康有关的高致病性病原微生物实验活动的资格，以及其从事高致病性病原微生物或者疑似高致病性病原微生物实验活动均需经过审批。

6.《临床输血技术规范》

为了规范、指导和推广医疗机构科学、合理用血，杜绝血液的浪费和滥用，保证临床用血的质量和安全，卫生部制定并发布本规范，规范中明确指出二级以上医院应设置独立的输血科（血库），负责临床用血的技术指导和技术实施，并对临床输血的整个过程实行了规范化。

7.《全国艾滋病检测工作管理办法》

为了加强全国艾滋病（AIDS）检测工作的规范化管理，提高检测工作质量，卫生部制定本办法。中国疾病预防控制中心及各省、自治区、直辖市疾病预防控制中心承担艾滋病检测的日常管理工作。各级疾病预防控制机构、医疗机构、采供血机构、计划生育技术服务机构等承担职责范围内的艾滋病检测工作。

8.《医院感染管理办法》

为了加强医院感染管理,有效预防和控制医院感染,提高医疗质量,保证医疗安全,卫生部制定本办法。医院感染管理是各级卫生行政部门、医疗机构及医务人员针对诊疗活动中存在的医院感染、医源性感染及相关的危险因素进行的预防、诊断和控制活动。明确规定医院感染管理委员会包括临床检验部门及其他有关部门的主要责任。

9.《医疗废物管理条例》

为了加强医疗废物的安全管理,防止疾病传播,保护环境和保障人体健康,制定本条例。条例包括医疗卫生机构医疗废物的管理、医疗废物的集中处置、监督管理、法律责任等内容。临床实验室日常要检测不同患者的血液、尿液、粪便等标本,以及采集和收集这些标本的器械和病原体的培养基、菌种、毒种保存液等高危险性废物,这些都是各种临床病原微生物的重要污染源、传染源,应按规定集中消毒并进行无害化处理,这也是控制医院感染的重要环节。若违反本条例规定,要承担赔偿责任。

10.《医疗卫生机构医疗废物管理办法》

为规范医疗卫生机构对医疗废物的管理,有效预防和避免医疗废物对人体健康和环境产生危害,卫生部发布本办法。该办法明确指出临床实验室有较多的高危险医疗废物,应当首先按照国家规定严格消毒。临床实验室工作人员掌握国家相关法律、法规、规章和有关规范性文件的规定,熟悉医疗废物管理的规章制度、工作流程和各项工作要求,同时也要做好个人安全防护和环境保护。

11.《医疗技术临床应用管理办法》

为加强医疗技术临床应用管理,建立医疗技术准入和管理制度,促进医学科学发展和医疗技术进步,提高医疗质量,保障医疗安全而制定。卫生部根据《执业医师法》《医疗机构管理条例》《医疗事故处理条例》等有关法律、法规和规章制定本办法。医疗机构开展医疗技术临床应用应当遵守本办法。本办法自 2009 年 5 月 1 日起施行。医疗机构开展医疗技术应当与其功能任务相适应,具有符合资质的专业技术人员、相应的设备、设施和质量控制体系,并遵守技术管理规范;医疗机构应当依法准予医务人员实施与其专业能力相适应的医疗技术;医疗机构开展的临床检验项目必须是卫生部公布的准予开展的临床检验项目,不得在临床应用卫生部废除或者禁止使用的医疗技术。医疗技术临床应用应当遵循科学、安全、规范、有效、经济、符合伦理的原则。

12.《医疗机构临床基因扩增检验实验室管理办法》

为进一步规范临床基因扩增检验实验室管理,保障临床基因扩增检验质量和实验室生物安全,保证临床诊断科学、合理,保障患者合法权益,卫生部发布本办法。适用于开展临床基因扩增检验技术的医疗机构,使临床基因扩增检验实验室纳入法制化、规范化管理的范围。

13.《放射性同位素与射线装置放射防护条例》

为加强对放射性同位素与射线装置放射防护的监督管理,保障从事放射工作的人员和公众的健康与安全,保护环境,促进放射性同位素和射线技术的应用与发展,制定本条例。

部分临床实验室开展放射免疫测定,因此,应该纳入同位素管理的范围,实行放射防护管理、放射事故管理等。

14.《危险化学品安全管理条例》

为加强对危险化学品的安全管理,保障人民生命、财产安全,保护环境,国务院修订公布本条例。在中华人民共和国境内生产、经营、储存、运输、使用危险化学品和处置废弃危险化学品,必须遵守本条例、国家有关安全生产的法律和其他行政法规的规定。临床实验室在实验过程中经常会接触一些危险化学品,如剧毒或致癌的化学品(苯、苯酚、联苯胺等),也应按本条例建立、健全使用危险化学品的安全管理规章制度和安全操作规程,保证危险化学品的安全使用。

15.《大型医用设备配置与应用管理暂行办法》

为促进医疗卫生事业发展,保障人民健康,合理配置和有效利用大型医用设备,发挥卫生资源综合效益,卫生部建立并施行大型医用设备技术经济效益评价和有关配置、技术、人员管理制度和标准,并对全国大型医用设备的配置、应用和上岗人员实行三证管理。

16.《关于在我国统一实行法定计量单位的命令》

本命令对统一规范法定计量单位,保证检测结果的准确性与一致性,更好地为临床服务和对外交流有着十分重要的意义。国务院发布本命令,规定了我国的计量单位一律采用《中华人民共和国法定计量单位》。临床实验室测定普遍应用计量单位,工作中应自觉遵守上述法规的规定,使用法定计量单位。

参考文献

[1] 丛玉隆,王前.临床实验室管理[M].北京:中国医药科技出版社,2010.

[2] 李萍.临床实验室管理学[M].北京:高等教育出版社,2006.

[3] 叶应妩,王毓三,申子瑜.全国临床检验操作规程(第2版)[M].南京:东南大学出版社,2006.

[4] 王治国.临床检验质量控制技术(第2版)[M].北京:人民卫生出版社,2008.

[5] 陈文祥.临床实验室管理分册(第2版)[M].北京:人民卫生出版社,2011.

[6] 叶冬青.实验室生物安全[M].北京:人民卫生出版社,2011.

[7] 中华人民共和国国家标准.实验室生物安全通用要求(GB19489-2008)[S].北京:中国标准出版社,2008.

[8] 俞詠霆,李太华,董德祥.生物安全实验室建设[M].北京:化学工业出版社,2006.

[9] 世界卫生组织.实验室生物安全手册(第3版)[M].北京:人民卫生出版社,2004.

[10] 中华人民共和国卫生部(第45号).可感染人类的高致病性病原微生物菌(毒)种或样本运输管理规定[S].2005.

[11] 中华人民共和国国家质量监督检验检疫总局.实验室生物安全通用要求(GB19489-2008)[S].北京:中国标准出版社,2010.

[12] 方勇,郑银霞.全面质量管理在科研管理中的应用与发展[J].科学与科学技术管理,2014,35(2):28~38.

[13] 房卫东,张为,纪虹,等.面向科研院所的科研项目整合管理体系研究[J].科研管理,2012,33(5):95~100.

[14] 卫生部文件.医疗机构临床基因扩增实验室管理办法[S].2010.

[15] *CLSI Document AST2-P*, *Point-of-Care In Vitro Diagnostic（IVD）Testing*; Proposed Guideline.